"十二五"普通高等教育本科国家级规划教材

国家卫生和计划生育委员会"十二五"规划教材
全国高等医药教材建设研究会"十二五"规划教材

全国高等学校教材
供医学检验技术专业用

临床基础检验学技术

主　编　许文荣　林东红

副主编　李　山　郑　磊　丁　磊

编　者（以姓氏笔画为序）

丁　磊（上海交通大学医学院）　　　吴晓蔓（广州医科大学）

马　丽（广东医学院）　　　　　　　林东红（福建医科大学）

王　梅（江苏大学医学院）　　　　　郑　磊（南方医科大学）

王小林（北京大学医学部）　　　　　郑文芝（海南医学院）

方　强（蚌埠医学院）　　　　　　　胡志坚（九江学院临床医学院）

伍　勇（中南大学湘雅医学院）　　　胥文春（重庆医科大学）

刘成玉（青岛大学医学院）　　　　　贾　莉（大连医科大学）

江新泉（泰山医学院）　　　　　　　郭素红（吉林医药学院）

许文荣（江苏大学医学院）　　　　　龚道元（佛山科学技术学院医学院）

孙晓春（江苏大学医学院）　　　　　常　东（哈尔滨医科大学）

李　山（广西医科大学）　　　　　　粟　军（四川大学华西临床医学院）

李朝品（皖南医学院）

秘　书　王　梅（兼）

人民卫生出版社

图书在版编目（CIP）数据

临床基础检验学技术 / 许文荣，林东红主编. —北京：人民卫生出版社，2015

全国高等学校医学检验专业第六轮暨医学检验技术专业第一轮规划教材

ISBN 978-7-117-20106-3

Ⅰ.①临… Ⅱ.①许…②林… Ⅲ.①临床医学－医学检验－医学院校－教材 Ⅳ.①R446.1

中国版本图书馆 CIP 数据核字（2014）第 296751 号

| 人卫社官网 | www.pmph.com | 出版物查询，在线购书 |
| 人卫医学网 | www.ipmph.com | 医学考试辅导，医学数据库服务，医学教育资源，大众健康资讯 |

临床基础检验学技术

主　　编：许文荣　林东红
出版发行：人民卫生出版社（中继线 010-59780011）
地　　址：北京市朝阳区潘家园南里 19 号
邮　　编：100021
E - mail：pmph @ pmph.com
购书热线：010-59787592　010-59787584　010-65264830
印　　刷：北京盛通印刷股份有限公司
经　　销：新华书店
开　　本：850×1168　1/16　印张：24
字　　数：644 千字
版　　次：2015 年 2 月第 1 版　2024 年 4 月第 1 版第 19 次印刷
标准书号：ISBN 978-7-117-20106-3/R·20107
定　　价：76.00 元
打击盗版举报电话：010-59787491　E-mail：WQ @ pmph.com
（凡属印装质量问题请与本社市场营销中心联系退换）

我国高等医学检验教育始于 20 世纪 80 年代中期,经过近 30 年的发展,至今已有上百所院校开设了医学检验普通本科及高职本科专业。全国高等学校医学检验专业原卫生部规划教材自 1989 年首次出版以来,经过五轮教材的修订和 25 年全国广大院校实际教学的使用,对医学检验教育各个亚学科体系逐渐形成和发展起到积极的促进作用,极大地推动了我国高等医学检验教育的发展。

2012 年,教育部颁布了新的《普通高等学校本科专业目录》,原有的五年制医学检验专业(归属临床医学与医学技术类,授予医学学士学位),统一调整为四年制医学检验技术专业(归属新单独设立的医学技术类,授予理学学士学位)。因此,医学检验专业的学科内涵发生了根本的转变,在培养过程中更加注重技术属性。

为了顺应医学教育综合改革的发展趋势,推动我国医学检验技术专业的发展和学科建设,针对四年制医学检验技术专业人才的培养目标和培养模式,贯彻四年制教育思想,体现适合四年制教学需求的课程体系建设,教育部高等学校教学指导委员会医学技术类专业教学指导委员会、全国高等医学院校医学检验专业校际协作理事会、全国高等医药教材建设研究会、人民卫生出版社在全国广泛调研的基础上,共同决定成立全国高等学校医学检验技术专业教学教材建设指导委员会,并根据教育部确定的四年制医学检验技术专业教学标准,启动全国高等学校医学检验专业第六轮暨医学检验技术专业第一轮规划教材的编写修订工作。

本轮教材的修订和编写特点如下:

1. 创新教材体系,促进学科发展 本套教材兼具医学检验专业第六轮教材修订与医学检验技术专业首轮教材编写的双重任务,成为切实推进医学检验高等教育学科发展方向、体现四年制课程体系与教学方法的改革成果、着力培养医学检验技术类人才的重要抓手与载体。教材的创新建设,在满足当前教学需求的同时,承担起推动整个学科发展的重要作用。

2. 明确培养目标,突出专业特色 为适应新一轮教育改革、国家经济发展和社会需要,医学检验技术专业的培养目标是旨在培养品德高尚、基础扎实、技能熟练、素质全面的德、智、体、美全面发展的应用型医学检验专门人才。因此,针对新的培养目标,本套教材的编写充分借鉴了国内外精品教材按检测项目、检测技术为主线的编写模式,充分体现本专业基本理论、基本知识和基本技能,在不遗漏重要知识点的基础上,摈弃既往教材编写中求多求全的痼疾,突出"医学检验技术专业"的学科特色。同时,通过创新编写模式与优化内容编排,加强对学生自主学习与创新能力、解决问题能力的培养。

3. 坚持编写原则，确保教材质量 在整套教材编写的过程中，始终坚持本科教材"三基、五性、三特定"的编写原则，始终坚持科学整合课程、淡化学科意识、实现整体优化、注重系统科学、保证点面结合的编写理念，以确保教材编写质量。同时，为配合学制改革与学时压缩，进一步精简教材字数，突出重点，强调理论与实际相结合。

4. 优化编写团队，树立精品意识 技术类专业人才的培养，既需要学校教师的理论讲授，又需要临床一线专家的实践经验。因此，本套教材在编写队伍的组建上，不但从全国各高等院校遴选具有长期从事医学检验教学的一线教师，同时还注意吸收医院检验科具有实践经验的临床专家参与编写，在确保教材理论概念清晰的同时，使内容更加贴近临床检验实践。

5. 完善配套教材，提升数字出版 为满足教学资源的多样化，实现教材系列化、立体化建设，本轮理论教材均配有丰富的网络增值服务及配套的学习指导与习题集，大部分核心课程还配有相应的实践指导，方便教师教学与学生自主学习。

6. 加强版式设计，提升阅读兴趣 本套教材通过设置丰富多样的编写模块，大开本、双色排版方式，以及便于记录随堂笔记的页边空白等，在方便教学的同时提高学习效率、提升阅读体验。尤其是理论教材中的章前问题、章后小结，实践指导中的自主创新性试验，学习指导与习题集中的学习目标等，将各专业知识融会贯通。

本套医学检验技术专业教材共有 10 种理论教材和 17 种配套教材。为满足教学需求，本次将寄生虫学相关的检验技术并入《临床基础检验学技术》，并增加《临床医学概要》。本套教材均为"十二五"普通高等教育本科国家级规划教材、国家卫生和计划生育委员会"十二五"规划教材，并将于 2015 年春季陆续出版发行。希望全国广大院校在使用过程中能够多提供宝贵意见，反馈使用信息，以逐步修改和完善教材内容，提高教材质量。

理论教材目录

序号	书名	主编		副主编			
1	临床生物化学检验技术	尹一兵	倪培华	刘新光	陈筱菲	徐克前	左云飞
2	临床微生物学检验技术	刘运德	楼永良	王辉	孙自镛	吴爱武	
3	临床免疫学检验技术	李金明	刘辉	邵启祥	王辉	吴俊英	
4	临床血液学检验技术	夏薇	陈婷梅	王霄霞	岳保红	覃西	
5	临床分子生物学检验技术	吕建新	王晓春	周钦	黄彬	钱晖	
6	临床基础检验学技术	许文荣	林东红	李山	郑磊	丁磊	
7	临床输血学检验技术	胡丽华		王学锋	阎石		
8	临床检验仪器与技术	樊绮诗	钱士匀	贺志安	郑峻松	郑芳	姜晓峰
9	临床实验室管理	杨惠	王成彬	潘世扬	李艳	张莉萍	
10	临床医学概要	陈尔真	刘成玉	府伟灵	李艳		

实验指导目录

序号	书名	主编	副主编	
1	临床生物化学检验技术实验指导	倪培华	赵云冬	梅传忠
2	临床微生物学检验技术实验指导	楼永良	邵世和	张玉妥
3	临床免疫学检验技术实验指导	刘辉		
4	临床血液学检验技术实验指导	陈婷梅		
5	临床分子生物学检验技术实验指导	王晓春	赵春艳	王志刚
6	临床基础检验学技术实验指导	林东红	刘成玉	吴晓蔓
7	临床输血学检验技术实验指导	胡丽华		

学习指导与习题集目录

序号	书名	主编	副主编	
1	临床生物化学检验技术学习指导与习题集	陈筱菲		
2	临床微生物学检验技术学习指导与习题集	吴爱武	罗红	
3	临床免疫学检验技术学习指导与习题集	王辉		
4	临床血液学检验技术学习指导与习题集	王霄霞		
5	临床分子生物学检验技术学习指导与习题集	钱晖	郑芳	
6	临床基础检验学技术学习指导与习题集	丁磊		
7	临床输血学检验技术学习指导与习题集	张循善		
8	临床检验仪器与技术学习指导与习题集	郑芳		
9	临床实验室管理学习指导与习题集	王成彬	杨惠	李艳
10	临床医学概要学习指导与习题集	刘成玉		

前　言

近年来，随着细胞生物学、分子生物学及临床检验仪器学等学科的发展，临床检验基础学技术的基本理论和技术也增加了新的内容。在全国高等医学院校医学检验专业校际协作理事会和教育部高等学校医学技术类专业教学指导委员会的指导下，为适应高等检验医学教育改革和发展，特别在教育部新专业目录中，将五年制医学检验专业改为四年制医学检验技术专业，人民卫生出版社拟定出版一套本科医学检验技术专业的规划教材，而《临床基础检验学技术》就是其中的一本。

本教材强调了基本理论、基本知识和基本技术，注重理论与实践相结合。在内容、编写格式和配套教材等方面进行了新的尝试：在内容上以经典的理论和技术为主，主要包括一般血液学检验技术、体液学检验技术、输血学检验技术、脱落细胞学检验技术及寄生虫检验技术等内容，强调以检验技术的应用为主线，适当反映了临床基础检验学技术相关的进展；采用图片与文字并行，章前给出本章学习的重要问题和各章结束加小结的编写格式；数字配套教材以网络增值服务的形式出版，主要包括本教材的多媒体课件和拓展知识等内容，为广大教师和学生提供一本好教好学的实用教材。

本教材主要适用于高等医学院校医学检验技术专业本科教学使用，同时适合临床检验医务工作者和相关研究人员阅读和参考。

本书在编写过程中，得到了国内同行专家的关心和指导，尤其是顾可梁教授给予了真诚的鼓励并对书稿进行了审读。在此谨表示衷心的感谢，同时也感谢被引用的参考书的作者，是他们的工作成果给本教材增添了内容。

由于编写时间紧，编者的水平有限，书中会有许多不足和缺点，谨请使用本教材的师生和临床检验工作者提出宝贵意见，以便进一步修订和完善。

许文荣　林东红

2015 年 1 月

目　录

第一篇　血　液　检　验

第二篇　尿　液　检　验

第三篇　其他排泄物与分泌物检验

第四篇　体腔液检验

第五篇　寄生虫临床检验技术

第七篇　显微镜技术

临床基础检验学技术（basic technology of laboratory medicine）是临床医学检验的重要组成部分。目前，我国临床医学检验技术主要包括了临床基础检验学技术、临床生物化学检验技术、临床血液学检验技术、临床免疫学检验技术、临床微生物学检验技术、临床分子生物学检验技术等。2012年教育部将医学检验专业调整为医学检验技术专业，第一套医学检验技术专业的教材因此诞生。在这套教材的编写中，将寄生虫检验技术归入临床基础检验学技术。临床基础检验学技术是医学检验技术专业的主要专业课之一，其主要任务是通过各种现代生物医学实验技术，对人体离体血液、体液、分泌物、排泄物和脱落细胞等标本通过试剂、仪器设备等技术进行检测，并对检测全过程实施全面质量管理，获得可信检测结果和数据，结合临床相关资料和其他辅助检查进行综合分析，最后为预防、保健、诊断疾病和科学研究提供客观依据。

一、临床基础检验学技术的发展史

在公元前400年，希腊名医 Hippocrates 开始用直观法检查尿液的颜色、气味等，并将其应用于有关疾病的辅助诊断，从而开始了世界上最早和原始的临床检验。17世纪荷兰人 Leeuwenhock（1663年）发明了显微镜，推动医学实验研究进入微观世界，用显微镜观察到血液中的红细胞（1673年）、白细胞（1749年）和血小板（1842年），成为血液有形成分和一般血液学检验的主要对象。19世纪末，Ehrlich 和 Romanowsky 发明了染色技术，使血液细胞在显微镜下更易辨认，1908年 Ehrlich 获得诺贝尔奖。近年来，各种特殊显微镜，如相差、荧光、干涉和电子显微镜的发明，细胞和分子技术的发展，使人们开始从一般的形态学发展到细胞的结构、生物大分子、基因的结构和功能的研究，试图探明生命现象的本质。

1901年 Landsteiner 发现了人类 ABO 血型，极大地推动了临床输血学的进步和发展，为安全输血提供了基础。Landsteiner 由于此贡献于1930年获得诺贝尔奖。1958年 Dausset 发现了人类白细胞抗原（HLA-A2），为免疫血液学、器官移植、法医学和遗传学等学科的发展奠定了基础，1980年获得诺贝尔奖。这些里程碑性的成果促进了输血医学的发展，在我国，输血与输血技术逐渐成为一门独立的学科。

1880年，Laveran 在疟疾患者的红细胞中发现了疟原虫，证明疟原虫是疟疾的致病源，他于1907年获得诺贝尔奖。1897年，Ross 随之发现寄生在疟蚊胃中的疟原虫是其传播途径，他于1902年获得诺贝尔奖。这些研究为寄生虫学检验技术的发展奠定了基础。

1953年，美国 Coulter 发明了世界上第一台血细胞自动分析仪，开创了血液细胞分析的新纪元，各种自动和半自动血细胞分析仪的不断问世，20世纪90年代出现了多功能、多参数和多分类全自动血液分析仪，并在临床实验室得到广泛的应用，血液分析仪检测速度快、精度高、操作简便，能为临床提供多项有用的实验指标。在过去的20多年时间里，除了自动血液分析仪外，针对不同的分析标本，还发明了多种自动分析仪如尿液干化学分析仪、尿有形成分或尿颗粒计数分析仪、自动血液凝固分析仪、精子质量分析仪、自动化血型分析仪和粪便分析工作站等。自动化分析仪体现了临床基础检验学发展的新水平，它集中地应用了现代物理学、电子学、计算机科学、光学、细胞生物学及分子生物学等基础学科的成果。信息网络技术的应用，为实现疾病的临床诊断提供快速、高效、准确的依据。

二、临床基础检验学技术的特征

近年来，实验医学发展迅速，临床基础检验学逐步形成检验的快速、简便、自动化、特异、准确等显著特征，具体表现为：①检验方法的自动化：在临床上 90% 临床基础检验项目实现了自动分析，包括血液分析、尿液分析、血液凝固分析、精液分析等；②检验仪器多样化：根据检验的标本分析要求，临床上出现了大、中、小型不同规模的实验室及床边检验等多种类型仪器；③检验标本微量化：自动化分析的发展，带动检验标本的微量化，如一管血可以做十多个项目，而每个项目只需要几微升、十几微升或几十微升血；④检验试剂配套和规范化：目前，国际和国内都有许多优质的商品化诊断试剂应用于临床基础检验技术，如 Wright 染色液、血液分析试剂、止凝血配套试剂盒、尿液分析配套试带等；⑤检验方法的标准化：为了保证给临床提供准确、可靠、有可比性的结果，要求按 NCCLS 和 CCCLS 标准化要求采用理想的检验方法，卫生部医政司组织专家编写并出版了《临床检验操作规程》1～3 版，为检验医学方法学标准化选择提供参考；⑥质量控制严格化：临床实验室已建立了一套质量控制的基本要求，如要进行室内质控和室间质控，分析前、分析中和分析后质控，注意各环节的影响因素及建立并完善完整的质量控制体系；⑦管理规范化：实验室对人员、环境、检验项目、仪器设备、试剂、规章制度、生物安全等具有规范化的管理要求；⑧床边检验（point of care test，POCT）和循证检验医学（evidence based laboratory medicine）：前者要求检验的标本更新鲜、方法快速、场所灵活、结果报告及时，如干化学试带尿液定性和半定量检测就是经典的床边检验，后者体现了检验与临床一体化，检验医师和临床医生共同选择合理的检验项目，共同评价实验检查的结果，以病人为中心，以质量为核心，为患者提供最佳的实验诊断指标；⑨个体化医学（personalized medicine）和转化医学（translational medicine）新的诊断与治疗的新概念引入，为患者的准确诊断、治疗及检验技术的应用提供了新的理念和最佳的服务。

三、临床基础检验学技术的应用

1. 为疾病诊断和鉴别诊断提供筛检或确诊依据　血液细胞分析仪和显微镜检查有机结合，可提供被检者外周血液多项参数，对外周血红细胞、白细胞、血小板等数量和质量异常提供最基本的诊断信息。例如，外周血红细胞数减少，血红蛋白下降，形态学表现为小细胞为主，大小不均一，则为小细胞低色素性贫血提供了鉴别诊断筛检实验依据；在淋巴结细针抽吸涂片中找到典型的肿瘤细胞或淋巴瘤细胞，则对肿瘤或淋巴瘤的诊断具有确诊意义；显微镜下能发现病原体，是确诊感染性疾病的依据。

2. 为疾病疗效监测和预后判断提供动态依据　尿液蛋白和有形成分的检测对肾脏疾病的病情估计和治疗预后判断，网织红细胞和网织血小板计数对于化疗和放疗或贫血患者的骨髓造血功能的判断均具有直接的指导作用。

3. 为预防疾病提供依据　从标本中检测出寄生虫，可对感染人群进行必要的治疗和隔离，防止疾病的传播和传染。

4. 为疾病治疗提供依据和材料　ABO 和 Rh 血型的鉴定和交叉配血，为临床输血提供安全的供血，血液成分的分离和纯化为疾病的治疗提供血液制品包括全血、血浆、血小板和造血干细胞等。

5. 健康咨询　随着社会卫生保健事业和医疗技术的发展，人们希望提高健康生活质量和延长寿命，为此必须在平时进行定期的健康体检，通过检查能及时发现疾病，了解身体情况，纠正不良的饮食和起居习惯，指导并建立良好的生活习惯，强化防病的主动性，达到减少疾病、保持健康的目的。

6. 为医学科学研究提供医学检验基本方法和基本数据。

四、学习临床基础检验学技术的基本要求

要求学生在本门课程的学习中紧密联系临床，掌握有关基础理论、基本技术和基本方法，熟悉检验方法评价和临床应用，了解检验项目的参考区间。通过学习和实践，要求学生能够独立完成常用临床基础检验项目，对实验结果具有分析和解释能力，并具有初步检验医学科研和创新思维能力。

（许文荣　林东红）

第一章
血液标本采集和处理

通过学习本章,你将能够回答下列问题:

1. 血液检验的标本类型及其应用范围是什么?
2. 血液标本采集的主要方法及其应用范围是什么?
3. 真空采血管的种类、常用添加剂的特点和用途有哪些?
4. 常见的生理、生活因素对检验结果有哪些影响?
5. 如何避免采血操作不当对检验结果的影响?
6. 血液标本运送和签收过程有哪些要求?
7. 如何处理检测后的血液标本?

正确采集和处理血液标本是获得准确、可靠检验结果的前提,在自动化检验仪器应用日益普遍的临床实验室,血液标本采集和处理是分析前质量控制的重要内容,必须高度重视,确保检验质量。

第一节 血液标本的采集技术

一、血液标本类型

(一)全血

1. 静脉全血 来自静脉的全血(whole blood)标本应用最广泛,常用的采血部位有肘前静脉、腕静脉,婴幼儿和新生儿可采用颈静脉和股静脉。

2. 动脉全血 主要用于血气分析,采血部位有股动脉、肱动脉和桡动脉。

3. 末梢全血 适用于仅需微量血液的检验项目,采血部位有指端、耳垂,小儿有时可选择踇趾或足跟。

(二)血浆

于血液中加入抗凝剂,阻止血液凝固,经离心后分离出的上层液体即为血浆(plasma),主要用于化学成分测定和凝血项目检测等。由于不必等候血液凝固即可分离出血浆,可以节约时间,有利于急诊检查时代替血清应用。

(三)血清

血清(serum)是血液离体凝固后分离出来的液体,血清与血浆相比较,主要是缺乏纤维蛋白原,某些凝血因子也发生了改变。血清主要用于化学和免疫学等检测。

二、血液标本采集

血液标本的采集方法按采集部位可分为毛细血管采血法、静脉采血法和动脉采血法。

（一）毛细血管采血法

毛细血管采血法获得的血液标本是微动脉血、微静脉血和毛细血管血混合的末梢全血，主要用于需要微量血液的检验项目，如血液一般检查及床旁检测的项目。

1. 采血针毛细血管采血法

（1）器材：一次性采血针、微量吸管、消毒用品等。

（2）部位：一般采用手指指端或耳垂，婴幼儿可选择蹞趾或足跟。凡局部有水肿、炎症、发绀或冻疮等病变的不可作为穿刺部位；严重烧伤患者可选择皮肤完整处。耳垂采血疼痛感较轻，但血液循环较差，受气温影响较大，结果不稳定；手指采血操作方便，可获得较多血量，检验结果较恒定，但有时痛感较重，检验结果与静脉血比较仍有差异，有条件时尽可能采集静脉血。

（3）操作步骤：①轻轻按摩采血部位（左手无名指指腹内侧或耳垂），使局部组织自然充血。②消毒皮肤，待干燥后，紧捏采血部位两侧。③右手持一次性消毒采血针迅速刺入，深度以 2～3mm 为宜，血液自然流出或稍加挤压后流出。第 1 滴血液因混入组织液，多弃去不用，或根据检验项目内容要求决定是否使用。④采血结束后，用无菌干棉签压住采血部位以止血。

（4）注意事项：①采血时要严格消毒和生物安全防范。②取血时可稍加挤压，但切忌用力挤压，以免混入过多组织液。③采血要迅速，防止流出的血液发生凝固。

2. 激光毛细血管采血法　激光毛细血管采血法属于非接触式采血法，激光采血器在极短时间内发出一束特定波长的激光束，接触皮肤后瞬间在采血部位产生高温，使皮肤气化形成一个 0.4～0.8mm 的微孔，血液自微孔流出。

（1）器材：激光采血器、一次性激光防护罩、微量吸管、消毒用品等。

（2）部位：手指（其他要求同采血针毛细血管采血法）。

（3）操作步骤：①按摩采血部位，使局部组织自然充血。②消毒皮肤后，将激光手柄垂直置于一次性防护罩上方，垂直对准、紧贴采血部位，按下"触发键"。③将防护罩推出，血液自行流出或稍加挤压后流出，及时采集标本。

（4）注意事项：①禁止在易燃易爆性气体环境中使用激光采血器。②使用过程中，禁止用肉眼观看激光窗口，或将激光窗口对准采血部位以外的位置。③采血时防护罩要紧贴采血部位，不能倾斜或悬空，以免影响血液标本采集效果。④激光采血器的透镜使用一段时间后（一般工作 50 次后）需要清洁 1 次。

（二）静脉采血法

静脉采血法是临床上广泛应用的采血方法，所采集的静脉血能准确反映全身循环血液的真实情况，因其不易受气温和末梢循环变化的影响，而更具有代表性。静脉采血法按采血方式可分为普通采血法和真空采血法。

1. 普通采血法

（1）器材：试管、注射器、消毒用品等。

（2）静脉：一般选择肘正中静脉，受检者的手臂伸直置于枕垫上，暴露穿刺部位，选择容易固定、明显可见的静脉。

（3）操作步骤：①消毒：用碘酊和乙醇（或碘伏）消毒静脉穿刺区域。②扎压脉带：在穿刺点上端扎压脉带，并嘱其握紧拳头，使静脉充盈暴露。③穿刺：左手拇指绷紧皮肤并固定静脉穿刺部位，右手持针沿静脉走向，使针头与皮肤成 30° 角迅速刺入皮肤，然后放低注射器(针头与皮肤成 5°角)向前刺破血管壁进入静脉腔,见有回血后再将针头沿血管方向前进少许,以免采血针头滑出,但不可用力深刺,防止穿透血管壁而造成血肿。④松开压脉带。⑤抽血:右手固定注射器,缓慢抽动注射器内芯至所需血量后,嘱受检者放松拳头,用消毒干棉签按压穿刺点,迅速拔出针头,继续按压穿刺点数分钟。⑥放血:取下针头,将血液缓慢注入试管中。

(4)注意事项:①根据检验项目、所需采血量,选择适宜的注射器和试管。②严格执行无菌操作。③严禁从输液、输血的针头内抽取血标本。④采血时严禁将针栓往回推,以免注射器中的空气进入血液循环而形成气栓。⑤采血时不宜过度用力,以免血液产生泡沫而造成溶血。

2. 真空采血法 真空采血法又称为负压采血法,具有剂量准确、传送方便、封闭无尘、标识醒目、刻度清晰、容易保存、一次进针多管采血等优点,采血量由采血管内负压大小来控制。

(1)器材:真空采血系统由持针器、双向采血针、采血管组成(图 1-1)。真空采血管的种类和主要用途见表 1-1。

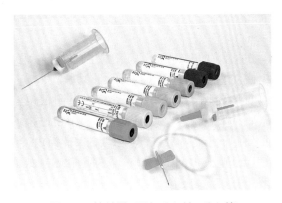

图 1-1 持针器、双向采血针、采血管

表 1-1 真空采血管的种类及主要用途

采血管帽颜色	添加剂	操作步骤	主要用途
红色(玻璃管)	无促凝剂	采血后不需混匀	生成血清,生化/免疫学试验
红色(塑料管)	促凝剂	采血后立即颠倒混匀 5～8 次	生成血清,生化/免疫学试验
金黄色	促凝剂/分离胶	采血后立即颠倒混匀 5～8 次	生成血清,生化/免疫学试验
绿色	肝素锂、肝素钠	采血后立即颠倒混匀 5～8 次	生成血浆,生化试验
浅绿色	肝素锂/分离胶	采血后立即颠倒混匀 5～8 次	生成血浆,生化试验
紫色	EDTA-K_2 或 K_3	采血后立即颠倒混匀 5～8 次	血常规试验
蓝色	枸橼酸钠:血液 = 1:9	采血后立即颠倒混匀 3～4 次	凝血试验
黑色	枸橼酸钠:血液 = 1:4	采血后立即颠倒混匀 5～8 次	红细胞沉降率试验
灰色	葡萄糖酵解抑制剂(氟化钠)/草酸钾或 EDTA-Na_2	采血后立即颠倒混匀 5～8 次	血糖试验

(2)静脉选择和消毒:同普通静脉采血法。

(3)采血:①软接式双向采血针的采血:在穿刺点上端扎压脉带,并嘱其握紧拳头,使静脉充盈暴露;拔除穿刺针的护套,左手固定血管,右手拇指和示指持穿刺针,沿静脉走向使针头与皮肤成 30°角迅速刺入皮肤,再向前(针头与皮肤成 5°角)刺破血管壁进入静脉腔;见回血后,将胶塞穿刺针(双向针的另一端用软橡皮乳胶套着)直接刺入真空采血管的胶塞头盖的中央，血液被自动吸入采血管内，同时松开压脉带；如需多管采血，将刺塞针拔出再刺入另一个真空采血管即可；采血完毕，嘱受检者松拳，用消毒干棉签按压穿刺点，迅速拔出针头，继续按压穿刺点数分钟。②硬接式双向采血针的采血：静脉穿刺同上；将真空采血管推入硬接式双向采血针的刺塞针端中，静脉血自动流入采血管内；拔下采血管后，再拔出穿刺针头，用消毒干棉签按压穿刺点。③一针穿刺多管采血的先后顺序推荐见图1-2。

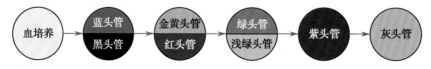

图1-2　多管采血的血液分配顺序

（4）注意事项：①使用前切勿松动采血管的胶塞头盖，以免改变采血管内负压，导致采血量不准确。②刺塞针软橡皮乳胶套的作用是包裹、封闭刺塞针头，当针头刺入采血管后，乳胶套卷起，采血完毕，去除采血管，乳胶套弹性回复，封闭刺塞针头，防止软管内血液继续流出而污染环境。③采血后按照生物安全防护的要求处理废弃的采血针，避免误伤或污染环境。

（三）动脉采血法

1. 器材　2ml或5ml注射器、1000U/ml无菌肝素生理盐水溶液、橡皮塞、消毒用品等。

2. 选择动脉　多选用桡动脉（最方便）、股动脉、肱动脉。

3. 采血　以血气分析标本为例，常规消毒穿刺点及其附近皮肤、检验人员的左手食指和中指，以左手绷紧皮肤，右手持注射器，用左手食指和中指触摸动脉搏动最明显处，并固定，以30°～45°进针。动脉血压力较高，血液会自动注入针筒内，至2ml后拔出针头，用消毒干棉签按压采血处（穿刺点）止血10～15分钟，立即用软木塞或橡皮塞封闭针头，以隔绝空气，搓动注射器，使血液和肝素混匀。

4. 注意事项　①用于血气分析的标本，采集后先立即封闭针头斜面，再混匀标本。②标本采集后立即送检，否则应将标本置于2～6℃保存，但不应超过2小时。③采血完毕，拔出针头后，用消毒干棉签用力按压采血处止血，以防形成血肿。

第二节　血液标本的处理、运送和保存

一、血液标本添加剂和分离

使用全血和血浆标本时，需要加入抗凝剂（anticoagulant）去除或抑制某种凝血因子的活性，以阻止血液凝固。为了快速获得血清可在血液标本中加入促凝剂。常用添加剂的主要用途和特点见表1-2。

表1-2　常用添加剂的主要用途与特点

添加剂	作用	主要用途	注意事项
乙二胺四乙酸盐	与血液中Ca^{2+}结合成螯合物，阻止血液凝固	全血细胞计数、离心法HCT测定	抗凝剂用量与血液的比例要准确
枸橼酸盐	与血液中Ca^{2+}结合，阻止血液凝固	血沉、凝血试验、血液保养液	抗凝剂浓度、体积和血液的比例要准确
肝素	加强抗凝血酶灭活丝氨酸蛋白酶，阻止凝血酶形成	快速生化检验、血气分析、红细胞渗透脆性试验	电极法测血钾与血清结果有差异；不适合血常规检查

续表

添加剂	作用	主要用途	注意事项
草酸盐	与血液中 Ca^{2+} 形成草酸钙沉淀	草酸钾干粉常用于血浆标本抗凝	容易造成钾离子污染；现已少用
促凝剂	激活凝血过程，加速血液凝固	缩短血清分离时间，特别适用于急诊生化检验	常用促凝剂有凝血酶、蛇毒、硅石粉、硅碳素等
分离胶	高黏度凝胶在血清和血块间形成隔层，达到分离血细胞和血清的目的	快速分离出血清标本；有利于标本冷藏保存	分离胶的质量影响分离效果和检验质量

　　特殊情况下可采用物理方法获得抗凝血液标本，如将血液注入有玻璃珠的器皿中，并不停转动，使纤维蛋白缠绕于玻璃珠上，从而阻止血液凝固，此方法常用于血液培养基的羊血采集。另外，也可用竹签搅拌去除纤维蛋白，以达到物理抗凝的目的，此方法主要用于结果易受抗凝剂影响的血液标本抗凝，如用于狼疮细胞检查等。血液标本采集后应及时离心分离血清或血浆。分离血清时，可先将其置于室温或37℃水浴箱内，待血块部分收缩，出现少许血清时再离心分离。

二、血液标本运送

　　血液标本的运送可采用人工运送、轨道传送或气压管道运送等，需遵循以下3个运送原则。

　　1. 唯一标识原则　采集后的血液标本具有唯一标识，采用条形码系统能很好保证标本的唯一性，也可以通过编号、标本容器上手工标注患者姓名等方式保证标本的唯一性。

　　2. 生物安全原则　使用可反复消毒的专用容器运送标本，特殊标本应采用有特殊标识字样（如剧毒、烈性传染等）的容器密封运送。气压管道运送必须使用真空采血管，并确保管盖牢固。

　　3. 及时运送原则　血液标本离体后会迅速发生许多变化，要求及时运送标本至实验室，如血氨（密闭送检）、红细胞沉降率、血气分析（密闭送检）、酸性磷酸酶、乳酸等标本需要立即送检。

　　血液标本在运送过程中还需注意：①血液标本管必须加塞、管口向上、垂直放置，以减少管中内容物振动，防止标本蒸发、污染和外溅等。②避免剧烈震荡，导致标本溶血。③避免光线敏感的分析物暴露在人造光或太阳光照射下。④根据保存温度要求可置冰瓶或冷藏箱内运送。

三、血液标本签收

　　实验室应制定血液标本签收的标准操作文件，收到血液标本后应进行签收，并记录签收时间等相关信息，对不合格标本应拒收。标本拒收常见的原因有：①标本容器上无标识、申请单与标本标识不一致；②血液采集容器错误；③标本污染、容器破损；④标本运送条件不当；⑤抗凝标本出现凝固；⑥中度以上溶血；⑦采血量不足等。标本拒收可造成检验费用增高和时间的浪费，还可能延误诊治甚至危害患者，因此，对所有涉及标本采集的人员，都必须在标本采集、运送和处理各个环节进行全面规范的培训。

　　对于某些特殊的标本，如标识不明确、标本不稳定、不便重新采集的标本或属于紧急情况下的标本，实验室可先处理标本，但不发送检验报告，直至申请医生或标本采集人员承担鉴别和接收的责任，或提供适当的信息。

四、血液标本保存

不能及时检验及分析后的血液标本应作适当的保存。

1. 保存原则 考虑到不同检验项目、不同标本保存的时间和条件的不同，一些被测物在保存期内可能会发生变异，保存原则是在有效的保存期内确保被检物质不会发生明显改变。

2. 保存条件 按温度要求分为室温保存、冷藏保存、冷冻保存。

（1）全血标本保存：血液分析仪测定采用的抗凝全血宜室温保存，不宜存放在2～8℃冰箱中，低温可使血液成分和细胞形态发生变化。即使室温保存，也不宜超过6小时，最多不超过8小时。

（2）分离后标本保存：分离后的血清或血浆标本根据保存时间长短要求可分为：①保存1周的标本，置于4℃冰箱内保存。②保存1个月的标本，置于−20℃冰箱内保存。③保存3个月以上的标本，置于−70℃冰箱内保存。

3. 保存注意事项 ①建立保存的规章制度，专人专管，敏感或重要标本可加锁保管。②保存期间应密闭，以免水分挥发而使标本浓缩。③冷冻的标本不宜反复冻融，必要时可分装多管保存。解冻的标本要彻底融化并混匀后再使用。④应建立标本存放信息管理系统，具备监控每个检测样本的有效存放，可通过患者信息快速定位找到样本的存放位置。

五、血液标本检测后处理

根据《实验室生物安全通用要求》（GB 19489—2004），实验室废弃物管理的目的如下：①将操作、收集、运输及处理废弃物的危险减至最小。②将其对环境的有害作用减至最小。因此，检测后废弃的血液标本应由专人负责处理，根据《医疗废物管理条例》采用专用的容器包装，由专人送到指定的消毒地点集中处理，一般由专门机构采用焚烧的方法处理检测后的血液标本和废弃物。

第三节　血液标本采集的质量控制

一个完整的实验室检查过程包括临床医生选择试验、对患者进行准备、采集标本、运送标本、实验室接收和处理标本、分析测定标本、核实与确认检验结果、发出检验报告、临床反馈信息等，这个过程可分为分析前、分析中及分析后三个阶段。

血液标本采集是分析前质量管理的主要内容，分析前的变量因素又分为体内作用因素和体外作用因素，前者包括年龄、性别、月经周期、禁食、进食、酗酒、吸烟、茶叶、咖啡、药物等影响患者体内分析物代谢或体内代谢物对分析方法产生的干扰作用，后者则指样本采集、运送、处理与保存等过程中的干扰因素。临床医生反馈不满意的检验结果，60%～80%的原因可溯源至标本质量不符合要求。因此，临床医生、护士、检验人员、护工、受检者本人等都应该了解血液标本采集的各个环节，严格按操作规程进行操作，确保检验质量。

一、血液标本采集前的质量控制

（一）血液标本采集的环境要求与生物安全

1. 环境要求 采血环境应该人性化设置，空间宽敞，光线明亮，通风良好，血液标本采集的台面高低和宽度适宜，座位舒适。采血过程中需保护受检者隐私。

2. 生物安全 ①防止交叉感染：血液标本采集应采用一次性用品，包括压脉带、铺巾、消毒用品等。采血废弃物按照医疗垃圾统一处理。②环境消毒：采用紫外线灯定时对标本采集的周边环境和空气进行消毒，并采用消毒液擦拭台面。

(二)检验项目申请

在对各种疾病诊疗或健康评估过程中,就诊者需要做哪些检验、何时做检验,需要临床医师根据就诊者主诉、症状或病情变化作出决定并提出检验申请。

检验申请单应遵循信息齐全、信息规范、容易识别、简单方便等原则,至少包括患者姓名、性别、年龄、申请科室、住院号或门诊病历号、住院病房号及床位号、临床诊断、样本类型、检验项目、申请日期、申请医师签名等,完成采样后,应在检验申请单上标明采样时间。检验申请单可为纸质版,也可为电子版。

(三)患者状态

应了解标本采集前患者的状态和影响结果的非疾病因素,并将相关要求和注意事项告知患者,请患者给予配合,使所采集的标本尽可能少受非疾病因素的影响,客观真实反映患者当前的状态。

1. 生理、生活因素对检验结果的影响 患者生理、生活因素对检验结果的影响见表1-3。

表 1-3 患者生理、生活因素对检验结果的影响

因素	影响
年龄	由于年龄的变化会影响检验结果的项目,应针对不同年龄段制定不同的参考区间,而不能使用相同的参考区间
性别	性别差异可能由于肌肉质量的不同、激素水平及器官特异性不同而引起检验结果的不同,应根据不同性别制定不同的参考区间
生物钟	清晨6~7时促肾上腺皮质激素、皮质醇最高,深夜0~2时最低。白细胞早晨较低,下午较高。对于时间引起的差异,应统一标本采集的时间,可避免随时间变化呈节律性改变的检验结果差异
月经和妊娠	与生殖有关的激素在月经周期会产生不同的变化,纤维蛋白原在月经前期开始增高,血浆蛋白质则在排卵期减低;胆固醇在月经前期最高,排卵时最低。妊娠是女性特殊的生理过程,血容量增加导致血液稀释;代谢需求增加;碱性磷酸酶及甲胎蛋白产生增加等
运动和精神	精神紧张、激动和运动可使儿茶酚胺、皮质醇、血糖、白细胞总数、中性粒细胞等增高。因此,应在相对安静和情绪稳定时采集血液标本
饮食	①普通进餐后,甘油三酯将增高50%,血糖增加15%,ALT及血钾增加15%。②高蛋白膳食可使血液尿素、尿酸及血氨增高。③高脂肪饮食可使甘油三酯大幅度增高。④高核酸食物(如动物内脏)可导致血液尿酸明显增高
饥饿	空腹时间过长(超过16小时)可使血浆蛋白质、胆固醇、甘油三酯、载脂蛋白、尿素等降低;相反,血肌酐、尿酸则增高
饮酒	长期饮酒可导致ALT、AST、GGT增高;慢性乙醇中毒者,血液胆红素、ALP、甘油三酯等增高
吸烟	长期吸烟者白细胞计数、Hb、COHb、CEA等增高;而IgG则减低
其他	某些诊疗活动可影响检验结果,如外科手术、输液或输血、穿刺或活检、透析、OGTT、服用某些药物,使用细胞因子等

ALT,丙氨酸氨基转移酶;AST,天冬氨酸氨基转移酶;GGT,γ-谷氨酰转移酶;ALP,碱性磷酸酶;COHb,碳氧血红蛋白;CEA,癌胚抗原;OGTT,口服葡萄糖耐量试验

2. 药物对检验结果的影响 药物干扰检验结果主要通过4条途径:①影响待测成分的物理性质。②参与检验过程的化学反应。③影响机体组织器官生理功能和(或)细胞活动中的物质代谢。④对机体器官的药理活性和毒性作用。故在采集血液标本前,应暂停使用对检验结果有直接影响的药物,或注明使用的药物,便于检验人员审核结果。

二、血液标本采集中的质量控制

（一）采血时间

1. 空腹采血 一般指空腹 8 小时后采血,常在早餐前采血,常用于临床化学定量测定,受饮食、体力活动、生理活动等影响最小,易于发现和观察病理情况,且重复性较好。

2. 随时或急诊采血 指无时间限制或无法规定时间而必须采血,主要用于体内代谢较稳定或受体内因素干扰较少的物质检测,或者是急诊、抢救患者必须做的检验。

3. 指定时间采血 根据不同的检测要求有不同的指定时间,如葡萄糖耐量试验、内分泌腺的兴奋或抑制试验等。

（二）采血部位

不同部位的血液标本中某些成分会有差异,甚至对检测结果产生严重影响,故应选择恰当的采血部位。

（三）采血体位

体位变化可引起血液许多指标发生变化,从仰卧位到直立位时,由于有效滤过压增高,水及小分子物质从血管内转移到组织间隙,血浆容量可减少 12%。由于血液浓缩,细胞及大分子物质相对增高 5%。受这种体位影响的指标包括红细胞计数、白细胞计数、血细胞比容、ALT、ALP、总蛋白、清蛋白、免疫球蛋白、载脂蛋白、甘油三酯、醛固酮、肾上腺素、血管紧张素等。因此,采集血液标本时,住院患者可采用卧位,非住院患者可采用坐位,并保持平静心态。

（四）压脉带使用

静脉采血时,压脉带压迫时间过长可使多种血液成分发生改变。①压迫 40 秒,血清总蛋白可增加 4%,AST 增加 16%。②压迫超过 3 分钟时,因静脉扩张、淤血,水分转入组织间隙,导致血液浓缩,可使清蛋白、血清铁、血清钙、ALP、AST、胆固醇等增高 5%～10%,血清钾增高更明显。同时,由于氧消耗增加,无氧酵解加强,乳酸增加,血 pH 降低。因此,血液标本采集时尽量缩短压脉带的压迫时间,一般小于 1 分钟,在见到血液进入采血容器后,应立即松开压脉带。

（五）输液

要尽可能避免在输液过程中采血,因为输液不仅使血液稀释,而且输注的成分可能干扰检验结果。最常见的干扰项目是葡萄糖和电解质。一般情况下,对静脉输入葡萄糖、氨基酸、蛋白质或电解质的患者,应在输液结束 1 小时后采集标本,而对于输注脂肪乳的患者应在 8 小时后采集标本。如果必须在输液时采集血液标本,避免在输液同侧采血,不要利用原有输液针头采血。

（六）溶血

血细胞内、外各种成分有梯度差,有的成分相差数十倍(表 1-4),溶血标本所致的误差可造成严重的后果。因此,在采集、运送、保存和处理血液标本时应尽量避免溶血。发生溶血的主要原因有:①穿刺前消毒乙醇未干。②穿刺部位不准确,造成淤血。③注射器漏气,产生气泡。④抽血后未卸下针头,强力注入试管。⑤长时间或用力摇动或拨动血块。⑥抗凝剂和血液比例不合适。⑦注射器或容器内有水分。⑧全血放置时间过长等。

表 1-4 溶血引起血液成分浓度或活性变化

成分	红细胞内浓度(活性)与血清的比值	1%红细胞溶血后血清浓度(活性)的变化(%)*
LD	160∶1	+272.5
AST	40∶1	+220.0

续表

成分	红细胞内浓度（活性）与血清的比值	1%红细胞溶血后血清浓度（活性）的变化（%）*
钾	23∶1	+24.4
ALT	6.7∶1	+55.0
葡萄糖	0.82∶1	−5.0
无机磷	0.78∶1	+9.1
钠	0.11∶1	−1.0
钙	0.10∶1	+2.9

* 假设 HCT 为 0.50；LD，乳酸脱氢酶

三、血液标本采集后的质量控制

血液标本采集后的运送、实验室签收、保存等诸多环节都会影响检验结果，必须加以注意。本章第二节作了详细介绍，不再赘述。

（王小林）

本章小结

　　血液标本采集按采集部位分为毛细血管采血、静脉采血和动脉采血；按采血方式分为普通采血法和真空采血法，真空采血系统最符合分析前质量控制要求和实验室生物安全防范。

　　血液标本的正确采集和处理是获得准确、可靠检验结果的前提，也是分析前质量控制十分重要的基础性工作。临床医生选择试验、患者准备、标本采集、运送、接收等各个环节都会影响到检验质量，要求临床医生、护士、标本运送人员、患者以及检验技术人员必须重视每个环节，把每一份标本都看作无法重新获得、唯一的标本，严格按操作规程进行血液标本的采集与处理，确保检验质量。

第二章

血液一般检验

通过学习本章，你将能够回答下列问题：

1. Wright 染色的原理是什么？如何保证染色质量？
2. 血红蛋白测定有哪些方法？WHO 和 ICSH 推荐何种参考方法？
3. 什么是核左移？什么是核右移？中性粒细胞的毒性变化有哪些？
4. 显微镜计数法进行血小板计数时需要注意哪些问题？
5. 显微镜计数法进行白细胞计数时需要注意哪些问题？
6. 显微镜计数法计数白细胞时，如何消除外周血中有核红细胞的影响？
7. 显微镜下进行白细胞分类计数时需要注意哪些问题？
8. 中性粒细胞数量与质量变化有哪些临床意义？
9. 何为异型淋巴细胞？其有哪几种形态变化？

血液一般检验项目主要包括：血液常规检查（红细胞计数、白细胞计数与分类计数、血红蛋白浓度测定）、网织红细胞计数、血细胞比容测定、红细胞平均指数测定、红细胞沉降率测定、血小板计数等。

血液一般检验技术，是医学检验的基础与常规检验技术，主要包括血涂片的制备与染色、手工或仪器血细胞计数、血细胞形态检查等。随着自动化检验仪器的发展与应用，使血液一般检验检测快速、项目扩展、参数增多，可及时、准确、全面反映机体的基本情况，在疾病诊断、鉴别诊断、治疗监测与健康筛查中起重要作用。

第一节　血涂片制备和染色

一、血涂片制备

（一）载玻片要求

制备血涂片使用的载玻片要有很好的清洁度。新载玻片常有游离碱质，须用清洗液或 10% 盐酸浸泡 24 小时，然后再彻底清洗。用过的载玻片可放入适量肥皂水或合成洗涤剂的水中煮沸 20 分钟，再用热水将肥皂和血膜洗去，用自来水冲洗，然后晾干或烤干备用。

（二）血涂片制备方法

1. 手工推片法

（1）薄血膜推片法：①采血：取血一小滴（0.05ml），置载玻片一端 1cm 处或整片的 3/4 处的中央。②涂片：左手持载玻片，右手持推片从血滴前方后移接触血滴，使血液沿推片与载玻片的接触缘展开，至距边缘 5mm 时，保持推片与载玻片呈 30°～45°，匀速、平稳地向前

14

推制成血涂片。③干燥：将血涂片在空中晃动，使其迅速干燥。

（2）厚血膜涂片法：取血一小滴于载玻片中央，用推片的一角将血由内向外旋转涂片，制成厚薄均匀、直径约1.5cm的圆形血膜，自然干燥后，滴加数滴蒸馏水，待红细胞溶解，脱去血红蛋白，倾去液体，血涂片干燥后即可染色镜检。

2. 自动涂片法　目前，有许多型号的自动血液分析仪，配备有自动血涂片仪和染色仪，可以按照操作指令自动送片、取血、推片、标记，甚至染色等。其基本原理是用机械手模拟人工方式对载玻片上血样进行推片。仪器可根据样本的HCT对点血量、推片起始位置、推片角度、速度和时间进行调整，并通过激光检测，保证血涂片头、体、尾的分明且厚薄适宜。

（三）方法评价

血涂片制备的方法评价见表2-1。

表2-1　血涂片制备的方法评价

方法	评价
薄血膜推片法	用血量少，操作简单，临床应用最广，主要用于观察血细胞形态及仪器法检测结果异常时的复查。某些抗凝剂可使血细胞形态发生变化，分类时应注意鉴别。白细胞减低患者的标本经离心后取棕黄层（有核细胞和血小板集中层）涂片，可提高异常细胞的阳性检出率
厚血膜涂片法	对疟原虫、微丝蚴等的阳性检出率高
仪器自动涂片法	涂片中细胞分布均匀、形态完好，且推片与染色可和血液分析仪构成流水线作业，适用于大批量标本的处理，但需要较高的投入

（四）质量控制

1. 血涂片质量要求

（1）良好血涂片的标准：①血膜由厚到薄逐渐过度，厚薄适宜，头、体、尾分明，末端呈方形或羽毛状且无粒状、划线或裂隙（会使白细胞集中在这些区域内）（图2-1A）。血膜至少长25mm，至玻片两侧边缘的距离约为5mm，且边缘光滑。②血细胞从厚区到薄区逐步均匀分布，在镜检区域内，白细胞形态应无人为异常改变。除部分淋巴细胞增生性疾病外，镜检区域内破损白细胞量应<2%。③无人为污染。

（2）疟原虫检查血涂片要求：每张载玻片上推一个薄血膜和涂一个厚血膜（图2-1B）。①厚血膜：血量4～5μl（火柴头大小的血滴），位于右1/3处，直径0.8～1.0cm，外出圆形厚薄均匀，无划痕。过厚易于脱落，过薄达不到检出率的要求。②薄血膜：血量1.0～1.5μl，位于1/2～1/3处，外观舌状，厚薄均匀，无划痕。

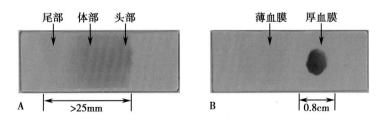

图2-1　血涂片示意图

A. 良好血涂片；B. 疟原虫检查血涂片

2. 血涂片制备操作要求

（1）涂片前：①载玻片：必须中性、洁净、无油腻、无划痕、边缘完整光滑。②血液标本：推荐用非抗凝静脉血或毛细血管血，也可用EDTA抗凝静脉血。标本采集后4小时内制片，否则可使细胞形态改变，如胞质内形成空泡，核分解破裂等。

（2）涂片中：①血膜厚度、长度与血滴的大小、推片与载玻片之间的角度、推片速度及HCT 有关。血滴越大，推片角度越大，速度越快，血膜越厚；反之则薄。HCT 增高时，血液黏度较高，用较小角度推片效果好；相反，HCT 降低时，血液较稀，用较大角度和较快的速度推片效果好。②推片时用力不均匀或推片边缘不整齐时可致涂片中细胞分布不均匀。

（3）涂片后：血涂片需及时干燥、固定，妥善保存。天气寒冷或潮湿时，为避免干燥时间过长导致细胞变形、皱缩，可置于 37℃温箱促干。

3. 血涂片质量问题及可能的原因 见表 2-2。

表 2-2 血涂片质量问题及可能的原因

血涂片质量问题	原因
不规则的间断和尾部过长	推片污染、推片速度不均匀、载玻片污染
有空泡（空洞）	载玻片被油脂污染
血膜偏长或偏短	推片角度小、血滴未完全展开即开始推片（血膜偏长）；推片角度大、血滴太小（血膜偏短）
血膜无尾部	血滴太大
两侧无空隙	推片太宽或血滴展开太宽
血膜偏厚或偏薄	血滴大、血液黏度高、推片角度大、推片速度快，血膜厚；相反则血膜偏薄

二、血涂片染色

（一）染料

1. 碱性染料 为阳离子染料，如亚甲蓝（methylene blue）、天青、苏木素等噻嗪类染料，有色部分为阳离子，与细胞内的酸性成分，如 DNA、RNA、特异的中性颗粒基质、某些细胞质蛋白等结合，主要用于细胞核染色。

2. 酸性染料 为阴离子染料，主要有伊红 Y（eosin Y）和伊红 B（eosin B），有色部分为阴离子，与细胞内碱性成分如血红蛋白、嗜酸性颗粒及细胞质中某些蛋白质等结合并染色。

3. 复合染料 同时具有阴离子型、阳离子型的染料称为复合染料。阴离子染料伊红 Y 和伊红 B 特别适合与噻嗪类染料（亚甲蓝、天青等）作对比染色。两类染料混合，细胞染色后可获得红蓝分明、色泽艳丽的染色效果，如 Wright 染料、Giemsa 染料。

（二）染色方法

1. Wright 染色法

（1）染色原理：①物理吸附与化学亲和作用：血细胞内不同结构所含的化学成分不同，对各种染料的亲和力也不同，进而细胞呈现不同的颜色而鉴别。Wright 染色血细胞着色的原理见表 2-3。②pH 的影响：细胞多种成分属蛋白质，由于蛋白质系两性电解质，所带电荷随溶液的 pH 而定。当 pH 小于 pI（等电点）时，蛋白质带正电荷增多，易与伊红结合，染色偏红；当 pH 大于 pI 时，蛋白质带负电荷增多，易与亚甲蓝或天青 B 结合，染色偏蓝。因此，细胞染色对氢离子浓度十分敏感，染色时常用缓冲液（pH 6.4～6.8）来调节染色时的 pH，以达到满意的染色效果。③甲醇的作用：使伊红和亚甲蓝溶解并分别解离为离子状态（E⁻ 和 M⁺）；具有很强的脱水作用，可以将红细胞固定为一定的形态，同时，细胞凝固时，蛋白质被沉淀为网状或颗粒状结构，增加了染液与细胞接触的表面积，提高细胞对染液的吸附作用，增强染色效果。④甘油的作用：可防止甲醇蒸发，同时也可使细胞着色清晰。

（2）操作步骤：①标记：用蜡笔在血涂片一端编号，并在血膜两端各画一条直线，以防染色时染液外溢。②加 Wright 染液：将血涂片平放于染色架上，滴加染液 3～5 滴，以覆盖整个血膜为宜，染色 1 分钟。③加缓冲液：滴加等量或稍多的缓冲液，用吸耳球轻吹使染液与缓冲液充分混合，染色5～10分钟。④冲洗：用细的流动蒸馏水从血涂片的一端冲去染液，30秒以上。血涂片干燥后即可镜检。

表2-3　Wright染色血细胞着色的原理

成分	着色原理
碱性物质	与伊红结合染成红色，该物质称为嗜酸性物质，如血红蛋白及嗜酸性颗粒等
酸性物质	与亚甲蓝结合而染成蓝紫色，该物质称为嗜碱性物质，如淋巴细胞胞质及嗜碱性颗粒等
中性颗粒	呈等电状态，与伊红、亚甲蓝均结合，染成淡紫红色，该物质称为嗜中性物质
细胞核	主要由DNA和碱性强的组蛋白等组成，后者与伊红结合染成红色，但因细胞核中含有少量的弱酸性物质，与亚甲蓝作用染成蓝色，因含量太少，蓝色反应极弱，故细胞核染成紫红色
红细胞	①原始红细胞和早幼红细胞胞质含有较多的酸性物质，与亚甲蓝亲和力强，故染成较浓厚的蓝色；②晚幼红细胞和网织红细胞含有酸性物质和碱性物质，可同时与亚甲蓝和伊红结合，故染成红蓝色或灰红色；③成熟红细胞的酸性物质完全消失，只与伊红结合，染成橙红色

2. Giemsa 染色法

（1）染色原理：与Wright染色法基本相同，Giemsa染色法加强了天青的作用，提高了噻嗪类染料的效果。

（2）操作步骤：①标记：用蜡笔在血涂片一端编号。②固定：将血涂片用甲醇固定3～5分钟。③染色：将固定的血涂片置于已稀释Giemsa染液中浸染10～30分钟，取出用流水冲洗，干燥后备用。

3. Wright-Giemsa 染色法　Wright-Giemsa 染色法结合了Wright染色法和Giemsa染色法的优点。在Wright染色过程中，以稀释Giemsa染液代替缓冲液，或先用Wright染色法染色后，再用稀释的Giemsa染液复染，或者在Wright染液配方的基础上，每1.0g Wright染料添加0.3g Giemsa染料，染色步骤同Wright染色法。

（三）方法评价

血涂片染色的方法评价见表2-4。

表2-4　血涂片染色的方法评价

方法	评价
Wright 染色法	最常用的染色方法，染色时间短，对胞质成分及中性颗粒等染色效果好，但对胞核的染色不如Giemsa染色法
Giemsa 染色法	染色过程易控制，不易被污染，对胞核和寄生虫等着色较好，结构更清晰，而胞质和中性颗粒着色较差，染色保存时间久，但染色时间长、价格高
Wright-Giemsa 染色法	对胞质、颗粒、胞核均着色鲜艳，对比鲜明，但此法染液变性快、易污染，为临床一般检验次选方法

（四）质量控制

血涂片的染色效果与血涂片中细胞数量、血膜厚度、染液质量、染色时间、染液浓度、pH等密切相关，在染色的全过程（前、中、后）均需严格按要求操作。

1. 染色前

（1）血涂片：血涂片制备质量应良好。血膜彻底干透后方可染色，否则细胞尚未牢固地黏附于玻片上，在染色过程中易脱落。一般应在涂片后1小时内染色，并可用无水乙醇（含水量应小于3%）固定后染色。

（2）染液质量：①新鲜配制的染液偏碱，染色效果较差，在室温下储存一定时间后，亚甲蓝转变为天青B方可使用，这一过程称为染料的成熟。放置时间越久，亚甲蓝转变为天青 B 越多，染色效果越好。② Wright 染液的质量好坏除用血涂片的实际染色效果评价外，还可采用吸光度比值（ratio of absorption，RA）评价，即 Wright 染液的成熟指数以 RA（A650nm/A625nm）＝1.3±0.1 为宜。③染液应贮存于棕色瓶中，并注意盖严瓶口，以免甲醇挥发或氧化成甲酸。

2. 染色中 血涂片染色过程中的质量控制见表 2-5。

表 2-5 血涂片染色过程中的质量控制

项目	质量控制
时间与浓度	染液浓度低、室温低、细胞多、有核细胞多，则染色时间要长；反之，则染色时间要相应短
染色过程	血涂片应水平放置；染液不能过少，以免蒸发后染料沉淀，不易冲洗掉，使细胞深染或胞质中出现大量碱性颗粒；可用吸耳球轻吹，让染液覆盖全部血膜；加缓冲液后要让缓冲液和染液充分混匀，两者比例为（1～1.5）:1
pH	偏酸或偏碱均可导致染色效果不佳
冲洗染液	①应用流水将染液冲去，而不能先倒掉染液后再用流水冲洗，以免染料沉着于血涂片上，干扰检查 ②水流不宜太快，水压不宜太高，避免水流垂直冲到血膜上，而导致血膜脱落 ③冲洗时间不宜过长，以免脱色 ④冲洗后的血涂片应立即立于玻片架上，防止血涂片被剩余水分浸泡脱色 ⑤若见血膜上有染料颗粒沉积，用甲醇或 Wright 染液溶解，但应立即用水冲洗
脱色与复染	①染色过深：可用甲醇或 Wright 染液适当脱色，也可用清水冲洗一定时间 ②染色过浅：可以复染，复染时应先加缓冲液，后加染液，或加染液与缓冲液的混合液，不可先加染液

3. 染色后 血涂片染色后需要评价染色效果，对染色不佳的涂片要寻找原因并及时纠正。

（1）血涂片染色效果的评价：见表 2-6。

表 2-6 血涂片染色良好特征

评价方式	染色良好特征
肉眼观察	血膜外观为淡紫红色
显微镜观察	细胞分布均匀，血细胞无人为形态改变，红细胞呈淡粉红色，白细胞胞质能显示各自特有的色彩，白细胞核呈红色或紫红色，核染色质清晰可见，细胞内外无或少见染料沉着

（2）染色不佳的原因及纠正措施：见表 2-7。

表 2-7 血涂片染色不佳的原因及纠正措施

染色效果	原因	纠正措施
染色偏蓝	血膜偏厚、染色时间长、冲洗用水的 pH 过高、冲洗时间过短、稀释染液未用缓冲液、贮存的染液暴露于阳光下	用含 1% 硼酸的 95% 乙醇溶液冲洗 2 次，再用中性蒸馏水冲洗，待干后镜检
染色偏红	储存染液质量不佳、冲洗时间过长、冲洗用水的 pH 过低、血涂片干燥前加封片	规范操作，使用中性蒸馏水，保证染液质量
染色偏浅	染色时间偏短、冲洗时间过长	复染
染料沉积	染料沉淀、染料陈旧、甲醇浓度偏低、染液未过滤、涂片被污染、温度较高	用甲醇冲洗 2 次，并立即用水冲掉甲醇，待干后复染
蓝色背景	固定不当、血涂片未固定而储存过久、使用肝素抗凝血	注意血涂片的固定，使用 EDTA 抗凝血

第二节　改良牛鲍血细胞计数板的结构和使用

一、计数板结构

1. 结构　改良牛鲍血细胞计数板（Neubauer hemocytometer）为优质厚玻璃制成。每块计数板由"H"形凹槽分为 2 个相同的计数室，计数室两侧各有一条支持柱，较计数室平面高出 0.1mm。将特制的专用盖玻片覆盖其上，形成高 0.10mm 的计数室（图 2-2）。

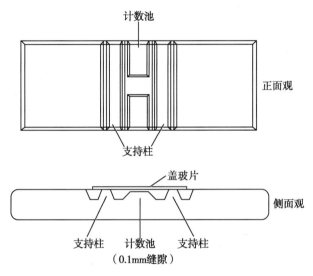

图 2-2　改良牛鲍计数板结构图

2. 区域划分　计数室内划有长、宽各 3.0mm 的方格（图 2-3），平均分为 9 个大方格，每个大方格面积为 1.0mm^2，容积为 0.1mm^3（μl）。在这 9 个大方格中，中央大方格用双线分成 25 个中方格，其中位于正中及四角的 5 个中方格是红细胞和血小板计数区域。位于四角的 4 个大方格（用单线划分为 16 个中方格）是白细胞计数区域。

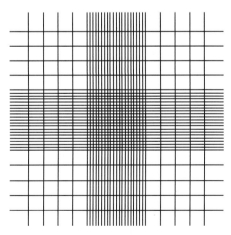

图 2-3　计数池模式图

3. 盖玻片　改良牛鲍血细胞计数板使用特制的长方形盖玻片，长 25mm，宽 20mm，厚 0.6mm。

二、计数板使用

1. 准备计数板 取洁净的血细胞计数板平置于实验台上,采用推式法从计数板下缘向前平推盖玻片,将其盖在计数室上。

2. 稀释血液 取试管,标记,加血细胞稀释液如红细胞稀释液 2.0ml 或白细胞稀释液 0.38ml,再加抗凝血 10μl 或 20μl,混匀备用。

3. 充液 充分混匀稀释液,用微量吸管或小玻棒将稀释血液滴入盖玻片与计数板交界处,让液体顺其间隙充入计数室。

4. 静置 静置 2~3 分钟,待细胞下沉。

5. 显微镜计数 先用低倍镜观察整个计数板的结构(大、中、小方格),同时观察血细胞分布是否均匀。在低倍镜下观察白细胞计数范围,在高倍镜下观察红细胞(血小板)计数范围(图 2-4)。

6. 计数原则 应遵循一定的路径进行计数(图 2-4),以免重复或遗漏。对压线的细胞,依照"数上不数下,数左不数右"的原则(图 2-5)。记录所数 4 个大方格的白细胞数或 5 个中方格的红细胞(血小板)数。

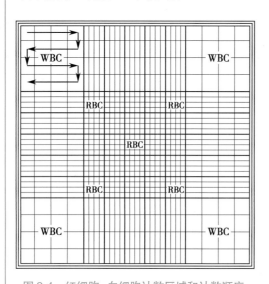
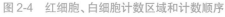

图 2-4 红细胞、白细胞计数区域和计数顺序

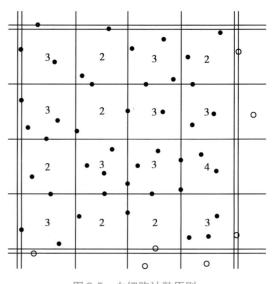

图 2-5 血细胞计数原则
●计数;○不计数

三、计数板使用质量控制与评价

(一)质量控制

1. 计数板

(1)计数板合格性鉴定:计数板启用前及使用后每隔 1 年都要进行鉴定,要求计数室的玻面光滑、透明、划线清晰,划线面积准确,以防计数板不合格或磨损而影响计数结果的准确性。①盖玻片检查:包括厚度和平整度,要求盖玻片应具有一定的重量,平整、光滑、无裂痕,厚薄均匀一致。厚度检查使用千分尺对盖玻片的厚度进行多点测定,最少测 9 个区,每区测 2 点,要求区域间厚度差 <2μm;平整度检查使用平面平晶仪检查盖玻片两表面的干涉条纹,其条纹细密均匀或微弯曲为符合要求。也可将洁净的盖玻片紧贴于干燥的平面玻璃上,若能吸附一定时间不脱落,落下时呈弧线旋转,表示盖玻片平整、厚薄均匀;合格的盖玻片放置在计数室表面后,与支持柱紧密接触的部位可见到彩虹。②计数室深度:将微米级千分尺尾部垂直架在计数板两柱上,移动尾部微千分尺,多点测量计数池的高度误

差应在 ±2%(±2μm)以内。③计数室划线：采用严格校正的目镜测微计测量计数室的边长，每个大方格边长的误差应小于 1%。

（2）保证计数板和盖玻片清洁：操作中勿让手指接触计数板表面，以防污染，致使充液时产生气泡。如使用血液充液，计数板和盖玻片使用后应依次用 95%（V/V）乙醇、蒸馏水棉球擦拭，最后用清洁纱布拭净。千万勿用粗糙织物擦拭，以免磨损计数板上的刻度。

（3）加盖玻片：WHO 推荐采用推式法，此法较盖式法更能保证充液的高度为 0.10mm。当盖玻片盖在计数板上时，若两层玻璃之间见到彩色条带（newton 环），说明计数板和盖玻片清洁良好，否则应重新清洁计数板和盖玻片。

2. 充液

（1）平放计数板，充液前应适当用力、快速振荡细胞悬液 30 秒，使其充分混匀，但不能产生过多气泡，以免影响充液和准确计数，也要防止剧烈振荡，以免破坏细胞。

（2）一次完成充液，如充液过少、过多、有气泡或出现任何碎片，应拭净计数板及盖玻片后重新操作。

（3）充液后不能移动盖玻片。

3. 静置计数板 白细胞和红细胞计数一般需静置沉淀 2～3 分钟，血小板计数应沉淀 10～15 分钟，同时需注意保湿，因沉淀时间过长会因稀释液挥发造成计数结果不准确。

4. 计数

（1）计数板中细胞如果严重分布不均，应重新充液计数。白细胞总数在正常范围内时，各大方格的细胞数不得相差 8 个以上。两次重复计数误差：白细胞不超过 10%，红细胞不超过 5%。

（2）计数原则：计数细胞时应遵循计数原则，并注意与非细胞成分相区别。

5. 计数误差

（1）技术误差（technical error）：由于操作不规范或使用器材不准确造成的误差称为技术误差。这类误差通过主观努力可以避免或显著减小，属系统误差（表 2-8）。

表 2-8 血细胞计数常见的技术误差与原因

计数误差	原因
采血部位不当	采血局部皮肤冻疮、发绀、水肿、感染等，使标本失去代表性
稀释倍数不准确	①稀释液或（和）标本量不准确
	②吸管内有气泡
	③未擦去吸管外多余血液
	④血液加入稀释液后，吸管带出部分稀释血液
	⑤稀释液放置时间过长，挥发浓缩
血液凝固	过分挤压采血部位（组织液过多）、采血动作缓慢等造成血液凝固
充液不当	混合的血液未混匀、充液过多或过少、充液不连续、计数室内有气泡、充液后盖玻片移动、操作平台不平等均可造成细胞分布不均
稀释的血液混合不均	充液前振荡不充分，但过分振荡产生过多的气泡，也可造成混合不均
白细胞增多	当白细胞数量 $>100 \times 10^9/L$ 时，可对红细胞计数结果产生影响
有核红细胞增多	外周血出现较多有核红细胞时，可对白细胞计数结果产生影响，须校正：$$校正后白细胞数/L = \frac{100}{100 + 有核红细胞数} \times 校正白细胞数$$（有核红细胞是分类 100 个白细胞时所见到的有核红细胞）
冷凝集素和球蛋白	冷凝集素和球蛋白增高可造成红细胞聚集，影响计数结果
误认	不能准确辨认细胞，如将污染的酵母菌或其他杂质等误认为血细胞
仪器不准	稀释用吸管、微量吸管或计数池未经校正、盖玻片不平整光滑等

（2）固有误差（inherent error）：包括计数域误差、计数室误差和吸管误差。①计数域误差（field error）：即便是操作熟练者，使用同一稀释液多次充液计数，其结果也存在一定的差异，这种由于每次充液后血细胞在计数室分布不可能完全相同所造成的误差，称为计数域误差或分布误差，属于偶然误差。根据统计学原理，血细胞在计数室内分布的不均一性符合泊松分布（Poisson distribution），其标准差公式 $s = \sqrt{m}$（m 为细胞多次计数的均值）；$CV = \dfrac{s}{m} \times 100\% = \dfrac{1}{\sqrt{m}} \times 100\%$，计数域误差变异系数（$CV$）与细胞计数的数量成反比，细胞计数数量越多，计数范围越广，误差越小；反之，误差越大。②计数室误差和吸管误差：即计数室和吸管的使用次数。同一稀释血液采用多支吸管稀释，在多个计数板内计数，较同一稀释液在同一计数板进行多次计数所得的结果更接近真值。

以白细胞计数为例，固有误差总变异系数的计数公式为：

$$CV = \sqrt{\frac{100^2}{n_b} + \frac{4.6^2}{n_c} + \frac{4.7^2}{n_p}}$$

式中，n_b：计数的白细胞总数，n_c：计数板使用次数，n_p：吸管使用次数。

（二）方法评价

血细胞显微镜计数法，为 WHO 推荐的参考方法，设备简单、费用低廉、简便易行，在严格规范条件下，可用于校准血液分析仪及其结果异常的复查，多次重复（10～20 次）测定的均值可作为校正血细胞分析仪的参考值。适用于日检测量少的基层医疗单位和分散检测。缺点是费时，受吸血量和血细胞计数板的质量、细胞分布状态以及检验人员技术水平等因素的影响，精密度较低。同一样本重复测定，可部分抵消随机误差。目前，计数板计数法尚无公认或比较完善的质量控制与考核方法，关键在于严格遵守操作规程，掌握误差规律，熟练操作技术。血细胞计数板计数的考核方法主要有：

1. 两差比值法 随机抽取 1 份标本重复计数，该份标本在短时间内 2 次计数细胞数之差与 2 次计数细胞数之和的标准差平方根之比，即为两次比值。本法适用于个人技术考核，也可用于复查与评价结果的准确性及治疗效果。

$$r = \frac{|x_1 - x_2|}{\sqrt{x_1 + x_2}}$$

式中，r 为两差比值；x_1、x_2 分别为两次数得的细胞数。

质量得分 $= 100 - (r \times 20.1)$，并按表 2-9 进行质量评价。根据统计学理论，两差比值 > 1.99，则 2 次结果有显著性差异，故失分系数为 $(100 - 60)/1.99 = 20.1$。

表 2-9 血细胞计数质量得分与评价

质量得分	质量等级	意义
90～100	A	优
80～89	B	良
70～79	C	中
60～69	D	及格
<60	E	不及格

2. 双份计数标准差评价法 采用多个标本，每个标本均作双份计数，用每个标本的双份计数之差计算标准差，然后求得变异系数及质量得分。本法适用于个人技术考核及室间质量评价。

$$\bar{x} = \frac{\sum x_1 + \sum x_2}{2n}$$

$$s = \frac{\sqrt{\sum (x_1 - x_2)^2}}{2n}$$

$$CV\% = \frac{s}{\bar{x}} \times 100\%$$

式中，n 为标本数；x_1、x_2 分别为同一样本两次计数的细胞数。

质量得分 $= 100 - (CV \times 2)$。评价方法同两差比值法。

（胡志坚）

第三节 红细胞检验

红细胞（red blood cell，RBC，erythrocyte，ERY）是血液中数量最多的有形成分，其主要功能是携氧或作为二氧化碳的呼吸载体和维持酸碱平衡等。可通过检测红细胞参数和形态变化对某些疾病进行诊断或鉴别诊断。

一、红细胞计数

红细胞计数（red blood cell count，RBC）是检测单位容积血液中红细胞的数量，是血液一般检验的基本项目，与血红蛋白和血细胞比容结合，常作为诊断贫血和红细胞增多的主要指标之一。

（一）检测原理

红细胞计数方法有显微镜法和血液分析仪法。

1. 显微镜法 采用红细胞等渗稀释液将血液标本稀释一定倍数（200 倍），充入改良牛鲍血细胞计数板中，在显微镜下计数一定区域（体积）内红细胞数量，经换算求得每升血液中红细胞数量。

2. 血液分析仪法 多采用电阻抗法、流式细胞术激光检测法等。

（二）操作步骤

1. 显微镜法 ①准备稀释液：取一试管，加入红细胞稀释液 2ml。②采血和加血：准确采集末梢血或吸取新鲜静脉抗凝血 10μl，加至上述稀释液中，立即混匀。③充液：准备计数板、充分混匀稀释液、充液，室温静置 2～3 分钟，待细胞下沉。④计数：高倍镜下计数中央大方格内 4 角和正中 5 个中方格内的红细胞数。⑤计算：红细胞数 $/L = N \times \frac{25}{5} \times 10 \times 201 \times 10^6 \approx$

$N \times 10^{10} = \frac{N}{100} \times 10^{12}$。

2. 血液分析仪法 按仪器操作规程操作。

（三）方法评价

红细胞计数方法评价见表 2-10。常用红细胞稀释液组成与作用见表 2-11。

表 2-10 红细胞计数的方法评价

方法	优点	缺点
显微镜法	传统方法，设备简单，成本低。可用于血液分析仪异常检查结果的复查	费时费力，精密度低
血液分析仪法	操作便捷，易于标准化，精密度高。适用于健康人群普查，大批量标本筛检	成本高；环境条件要求较高

表 2-11 常用红细胞稀释液组成与作用

稀释液	组成	作用
Hayem 液	$NaCl$、Na_2SO_4 和 $HgCl_2$	调节渗透压、增强红细胞悬浮性和防腐。但在高球蛋白血症时,易造成蛋白质沉淀而使红细胞凝集
枸橼酸钠甲醛盐水溶液	$NaCl$、枸橼酸钠和甲醛	$NaCl$ 维持等渗,枸橼酸钠抗凝,甲醛固定和防腐配制简单,稀释数小时后红细胞形状不变
生理盐水	$NaCl$	等渗,急诊时应用
1% 甲醛生理盐水	$NaCl$ 和甲醛	等渗、固定和防腐,急诊时应用

(四)质量控制

血细胞计数质量控制的关键是控制计数误差。血细胞计数误差可来源于技术误差、仪器误差和计数域误差。

1. 技术误差 见表 2-8,可通过规范操作、正确使用器材、提高操作技能减小误差。

2. 仪器误差 由于器材不精确与不精密所造成的误差。对显微镜法红细胞计数而言,器材误差主要来源于不符合规格要求的血细胞计数板、微量吸管等。

3. 计数域误差 见本章第二节。

(五)参考区间

成年:男性 $(4.0\sim5.5)\times10^{12}/L$,女性 $(3.5\sim5.0)\times10^{12}/L$。新生儿:$(6.0\sim7.0)\times10^{12}/L$。

(六)临床意义

1. 生理性变化 红细胞数量受到许多生理因素影响,但与相同年龄、性别人群的参考区间相比,一般在 ±20% 以内。红细胞生理性变化与临床意义见表 2-12。

表 2-12 红细胞生理性变化与临床意义

变化	临床意义
增多	①缺氧,如新生儿(增高 35%)、高山居民(增高 14%)、登山运动员、剧烈运动和体力劳动等 ②雄激素增高,如成年男性高于女性 ③肾上腺皮质激素增多,如情绪波动(感情冲动、兴奋、恐惧等) ④长期重度吸烟 ⑤静脉压迫时间 >2 分钟(增高 10%) ⑥毛细血管血比静脉血测定结果增高(增高 10%~15%) ⑦日内差异,如同一天内上午 7 时的红细胞数量最高 ⑧药物影响,如应用肾上腺素、糖皮质激素药物等
减低	主要见于生理性贫血 ①生长发育过快,导致造血原料相对不足,如 6 个月~2 岁婴幼儿 ②造血功能减退,如老年人 ③血容量增加,如妊娠中晚期血浆量明显增多,红细胞被稀释而减低(减低达 16%) ④长期饮酒(减低约 5%)

2. 病理性变化

(1)病理性增多:①相对性增多:血容量减少使红细胞相对增多,如呕吐、高热、腹泻、多尿、多汗、大面积烧伤等。②绝对性增多:包括继发性增多和原发性增多。继发性增多主要见于组织缺氧,促红细胞生成素(EPO)代偿性增高,如严重慢性心肺疾病、发绀型先天性心脏病、异常血红蛋白病等。另外,EPO 非代偿性增高,也可引起继发性红细胞增多,如肾癌、肝癌、子宫肌瘤、卵巢癌、肾胚胎瘤、肾积水、多囊肾和肾移植术后等。原发性增多如真性红细胞增多症。

（2）病理性减少：见于各种原因导致的贫血，贫血的病因诊断一般应结合临床表现和进一步检查来综合判断。按病因不同可将贫血分为 3 大类。①红细胞生成减少：骨髓造血功能衰竭如再生障碍性贫血、急性造血功能停滞等；造血物质缺乏或利用障碍如肾性贫血、缺铁性贫血（铁缺乏）、铁粒幼细胞贫血（铁利用障碍）、巨幼细胞贫血（叶酸、维生素 B_{12} 缺乏性 DNA 合成障碍）等。②红细胞破坏过多：红细胞内在缺陷如红细胞膜缺陷见于遗传性球形、椭圆形、口形、棘形红细胞增多症等；红细胞酶缺陷见于遗传性红细胞 G-6-PD、PK 缺乏症等；血红蛋白异常见于珠蛋白生成障碍性贫血、镰状细胞贫血，血红蛋白 C、D、E（HbC、D、E）病（珠蛋白合成减少）及不稳定血红蛋白所致溶血性贫血（珠蛋白结构异常）、阵发性睡眠性血红蛋白尿症（红细胞对补体敏感）等。红细胞外在异常如免疫反应引起的贫血：新生儿溶血病、血型不合输血后溶血病、药物性免疫性溶血性贫血；机械性损伤如微血管病性溶血性贫血、行军性血红蛋白尿、烧伤所致溶血性贫血；疾病所致溶血如疟疾、细菌、脾功能亢进等所致溶血性贫血等。③红细胞丢失（失血）：如急性、慢性失血性贫血。

此外，药物也可引起贫血：①抑制骨髓的药物如阿司匹林、链霉素、吲哚美辛、洋地黄、苯妥英钠等。②引起维生素 B_{12}、叶酸吸收障碍的药物如口服避孕药、雌激素、盐酸苯乙双胍（降糖灵）、新霉素、异烟肼等。③引起铁吸收障碍的药物如皮质类固醇等。④诱发溶血的药物如头孢类、氨基糖苷类抗生素、磺胺药、抗过敏药、维生素 A/K、奎尼丁类、水杨酸类、呋塞米、异烟肼、利福平、哌嗪、白消安等。

二、血红蛋白测定

血红蛋白（hemoglobin，Hb 或 HGB）是在人体有核红细胞及网织红细胞内合成的一种含色素辅基的结合蛋白质，是红细胞内的运输蛋白，每克血红蛋白可携带 1.34ml 氧，其主要功能是吸收肺部大量的氧，并将其输送到身体各组织。

每个血红蛋白分子含有 4 条珠蛋白肽链，每条肽链结合 1 个亚铁血红素，形成具有四级空间结构的四聚体，以利于结合 O_2 和 CO_2。生理条件下，99% 血红蛋白的铁呈 Fe^{2+} 状态，称为还原血红蛋白（deoxyhemoglobin；reduced hemoglobin，HHb，Hbred）；亚铁状态的血红蛋白与氧结合称氧合血红蛋白（oxyhemoglobin，HbO_2）；1% Hb 的铁呈 Fe^{3+} 状态，称为高铁血红蛋白（hemiglobin，Hi；methemoglobin，MetHb）。如血红素第 6 个配位键被 CO、S 等占据，则形成各种血红蛋白衍生物。CO 与血红蛋白结合形成碳氧血红蛋白（carboxyhemoglobin，COHb，HbCO），结合力比氧结合力高 240 倍；在含有苯肼和硫化氢的环境中，HbO_2 即转变为硫化血红蛋白（SHb），后者也见于服用阿司匹林或可待因的患者。

（一）检测原理

1. 氰化高铁血红蛋白（hemiglobincyanide，HiCN）测定法　血红蛋白（SHb 除外）中的亚铁离子（Fe^{2+}）被高铁氰化钾氧化为高铁离子（Fe^{3+}），血红蛋白转化成高铁血红蛋白（Hi）。Hi 与氰化钾（KCN）中的氰离子反应生成 HiCN。HiCN 最大吸收波峰为 540nm，波谷为 504nm。在特定条件下，HiCN 毫摩尔消光系数为 44L/（mmol·cm）。HiCN 在 540nm 处的吸光度与浓度成正比，根据测得吸光度可求得血红蛋白浓度。

2. 十二烷基硫酸钠血红蛋白（sodium dodecyl sulfate hemoglobin，SDS-Hb）测定法　SDS 作为一种阴离子表面活性剂，具有轻度氧化作用。血液中除 SHb 以外的所有血红蛋白均可与低浓度的 SDS 作用，亚铁血红素被氧化成稳定的棕红色高铁血红素样复合物（SDS-Hb），最大吸收峰在 538nm。

（二）操作步骤

1. 氰化高铁血红蛋白测定法

（1）直接定量测定法：①准备转化液：取一试管，加入 5ml HiCN 转化液。②采血与转化：采集全血 20μl，加到上述试管底部，与转化液充分混匀，静置 5 分钟。③测定吸光度：用符合 WHO 标准的分光光度计，在波长 540nm 处、光径为 1.000cm、以 HiCN 试剂调零，测定标本的吸光度（A）。④计算：$Hb(g/L) = A \times \dfrac{64\,458}{44\,000} \times 251 = A \times 367.7$。

（2）参考液比色法测定：①按直接定量测定法的步骤①～③，测定标本的吸光度（A）。②绘制标准曲线及查出待测标本的血红蛋白浓度：将 HiCN 参考液倍比稀释为 50g/L、100g/L、150g/L、200g/L 四种血红蛋白浓度，分别测定各稀释度的吸光度。以参考液 Hb（g/L）为横坐标、吸光度测定值为纵坐标，在坐标纸上绘出标准曲线。通过标准曲线查出待测标本的血红蛋白浓度 Hb（g/L）。③通过常数计算标本的血红蛋白浓度：先求出换算常数 K 值，再计算血红蛋白浓度，$K = \dfrac{\sum Hb}{\sum A}$，$Hb(g/L) = K \times A$。

2. 十二烷基硫酸钠血红蛋白测定法 ①制备标准曲线：取 4 份不同浓度抗凝血分别用 HiCN 法及本法测定每份血液的血红蛋白浓度和吸光度，以 HiCN 法测得的血红蛋白浓度为横坐标，本法测得的吸光度为纵坐标，绘制标准曲线。②测定：取应用液 5ml 于试管中，加入全血 20μl 充分混匀。5 分钟后置 540nm 下以应用液调零，测定其吸光度，查标准曲线即可得出血红蛋白浓度。

（三）方法评价

常用的有 HiCN 测定法、SDS-Hb 测定法、碱羟血红蛋白（alkaline haematin detergent，AHD_{575}）测定法、叠氮高铁血红蛋白（HiN_3）测定法、溴代十六烷基三甲胺（CTAB）血红蛋白测定法等。为统一 Hb 测定方法，1966 年，国际血液学标准化委员会（International Committee for Standardization in Haematology，ICSH）推荐 HiCN 测定法作为 Hb 测定的标准方法。1978 年，国际临床化学联合会（International Federation of Clinical Chemistry，IFCC）和国际病理学会（International Academy of Pathology，IAP）在联合发表的国际性文件中重申了 HiCN 法。

HiCN 测定法是 WHO 和 ICSH 推荐的参考方法，由于 HiCN 试剂含剧毒的氰化钾，各国均相继研发了不含氰化钾的血红蛋白测定方法，有的测定法已用于血液分析仪，但其标准应溯源到 HiCN 量值。血红蛋白测定的方法评价见表 2-13。HiCN 转化液的作用和评价见表 2-14。

表 2-13 血红蛋白测定的方法评价

测定方法	优点	缺点
HiCN 测定法	参考方法，操作简单，反应速度快，可检测除 SHb 之外的所有 Hb，产物稳定，便于质控	KCN 有剧毒，可使高白细胞、高球蛋白血症的标本混浊，对 HbCO 的反应慢，不能测定 SHb
SDS-Hb 测定法	次选方法，操作简单，呈色稳定，试剂无毒，结果准确，重复性好	SDS 质量差异大，消光系数未定，SDS 溶血活力大，易破坏白细胞，不适用于同时白细胞计数的血液分析仪
AHD_{575} 测定法	试剂简易，无毒，呈色稳定，准确性与精确度较高	575nm 波长比色，不便于自动检测，HbF 不能转化
HiN_3 测定法	准确度、精密度较高	试剂仍有毒性（为 HiCN 的 1/7），HbCO 转化慢（20 分钟）
CTAB 测定法	溶血性强且不破坏白细胞，适于血液分析仪检测	精密度、准确性略低

表 2-14　HiCN 转化液的作用和评价

转化液	作用	评价
都氏液	①$K_3Fe(CN)_6$ 和 KCN：使 Hb 形成稳定的 HiCN ②$NaHCO_3$：防止高球蛋白血液标本的溶血液产生混浊	反应速度很慢，15℃时 40 分钟才能使血红蛋白完全转化成 HiCN
文 - 齐液	①$K_3Fe(CN)_6$ 和 KCN：使 Hb 形成稳定的 HiCN ②非离子型表面活性剂：溶解 RBC、游离 Hb，防止溶血液混浊；助溶剂 ③磷酸二氢钾：维持 pH 在 $7.2±0.2$，防止高球蛋白血液标本混浊	WHO 和我国卫生部临床检验中心推荐使用

（四）质量控制

1. 标本　血红蛋白检测原理是比色法，引起标本浊度增大的因素常致血红蛋白浓度假性增高，如高脂血症、高球蛋白、高白细胞（WBC > $30×10^9$/L）及高血小板（PLT > $700×10^9$/L）等。HbCO 增多也可影响检测结果。

2. 器材及试剂　定期校准分光光度计，选用合格的微量采血管和刻度吸管及比色杯。注意保证试剂质量。

3. 技术操作　消毒、采血、稀释、混匀等要求与红细胞计数相同。确保 HbCO 完全转化，可延长转化时间或加大试剂中 $K_3Fe(CN)_6$ 的用量。

4. 废弃物的处理　HiCN 转化液中氰化钾是剧毒品，配制转化液时要按剧毒品管理程序操作。为防止氰化钾污染环境，测定后的废液应妥善处理。先以水 1∶1 稀释废液，再向每升稀释后的废液中加入 35ml 次氯酸钠溶液，混匀后敞开容器口放置 15 小时以上，使 CN^- 氧化为 N_2 和 CO_2，或水解为 CO_3^{2-} 和 NH_4^+，排入下水道。严禁在废液中加入酸性溶液，以防产生致命性的氢氰酸（hydrocyanic acid）气体。

（五）参考区间

成年：男性 120～160g/L，女性 110～150g/L。新生儿：170～200g/L。

（六）临床意义

血红蛋白测定的临床意义与红细胞计数相似，但判断贫血程度优于红细胞计数。根据血红蛋白浓度可将贫血分为 4 度。轻度贫血：Hb < 120g/L（女性 Hb < 110g/L）；中度贫血：Hb < 90g/L；重度贫血：Hb < 60g/L；极重度贫血：Hb < 30g/L。当 RBC < $1.5×10^{12}$/L，Hb < 45g/L 时应考虑输血。

1. 血红蛋白与红细胞的关系　在某些贫血，红细胞和血红蛋白减少程度可不一致，同时测定红细胞和血红蛋白，对诊断更有意义。

2. 影响检验结果的因素　①血液总容量改变：如大量失血早期，全身血容量减少，此时血液浓度改变很少，从红细胞和血红蛋白的结果来看，很难反映贫血的存在。②全身血浆容量改变：如各种原因引起的失水或水潴留，使血浆容量减少或增加，造成血液浓缩或稀释，均可使红细胞和血红蛋白结果升高或降低。

三、血细胞比容测定

血细胞比容（hematocrit，Hct，HCT；packed cell volume，PCV）是指一定体积的全血中红细胞所占体积的相对比例。HCT 的高低与红细胞数量、平均体积及血浆量有关，主要用于贫血、真性红细胞增多症和红细胞增多的诊断，血液稀释和血液浓缩变化的测定，红细胞平均体积和红细胞平均血红蛋白浓度的计算等。

（一）检测原理

HCT 直接测定采用离心法，间接测定采用血液分析仪法。

1. 离心法 常用微量（microhematocrit）法和温氏（Wintrobe）法，其检测原理基本相同，但离心力不同。以不改变红细胞体积及血容量的抗凝剂处理全血标本，然后将其注入标准毛细玻璃管或 Wintrobe 管，用一定转速离心一定时间后，读取红细胞层的高度。血液离心后分5 层，自上而下分别为血浆层、血小板层、白细胞及有核红细胞层、还原红细胞层和红细胞层。读取结果以还原红细胞层为准（图 2-6）。

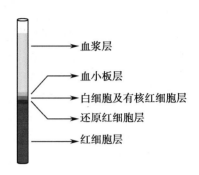

血浆层
血小板层
白细胞及有核红细胞层
还原红细胞层
红细胞层

图 2-6　血细胞比容结果判断

2. 血液分析仪法 由红细胞计数和红细胞平均体积导出 HCT，HCT=红细胞计数×红细胞平均体积。

（二）操作步骤

1. 微量法 ①吸血：用虹吸法将血液充入专用毛细管中，至 2/3（50mm）处。②封口：把毛细管未吸血的一端垂直插入密封胶，封口。③离心：把毛细管放入专用高速离心机，以相对离心力 RCF 为 12 500g 离心 5 分钟。④读数：毛细管置于专用读数板的凹槽中，移动滑尺刻度至还原红细胞层表层，读出相对应的数值；或用刻度尺分别测量红细胞层和全血层长度，计算其比值，即为 HCT。

2. 温氏法 ①加标本：用毛细滴管吸取混匀的抗凝血，插入温氏管底部，将血液缓慢注入至刻度"10"处，用小橡皮塞塞紧管口。②离心：将温氏管置于离心机，以 RCF 为 2264g 离心 30 分钟。③读数：以还原红细胞层表面为准，读取红细胞层柱高的毫米数，乘以 0.01，即为 HCT 值。

（三）方法评价

HCT 检测的方法评价见表 2-15。

表 2-15　HCT 检测的方法评价

方法	优点	缺点
温氏法（离心法）	应用广泛，无须特殊仪器	难以完全排除残留血浆（可达 2%～3%），单独采血，用血量大。已渐被微量法取代
微量法（离心法）	WHO 推荐为常规方法，CLSI（美国临床实验室标准化研究所）推荐的参考标准。标本用量少，相对离心力高，结果准确、快速、重复性好	仍有残留血浆，但较温氏法少。需微量高速血液离心机
微量离心计算法	ICSH（2003）推荐的替代参考方法，可常规用于 HCT 测定的校准。HCT=（离心 HCT 值−0.0119）/0.9736	需用参考方法测定全血 Hb 和压积红细胞 Hb 浓度，HCT=全血 Hb/压积红细胞 Hb
血液分析仪法	无须单独采血测定，检查快速，精密度高	准确性不及微量离心法，需定期校正仪器
放射性核素法	ICSH 曾推荐为参考方法，准确性最高	方法烦琐、特殊，不适用于临床常规检查

（四）质量控制

1. 操作规范化 避免操作误差，如抗凝剂用量不准，混匀不充分，离心速度不均等。CLSI 要求微量法所用毛细管管长 75mm，内径 0.8～1.0mm，壁厚 0.20～0.25mm，每支含肝素 2U。取抗凝全血或末梢血，充入一次性毛细玻璃管的 2/3（50mm）处，封口后，用水平式毛细管 HCT 离心机以 12 000r/min（相对离心力 RCF≥10 000g），离心 5 分钟，用专用读数板或刻度尺，读取还原红细胞层和全层长度，计算 HCT 值。

2. 注意干扰因素 ①假性增高：红细胞形态异常（如小红细胞、大红细胞、球形红细胞、椭圆形红细胞或镰形红细胞等)和红细胞增多时,因红细胞的变形性减低和数量增多可使血浆残留量增加;高网织红细胞或高白细胞等也可使 HCT 假性增高。②假性降低:体外溶血、自身凝集等。

(五)参考区间

男性:0.40~0.50;女性:0.37~0.48。新生儿:0.47~0.67。儿童:0.33~0.42。

(六)临床意义

HCT 的临床意义与红细胞计数相似。HCT 减低是诊断贫血的指标,若红细胞数量正常,血浆量增加,为假性贫血;HCT 增加可因红细胞数量绝对增加或血浆量减少所致,见表 2-16。HCT<0.2,可导致心力衰竭和死亡;HCT>0.6,则与自发性凝血有关。HCT 的主要应用价值为:

1. 临床补液量的参考 各种原因导致脱水时,HCT 都会增高,补液时可监测 HCT,HCT 恢复正常表示血容量得到纠正。

2. 真性红细胞增多症诊断指标 当 HCT>0.7,RBC 为 $(7\sim10)\times10^{12}/L$,Hb>180g/L 时,即可诊断。

3. 计算红细胞平均指数的基础 红细胞平均值(MCV、MCHC)可用于贫血的形态学分类。

表 2-16 HCT 增高和减低的原因

HCT	机制	原因
减低	红细胞减少	各种原因所致的贫血、出血
	血浆量增多	竞技运动员(生理性适应)、中晚期妊娠、原发性醛固酮增多症、过多补液
增加	红细胞增多	真性红细胞增多症、缺氧、肿瘤、EPO 增多
	血浆量减少	各种原因所致的液体丢失,如液体摄入不足、大量出汗、腹泻与呕吐、多尿

四、红细胞平均指数计算

红细胞平均指数包括红细胞平均体积(mean corpuscular volume,MCV)、红细胞平均血红蛋白量(mean corpuscular hemoglobin,MCH)和红细胞平均血红蛋白浓度(mean corpuscular hemoglobin concentration,MCHC)。红细胞平均指数有助于深入认识红细胞特征,为贫血的鉴别诊断提供线索。

(一)检测原理

1. 手工法 根据 RBC、Hb、HCT 测定结果计算红细胞平均指数,见表 2-17。

表 2-17 红细胞平均指数的计算

指数	含义	计算公式	单位
MCV	红细胞群体中单个红细胞体积的平均值	$MCV=\dfrac{HCT}{RBC(\times/L)}\times10^{15}$	飞升(fl),$1fl=10^{-15}L$
MCH	细胞群体中单个红细胞血红蛋白含量的平均值	$MCH=\dfrac{Hb(g/L)}{RBC(\times/L)}\times10^{12}$	皮克(pg),$1pg=10^{-12}g$
MCHC	全部红细胞血红蛋白浓度的平均值	$MCHC=\dfrac{Hb(g/L)}{HCT}$	g/L

2. 血液分析仪法 MCV 由血液分析仪直接测定导出;由仪器测定 Hb、RBC 可计算出 MCH=Hb/RBC;MCHC=Hb/(RBC×MCV)。

（二）操作步骤

①检测 RBC、Hb、HCT：按照相关方法检测 RBC、Hb、HCT。②计算：根据 RBC、Hb、HCT 测定结果计算红细胞平均指数。

（三）方法评价

手工法红细胞平均指数由 RBC、Hb、HCT 测定后计算而来，因此，必须用同一抗凝血标本，且所测数据结果必须准确。仪器法红细胞平均指数的测定同样依赖于 RBC、Hb 和 HCT 测定的准确性。

（四）参考区间

MCV、MCH、MCHC 的参考值见表2-18。

表2-18 MCV、MCH、MCHC 参考区间

人群	MCV（fl）	MCH（pg）	MCHC（g/L）
成年人	80～100	26～34	320～360
1～3 岁	79～104	25～32	280～350
新生儿	86～120	27～36	250～370

（五）临床意义

红细胞平均指数可用于贫血形态学分类及提示贫血的可能原因，见表2-19。但红细胞平均指数仅反映了红细胞群体平均情况，无法阐明红细胞彼此之间的差异，对一些早期贫血如缺铁性贫血也缺乏灵敏度。缺铁性贫血合并巨幼细胞贫血时，小红细胞 MCV、MCH 可小至 50fl、15pg，而大红细胞 MCV、MCH 又可分别达 150fl、45pg，而 MCHC 却无明显变化，总体计算 MCV、MCH 也可在参考区间；缺铁性贫血和轻型珠蛋白合成障碍性贫血都表现为小细胞低色素性贫血，但缺铁性贫血的红细胞在血涂片上却为明显大小不均。

表2-19 贫血形态学分类及临床意义

贫血形态学分类	MCV	MCH	MCHC	临床意义
正细胞性贫血	正常	正常	正常	急性失血、急性溶血、再生障碍性贫血、白血病等
大细胞性贫血	增高	增高	正常	叶酸、维生素 B_{12} 缺乏或吸收障碍
单纯小细胞性贫血	降低	降低	正常	慢性炎症、尿毒症等
小细胞低色素性贫血	降低	降低	降低	铁缺乏、维生素 B_6 缺乏、珠蛋白生成障碍性贫血、慢性失血等

五、网织红细胞计数

网织红细胞（reticulocyte，Ret，RET）是介于晚幼红细胞和成熟红细胞之间的过渡细胞，略大于成熟红细胞（直径 8.0～9.5μm），其胞质中残存的嗜碱性物质 RNA 经碱性染料如煌焦油蓝、新亚甲蓝等活体染色后，形成蓝色或紫色的点粒状或丝网状沉淀物。网织红细胞自骨髓释放到外周血液后仍具有合成血红蛋白的能力，1～2 天后，过渡为成熟红细胞。ICSH 将网织红细胞分为 4 型，见表2-20和图2-7。

表2-20 网织红细胞分型及特征

分型	形态特征	正常存在部位
Ⅰ型（丝球型）	嗜碱性物质呈致密块状	仅在正常骨髓
Ⅱ型（网型）	嗜碱性物质呈疏松网状结构	大量存在于骨髓，极少见于外周血液中
Ⅲ型（破网型）	嗜碱性物质呈散在的不规则枝点状结构	少量存在于外周血液中
Ⅳ型（点粒型）	嗜碱性物质少，呈分散的细颗粒、短丝状	主要存在于外周血液中

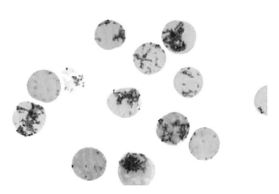

图 2-7 网织红细胞

网织红细胞检测的目的：①鉴别贫血的类型（增生性、非增生性、增生增高性）。②检查骨髓的功能。③检测贫血的治疗效果。④评估骨髓移植后、再生障碍性贫血细胞毒药物诱导治疗或 EPO 治疗后的红细胞造血情况。

（一）检测原理

网织红细胞的 RNA 以弥散胶体状态存在。常规血细胞染色法如 Wright 染色对细胞进行了固定，即使网织红细胞的核酸物质着色，也难以在普通显微镜下识别。网织红细胞必须经活体或特殊染色后，才可用显微镜识别或经仪器分类计数。

1. 普通显微镜法 活体染料（新亚甲蓝或煌焦油蓝）的碱性着色基团（带正电荷）可与网织红细胞 RNA 的磷酸基（带负电荷）结合，使 RNA 胶体间的负电荷减少而发生凝缩，形成蓝色的点状、线状或网状结构。

2. 血液分析仪法 特殊染料与网织红细胞中 RNA 结合后进行 RNA 定量，可精确计数网织红细胞占红细胞的百分数（Ret%），并可根据 RNA 含量将网织红细胞分类及计算网织红细胞其他参数。

（二）操作步骤

1. 试管法 ①加染液：取一试管，加入染液 1 滴。②加血液：注入新鲜全血 1 滴，立即混匀，室温下放置 15～20 分钟。③制备涂片：取混匀染色血 1 小滴制成薄血涂片，自然干燥。④观察：低倍镜下选择红细胞分布均匀、着色好的部位。⑤计数：常规法是在油镜下计数至少 1000 个红细胞中的网织红细胞；Miller 窥盘计数法是将 Miller 窥盘（图 2-8）放置于接目镜内，于 Miller 窥盘的小格 A 内计数所有成熟 RBC，在大格 B 内（含小格）计数网织红细胞数。⑥计算：网织红细胞百分数 $= \dfrac{\text{计数 } 1000 \text{ 个红细胞中的网织红细胞数}}{1000}$（常规法）；网织红细胞百分数 $= \dfrac{\text{大方格 B 内的网织红细胞数}}{\text{小方格 A 内的成熟红细胞数} \times 9}$（Miller 窥盘计数法）；网织红细胞数 /L＝红细胞数 /L×网织红细胞百分数。

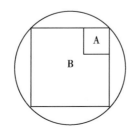

图 2-8 Miller 窥盘结构示意图

A 为红细胞计数区；B＋A 为网织红细胞计数区

2. 玻片法 ①加染液：于载玻片的一端滴加 10g/L 煌焦油蓝乙醇溶液 1 滴，自然干燥后备用。②加血液：取血 1 滴在干燥的染料上，用推片角将血滴与染料混匀，用另一载玻片盖在此载玻片上，使两玻片黏合。③制备涂片：5～10 分钟后，移开上层玻片，取 1 小滴推制成血涂片。④观察、计数和计算：同试管法。

（三）方法评价

网织红细胞计数的方法评价见表 2-21。

表 2-21 网织红细胞计数方法评价

检测方法	评价
普通显微镜法	简便、成本低，可直观细胞形态；但影响因素多，重复性差
玻片法	水分易蒸发，染色时间短，结果偏低
试管法	易掌握，重复性较好，易复查
Miller 窥盘计数法	规范计算区域，减少了实验误差，ICSH 推荐方法
血液分析仪法	检测细胞多，精密度高，与手工法相关性好，易标准化；仪器贵；在出现豪焦小体、有核红细胞、巨大血小板时结果常出现假性增高

（四）质量控制

以手工计数法为重点。

1. 选择合适的染料 用于网织红细胞检测的活体染料很多，有煌焦油蓝（brilliant cresyl blue）、新亚甲蓝（new methylene blue）、中性红、亚甲蓝、甲苯胺蓝等。网织红细胞活体染料的评价见表 2-22。

表 2-22 网织红细胞活体染料的评价

染料名称	评价
煌焦油蓝	长久普遍应用。但溶解度低，染料沉渣易附着 RBC 表面，影响检查；易受变性珠蛋白小体、HbH 包涵体干扰
新亚甲蓝	WHO 推荐使用。对 RNA 着色强、试剂稳定，Hb 几乎不着色，便于识别
中性红	染液浓度低、背景清晰、网织颗粒与 Hb 对比鲜明，不受变性珠蛋白小体、HbH 包涵体的干扰

2. 正确辨认网织红细胞 外周血液网织红细胞主要为Ⅳ型，凡含有 2 个以上颗粒且颗粒必须远离细胞边缘的红细胞均应计为网织红细胞。红细胞各种颗粒或包涵体的鉴别见表 2-23。

表 2-23 活体染色后各种红细胞包涵体的鉴别

颗粒或包涵体	成分	特点
网织红细胞颗粒	RNA	网状物或散在细小颗粒
Pappenheimer 小体	铁颗粒（含铁血黄素颗粒）	细胞质周围有 1 个或多个颗粒，较 Ret 染色深
Heiz 小体	变性血红蛋白	较 Pappenheimer 小体大，不规则，突起状，淡蓝色
Howell-Jolly 小体	DNA	较 Pappenheimer 小体大，规则，淡蓝色
HbH 包涵体	变性 HbH	呈多个球形、淡蓝绿色颗粒，似高尔夫球样

3. 网织红细胞计数方法

（1）Miller 窥盘法（Miller method）：普通显微镜计数时，为缩小分布误差，降低劳动强度，ICSH 及我国卫生部临床检验中心推荐使用 Miller 窥盘（图 2-8）进行网织红细胞计数。

（2）显微成像系统：借助计算机和细胞形态分析软件，根据细胞内网织颗粒的数量，对网织红细胞进行分群。①高荧光强度网织红细胞（high fluorescent reticulocyte，HFR）：粗颗粒堆积成网状。②中荧光强度网织红细胞（middle fluorescent reticulocyte，MFR）：粗颗粒在 10 个以上，或细小颗粒超过 15 个。③低荧光强度网织红细胞（low fluorescent reticulocyte，LFR）：细胞内含 15 个以下细小颗粒。

ICSH 建议，为控制 CV 在 10% 内，应根据网织红细胞比率，决定在连续视野中 Miller 窥盘小方格内实际需要计数的红细胞数量，见表 2-24。

表 2-24 网织红细胞计数达到规定精度应计数的红细胞数量

Ret（%）	需要计数的红细胞数			Miller 窥盘中小方格内需要计数的红细胞数		
	2%	5%	10%	2%	5%	10%
1	247 500	39 600	9900	27 500	4400	1100
2	122 500	19 600	4900	13 611	2178	544
5	47 500	7600	1900	5278	844	211
10	22 500	3600	900	2500	400	100
20	10 000	1600	400	1111	178	44
50	2500	400	100	278	44	11

（五）参考区间

成人、儿童：0.5%～1.5%。新生儿：2.0%～6.0%。成人绝对值：$(24～84)×10^9/L$。

（六）临床意义

网织红细胞计数是反映骨髓造血功能的重要指标，见表 2-25。

表 2-25 常见网织红细胞参数及评价

网织红细胞参数	含义	评价
Ret 百分率	①玻片法、试管法：计数 1000 个红细胞中的 Ret 数 ②Miller 法：$\dfrac{大方格内 Ret 数}{小方格内 RBC 数×9}$	Ret 百分率是评价红系造血最简单有效的方法
Ret 绝对值	Ret%×红细胞数	Ret 绝对值更准确反映红系造血
网织红细胞生成指数（reticulocyte production index，RPI）	$\dfrac{被测 HCT}{正常人 HCT}×\dfrac{被测 Ret\%}{Ret 成熟天数}×100$ 释放入外周血 Ret 越幼稚，成熟时间越长	Ret 生成相当于健康人的倍数：①RPI 增加：提示肾功能、EPO 反应和骨髓功能良好。②RPI 降低：提示骨髓增生低下或红系成熟障碍
网织红细胞成熟指数（reticulocyte maturity index，RMI）	$RMI=\dfrac{MFR+HFR}{LFR}×100\%$	①增高：溶血性贫血、特发性血小板减少性紫癜、白血病、真性红细胞增多症、再生障碍性贫血和多发性骨髓瘤；②降低：常与骨髓衰竭或无效造血有关，如巨幼细胞贫血

1. 评价骨髓增生能力，判断贫血类型

（1）网织红细胞增多：表示骨髓造血功能旺盛，各种增生性贫血均可增多，溶血性贫血增多尤为显著。

（2）网织红细胞减少：是无效红细胞造血的指征，见于非增生性贫血（如铁、铜、维生素 B_6、维生素 B_{12} 缺乏）、慢性病性贫血（如慢性炎症、恶性肿瘤、慢性肾衰竭、再生障碍性贫血等）。

（3）鉴别贫血：①小细胞性贫血：当铁蛋白和转铁蛋白饱和度正常时，网织红细胞增多常见于血红蛋白病,网织红细胞正常常见于慢性炎症性疾病。②正细胞性贫血:网织红细胞增多常见于急性出血和溶血综合征,网织红细胞正常或降低常见于骨髓衰竭或慢性贫血。③大细胞性贫血:网织红细胞增多常提示用维生素 B_{12} 或叶酸治疗。

2. 评价疗效

(1)观察贫血疗效:网织红细胞是贫血患者随访检查的项目之一。缺铁性贫血或巨幼细胞贫血经有效治疗 2～3 天后,网织红细胞开始上升,7～10 天达到最高峰(约 10%),2 周后逐渐降至正常水平。

(2)骨髓移植后监测骨髓造血恢复:骨髓移植后第 21 天,如网织红细胞 > 15×10^9/L,常表示无移植并发症;若骨髓开始恢复造血功能,首先表现为 HFR 和 MFR 的升高,其次为网织红细胞升高。因此,RMI 的改变更为敏感。

3. 放疗和化疗的监测 网织红细胞的动态观察可指导临床适时调整治疗方案,避免造成严重的骨髓抑制。机体接受放、化疗后,如出现骨髓抑制,早期 HFR 和 MFR 降低,随后网织红细胞降低;停止治疗,骨髓功能恢复后,这些指标逐渐恢复。

六、红细胞沉降率测定

红细胞沉降率(erythrocyte sedimentation rate,ESR)简称血沉,指在规定条件下,离体抗凝全血中的红细胞自然下沉的速率。血沉是传统且应用较广的指标,用于诊断疾病虽然缺乏特异性,但操作简便,具有动态观察病情和疗效的实用价值。

(一)检测原理

1. 魏氏(Westergren)法 将枸橼酸钠抗凝血置于特制刻度血沉管内,在室温下垂直立于血沉架 1 小时后,读取上层血浆的高度,即为红细胞沉降率。血沉测定实际上是测量单位时间内红细胞下沉后血浆段的距离,而并非真正红细胞降低速度。

2. 自动血沉仪法 动态红细胞下沉分为 3 个阶段:①红细胞缗钱样聚集期,约 10 分钟。②红细胞快速沉降期,聚集逐渐减弱,细胞以恒定速度下沉,约 40 分钟。③细胞堆积期,约 10 分钟,此期红细胞缓慢下沉,逐步向试管底部聚集。全自动血沉仪根据红细胞下沉过程中血浆浊度的改变,采用光电比浊、红外线扫描或摄影法,动态分析红细胞下沉各个时段血浆的透光度,以微电脑记录并打印结果。

(二)操作步骤

1. 魏氏法 ①加抗凝剂:取浓度为 0.109mol/L 的枸橼酸钠溶液 0.4ml 加入试管中。②采血:采静脉血 1.6ml,加入试管中,混匀。③吸血:混匀全血吸入血沉管内至刻度“0”处,拭去管外残留余血。④立血沉管:将血沉管直立于血沉架上。⑤读数:1 小时后,准确读取红细胞下沉后露出的血浆段高度,即为红细胞沉降率。

2. 自动血沉仪法 按仪器操作规程操作。

(三)方法评价

魏氏法为传统方法,为国内规范方法。ICSH、美国临床实验室标准化研究所(Clinical and Laboratory Standards Institute,CLSI)以及 WHO 均有血沉检测的标准化文件。ICSH 方法(1993)及 CLSI(2000)方法均以魏氏法为基础,建立了新的血沉检验“参考方法”和供常规使用的“选择方法”,后者简称“常规工作方法”,分别制定了新的操作规程。新方法对血沉管的规格、抗凝剂的使用、血液标本的制备方法等做了重新规定。突出的优点是可以和全自动血液分析仪检验共用一份抗凝静脉血标本,并在分析结果时易于综合白细胞变化进行判断。“参考方法”由于对 HCT 进行了校正(HCT≤0.35),可忽略由于红细胞数量改变给血沉带来的影响。如采用常规工作方法,可将 EDTA 盐抗凝静脉血在以生理盐水或 0.109mol/L 枸橼酸钠以 1:4 稀释后进行测定。血沉测定的方法评价见表 2-26。

表 2-26 血沉测定的方法评价

方法	优点	缺点
魏氏法	国内的规范方法。对操作器材、条件和方法有严格规定,一次性血沉管使用方便、卫生安全	一次性血沉管成本较高,质量难以保证
温氏法	通过血沉方程 K 值计算,克服了贫血对结果的影响,多用于血液流变学检查	结果平均高于魏氏法 9.6mm
血沉率	用血量少,测定速度快,结果无年龄、性别差异,不受贫血及实验条件的影响,敏感度高	使用专用离心机及配套平底离心管,临床少用
潘氏法	可测定毛细血管血,较适用于儿童,其结果与魏氏法具有可比性	采血时易混入组织液,临床较少使用
自动血沉仪法	可记录红细胞沉降全过程;自动化,微量化,快速化	测定结果应与"参考方法"比较,制定参考区间

(四) 质量控制

血沉测定迄今仍未建立决定性方法,目前首选参考方法,其次为标准化方法(相当于二级参考方法),再次为选择方法即常规工作方法。

1. ICSH 规定的参考方法可用于验证其他方法的可靠性 用魏氏管和 EDTA 抗凝血,选择 10 份 HCT 为 0.30～0.36 的血液标本,血沉分布在 15～105mm/h 范围内;或通过离心法调节标本的 HCT,去除多余的血浆或红细胞,然后再充分混匀(至少颠倒混匀标本 8 次),迅速移入血沉管中。用参考方法测量每个未稀释标本的血沉值。未稀释标本结果纠正公式为:

$$纠正 ESR(mm/h)=(未稀释标本 ESR×0.86)-12$$

其结果在 95% 限定值范围内见表 2-27,表明方法满意。因血沉影响因素复杂,新方法应建立特定的自身参考区间。

表 2-27 ICSH 参考方法与常规工作法 ESR 检测结果比较

参考方法	常规法	参考方法	常规法	参考方法	常规法
15	3～13	20	5～17	70	35～62
16	4～14	30	10～24	80	44～73
17	4～15	40	15～32	90	53～85
18	4～15	50	21～41	100	62～98
19	5～16	60	28～51	104	66～103

ESR 单位为 mm

2. 魏氏法对抗凝剂、血液标本及物理条件的要求 见表 2-28。

表 2-28 魏氏法对抗凝剂、血液标本及物理条件的要求

项目	要求
抗凝剂	①枸橼酸钠(AR)浓度为 0.109mol/L,应采用 0.22μm 滤膜过滤后使用,在 4℃ 能贮存数月 ②新鲜配制,不能超过 1 周,不用时于 4℃ 冷藏保存 ③与血液之比为 1:4
血液标本	①真空采血或普通注射器采血 ②静脉采血应在 30 秒内完成 ③不能有凝血、溶血、气泡,不能混入消毒液 ④与抗凝剂必须混匀充分

项目	要求
血沉管	① 30cm 长的带刻度玻璃或塑料试管,管径不小于2.55mm,误差小于5%,毫米刻度应不超过20cm ②试管应清洁、干燥、无尘 ③反复使用时,应先用自来水冲洗,然后用蒸馏水或去离子水冲洗,待干燥后使用。不提倡用清洁液或混合去污剂清洗
血沉管的位置	①放置血沉管的位置要平稳 ②特制血沉架应带有可调节的螺旋装置,以固定血沉管和保持血沉管垂直
测定环境	①应在室温(18~25℃)下进行测定,随温度增高,血沉会加快 ②室温过高要进行血沉校正,室温低于18℃应放置于20℃恒温箱内测定 ③避免振动、风吹、阳光直射
检测时间	采血后4小时内完成检测,枸橼酸钠抗凝血4℃保存可延迟到6小时
结果判读	严格控制在(60±1)分钟,读取沉淀红细胞界面以上1mm处的透明血浆层所对应的刻度

3. 质控方法 参考方法常作为常规试验的质控方法,但参考方法费时、费力,通常采用替代的稳定化全血控制品作为每日质控。也可使用3~4份4℃保存的EDTA抗凝全血,计算每天累积均值,每天至少100份临床标本,可得到相对稳定的结果,每天CV变化在15%以内,可认为试验在控,仪器性能良好。进行质控必须满足以下条件:EDTA抗凝,HCT为0.35左右,血沉在15~105mm/h,检测前将标本颠倒混匀16次。

4. 血沉测定影响因素 见表2-29。

表2-29 影响血沉测定的因素

变化	因素	评价
增快	血浆因素	纤维蛋白原,γ球蛋白和异常克隆性免疫球蛋白,α、β球蛋白,胆固醇和甘油三酯增高
	红细胞因素	大红细胞容易形成缗钱状,使血沉加快;各种原因的贫血
	感染因素	某些病毒、细菌、药物、代谢产物和异常抗体等中和了细胞表面的负电荷
	药物因素	葡萄糖、聚乙烯吡咯烷酮、白明胶、青霉胺、口服避孕药、甲基多巴、葡聚糖、普鲁卡因胺、茶碱、维生素A等
	标本及物理条件	标本溶血、血沉管倾斜、温度过高
减慢	血浆因素	清蛋白、糖蛋白及磷脂酰胆碱等增高,抑制红细胞缗钱状形成
	红细胞因素	数量增加、大小不均或球形、镰形细胞增多时,不利于缗钱状形成
	物理条件	血沉管不洁净或血柱含气泡、温度过低
	药物因素	阿司匹林、可的松、奎宁

（五）参考区间

魏氏法:男性0~15mm/h,女性0~20mm/h。

（六）临床意义

血沉是一项常规筛查试验,虽然特异性差,但仍然具有一定的参考价值。临床上,血沉主要用于观察病情的动态变化,区别功能性与器质性病变及鉴别良性与恶性肿瘤等。

1. 生理性血沉加快 血沉受年龄、月经周期影响。①新生儿红细胞数量较高,血沉(≤2mm/h)较慢。②儿童(<12岁)红细胞数量生理性低下,血沉稍快。③女性由于纤维蛋白原含量高,血沉较男性快。④孕3个月至产后3周妇女由于生理性贫血、胎盘剥离、产伤和纤维蛋白原含量增高,血沉加快。⑤月经期由于子宫内膜损伤及出血、纤维蛋白原增加,血沉加快。⑥大于50岁,由于纤维蛋白原含量逐渐增高,血沉加快。

2. 病理性血沉加快 对于疾病鉴别和动态观察具有一定参考价值,病理性血沉加快的临床意义,见表 2-30。

表 2-30 病理性血沉加快的临床意义

疾病	临床意义
组织损伤	如严重创伤和大手术后、心肌梗死后 3～4 天血清急性时相反应蛋白迅速增多
恶性肿瘤	与肿瘤组织坏死、纤维蛋白原增高、感染和贫血有关
炎症疾病	急性细菌感染(急性时相反应蛋白迅速增多)、风湿病活动期(抗原抗体复合物增加)、结核病活动期、风湿热活动期(纤维蛋白原明显增高)、HIV 感染(血清标志物阳性伴血沉增快是 AIDS 早期预测指标)
自身免疫病	结缔组织疾病,血沉与 C 反应蛋白、类风湿因子、抗核抗体等具有相似的灵敏度
高球蛋白血症	多发性骨髓瘤、巨球蛋白血症、系统性红斑狼疮、肝硬化、慢性肾炎、免疫球蛋白增高
高胆固醇血症	动脉粥样硬化、糖尿病、黏液性水肿、原发性家族性高胆固醇血症
其他	退行性疾病、巨细胞性动脉炎和风湿性多肌瘤

3. 血沉减慢 见于真性红细胞增多症、低纤维蛋白原血症、充血性心力衰竭、红细胞形态异常(如异形红细胞、球形红细胞、镰形红细胞)。

七、红细胞形态检查

血液系统疾病常影响红细胞,特别是贫血患者,不仅红细胞数量和血红蛋白含量降低,多数贫血患者还会有相应特异的红细胞形态改变,表现在红细胞大小、形状、染色性质和内涵物的异常。因此,红细胞形态检查常作为追踪贫血线索的一项重要内容,与血红蛋白测定、红细胞计数及其他参数相结合,可以判断贫血的性质,对贫血的诊断和鉴别诊断有重要的临床价值。

(一)检测原理
红细胞形态检查的检测原理及方法评价见表 2-31。

表 2-31 红细胞形态检查的检测原理及方法评价

方法	原理与评价
显微镜检查法	主要用于红细胞形态的识别,特别是异常形态的鉴别,也是仪器法检测的复核方法
计算机图像分析	①基于计算机图像处理技术,对红细胞形态和图像特征进行分析,建立红细胞形态变化特征分布统计模型,实现红细胞形态特征的自动统计分类 ②能快速自动以正常红细胞形态为参比、按红细胞形态特征作出类型和比例分析
血液分析仪法	能提供红细胞数量及其他相关参数,并对异常结果予以报警提示,但不能直接提供红细胞形态改变的确切信息,需用显微镜法复查

(二)操作步骤
①制备良好的染色血涂片。②低倍镜观察:低倍镜下观察染色血涂片中红细胞的分布和染色情况。选择细胞分布均匀、染色良好、红细胞紧密排列但不重叠区域。③油镜观察:滴加香柏油 1 滴,在油镜下仔细观察上述区域中红细胞的形态,同时浏览全片是否存在其他异常细胞。

(三)方法评价
见表 2-31。

(四)质量控制
红细胞形态检查的质量控制见表 2-32,人为原因造成的红细胞形态异常见表 2-33。

表 2-32 红细胞形态检查的质量控制

项目	要求
合格的检验人员	经严格培训、有理论和实践经验的检验人员是质量控制的前提
选择理想检查区域	理想的红细胞均匀分布区域是红细胞之间相近排列而不重叠
完整规范的检查顺序	先在低倍镜下检查全片，观察细胞分布和染色，再用油镜观察血膜体尾交界处的细胞形态，同时注意是否存在其他异常细胞，如幼稚细胞或有核红细胞等
减少人为影响因素	应认真观察全片，排除人为因素影响。真正的异形红细胞多均匀分布于全片，而假性异形红细胞常局限于个别区域

表 2-33 人为原因造成的红细胞形态异常

人为原因	红细胞形态异常
制备血涂片不当	棘形红细胞、皱缩红细胞、红细胞缗钱状形成等
使用非疏水性玻片	口形红细胞
染色不当	嗜多色红细胞
抗凝剂浓度过高，或血液标本久置	锯齿状红细胞
涂片干燥过慢，或固定液中混有水分	面包圈形红细胞
涂片末端附近	长轴方向一致的假性椭圆形红细胞

（五）临床意义

1. 正常红细胞形态 ①正常红细胞呈双凹圆盘形，大小相对均一，平均直径 7.2μm（6.7～7.7μm）。② Wright 染色后为淡粉红色或者琥珀色，血红蛋白充盈良好，呈正色素性、向心性淡染。③中央部位为生理性淡染区，大小约为细胞直径的 1/3。④胞质内无异常结构（图 2-9）。正常红细胞形态可见于健康人，但也可见于急性失血性贫血和部分再生障碍性贫血等。

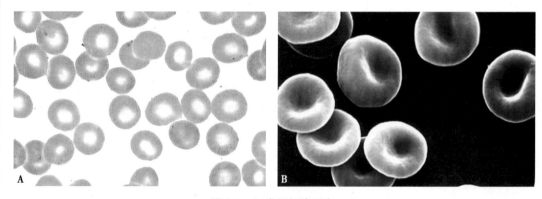

图 2-9 正常红细胞形态
A. 显微镜图；B. 扫描电镜图

正常红细胞可自然退化变性，即使是高质量的血涂片和染色，在血涂片上也可见到变形或破碎的细胞，但数量很少，分布极为局限。

2. 红细胞异常形态 在排除人为因素后，若血涂片中出现异常形态红细胞且数量增多，常提示病理性改变。常见的红细胞异常形态可分为红细胞大小、形状及血红蛋白含量、结构和排列异常（表 2-34～表 2-37，图 2-10～图 2-13）。红细胞异常形态分类方法见表 2-38。

表 2-34 红细胞大小异常的临床意义

异常红细胞	形态改变	可能机制	临床意义
小红细胞 (microcyte)	直径<6μm	①中央染色过浅:Hb合成障碍 ②中央淡染区消失(球形红细胞)	缺铁性贫血、珠蛋白生成障碍性贫血、遗传性球形红细胞增多症
大红细胞 (macrocyte)	直径>10μm,中央染色深	①早期脱核的年轻RBC ②叶酸及维生素B_{12}缺乏 ③胞膜胆固醇/磷脂酰胆碱比值增加	①RBC生成加速 ②巨幼细胞贫血、溶血性贫血等 ③肝病、脾切除后
巨红细胞 (megalocyte)	直径>15μm	同上	巨幼细胞贫血、肝病
细胞大小不均 (anisocytosis)	RBC之间直径相差1倍以上	骨髓造血功能紊乱、造血调控功能减弱	严重增生性贫血(尤为巨幼细胞贫血)

表 2-35 红细胞形状异常的临床意义

异常红细胞	形状改变	可能机制	临床意义
球形红细胞 (spherocyte)	直径<6μm,厚度常>2.6μm,似小圆球状,无中心淡染区	RBC膜先天性或后天性异常而部分丢失,表面积/体积比值减小	遗传性球形红细胞增多症(>20%),自身免疫性溶血性贫血、异常血红蛋白病(HbS、HbC病)
椭圆形红细胞 (elliptocyte)	RBC短径/长径<0.78μm,椭圆形、杆形	与细胞骨架蛋白异常有关	①遗传性椭圆形红细胞增多症(>25%) ②各种溶血性贫血
靶形红细胞 (target cell)	中央深染,外围苍白,边缘又深染,呈靶状或牛眼状	①Hb组成和结构变异 ②脂质异常	①各种低色素性贫血,尤其珠蛋白生成障碍性贫血 ②阻塞性黄疸、脾切除后、肝病
口形红细胞 (stomatocyte)	生理性淡染区呈扁平状,形似张开的嘴巴或鱼口	细胞膜先天性缺陷,Na^+通道异常,细胞内钠显著增高	①遗传性口形红细胞增多症(>10%) ②溶血性贫血及肝病
镰形红细胞 (sickle cell)	镰刀状	缺氧时,HbS溶解度降低,形成长形/尖形结晶体,使胞膜变形	镰状细胞性贫血
棘红细胞 (acanthocyte)	细胞表面针状或指状突起,尾端略圆,间距、长宽不等	磷脂代谢异常:胞膜胆固醇/磷脂酰胆碱比值增加	①严重肝细胞疾病 ②先天性β-脂蛋白缺乏症 ③偶见McLeod表型 ④脾切除后 ⑤慢性饥饿 ⑥神经性厌食
锯齿状红细胞 (echinocyte)	细胞周边呈钝锯齿形,突起排列均匀、大小一致,外端较尖	可能为膜脂质异常	尿毒症、丙酮酸激酶缺乏症、红细胞内低钾、胃癌、出血性溃疡
泪滴形细胞 (teardrop cell/ dacrocyte)	泪滴样或梨状	①RBC含有Heinz小体或包涵体 ②RBC膜某点粘连拉长	骨髓纤维化(多见)、其他贫血(少见)、骨髓病性贫血
新月形红细胞 (meniscocyte)	新月形,直径约为20μm,着色极淡	蒸馏水实验:RBC内渗透压高,水分吸入使体积胀大,推片时细胞破裂	某些溶血性贫血,如PNH

异常红细胞	形状改变	可能机制	临床意义
角形红细胞（keratocyte/helmet cell/bite cell）	细胞表面有数个粗大的角样大突起，形态不一	RBC 受到机械损害	DIC、血管内纤维沉积症、微血管病性溶血性贫血、肾小球肾炎、尿毒症和移植后
裂片红细胞（schistocyte/fragmented red cell）	大小不一，外形不规则	RBC 通过因阻塞而管腔狭小的微血管所致	DIC、微血管病性溶血性贫血、严重烧伤
红细胞形态不整（poikilocytosis）	RBC 形态发生无规律的明显改变	原因未明，可能与化学因素或物理因素有关	某些感染或严重贫血，最常见于巨幼细胞贫血

表 2-36　红细胞血红蛋白含量异常的临床意义

异常红细胞	形态改变	可能机制	临床意义
低色素性（hypochromia）	生理性淡染区扩大，染色淡	Hb 含量明显减少	缺铁性贫血、珠蛋白生成障碍性贫血、铁粒幼细胞性贫血、某些血红蛋白病
高色素性（hyperchromia）	生理性淡染区消失，整个 RBC 着色较深	Hb 含量增高	巨幼细胞贫血、溶血性贫血
嗜多色性（polychromasia）	RBC 呈淡灰蓝色或灰红色，胞体略大，相当于活体染色的网织红细胞	胞质内少量 RNA 与 Hb 并存，提示骨髓造血功能活跃	各种增生性贫血（尤其是溶血性贫血）
细胞着色不一（anisochromia）	同一血涂片 RBC 中，色素不一致	Hb 充盈度偏离较大	铁粒幼细胞性贫血

表 2-37　红细胞结构异常及排列异常的临床意义

异常红细胞	形态改变	可能机制	临床意义
豪焦小体（Howell-Jolly body）	胞质内含 1～2μm 的暗紫红色圆形小体	核碎裂或溶解后所剩残余部分，常与卡波环同时存在	①脾切除、无脾症、脾萎缩、脾功能低下②红白病和某些贫血患者；巨幼细胞贫血③溶血性贫血
卡波环（Cabot ring）	胞质内紫红色细线圈状结构，呈环形或"8"字形	①核膜或纺锤体的残余物②胞质中脂蛋白变性	恶性贫血、溶血性贫血、铅中毒、白血病、巨幼细胞贫血、增生性贫血和脾切除后
嗜碱性点彩红细胞（basophilic stippling cell）	胞质内灰蓝色点状颗粒，形态大小不一、多少不等	①金属损伤 RBC 膜，使嗜碱性物质凝集、变性② Hb 合成时原卟啉与亚铁结合受阻	铅中毒、珠蛋白生成障碍性贫血
有核红细胞（nucleated erythrocyte）	幼稚红细胞	代偿性释放或释放功能紊乱	溶血性贫血、白血病、严重缺氧、骨髓转移性肿瘤
缗钱状形成（rouleaux formation）	RBC 重叠，如缗钱状	血浆中纤维蛋白原和球蛋白含量增高，减弱了 RBC 间相互排斥力	多发性骨髓瘤、巨球蛋白血症等
红细胞自凝（self-agglutinating）	RBC 出现聚集、凝集成堆或成团现象	冷凝集素或免疫性因素等	冷凝集素综合征、自身免疫性溶血性贫血

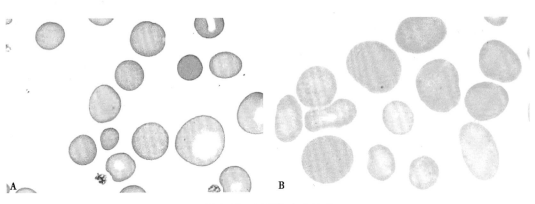

图 2-10　红细胞大小异常

A. 红细胞大小不均；B. 巨红细胞

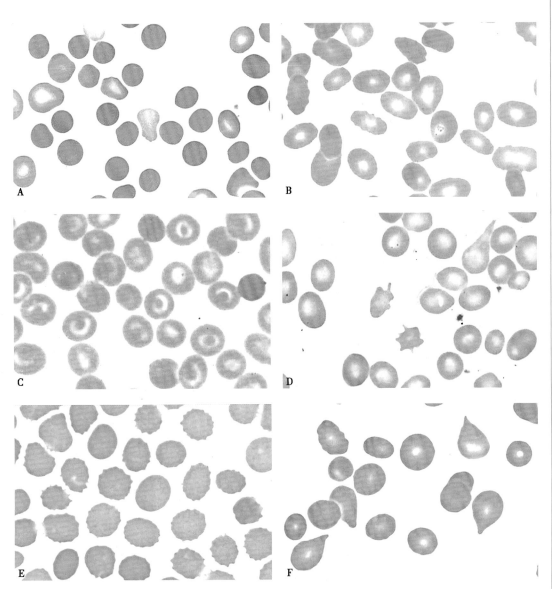

图 2-11　红细胞形态异常

A. 球形红细胞；B. 椭圆形红细胞；C. 靶形红细胞；D. 棘形红细胞；E. 锯齿形红细胞；F. 泪滴形红细胞

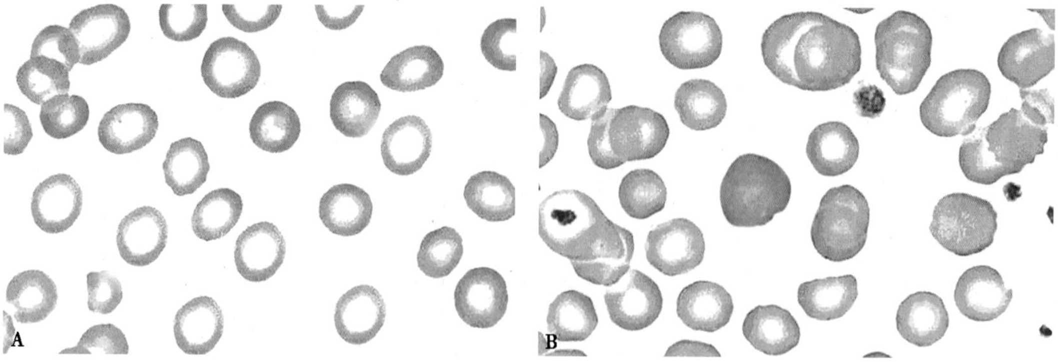

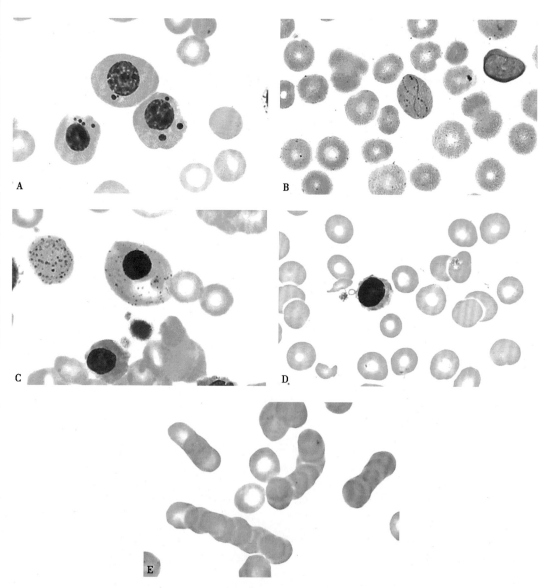

图 2-12　红细胞血红蛋白含量异常

A. 低色素性红细胞；B. 嗜多色红细胞

图 2-13　红细胞异常结构和排列异常

A. 豪 - 焦小体；B. 卡波环；C. 嗜碱性点彩红细胞；D. 有核红细胞；E. 红细胞缗钱状形成

表2-38　红细胞异常形态分类方法

形态异常	评价
异常红细胞	红细胞大小不均和红细胞形态不整、大红细胞、小红细胞、嗜碱性点彩红细胞
血红蛋白不足	低色素红细胞、红细胞着色不一和双相红细胞群体
红细胞生成后损伤	高色素红细胞、球形红细胞、不规则完整红细胞、椭圆形红细胞和卵圆形红细胞
棘红细胞和红细胞碎片	裂片红细胞、角红细胞、棘红细胞、刺红细胞
红细胞增生性变化	多色素红细胞、幼稚红细胞
其他异常	环形红细胞(薄红细胞)、靶形红细胞、口形红细胞、镰形红细胞、血红蛋白C结晶和镰状红细胞形态不整、红细胞包涵体(豪焦小体、Pappenheimer小体)、红细胞缗钱状和自身聚集

（吴晓蔓）

第四节　白细胞检验

人体外周血中的白细胞(white blood cell)包括中性粒细胞(neutrophil,N)、嗜酸性粒细胞(eosinophil,E)、嗜碱性粒细胞(basophil,B)、淋巴细胞(lymphocyte,L)和单核细胞(monocyte,M)五种形态和功能各不相同的细胞,其中中性粒细胞又包括中性分叶核粒细胞(neutrophilic segmented granulocyte)和中性杆状核粒细胞(neutrophilic stab granulocyte)。白细胞中粒细胞数量最多,它起源于骨髓造血干细胞,在骨髓中分化、发育、成熟,成熟后的粒细胞仅有约1/20释放到外周血,剩余贮存在骨髓中(贮存池)。外周血中的粒细胞分为两部分,即随血液循环流动的循环池和黏附于微静脉及毛细血管壁的边缘池,正常情况下循环池和边缘池中的细胞数量约各占一半,保持着动态平衡,一些生理和病理因素可打破这种平衡。白细胞检验是血液一般检验的重要内容之一,临床应用广泛,主要用于了解机体有无感染及感染类型,了解骨髓中白细胞造血情况以及监测临床用药等。

一、白细胞计数

白细胞计数(white blood cell count,WBC)即测定单位体积外周血中各种白细胞的总数。白细胞计数结果仅反映循环池中的粒细胞数量。白细胞计数有手工法(显微镜计数法)和仪器法2种,本节主要介绍手工法。

(一)检测原理

1. 手工法　将全血用稀酸溶液稀释一定倍数,使红细胞破坏后,充入牛鲍血细胞计数板内,在普通光学显微镜下计数一定范围内的白细胞数,经换算求出每升血液内的白细胞总数。

2. 仪器法　见血液分析仪部分。

(二)操作步骤

手工法:①准备稀释液:取小试管1支,加入白细胞稀释液0.38ml。②采血和加血:准确采集末梢血或吸取新鲜静脉抗凝血20μl加至上述稀释液中,立即混匀。③充液:准备计数板、充分混匀细胞悬液、充液,室温静置2~3分钟待细胞下沉。④计数:低倍镜下计数四角4个大方格内的白细胞数量。⑤计算:白细胞数/L$=\dfrac{N}{4}\times10\times20\times10^6=\dfrac{N}{20}\times10^9$(N为四角4个大方格内白细胞总数)。

(三)方法评价

1. 显微镜计数法　设备简单、费用低廉;费时、重复性较差;适用于基层医疗单位和分散检测。

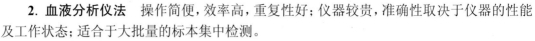

2. 血液分析仪法 操作简便,效率高,重复性好;仪器较贵,准确性取决于仪器的性能及工作状态;适合于大批量的标本集中检测。

(四)质量控制

1. 采血时间的影响 外周血中的白细胞仅有一半随血液循环流动(循环池),另一半黏附于血管壁(边缘池),两者保持着动态平衡。但在许多因素影响下,如剧烈运动、情绪激动、严寒、暴热等,两个池中的白细胞可重新分配。由于白细胞计数检查的仅为循环池中的白细胞,即便正常情况下,同一个人在上、下午的白细胞计数结果可呈较大幅度的波动。因此,为使检测结果便于比较和动态分析,最好固定采血时间,例如每次检查均在上午 8 点左右。

2. 计数误差 白细胞显微镜计数的误差主要有技术误差和固有误差两大类,见本章第二节。

3. 有核红细胞的影响 在正常情况下,血液中不会出现有核红细胞。在某些疾病如溶血性贫血时,外周血中可出现大量有核红细胞,它不能被白细胞稀释液破坏,计数时与白细胞一同被计数而使白细胞计数结果偏高。因此,当血液中出现较多有核红细胞时,必须将其扣除。校正公式如下:

$$校正后白细胞数/L = x \cdot \frac{100}{100 + y}$$

式中,x 为校正前白细胞数;y 为在白细胞分类计数时,计数 100 个白细胞的同时计数到的有核红细胞数。

例如:校正前白细胞数为 $10 \times 10^9/L$,在作白细胞分类计数时计数 100 个白细胞的同时数得的有核红细胞数为 30 个,则校正后白细胞数为 $7.7 \times 10^9/L$。

4. 经验控制 以血涂片中所见白细胞的多少粗略核对白细胞计数结果有无大的误差。在血涂片厚薄适宜的情况下,显微镜下所见白细胞的多少与白细胞总数的关系见表 2-39,如不符,需复查。

表 2-39 血涂片白细胞密度与白细胞总数的关系

每高倍镜视野白细胞数	白细胞总数($\times 10^9/L$)
2~4	4~7
4~6	7~9
6~10	10~12
10~12	13~18

(五)参考区间

成人:$(3.5 \sim 9.5) \times 10^9/L$;儿童:$(5 \sim 12) \times 10^9/L$;6 个月~2 岁:$(11 \sim 12) \times 10^9/L$;新生儿:$(15 \sim 20) \times 10^9/L$。

(六)临床应用

白细胞总数高于参考区间的上限称白细胞增多,低于参考区间的下限称白细胞减少。白细胞总数增多或减少主要受中性粒细胞数量的影响,其临床意义见白细胞分类计数。

二、白细胞分类计数

由于各种白细胞的功能不同,血液中它们的数量及形态变化所引起的临床意义也不同,因而仅对白细胞总数计数是不够的,还必须对各种白细胞分别计数,即白细胞分类计数(differential count,DC)。

（一）检测原理

1. 显微镜分类计数法 将染色后的血涂片在油镜下根据白细胞形态学特征逐个分别计数（一般计数100～200个白细胞），得出各种白细胞的相对比值或百分率，并注意观察其形态的变化。

2. 血液分析仪法 见血液分析仪部分。

3. 血细胞形态分析仪 采用人工智能的原理。首先提取各种血细胞的形态特征，通过支持向量机（support vector machine，SVM）和人工神经网络（artificial neural network，ANN）技术进行分类，然后报告结果。

（二）操作步骤

1. 操作 显微镜分类计数：①采集血液。②制备血涂片。③血涂片染色。④显微镜检查：先低倍镜下观察全片，包括白细胞的分布和染色情况，选择血涂片体、尾交界处细胞分布均匀、着色良好的区域；油镜下对所见到的白细胞逐个进行分类，并做好记录，共计数100～200个白细胞；同时观察红细胞、血小板形态以及有无寄生虫等。⑤计算：求出各类白细胞所占的比值或百分率，根据白细胞总数计算各种白细胞的绝对值。

2. 报告方式 ①白细胞分类计数结果：各种白细胞所占的比值或百分率；各种白细胞的绝对值。②幼稚或异常白细胞：发现幼稚或异常白细胞，应分类报告，并包括在白细胞分类比值或百分率中。③有核红细胞：血涂片中如见到有核红细胞，也应逐个计数，但不列入白细胞总数之内，而是报告分类计数100个白细胞的同时见到的有核红细胞数。④寄生虫：如发现疟原虫等应报告。⑤红细胞、血小板的形态：如有异常改变应报告。

（三）方法评价

1. 显微镜分类法 ①白细胞分类计数的参考方法，分类结果较准确。②设备简单、费用低廉。③费时，且结果的准确性取决于操作者个人的技术水平。

2. 血液分析仪法 ①快速、重复性好。②对于某些细胞不能识别，特别是白血病细胞、异型淋巴细胞和正常单核细胞。③只能用于筛查，异常标本必须采用显微镜分类法进行复检。

3. 血细胞形态分析仪 ①快速、重复性好。②尽管目前对于某些细胞不能识别，特别是白血病细胞不能准确分类，但仪器可以将所有分类过的细胞提取并分类保存于电脑中，可供人工随时复检，大大提高了白细胞分类效率，降低了漏诊率。③对血涂片染色要求较高，否则影响仪器识别。④价格昂贵。

（四）质量控制

显微镜计数法：

1. 标本 ①使用EDTA抗凝血液样本时，应充分混匀后再涂片。②抗凝血样本应在采集后4小时内制备血涂片，时间过长可引起中性粒细胞和单核细胞的形态改变。③制片前，样本不宜冷藏。

2. 血涂片制备和染色 如样本中白细胞数量少时，需制备多张血涂片。具体的制备和染色注意事项见第一章第二节。

3. 镜检部位 各种白细胞体积大小不等，在血涂片中分布很不均匀，一般体积较小的淋巴细胞在头、体部分布较多，而尾部和两侧以中性粒细胞和单核细胞较多，异常大的细胞常在片尾末端出现。一般认为细胞分布在片头至片尾的3/4区域比较均匀（体尾交界处），各种白细胞的分布比例与体内外周血中一致，因此分类时最好选择在体尾交界处。镜检时必须按一定方式（如城垛样）有规律地移动视野，以避免重复、遗漏或主观选择视野（图2-14）。

4. 镜检白细胞数量 白细胞分类计数的数量应根据白细胞总数而定。一般要求在油镜下分类计数100个白细胞；当白细胞总数超过15×10^9/L时，应分类计数200个白细胞；当白细胞数量明显减少(<3×10^9/L)时,为了减少误差,可多检查几张血涂片,分类计数50~100个白细胞。

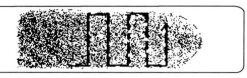

图2-14 镜检血涂片移动的顺序

(五)参考区间

见表2-40。

表2-40 白细胞分类计数参考区间(成人)

白细胞	百分率(%)	绝对值(×10^9/L)
中性分叶核粒细胞	40~75	1.8~6.3
嗜酸性粒细胞	0.4~8.0	0.02~0.52
嗜碱性粒细胞	0~1	0~0.06
淋巴细胞	20~50	1.1~3.2
单核细胞	3~10	0.1~0.6

本参考区间适用于静脉血的仪器检测方法。此参考区间来源于中华人民共和国卫生行业标准 WS/T 405—2012

(六)临床意义

1. 白细胞总数与中性粒细胞 由于中性粒细胞在白细胞中所占百分比最高,因此它的数值增减是影响白细胞总数变化的常见原因。一般情况下,中性粒细胞增多,白细胞总数增多;中性粒细胞减少,白细胞总数也减少。因此两者的临床意义基本一致。但是淋巴细胞、嗜酸性粒细胞等的数量改变也会引起白细胞总数的变化,如果白细胞总数与中性粒细胞数量变化不一致,还需要具体分析原因。

(1)中性粒细胞生理性增多:①下午:一天之内不同时间外周血白细胞及中性粒细胞数量可不同,一般下午较上午高。②剧烈运动、情绪激动、严寒、暴热。③新生儿。④妊娠5个月以上及分娩时。这些生理因素引起的白细胞增多常为一过性增多,在去除影响因素后不久则可恢复正常,系边缘池内的白细胞过多地进入循环池所致。

由于白细胞生理波动很大,因此白细胞计数波动在30%(甚至有人认为50%)以内在临床诊断上无意义,只有通过定时和连续随访观察才有意义。

(2)中性粒细胞病理性增多(neutrophilia):①急性感染:特别是化脓性球菌如金黄色葡萄球菌、溶血性链球菌、肺炎链球菌等所致的败血症、急性风湿热、扁桃体炎、阑尾炎等,白细胞总数常增高,这是白细胞增多最常见的原因。②严重的组织损伤及大量血细胞破坏:如严重的烧伤、较大手术后、心肌梗死、急性溶血等均可见白细胞增高,增多的细胞成分以中性粒细胞为主。③急性大出血:内脏(如肝、脾)破裂或宫外孕破裂所致大出血,此时白细胞可迅速增高,常达 20×10^9/L,并以中性粒细胞为主,常出现于血红蛋白降低之前。④急性中毒:急性化学药物中毒如安眠药、有机磷等中毒;代谢性中毒如糖尿病酮症酸中毒、尿毒症等也常见白细胞(主要是中性粒细胞)增多。⑤恶性肿瘤:非造血系统的恶性肿瘤如肝癌、胃癌等有时也可出现持续性的白细胞增高,以中性粒细胞为主。⑥白血病:常见于急、慢性粒细胞白血病,急性型白细胞一般 <100×10^9/L,分类时以原、幼粒细胞为主,而慢性型白细胞常 >100×10^9/L,分类时以中幼、晚幼以下各阶段粒细胞为主,并伴有较多的嗜酸性、嗜碱性粒细胞,此时需与中性粒细胞型类白血病反应相鉴别。

类白血病反应（leukemoid reaction）：是指机体对某些刺激因素所产生的类似白血病表现的血象反应。外周血中白细胞数大多明显增高，并可有数量不等的幼稚细胞出现，但红细胞和血小板一般无改变，骨髓增生很少达到白血病的程度，当病因去除后，类白血病反应也逐渐消失。引起类白血病反应的病因很多，以感染和恶性肿瘤最多见，其次还有急性中毒、外伤、休克、急性溶血或出血、大面积烧伤及过敏等。

以上白细胞增多（除白血病属于造血干细胞克隆性疾病外）与机体相对缺氧、细菌内毒素、肿瘤坏死产物等引起边缘池内细胞进入循环池，或刺激骨髓释放白细胞增加有关。

（3）中性粒细胞减少（neutropenia）：①感染：见于某些革兰阴性杆菌（伤寒、副伤寒沙门菌）感染及病毒感染（流感）时，如无并发症均可见白细胞减少。②血液病：如再生障碍性贫血及非白血性白血病（aleukemic leukemia），白细胞可<1×10⁹/L，分类时淋巴细胞相对增多。③慢性理化损伤：长期接触电离辐射（X射线）或应用、接触某些化学药物（氯霉素），可抑制骨髓细胞的有丝分裂而致白细胞减少，故此类人群需定期做白细胞计数检查。④自身免疫性疾病：如系统性红斑狼疮，由于自身免疫性抗核抗体导致白细胞减少。⑤脾功能亢进：肿大的脾脏中单核-巨噬细胞系统吞噬破坏过多的白细胞。

2. 嗜酸性粒细胞的临床意义 见本节"嗜酸性粒细胞直接计数"。

3. 嗜碱性粒细胞的临床意义

（1）嗜碱性粒细胞增多（basophilia）：①慢性粒细胞白血病：常伴嗜碱性粒细胞增多，可达10%或更多。②嗜碱性粒细胞性白血病：嗜碱性粒细胞异常增多，可达20%以上，多为幼稚型。③过敏性疾病：溃疡性结肠炎、超敏反应等可见嗜碱性粒细胞增多。④骨髓纤维化和某些转移癌时也可见嗜碱性粒细胞增多。

（2）嗜碱性粒细胞减少（basophilopenia）：由于嗜碱性粒细胞所占百分率甚低故其减少多无临床意义。

4. 淋巴细胞的临床意义

（1）淋巴细胞增多（lymphocytosis）：出生1周的新生儿外周血白细胞以中性粒细胞为主，以后淋巴细胞逐渐上升，整个婴幼儿期淋巴细胞较高，可达70%，4～6岁后，淋巴细胞开始下降，中性粒细胞逐渐上升（图2-15）。整个婴幼儿期淋巴细胞百分率较成人高，属淋巴细胞生理性增多。

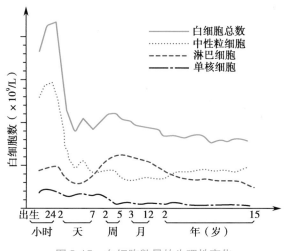

图2-15 白细胞数量的生理性变化

淋巴细胞病理性增多见于：①绝对增多：某些病毒或细菌所致的传染病如风疹、流行性腮腺炎、传染性单核细胞增多症、传染性淋巴细胞增多症、百日咳等淋巴细胞增多；某些慢性感染如结核病恢复期也可见淋巴细胞增多，但白细胞总数多正常；急、慢性淋巴细胞白血病淋巴细胞增多明显，且可导致白细胞总数增高。②相对增多：再生障碍性贫血、粒细胞缺乏症等因中性粒细胞明显减少以致淋巴细胞百分率相对增高。

（2）淋巴细胞减少（lymphocytopenia）：凡是导致中性粒细胞显著增多的各种原因均可导致淋巴细胞相对减少。淋巴细胞绝对减少见于免疫缺陷病如 HIV 感染、流行性感冒恢复期、药物治疗如环磷酰胺以及自身免疫性疾病如系统性红斑狼疮等。

5. 单核细胞的临床意义

（1）单核细胞增多（monocytosis）：健康儿童单核细胞可较成人稍高，平均为 9%，2 周内的新生儿可达 15% 或更高，属生理性增多。病理性增多见于：①某些感染：如亚急性感染性心内膜炎、疟疾、黑热病、急性感染的恢复期、活动性肺结核等均可见单核细胞增多。②某些血液病：单核细胞白血病、粒细胞缺乏症的恢复期、淋巴瘤及骨髓增生异常综合征（MDS）等可见单核细胞增多。

（2）单核细胞减少（monocytopenia）：意义不大。

三、白细胞形态检查

在病理情况下，除白细胞计数和分类计数结果发生变化外，有时白细胞的形态也会发生改变，因此外周血白细胞形态检查具有重要意义。血涂片经 Wright 染色或 Wright-Giemsa 染色后在光学显微镜下检查，是血细胞形态检查的基本方法，临床应用极其广泛。

（一）外周血正常白细胞形态

外周血正常白细胞形态见图 2-16，各种白细胞的正常形态特征见表 2-41。

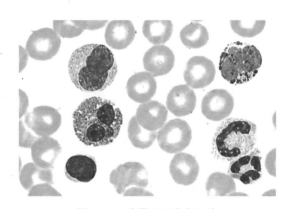

图 2-16 外周血正常白细胞

表 2-41 外周血白细胞的正常形态特征

细胞	直径（μm）	形态	细胞质	细胞核	染色质
中性杆状核粒细胞	10～15	圆形	粉红色，颗粒量多、细小、均匀、紫红色	弯曲呈杆状、带状、腊肠样	粗糙，深紫红色
中性分叶核粒细胞	10～15	圆形	粉红色，颗粒量多、细小、均匀、紫红色	分 2～5 叶，以 3 叶核为主	粗糙，深紫红色
嗜酸性粒细胞	13～15	圆形	着色不清，橘黄色颗粒粗大、整齐排列、均匀充满胞质	多分 2 叶，眼镜形	粗糙，深紫红色
嗜碱性粒细胞	10～12	圆形	着色不清，紫黑色颗粒、量少、大小不均、排列杂乱、可盖于核上	因颗粒遮盖而胞核不清晰	粗糙，深紫红色

续表

细胞	直径(μm)	形态	细胞质	细胞核	染色质
淋巴细胞	6～15	圆形或椭圆形	透明、淡蓝色、多无颗粒，大淋巴细胞可有少量粗大、不均匀紫红色颗粒	圆形、椭圆形、肾形	深紫红色，粗糙成块，核外缘光滑
单核细胞	12～20	圆形、椭圆形或不规则形	半透明、灰蓝色或灰红色。颗粒细小、尘土样紫红色	肾形、山字形、马蹄形、扭曲折叠不规则形	疏松网状，淡紫红色，有膨胀和立体起伏感

(二)外周血异常白细胞形态

1. 中性粒细胞的核象变化(nuclear shift)　中性粒细胞的核象标志着它的发育阶段。正常情况下,外周血中的中性粒细胞具有分叶核的占绝大多数,且以2～3叶为主。病理情况下,中性粒细胞的核象可发生变化,即出现核左移或核右移(图2-17)。

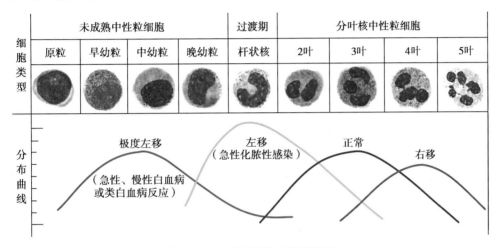

图2-17　中性粒细胞的核象变化

(1) 核左移(shift to the left):外周血中杆状核粒细胞增多并出现晚幼粒、中幼粒甚至早幼粒细胞时称为核左移。核左移常伴中毒颗粒、空泡、核变性等毒性变化。最常见于急性化脓性感染,急性中毒、急性溶血时也可见到。核左移程度与感染的严重程度和机体的抵抗力密切相关。核左移时白细胞数可增高,也可不增高甚至减低,但以增高者多见。核左移伴白细胞增高称再生性核左移,表示骨髓造血旺盛,机体抵抗力强;核左移伴白细胞总数不增高或减低称退行性核左移,表示骨髓释放受到抑制,机体抵抗力差。

核左移根据其程度可分为轻、中、重三级。①轻度核左移:仅见杆状核粒细胞>6%。②中度核左移:杆状核粒细胞>10%并有少数晚幼粒、中幼粒细胞。③重度核左移(类白血病反应):杆状核粒细胞>25%,出现更幼稚的粒细胞如早幼粒甚至原粒细胞,常伴有明显的中毒颗粒、空泡、核变性等质的改变。

(2) 核右移(shift to the right):外周血中5叶核及5叶核以上的中性粒细胞>3%时称为核右移。核右移常伴有白细胞总数的减少,属造血功能衰退的表现。可由于缺乏造血物质、DNA合成减少或骨髓造血功能减退所致。主要见于营养性巨幼细胞贫血及恶性贫血。在炎症的恢复期,一过性的出现核右移是正常现象。如疾病进展期突然出现核右移则是预后不良的表现。

2. 中性粒细胞的毒性变化　在严重传染病、各种化脓性感染、败血症、恶性肿瘤、中毒、大面积烧伤等病理情况下,中性粒细胞可发生下列形态改变,它们可单独出现,亦可同时出现。

（1）大小不均（anisocytosis）：即中性粒细胞体积大小悬殊（图 2-18A）。可能是在内毒素等因素作用下骨髓内幼稚中性粒细胞发生不规则分裂的结果。常见于一些病程较长的化脓性感染。

（2）中毒颗粒（toxic granulations）：中性粒细胞胞质中出现的粗大、大小不等、分布不均匀的紫黑色或深紫褐色颗粒，称中毒颗粒（图 2-18B）。可能因特殊颗粒生成受阻或发生颗粒变性所致。常见于严重化脓性感染及大面积烧伤等。含中毒颗粒的细胞在中性粒细胞中所占的比值称为毒性指数。毒性指数愈大，感染、中毒情况愈重。

（3）空泡（vacuoles）：中性粒细胞胞质内出现一个或数个空泡（图 2-18C）。一般认为空泡是细胞受损后胞质发生脂肪变性或颗粒缺失的结果。最常见于严重感染特别是败血症时。EDTA 抗凝血储存后，血细胞也可发生空泡样改变，此时，如无其他毒性变化，不宜将其归为中性粒细胞的毒性变化。

（4）杜勒体（Döhle bodies）：是中性粒细胞胞质毒性变化而保留的局部嗜碱性区域，呈圆形、梨形或云雾状，天蓝色或灰蓝色，直径 $1 \sim 2 \mu m$，是胞质局部不成熟的表现（图 2-18D）。

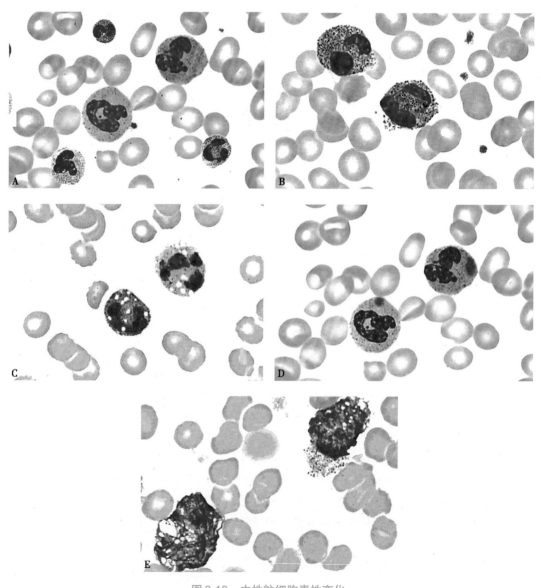

图 2-18　中性粒细胞毒性变化
A. 大小不均；B. 中毒颗粒；C. 空泡；D. 杜勒体；E. 核变性

杜勒体亦可见于单核细胞中,其意义相同。

(5)核变性(degeneration of nucleus):核变性包括核肿胀(图 2-18E)、核固缩、核溶解及核碎裂等。核固缩时,细胞核固缩为均匀呈深紫色的块状;核溶解时,可见细胞核膨胀、着色浅淡,常伴核膜破碎,致使核的轮廓不清。常见于细胞衰老后,严重感染时该类细胞增多。

3. 中性粒细胞的其他异常形态

(1)巨多核中性粒细胞:成熟中性粒细胞胞体增大,核分叶过多,常为 5~9 叶,甚至 10 叶以上,各叶大小差别很大,核染色质疏松(图 2-19)。常见于巨幼细胞贫血或应用抗代谢药物治疗后。

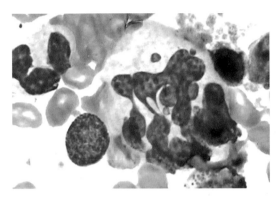

图 2-19 巨多核中性粒细胞

(2)棒状小体(Auer bodies):为白细胞胞质中出现的紫红色细杆状物质,一个或数个,长 1~6μm(图 2-20)。出现数个棒状小体呈束状排列的细胞称为 faggot 细胞。棒状小体一旦出现即可拟诊为急性白血病,并有助于鉴别急性白血病的类型。急性粒细胞白血病和急性单核细胞白血病可见到棒状小体,而急性淋巴细胞白血病则无。

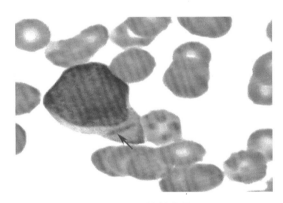

图 2-20 棒状小体

(3)与遗传因素相关的中性粒细胞形态改变:与遗传因素相关的中性粒细胞形态改变有 Pelger-Hüet 畸形(图 2-21A)、Chediak-Higashi 畸形(图 2-21B)、Alder-Reilly 畸形(图 2-21C)和 May-Hegglin 畸形(图 2-21D)等,其形态特点和临床意义见表 2-42。

4. 淋巴细胞的异常形态

(1)异型淋巴细胞(atypical lymphocyte):在病毒、原虫感染或过敏原等因素刺激下,外周血淋巴细胞增生并发生形态上的改变,称异型淋巴细胞或反应性淋巴细胞。其形态的变异是因增生亢进,细胞体积增大、嗜碱性增强甚至发生母细胞化,此种细胞绝大多数属于 T 淋巴细胞。按形态特征将其分为以下三型:

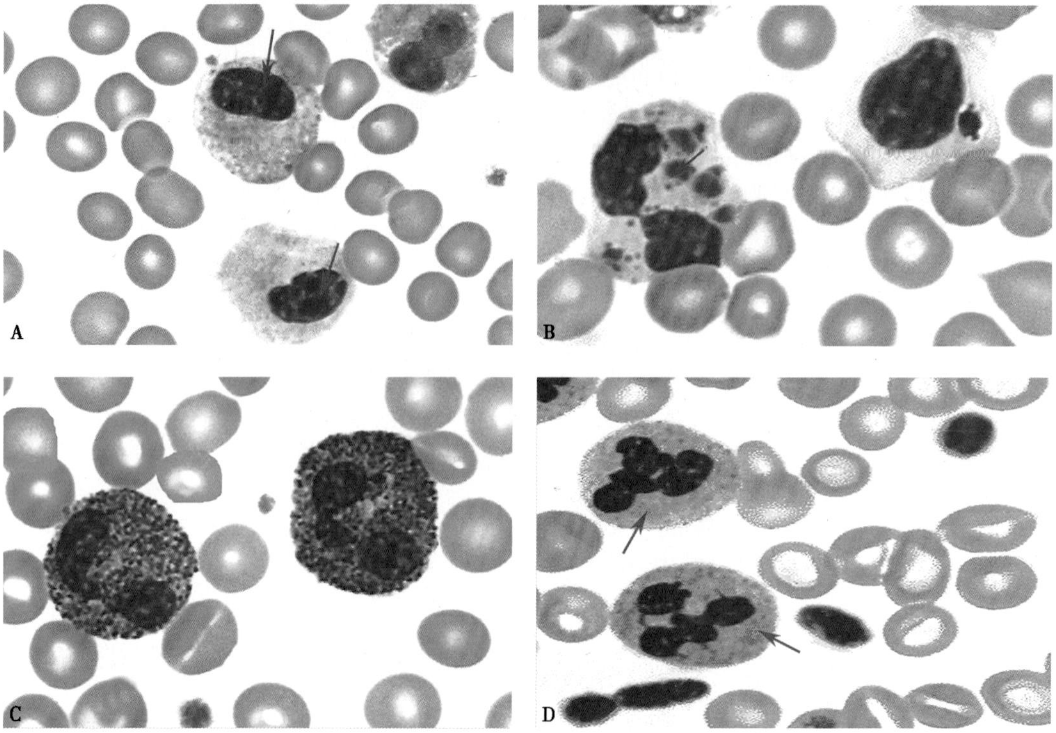

图 2-21　与遗传因素相关的中性粒细胞形态改变

A. Pelger-Hüet 畸形；B. Chediak-Higashi 畸形；C. Alder-Reilly 畸形；D. May-Hegglin 畸形

表 2-42　与遗传因素相关的中性粒细胞畸形的形态特点及临床意义

畸形	特点	临床意义
Pelger-Hüet 畸形	胞核分叶能力减退，常呈杆状、肾形、眼镜形、哑铃形或少分叶（两大叶），但染色质致密、深染，聚集成小块或条索状，其间有空白间隙	常染色体显性遗传，又称家族性粒细胞异常。继发于严重感染的核分叶能力减退称假性 Pelger-Hüet 畸形。正常 <4%，获得性异常常见于骨髓增生异常综合征、急性髓细胞白血病，偶见于原发性骨髓纤维化、慢性粒细胞白血病
Chediak-Higashi 畸形	胞质中含几个至数十个直径为 2～5μm 的包涵体，呈异常巨大的紫蓝色或淡灰色块状。也可见于其他粒细胞、单核细胞、淋巴细胞	常染色体隐性遗传，可影响粒细胞功能，易出现严重感染
Alder-Reilly 畸形	胞质中含巨大深染嗜天青颗粒（呈深红或紫色包涵体），但不伴有白细胞增多及核左移、空泡等，有时似 Döhle 小体；也可见于其他粒细胞、单核细胞、淋巴细胞	常染色体隐性遗传，但不影响粒细胞功能，常伴有骨或软骨畸形疾病
May-Hegglin 畸形	粒细胞终生含有无定形的淡蓝色包涵体，与严重感染、中毒时的 Döhle 小体相似，但大而圆。也可见于其他粒细胞、单核细胞	常染色体显性遗传，良性畸形

Ⅰ型（空泡型）：亦称浆细胞型，最为常见。其胞体比正常淋巴细胞稍大，多为圆形；核呈圆形、椭圆形、肾形或不规则形，染色质呈粗网状或不规则聚集呈粗糙的块状；胞质较丰富，深蓝色，一般无颗粒，含空泡或因具有多数小空泡而呈泡沫状（图2-22A）。

Ⅱ型（不规则型）：亦称单核细胞型。胞体较Ⅰ型细胞明显增大，外形不规则，似单核细胞；核圆形或不规则，染色质不如Ⅰ型致密；胞质丰富，淡蓝或蓝色，有透明感，边缘处蓝色较深，可有少数嗜天青颗粒，一般无空泡（图2-22B）。

Ⅲ型（幼稚型）：亦称未成熟细胞型。胞体较大，核大呈圆形或椭圆形；染色质呈细致网状，可有1～2个核仁；胞质量较少呈深蓝色，多无颗粒，偶有小空泡（图2-22C）。

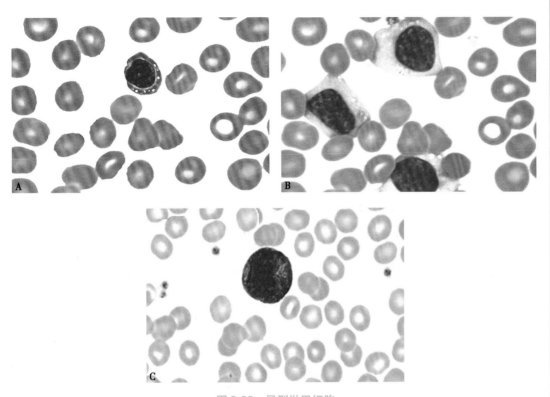

图2-22 异型淋巴细胞

A. Ⅰ型异型淋巴细胞；B. Ⅱ型异型淋巴细胞；C. Ⅲ型异型淋巴细胞

异型淋巴细胞增多主要见于传染性单核细胞增多症、病毒性肝炎、流行性出血热、湿疹等病毒性疾病和过敏性疾病。正常人血片中可偶见此种细胞。一般病毒感染异型淋巴细胞＜5%，而传染性单核细胞增多症时异型淋巴细胞常＞10%。

（2）具有卫星核（satellite nucleus）的淋巴细胞：即在淋巴细胞的主核旁边另有一个游离的小核（图2-23）。其形成系当染色体受损后，在细胞有丝分裂末期，丧失着丝点的染色单体或其片段被两个子代细胞所排除而形成卫星核。此种细胞常见于接受较大剂量的电离辐射之后或其他理化因子、抗癌药物等对细胞造成损伤时，常作为致畸、致突变的客观指标之一。

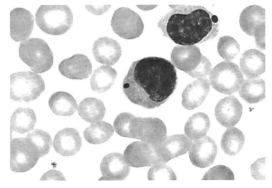

图2-23 具有卫星核的淋巴细胞

笔记

四、嗜酸性粒细胞计数

嗜酸性粒细胞在外周血中的数量很少，只占外周血白细胞的 0.4%～8.0%，通过白细胞分类计数结果乘以白细胞总数间接计算得到的嗜酸性粒细胞数，误差较大，因此如果要准确了解嗜酸性粒细胞的变化，应采用直接计数法。

（一）检测原理

1. 显微镜直接计数法　用适当的稀释液将血液稀释一定倍数，破坏大部分红细胞和其他白细胞，并使嗜酸性粒细胞染色，混匀后充入计数池内，计数一定体积内嗜酸性粒细胞数，即可算出每升血液中嗜酸性粒细胞的数量。

嗜酸性粒细胞稀释液中主要成分及作用：①保护嗜酸性粒细胞成分（如丙酮、乙醇）。②促进红细胞和中性粒细胞破坏成分（如碳酸钾、草酸铵或低渗状态）。③使嗜酸性粒细胞着色成分（如伊红、溴甲酚紫、固绿）。此外，稀释液中的甘油可防止乙醇挥发，抗凝剂可防止血液凝固。由于所用具体试剂不同，因而有多种配方（表 2-43）。

表 2-43　各种嗜酸性粒细胞稀释液的优缺点

稀释液	优点	缺点
伊红 - 丙酮	试剂简单，简便易行	久置效果差，最好每周配制 1 次
皂素 - 甘油	细胞较为稳定，着色鲜明易于鉴别；含甘油，液体不易挥发，置冰箱可保存半年以上	含甘油，计数前应充分混匀
乙醇 - 伊红	含碳酸钾，溶解红细胞和其他白细胞作用强，视野背景清晰；嗜酸性颗粒鲜明橙色，2 小时内不破坏，含甘油，液体不易挥发，试剂可保存半年以上	含 10% 甘油，比较黏稠，细胞不易混匀，计数前应充分混匀
溴甲酚紫	为低渗配方，红细胞和其他白细胞被溶解破坏，嗜酸性粒细胞被染而呈蓝色	
固绿	含丙酮、乙醇两种保护剂，使嗜酸性粒细胞膜完整、无破损现象；含碳酸钾、草酸铵，其他细胞破坏完全；固绿使嗜酸性颗粒呈折光较强的蓝绿色颗粒	注意与残存的不着色或着色很浅的中性粒细胞相区别

2. 血液分析仪法　见血液分析仪部分。

（二）操作步骤

显微镜直接计数法：①加稀释液：吸取嗜酸性粒细胞稀释液 0.38ml 于小试管中。②采血及稀释：用微量吸管取血 20μl 加入稀释液中，立即混匀。③充池：待细胞悬液变为透明，即红细胞溶解，再次将小试管中的细胞悬液混匀，用微量吸管吸取细胞悬液适量注入改良牛鲍血细胞计数板的 2 个计数池中，室温静置 3～5 分钟。④计数：低倍镜下计数 2 个计数池共计 10 个大方格内的嗜酸性粒细胞。⑤计算：嗜酸性粒细胞 $/L = (N/10) \times 10 \times 20 \times 10^6/L = 0.2N \times 10^8/L$（$N$ 为 10 个大方格内数得的嗜酸性粒细胞总数）。

（三）质量控制

1. 标本采集时间　嗜酸性粒细胞计数最好固定标本的采集时间（如上午 8 时或下午 3 时），以免受日间生理变化的影响。

2. 稀释液　稀释液中的乙醇、丙酮等为嗜酸性粒细胞的保护剂，若嗜酸性粒细胞被破坏，可适当增加其用量；若中性粒细胞破坏不全，则可适当减少其用量。

3. 混匀　嗜酸性粒细胞在稀释液中容易发生聚集，要及时混匀。混匀过程中不宜过分振摇，以免嗜酸性粒细胞破碎。若使用含甘油的稀释液，因黏稠度大，要适当延长混匀时间。

4. 嗜酸性粒细胞形态　注意与残留的中性粒细胞区别，以免误认。中性粒细胞一般不着色或着色较浅，胞质颗粒细小或不清。嗜酸性粒细胞颗粒比较大，染色较深。

5. 计数范围 由于嗜酸性粒细胞较少,低倍镜下要计数 2 个计数池,每个计数池要计数四角和中央共 10 个大方格内的嗜酸性粒细胞,以减少固有误差。

6. 完成时间 血液稀释后应在 30 分钟至 1 小时内计数完毕,否则嗜酸性粒细胞逐渐被破坏或不易辨认,使结果偏低。

(四)方法评价

1. 显微镜计数法 ①设备简单、费用低廉。②费时、重复性较差。③该法的准确性和重复性高于通过手工法白细胞计数和分类计数间接计算的结果。

2. 血液分析仪法 ①操作简便,效率高,重复性好。②仪器较贵。③适合于大批量的标本集中检测。④用于筛查,如仪器提示嗜酸性粒细胞增多,且直方图或散点图异常时,需采用显微镜直接计数法复查。

(五)参考区间

$(0.05 \sim 0.5) \times 10^9 / L$。

(六)临床意义

1. 生理变化 在劳动、寒冷、饥饿、精神刺激等情况下,交感神经系统兴奋,通过下丘脑分泌促肾上腺皮质激素(ACTH),使肾上腺皮质分泌肾上腺皮质激素。肾上腺皮质激素可阻止骨髓释放嗜酸性粒细胞,并促使血中嗜酸性粒细胞向组织浸润,从而导致外周血中嗜酸性粒细胞减少。因此,健康人嗜酸性粒细胞白天较低,夜间较高,上午波动大,下午较恒定。

2. 病理变化

(1)嗜酸性粒细胞增多:①超敏反应性疾病:如支气管哮喘、荨麻疹、食物过敏、过敏性肺炎、血管神经性水肿等。②寄生虫病:如感染蛔虫、钩虫、绦虫、肺吸虫、包虫、血吸虫、丝虫等。③某些皮肤病:如银屑病、湿疹、疱疹样皮炎、真菌性皮肤病等。④血液病:如慢性粒细胞白血病,嗜酸性粒细胞常可高达 10% 以上,并可见少量的晚幼及中幼嗜酸性粒细胞。⑤某些恶性肿瘤:特别是淋巴系统的恶性肿瘤,如霍奇金病。以及某些上皮恶性肿瘤,如肺癌、宫颈癌、鼻咽癌等,均可见嗜酸性粒细胞增多,一般在 10% 左右。⑥某些传染病:如猩红热。一般急性传染病时,血中嗜酸性粒细胞均减少。唯独猩红热除外,反而增高。这是由于该病致病菌(Ⅰ型溶血性链球菌)所产生的酶能活化补体成分(C3a、C5a),其趋化作用导致嗜酸性粒细胞增多。⑦某些内分泌疾病:如脑垂体功能低下及原发性肾上腺皮质功能不全等。

(2)嗜酸性粒细胞减少:①见于伤寒、副伤寒、大手术后。②长期使用肾上腺皮质激素,嗜酸性粒细胞常减少。

3. 嗜酸性粒细胞计数的其他应用

(1)观察急性传染病的预后:肾上腺皮质激素有提高机体的应激性,促进机体抗感染的作用。因此当急性传染病(如伤寒)时,肾上腺皮质激素分泌增加,血中嗜酸性粒细胞随之减少。如果嗜酸性粒细胞持续下降,甚至完全消失,说明病情严重。恢复期血中嗜酸性粒细胞又逐渐增多。若临床症状严重,而嗜酸性粒细胞不减少,说明肾上腺皮质功能衰竭。

(2)观察大手术和烧伤病人的预后:大手术后 4 小时血中嗜酸性粒细胞显著减少,甚至完全消失,24~48 小时后逐渐增多,增多的速度与病情的变化基本一致。大面积烧伤病人数小时后嗜酸性粒细胞完全消失,且持续时间较长。若大手术和大面积烧伤后,病人嗜酸性粒细胞不下降或下降很少,均认为预后不良。

(3)肾上腺皮质功能测定:由于 ACTH 能刺激肾上腺皮质,产生肾上腺皮质激素,使嗜酸性粒细胞减少。因此,可根据 ACTH 注射前后的嗜酸性粒细胞数量的变化情况,来反映肾上腺皮质功能。

(胥文春)

第五节　血小板检验

一、血小板计数

血小板（platelet，PLT）是由骨髓造血组织中的巨核细胞产生，具有维持血管内皮完整性、黏附、聚集、释放、促凝和血块收缩等功能。血小板计数（platelet count）是测定单位容积血液中的血小板数量，血小板计数是止血、凝血检查的常用筛选试验之一。

（一）检测原理

血小板计数的方法有显微镜计数法、血液分析仪法和流式细胞仪法，其原理见表 2-44。

表 2-44　血小板计数检测原理

方法	原理
普通显微镜直接计数法	按不同的稀释液，可分为破坏和不破坏红细胞的 PLT 计数
血液分析仪法	主要包括电阻抗法和（或）光（或荧光）散射法
流式细胞仪法	用免疫法荧光素标记特异的血小板单克隆抗体，用流式细胞仪计数血小板

（二）操作步骤（普通显微镜直接计数法）

1. 加稀释液　取 1 支小试管，加入 10g/L 草酸铵稀释液 0.38ml。

2. 采血和加血　采集毛细血管血或吸取 EDTA 抗凝新鲜全血 20μl，加至上述稀释液中，立即混匀。

3. 稀释静置　待完全溶血后再混匀 1 分钟，置室温 10 分钟。

4. 充池　取混匀血小板悬液 1 滴充入计数室，静置 10～15 分钟，使血小板充分下沉。

5. 计数　高倍镜下计数中央大方格内的四角和中央共 5 个中方格内的血小板数量。

6. 计算　每升血小板数 = 5 个中方格内血小板数 ×10^9/L。

（三）方法评价

血小板计数的方法评价见表 2-45。

表 2-45　血小板计数的方法评价

方法	评价
普通显微镜直接计数法	根据 PLT 稀释液是否破坏红细胞分为破坏和不破坏红细胞的 2 种计数法 ①草酸铵稀释液：破坏红细胞能力强，血小板形态易辨，为首选稀释液 ②复方尿素稀释液：使血小板肿胀后易辨认，但尿素易分解，不能完全破坏红细胞
血液分析仪法	①测定速度快、重复性好、准确性高，能同时提供多项指标，是目前常规筛检 PLT 的主要方法 ②不能完全排除非血小板有形成分（如红、白细胞碎片或杂物）以及血小板聚集的干扰，故当 PLT 明显异常时，仍需要显微镜复查 PLT 和（或）复查血涂片
流式细胞仪法	目前 ICSH 推荐的参考方法

（四）质量控制

避免血小板被激活、破坏及避免杂物污染是血小板计数的关键。血小板计数的质量控制包括：

1. 检测前　①采血应顺利。采血时血流不畅可导致血小板破坏使 PLT 假性减低。②选用合适的抗凝剂。肝素抗凝血不能用于计数 PLT；EDTA 钾盐抗凝血标本取血后 1 小时内结果不稳定,可引起血小板聚集,1小时后趋于平稳。③适当的储存温度及时间。血标本应保存于室温,低温可激活血小板;储存时间过久可导致PLT偏低。

2. 检测中 ①手工法应定期检查稀释液质量,先做稀释液空白计数,以确认稀释液是否存在细菌污染或其他杂质。②仪器法必须先达到质控合格。

3. 检测后 核准PLT的方法有:①用同一份标本制备血涂片染色后显微镜检查PLT,正常可见8～15个/油镜视野,无大量血小板凝块和大型血小板等,同时注意有无异常增多的红细胞及白细胞碎片等,否则,易干扰PLT的准确性。②用参考方法核对。③同一份标本2次计数,误差<10%,取2次均值报告,若误差>10%,需做第3次计数,取2次相近结果的均值报告。

(五)参考区间

(125～350)×10^9/L。

(六)临床意义

1. 生理变化 血小板数量随着时间和生理状态的不同而变化,午后稍高于早晨;春季低于冬季;平原居民低于高原居民;月经前减低,月经后增高;妊娠中晚期增高,分娩后减低;运动、饱餐后增高,休息后恢复;静脉血的血小板计数比毛细血管血高10%。

另外,某些药物也可以引起血小板的变化。①引起血小板增多的药物有:口服避孕药、雌激素、肾上腺素、头孢菌素类、干扰素、类固醇、普萘洛尔、免疫球蛋白、重组人红细胞生成素等。②引起血小板减少的药物有:对乙酰氨基酚、阿司匹林、化疗药物、氯霉素、H_2受体阻断剂、盐酸氯喹、氯噻嗪、奎尼丁、苯妥英钠、利福平、磺胺、氯霉素、硝酸甘油、三环类抗抑郁药等。

2. 病理变化 血小板减少是引起出血的常见原因。当血小板计数为(20～50)×10^9/L时,可有轻度出血或手术出血;低于20×10^9/L,可有较严重出血;低于5×10^9/L时,可导致严重出血。血小板超过400×10^9/L为血小板增多。病理性血小板减少和增多的原因及临床意义见表2-46。

表2-46 血小板病理性变化的原因及临床意义

血小板	原因	临床意义
减少	生成障碍	急性白血病、再生障碍性贫血、骨髓肿瘤、放射性损伤、巨幼细胞贫血等
	破坏过多	原发性免疫性血小板减少症、脾功能亢进、系统性红斑狼疮等
	消耗过多	DIC、血栓性血小板减少性紫癜等
	分布异常	脾大、血液被稀释等
	先天性	新生儿血小板减少症、巨大血小板综合征等
增多	原发性	慢粒、原发性血小板增多症、真性红细胞增多症等
	反应性	急性化脓性感染、大出血、急性溶血、肿瘤等
	其他	外科手术后、脾切除等

二、血小板形态检查

在计数血小板数量的同时,采用显微镜观察血涂片染色后的血小板形态、聚集性和分布情况,对判断、分析血小板相关疾病具有重要意义。

(一)正常血小板形态

正常血小板呈两面微凸的圆盘状,直径1.5～3μm,新生的血小板体积大,成熟者体积小。在血涂片上血小板往往散在或成簇分布,其形态多数为圆形、椭圆形或略欠规则形;胞质呈淡蓝或淡红色,有细小、分布均匀而相聚或分散于胞质中的紫红色颗粒(图2-24)。

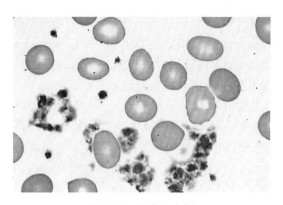

图 2-24 正常血小板

(二)异常血小板形态

1. 大小异常 血小板可出现明显的大小不均变化。生理情况下,血小板大小所占的比例不一致,巨型为 0.7%~2.0%,大型为 8%~16%,中型为 44%~49%,小型为 33%~44%。大血小板多为年轻血小板,在血液分析仪荧光染色检测参数中为网织血小板(计数),血小板内含大量 RNA。年轻血小板由骨髓新近释放,可显示于新亚甲蓝染色的血涂片中。

(1)大血小板(giant platelet):直径为 4~7μm,巨型血小板直径 >7μm,常为 7~20μm,也可 >20μm,胞质中的嗜天青颗粒细小或融合为大颗粒(图 2-25A),主要见于原发性免疫性血小板减少症(primary immune thrombocytopenia,ITP)、粒细胞白血病、血小板无力症、巨大血小板综合征、骨髓增生异常综合征和脾切除后等。病理情况下,年轻血小板数量增加,见于血小板破坏增加的血小板减少症、骨髓移植后、血栓性血小板减少性紫癜治疗后等。

(2)小血小板(small platelet):直径 <1.5μm,主要见于缺铁性贫血、再生障碍性贫血、ITP 等。

2. 形态异常 血小板可以出现杆状、逗点状、蝌蚪状、蛇形和丝状突起等异常形态,健康人偶见(少于 2%)(图 2-25B)。影响血小板形状改变的因素很多,各种形状异常又无特异性。因此,不规则和畸形的血小板比值超过 10% 时才有临床意义。

3. 聚集性和分布异常 血小板聚集、分布状态可间接反映其功能。聚集功能正常的血小板在非抗凝的外周血涂片中常可见 3~5 个聚集成簇或者成团,聚集与散在的血小板之比为 20∶1。在 EDTA 抗凝血的血涂片中,可见血小板不聚集而呈散在分布状态或出现诱发的血小板聚集现象。

(1)血小板卫星现象(platelet satellitism):血小板黏附、围绕于中性粒细胞周围(或偶尔黏附于单核细胞)的现象,有时可见血小板吞噬现象(platelet phagocytosis)。此时,血小板和中性粒细胞的形态和功能均正常。血小板卫星现象偶见于 EDTA 抗凝血(图 2-25C),因 EDTA 和免疫球蛋白相互作用、非特异性结合血小板之故,被抗体包被的血小板与中性粒细胞结合。血小板卫星现象是血液分析仪血小板计数假性减少的原因之一(血小板被误计为白细胞)。

(2)血小板片状聚集:特发性血小板增多症(essential thrombocythemia,ET)和血小板增多的慢性细胞白血病,血小板可呈大片聚集(图 2-25D)。

(3)血小板减少:再生障碍性贫血和 ITP 因血小板数量少,血小板聚集成团的情况明显减少。

(4)血小板功能异常:血小板无力症时血小板无聚集功能,且散在分布,不出现聚集成团的现象。

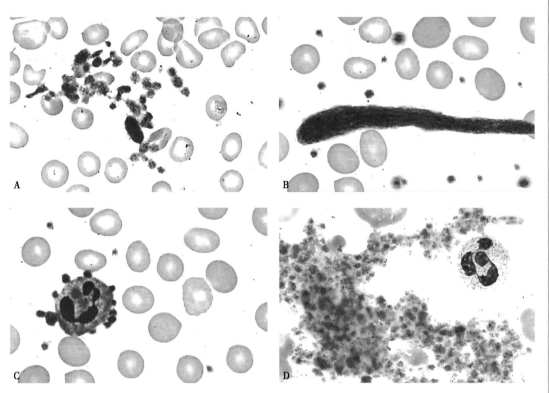

图 2-25　异常血小板形态
A. 大血小板；B. 异常形态血小板；C. 血小板卫星现象；D. 血小板聚集

（伍　勇）

本章小结

　　血液一般检验是血液检验中最基础和最常用的检验项目。

　　血涂片的制备和染色是血细胞形态检查的基础。合格的血涂片应该是厚薄适宜，头、体、尾分明，两端和两侧留有一定空隙，制片时血滴大小、推片角度和速度均会影响血涂片的质量。细胞的着色既有物理的吸附作用，又有化学的亲和作用。不同的细胞由于其所含化学成分不一样，对染料的亲和力也不一样，Wright 染液由伊红和亚甲蓝组成，对细胞核的染色效果稍差；Giemsa 染液加强了天青的作用，对细胞核着色较好，结构更清晰；两者结合的 Wright-Giemsa 染色法则细胞核和细胞质着色均好。染色效果受染液质量、pH 及染色操作等的影响。改良牛鲍计数板是显微镜下计数有形成分的常用工具，计数板的结构、计数方法和质量控制是本部分的重点内容，其计数结果的误差来源包括技术误差和固有误差。

　　红细胞计数、网织红细胞计数的检测方法有显微镜法和血液分析仪法 2 种，血细胞分析仪因操作简便、效率高、重复性好而在临床得到广泛应用，显微镜法由于设备简单、费用低廉，适用于基层医疗单位使用。血细胞比容、血红蛋白一般采用血液分析仪测定。红细胞相关的指标主要用于判断有无贫血以及贫血类型。红细胞沉降率测定有魏氏法和自动血沉仪法，是一项特异性不高的临床常用检查项目之一，对于风湿性疾病的辅助诊断和动态观察有一定的价值。

　　白细胞计数和分类计数有显微镜法和血液分析仪法 2 种，显微镜法是参考方法，特别是白细胞分类计数，血液分析仪法只能用于筛查，如有异常必须用显微镜法复查。用于白细胞分类计数的血细胞形态分析仪已逐步应用于临床，但该法仪器较贵。白细胞计数和分类计数主要用于了解机体有无感染及感染类型、了解骨髓中白细胞造血情况以及监测临床用药等。

　　血小板计数也有显微镜法和血液分析仪法2种，血液分析仪法是常用方法，但如果结果有明显异常，需要用显微镜法或者通过血涂片复查。血小板的检查常用于判断机体的止凝血功能以及监测临床用药。

第三章
血液分析仪检验

通过学习本章,你将能够回答下列问题:

1. 血液分析仪电阻抗测定原理是什么?
2. 血液分析仪常用的检测参数有哪些?
3. 如何观察分析血细胞计数的直方图?
4. 何时需要进行血涂片显微镜复检?复检的原则是什么?
5. 实验室对血液分析仪进行性能验证主要包括哪些项目?
6. 血液分析仪的质量控制包括哪些环节?

自动血液分析仪(automated hematology analyzer,AHA)是临床检测最常用的筛检仪器之一,AHA 按白细胞分类功能的特点,主要有三分类与五分类两大类仪器。从 20 世纪 50 年代第一台电阻抗血细胞计数仪诞生,历经半个世纪。随着检测原理逐渐完善、检测技术不断创新,血液分析仪的检测功能越来越强大,目前最快的血液分析仪检测速度可达 150 样本 / 小时,一次能检测几十个参数,还具有异常提示功能,可通过图形、报警信号及文字等方式提示标本存在异常形态细胞和仪器无法计数的异常细胞,以及特定的样品特征。有的仪器还将精密检测、结果筛查、推片染色于一体组成血液分析工作站,降低了人员操作的误差,提高了检测结果的准确度,大大提高了检测速度。血液分析仪的应用对临床疾病的筛查、诊断、治疗及预后起着重要的作用。

第一节 检测原理及技术

血液分析仪检测原理主要分为两类:电学和光(化)学,用于测定血液中的细胞和细胞内容物。不同的厂家将各类检测技术组合应用于五分类仪器。

一、电学检测原理及技术

电学检测原理包括电阻抗法和射频电导法。

1. 电阻抗法 电阻抗原理(principle of electrical impedance)由美国人 Coulter 于 20 世纪 40 年代末提出,又称为库尔特原理(Coulter principle):仪器的小孔管有内外两个电极。当注入等渗缓冲液并加载低频直流电(direct current,DC)后,内、外电极与缓冲液即构成电流回路。当细胞悬液经负压吸引通过小孔管上的宝石计数小孔时,由于血细胞具有相对非导电的特性,使电路中小孔感应区内的电阻突然增大,引起瞬间电压变化而形成脉冲信号。脉冲信号的强弱反映细胞体积的大小,脉冲信号的多少反映细胞的数量。这些脉冲信号经过放大、阈值调节、甄别、整形、计数及自动控制保护系统,完成对血细胞的计数和体积测定

（图3-1、图3-2）。三分类血液分析仪多采用电阻抗原理。

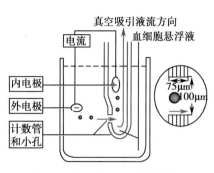
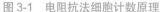

图 3-1 电阻抗法细胞计数原理

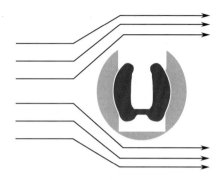

图 3-2 低频直流电检测原理

2. 射频电导法 射频（radio frequency，RF）指射频电流，是每秒变化 >10 000 次的高频交流电磁波。高频电流能通过细胞膜，由于不同细胞的内部结构不同电导性也不同，因此用高频电磁探针检测细胞的电导性，利用细胞内部化学成分、胞核和胞质（核质比）、颗粒成分（大小、密度）等特征性信息进行细胞分类（图3-3）。

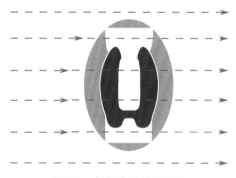

图 3-3 射频电流检测原理

二、光（化）学检测原理及技术

1. 激光散射法 光散射是指光波在透明介质中传播时，有部分光波偏离原有方向而向四周传播的现象。经稀释、染色等处理后的细胞悬液注入鞘液流（图3-4）中央，细胞沿着悬液和鞘液流两股液流整齐单个排列，以恒定流速定向通过检测区。细胞在检测区被激光束照射时，因其自身的特性（如体积、染色程度、细胞内容物大小及多少、细胞核密度等）可阻挡或改变激光束的方向，产生与其特征相应的各种角度的散射光（图3-5），可被不同角度的

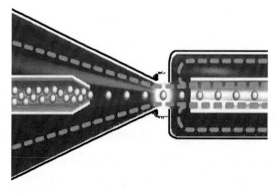

图 3-4 鞘流技术

信号监测器接收，如低角度散射光又称前向角散射光，反映细胞（或颗粒）的数量和表面体积；高角度散射光又称侧向角散射光，反映细胞内部颗粒、细胞核等复杂性。

散射光技术可检测染色后的细胞，染料包括荧光染料和非荧光染料。荧光染料（碱性槐黄、噻唑橙、碘化丙啶等）主要用于核酸染色，荧光染色后的细胞（或颗粒）经激光照射后可产生特定波长的散射荧光。非荧光染料，如亚甲基蓝（用于核酸染色）、过氧化物酶试剂等，细胞被染色部分发生光吸收现象，使散射光强度发生变化。不同种类的细胞被染料着色的强弱程度不同，产生的散射荧光及散射光变化也不同，因此可准确区分正常类型的细胞（或颗粒）。

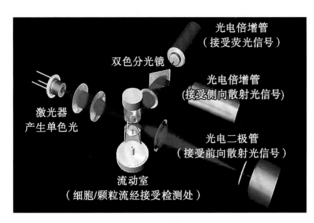

图 3-5　流式细胞术检测通道和光路系统

2. 分光光度法　主要用于血红蛋白测定，检测原理同手工分光光度仪比色法的血红蛋白检测，遵循 Lambert-Beer 定律。

三、不同的仪器组合应用电学、光（化）学检测技术

1. 白细胞五分类计数及相关参数检测

（1）激光与细胞化学法：应用激光散射和过氧化物酶染色技术进行细胞计数和白细胞分类计数。

（2）体积、电导、光散射法：即 VCS 技术，包括应用电阻抗原理测量细胞体积（volume，V）技术、应用电导性（conductivity，C）测量细胞内部结构技术及接收每一个细胞经激光源照射后产生的不同角度的光散射（scatter，S）技术。

（3）电阻抗与射频法：采用电阻抗（DC）和射频（RF）联合检测。

（4）多角度偏振光散射法：当单个细胞通过激光束时，可从 4 个角度测定散射光的密度。0°前角度散射可粗略测定细胞大小，10°狭角度散射可测定细胞内部结构相对特征，90°垂直光散射测定细胞核分叶情况，90°消偏振光散射可将嗜酸性粒细胞与中性粒细胞区分出来。

2. 红细胞计数及相关参数检测　分别组合应用电阻抗法、流式细胞术 - 光散射 - 电阻抗法、流式细胞术 - 光散射法。

3. 血小板计数及相关参数检测　分别组合应用电阻抗法、流式细胞光散射 - 核酸荧光染色 - 电阻抗法、流式细胞术 - 光散射法、流式细胞术 - 光散射法 - 电阻抗法 - 单克隆抗体荧光染色散射法。

4. 网织红细胞及相关参数检测　应用非荧光或荧光 RNA 染色光散射法。

5. 有核红细胞计数及相关参数检测　应用 VCS 法、流式细胞 DNA 荧光染色光散射法等。

第二节　检测参数和临床应用

血液分析仪可为临床提供大量有价值的检测参数,除了全血细胞计数和白细胞五分类外,还能对网织红细胞、未成熟粒细胞、未成熟血小板、有核红细胞、外周血造血干细胞等进行检测。

一、检 测 参 数

不同类型血液分析仪检测参数不尽相同,主要分为可报告参数和研发参数两类。

(一)可报告参数

可报告参数是指经国家认可或美国FDA批准可用于临床报告的血液分析仪参数见表3-1。

表 3-1　血液分析仪临床报告参数

检测参数	英文全称	缩写	单位
红细胞相关参数			
红细胞计数	red blood cell count/concentration	RBC	$\times 10^{12}$/L
血红蛋白浓度	hemoglobin concentration	HGB	g/L
血细胞比容	hematocrit	HCT	%
平均红细胞体积	mean cell/corpuscular volume	MCV	fl
平均血红蛋白量	mean cell/corpuscular hemoglobin	MCH	pg
平均血红蛋白浓度	mean cell/corpuscular hemoglobin concentration	MCHC	g/L
红细胞体积分布宽度	red cell volume distribution width	RDW-CV	%
		RDW-SD	fl
单个红细胞平均血红蛋白量	corpuscular hemoglobin content	CH	pg
单个红细胞平均血红蛋白浓度	corpuscular hemoglobin concentration mean	CHCM	g/L
红细胞血红蛋白分布宽度	hemoglobin concentration distribution width	HDW	g/L
球形细胞平均体积	mean sphered cell volume	MSCV	fl
有核红细胞计数	nucleated red blood cell absolute concentration	NRBC#	$\times 10^9$/L
网织红细胞相关参数			
网织红细胞计数	reticulocyte count/concentration	RET#	$\times 10^9$/L
网织红细胞百分率	reticulocyte count percentage	RET%	%
网织红细胞平均体积	mean reticulocyte volume	MRV	fl
		MCVr	
网织红细胞血红蛋白含量	reticulocyte hemoglobin equivalent	RET-HE	pg
网织红细胞平均血红蛋白量	mean hemoglobin content of reticulocytes corpuscular hemoglobin concentration mean of reticulocytes	CHr CHCMr	pg
网织红细胞血红蛋白浓度分布宽度	reticulocyte cellular hemoglobin concentration distraction width	HDWr	g/L
未成熟网织红细胞组分	immature reticulocyte fraction	IRF	%,$\times 10^9$/L
低荧光强度网织红细胞比率	low fluorescence ratio	LFR RERL	%
中荧光强度网织红细胞比率	middle fluorescence ratio	MFR RETM	%
高荧光强度网织红细胞比率	high fluorescence ratio	HFR RETH	%

续表

检测参数	英文全称	缩写	单位
网织红细胞相关参数			
低吸光度网织红细胞百分率	low absorption reticulocytes percent	LRET	%
中吸光度网织红细胞百分率	medium absorption reticulocytes percent	MRET	%
高吸光度网织红细胞百分率	high absorption reticulocytes percent	HRET	%
高散色光网织红细胞计数	high light scatter retic count	HLR#	$\times 10^9$/L
高散色光网织红细胞百分率	high light scatter retic percent	HLR	%
平均荧光指数（网织红细胞）	mean fluorescence index	MFI	%
白细胞相关参数			
白细胞计数	white blood cell count/concentration	WBC	$\times 10^9$/L
中间细胞群计数	middle cell count	MID#	$\times 10^9$/L
中间细胞群百分率	middle cell percent	MID	%
淋巴细胞群计数	lymphocyte count	LYM#	$\times 10^9$/L
淋巴细胞群百分率	lymphocyte percent	LYM	%
粒细胞群计数	granulocyte count	GRAN#	$\times 10^9$/L
粒细胞群百分率	granulocyte percent	GRAN	%
单核细胞计数	monocyte count/absolute concentration	MOMO#	$\times 10^9$/L
单核细胞白分率	monocyte percentage of WBC's	MONO	%
淋巴细胞计数	lymphocyte count/absolute concentration	LYMPH#	$\times 10^9$/L
淋巴细胞百分率	lymphocyte percentage of WBC's	LYMPH	%
中性粒细胞计数	neutrophil count/absolute concentration	NEUT#	$\times 10^9$/L
中性粒细胞百分率	neutrophil percentage of WBC's	NEUT	%
嗜酸性粒细胞计数	eosinophil count/absolute concentration	EO#	$\times 10^9$/L
嗜酸性粒细胞百分率	eosinophil percentage of WBC's	EO	%
嗜碱性粒细胞计数	basophil count/absolute concentration	BASO#	$\times 10^9$/L
嗜碱性粒细胞百分率	basophil percentage of WBC's	BASO	%
未成熟粒细胞计数	immature granulocyte absolute count	IG# IMG%	$\times 10^9$/L
未成熟粒细胞百分率	immature granulocyte percent	IG% IMG%	%
造血干细胞百分率	hematopoietic progenitor cell percent	HPC%	%
造血干细胞计数	hematopoietic progenitor cell absolute count	HPC#	$\times 10^9$/L
大型未染色细胞计数	large unstained cell count	LUC#	$\times 10^9$/L
大型未染色细胞百分率	large unstained cell percent	LUC%	%
平均过氧化物酶活性指数	mean peroxidase activity index	MPXI	
CD3 T 细胞计数	absolute number of T-cells（CD3$^+$ lymphocytes）	CD3T	$\times 10^9$/L
CD4 T 细胞计数	absolute number of T-helper/inducer cells（CD3$^+$CD4$^+$ lymphocytes）	CD4T	$\times 10^9$/L
CD8 T 细胞计数	absolute number of T-suppressor/cytotoxic cells（CD3$^+$CD8$^+$ lymphocytes）	CD8T	$\times 10^9$/L
CD3 T 细胞百分率	percentage of lymphocytes that are T-cells（CD3$^+$ lymphocytes）	CD3%	%
CD4 T 细胞百分率	percentage of lymphocytes that are T-helper/inducer cells（CD3$^+$CD4$^+$ lymphocytes）	CD4%	%

续表

检测参数	英文全称	缩写	单位
	白细胞相关参数		
CD8 T 细胞百分率	percentage of lymphocytes that are T-suppressor/cytotoxic cells（CD3$^+$CD8$^+$ lymphocytes）	CD8%	%
CD4/CD8 T 细胞比率	ratio of T-helper/inducer cells to T-suppressor/cytotoxic cells（ratio of CD3$^+$CD4$^+$ lymphocytes to CD3$^+$CD8$^+$ lymphocytes）	CD4/CD8	—
中性粒细胞平均体积	mean channel of neutrophil volume	MNV	fl
中性粒细胞平均光散射	mean channel of neutrophil light scatter	MNS	
	血小板相关参数		
血小板计数	platelet concentration	PLT	$\times 10^9$/L
血小板平均体积	mean platelet volume	MPV	fl
血小板计数 - 光学方法	platelet concentration-optical method	PLT-O	$\times 10^9$/L
血小板计数（荧光法）	platelet concentration-fluorescent method	PLT-F	$\times 10^9$/L
幼稚血小板比率	immature platelet fraction	IPF	%
分化抗原 61（血小板）	cluster of differentiation 61	CD61	%
	体液标本的相关参数		
红细胞数	red blood cell count-body fluid	RBC-BF	/L
白细胞数	white blood cell count-body fluid	WBC-BF	/L
单个核细胞百分比	mononuclear cell percent	MN%	%
单个核细胞计数	mononuclear cell count	MN #	/L
多形核细胞百分比	polymorphonuclear cell percent	PMN%	%
多形核细胞绝计数	polymorphonuclear cell count	PMN #	/L
有核细胞总数	total nucleated cell count	TNC	/L

（二）研发参数

随着检验原理、技术发展和临床应用证据的建立，研究中参数（表 3-2）有可能转为临床应用参数。

表 3-2　血液分析仪研发参数

研发参数	英文全称	缩写	单位
小红细胞贫血因子	microcytic anemia factor	MAF	%
红细胞大小因子	red cell size factor	RSF	fl
网织红细胞体积分布宽度	volume distribution width of reticulocyte	RDWr	%
网织红细胞血红蛋白分布宽度	hemoglobin concentration distribution width of reticulocyte	HDWr	g/L
高散射光网织红细胞百分率和绝对值	high light scatter reticulocyte precent & absolute value	HLR%，HLR$^#$	
血小板比容	plateletcrit	PCT	%
血小板体积分布宽度	platelet volume distribution width	PDW-CV	%
大血小板比率	platelet larger cell ratio	P-LCR	%
异型淋巴细胞绝对值	atypical lymphocyte count	AL#	/L
体液中高荧光细胞	high fluorescence cell-body fluid	HFC-B	/L
高荧光淋巴细胞	high fluorescent lymphocyte count	HFLC	$\times 10^9$/L

二、结果显示和临床应用

(一)结果显示

1. 相关参数的数据显示 通常检测参数均以列表的形式显示,在标本检测结果的数据旁附有相应参数的参考区间。若检测结果超出参考区间时,通常给予符号(↑表示增高;↓表示减低)显示。

2. 图形显示 主要有直方图和散点图。

(1)直方图:仪器采用电阻抗法计数细胞数量的同时,能提供细胞体积分布图形,横坐标为血细胞体积大小,纵坐标为不同体积细胞的相对频率,这些用以表示细胞群体分布情况的曲线图形,称作细胞直方图(histogram)。标本中不同的细胞计数有不同的直方图,如RBC、WBC、PLT 直方图;同时应注意不同类型仪器因设置的参数和应用的试剂不同,提供的直方图存在差异,即使是同一份标本,在不同仪器上检测其直方图也有差异。细胞直方图不仅给临床提供直观的检验结果,也为检验人员监控仪器工作状态及检测结果提供了直观的图形。

1)白细胞直方图:在35~450fl 范围内将血细胞分为3 群。正常白细胞直方图(图3-6)的左侧峰又高又陡,跨越35~95fl,定为淋巴细胞峰(小细胞群),以成熟小淋巴细胞为主;最右侧峰又低又宽,跨越160~450fl,定为中性粒细胞峰(大细胞群),以中性粒细胞为主,包含杆状核细胞和晚幼粒细胞;左右两峰之间的谷较平坦区,定为单个核细胞峰(中间细胞群),主要以单核细胞为主,也含有嗜酸、嗜碱性粒细胞及白血病细胞等。

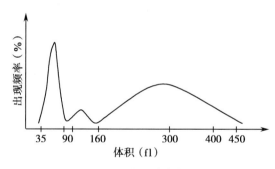

图3-6 白细胞直方图

直方图出现异常时,常伴随相应部位的报警信号,如"H(high,高)"或"L(low,低)"分别提示检测结果高于或低于参考区间,以及其他一些符号见表3-3。

表3-3 异常直方图信号的含义

符号	异常区域	可能原因
R1	淋巴细胞峰左侧	有血小板聚集、巨大血小板、有核红细胞、未溶解红细胞、白细胞碎片、蛋白质或脂类颗粒
R2	淋巴细胞峰与单个核细胞峰之间	有异型淋巴细胞、浆细胞、非典型细胞、原始细胞、嗜酸性粒细胞增多、嗜碱性粒细胞增多
R3	单个核细胞区与中性粒细胞峰之间	有未成熟的中性粒细胞、异常细胞亚群、嗜酸性粒细胞增多
R4	中性粒细胞峰右侧	中性粒细胞绝对值增多
RM	出现多部位警报	同时存在2 种或2 种以上的异常

2)红细胞直方图:仪器在36~360fl 范围内分析红细胞,横坐标表示红细胞体积,纵坐标表示不同体积红细胞出现的频率。正常红细胞,主要分布在50~200fl 范围内,可见两个

细胞群体,从 50～125fl 区域有一个几乎两侧对称、较狭窄的正态分布曲线,主峰右侧分布在 125～200fl 区域的细胞,为大红细胞和网织红细胞(图 3-7)。红细胞体积大小发生变化,峰可左移或右移,或出现双峰。

3) 血小板直方图:仪器在 2～30fl 范围内分析血小板。正常血小板直方图(图 3-8)呈左偏态分布,主要集中在 2～15fl 内,若标本中有大血小板或小红细胞、聚集的血小板等干扰时,则直方图可异常。

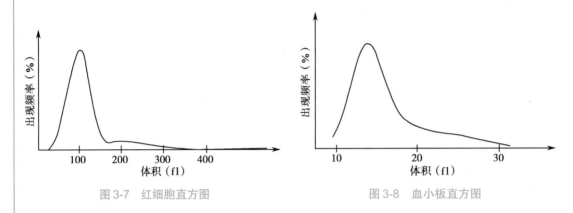

图 3-7 红细胞直方图　　　　　　　　图 3-8 血小板直方图

(2) 散点图:散点图(scattergram,scatterplot)上的每个点代表被测定的一个细胞或某种颗粒,此点的横坐标和纵坐标分别代表细胞或某种颗粒的两项特性。由于各种细胞的理化性质不同,因此,具有特征性的细胞或某种颗粒在坐标上点的位置(与横坐标、纵坐标的上、下、左、右距离)也不同,如用不同颜色的点代表各类细胞或某种颗粒,则在散点图上可见不同区域彩色散点图,从而加以区分。各种五分类血液分析仪均采用激光散射法和散点图来表达测定的结果,不同型号的仪器因检测原理组合不同,散点图表达形式也有显著差别。异常散点图包括病理性和非病理性干扰物的影响,需要结合临床和检验过程综合分析,作出合理解释。

1) 白细胞相关:包括白细胞分类计数散点图(WBC/DIFF)(图 3-9)、嗜碱性粒细胞散点图(WBC/BASO)(图 3-10)、幼稚粒细胞散点图(IMI)(图 3-11)等。

2) 红细胞相关:包括红细胞体积血红蛋白浓度(V/HC)九分区散点图(图 3-12)、网织红细胞(RET)散点图(图 3-13)、有核红细胞(NRBC)散点图(图 3-14)等。

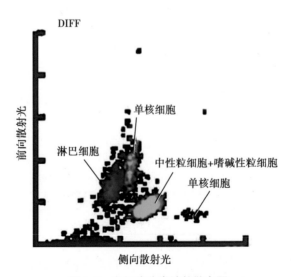

图 3-9 白细胞分类计数散点图

3）血小板相关：包括血小板光学法散点图（PLT-O）（图 3-15）、单克隆荧光抗体检测散点图、血小板体积折射率散点图等。

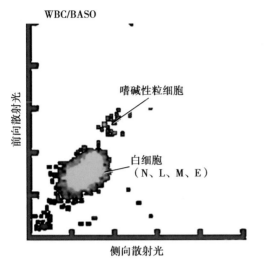

图 3-10　嗜碱性粒细胞散点图

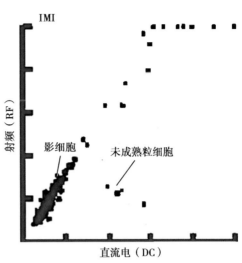

图 3-11　幼稚粒细胞散点图

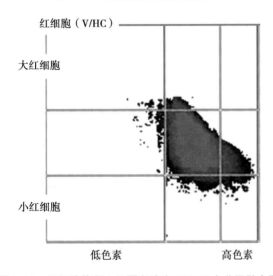

图 3-12　红细胞体积血红蛋白浓度（V/HC）九分区散点图

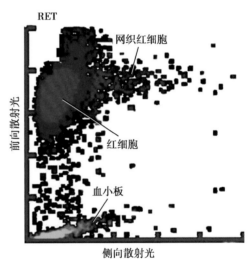

图 3-13　网织红细胞散点图

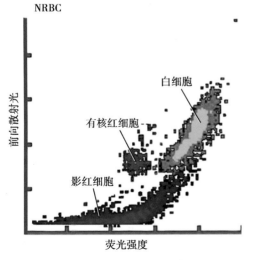

图 3-14　有核红细胞散点图

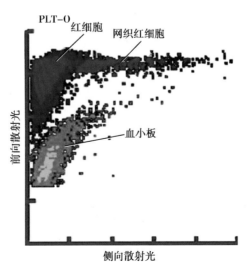

图 3-15　血小板光学法散点图

3. 报警 报警是指所检测的标本不能满足仪器的设定标准或不能满足用户所设定的检测标准。报警的意义在于：①告知检验人员：仪器已经无法确定检测结果是否正确。②提醒检验人员：必须对检测结果作进一步复核后才能报告。常见的报警方式主要有报警符号和文字提示。对同样报警内容，各仪器表达形式并不统一，故要阅读特定仪器自身的操作手册，仔细理解定义。

（1）报警符号：常见的报警符号见表 3-4，不同仪器的具体信息应参见其相关的操作手册。

表 3-4 血液分析仪常见的报警符号

符号	含义	符号	含义
+，－	提示结果数据超出了标记界限 红色的＋或红色的－提示数据超出了病理决定界限	PLT&	提示报告的结果是光学法检测的 PLT（PLT-O）
@	提示数据超出了线性界限	Wbc&	提示 WBC 数据纠正了有核红细胞
*	提示数据不可靠	LYMPH#&	提示 LYMPH# 数据纠正了有核红细胞
———	提示因为分析错误没有数据显示	LYMPH%&	提示 LYMPH% 数据纠正了有核红细胞
++++	提示数据超过了显示界限	&	在显示结果后出现 & 提示数据经过了校正

（2）文字提示：常见的报警信息及含义见表 3-5。不同仪器的具体信息应参见其相关的操作手册。

表 3-5 血液分析仪常见的报警信息及含义

白细胞			
IMM	不成熟粒细胞	Neutropenia	中性粒细胞减少
NE Blasts	原始粒细胞	Neutrophilia	中性粒细胞增多
MO Blasts	原始单核细胞	Lymphopenia	淋巴细胞减少
LY Blasts	原始淋巴细胞	Lymphocytosis	淋巴细胞增多
Variant LY	异型淋巴细胞	Monocytosis	单核细胞增多
Leukemia	白细胞减少	Eosinophilia	嗜酸性粒细胞增多
Leukocytosis	白细胞增多	Basophila	嗜碱性粒细胞增多
红细胞			
Nucleated RBCS	有核红细胞	Anisocytosis	红细胞大小不一
Dimorphic RBC Pop	红细胞群双峰异常	Microcytosis	小红细胞增多
Micro RBCs/RBC Fragments	小红细胞/红细胞碎片	Macrocytosis	大红细胞增多
RBC Agglutination	红细胞凝集	Poikilocytosis	红细胞形态不整
Anemia	贫血	Erythrocytosis	红细胞增多
Hypochromia	低色素	Pancytopenia	全血细胞减少
血小板			
Platelet Clumps	血小板凝集	Small platelet	小血小板
Giant Platelets	巨大血小板	Thrombocytopenia	血小板减少
Large Platelet	大血小板	Thrombocytosis	血小板增多

（二）临床意义

血液分析仪器检测参数 RBC、Hb、WBC、白细胞分类计数、Ret 的临床意义同手工法，其他可报告参数及研发参数的临床意义举例介绍如下。

1. 可报告参数

（1）红细胞参数

1）红细胞体积分布宽度（RDW）：是反映红细胞体积异质性的参数，通常采用 RDW-CV 和 RDW-SD 表示。其与 MCV 结合，有助于贫血分类诊断和鉴别。Bessman 根据 MCV/RDW 将贫血分为 6 类（表 3-6）。

表 3-6　Bessman 贫血形态学分类

贫血类型	MCV	RDW	常见疾病
小细胞均一性贫血	↓	N	轻型 β 珠蛋白生成障碍性贫血
小细胞非均一性贫血	↓	↑	缺铁性贫血、HbH 病
正细胞均一性贫血	N	N	再生障碍性贫血、慢性病性贫血、急性失血性贫血
正细胞非均一性贫血	N	↑	早期缺铁性贫血、铁粒幼细胞性贫血
大细胞均一性贫血	↑	N	骨髓增生异常综合征
大细胞非均一性贫血	↑	↑	巨幼细胞贫血、恶性贫血

N，正常

2）红细胞血红蛋白分布宽度（HDW）：是反映红细胞内血红蛋白含量异质性的参数，用单个红细胞内血红蛋白含量的标准差来表示。遗传性球形红细胞增多症时 RDW 和 HDW 可明显增高，属于小细胞不均一性高色素性贫血。HDW 对镰状细胞贫血、轻度 β 珠蛋白生成障碍性贫血也有一定诊断意义。

3）有核红细胞（NRBC）：健康人有核红细胞不出现在外周血中，但是新生儿、胎儿除外。在成人和儿童中尤其是婴儿的外周血中 NRBC 的出现和许多疾病（如溶血性贫血、骨髓增殖性疾病等）以及不良的预后有关。新生儿血液中的 NRBC 可用于评估新生儿宫内发育迟缓并发症的病情；在 ICU 病人治疗中，外周血存在 NRBC 且 Ret% 增高，说明骨髓增生较活跃，预后较好。

4）球形红细胞平均体积（MSCV）和网织红细胞平均体积（MRV）：正常人的 MSCV 比 MCV 大，但有些患者则相反。如当 MSCV<MCV 时，诊断遗传性球形红细胞增多症的灵敏度为 100%，特异性 93.3%，表明 MSCV 和 MCV 是高度有效的诊断指标。MRV 也是观察促红细胞生成素疗效的一个稳定且较灵敏的指标。

5）红细胞碎片（$FRBC_S$）：是红细胞受机械损伤后形成的碎片，增多见于心血管疾病（如人工瓣膜置换、心内膜炎）和微血管病变（如血栓性血小板减少性紫癜、溶血尿毒症综合征、弥散性血管内凝血）等。$FRBC_S$ 增高有助于微血管病变的早期诊断和治疗；同时因其干扰其他参数的检测，综合分析可对 RDW、PLT、MCV、MCHC 等指标的改变作出合理解释。

（2）网织红细胞参数

1）未成熟网织红细胞比率（IRF）：指含高 RNA 的网织红细胞（HFR＋MFR）与总网织红细胞的比值，是评价红系增生活性有价值的指标。由于其水平与骨髓增生状态相关，可在铁代谢指标与细胞形态变化不典型的情况下，提供骨髓增生状态的信息，辅助鉴别贫血的类型，如缺铁性贫血患者的 IRF 水平较高，而恶性肿瘤和肾病贫血患者往往较低。IRF 亦是放、化疗时反映骨髓抑制和恢复较敏感的指标。

2）网织红细胞成熟指数（RMI）：RMI 根据公式 RMI＝（MFR＋HFR）/LFR×100% 计算出，其临床意义同 IRF。

3）网织红细胞血红蛋白含量（RET-HE）和网织红细胞平均血红蛋白量（CHr）：RET-HE是与网织红细胞质量有关的参数，CHr是网织红细胞内血红蛋白含量，直接反映新生红细胞中血红蛋白合成水平。两者都是诊断铁缺乏的新指标，通常功能性缺铁患者 RET-HE 和 CHr 可减低。

（3）白细胞参数

1）幼稚粒细胞百分比（IG%）和计数：该参数中幼稚粒细胞主要包括早幼粒细胞、中幼粒细胞、晚幼粒细胞和杆状核粒细胞。已知大量血液系统疾病及非血液系统疾病和 IG 计数关系密切。IG 检出可有效避免早期白血病的漏检，同时研究表明，感染或血培养阳性患者的 IG 明显高于未感染或血培养阴性的患者，当 IG 计数 >3% 时，被认为是诊断脓血症的特异性指标。

2）造血干细胞（HPC）：该参数与 CD34$^+$ 细胞间有很好的相关性。外周血造血干细胞的快速检测为外周血造血干细胞最佳采集时机提供信息。

（4）血小板参数

1）血小板平均体积（MPV）：是指外周血中血小板体积的平均值。可用于鉴别 PLT 减低的病因：MPV 正常或增高，见于骨髓增生功能良好而外周血血小板破坏过多导致的血小板减低性疾病，如原发性免疫性血小板减少症、脾功能亢进、系统性红斑狼疮等；MPV 正常或减低，见于再生障碍性贫血；MPV 减低，见于骨髓病变引起的血小板减低如急性白血病、艾滋病等。评估骨髓造血功能恢复情况：败血症时，骨髓造血功能受抑制，MPV 减低；白血病缓解时，MPV 增高；如 MPV 和 PLT 持续减低，为骨髓造血衰竭征兆。MPV 越小，骨髓受抑制越严重。骨髓功能恢复时，首先 MPV 增高，然后 PLT 逐渐增高。MPV 与血小板功能关系：胶原和凝血酶诱导的血小板聚集的速度及程度，随 MPV 增大而增高，有出血倾向者 MPV 显著低于无出血倾向者。

2）未成熟血小板比率（IPF）：是反映血小板群体中尚未成熟的部分，与骨髓血小板生成活性相关。和网织红细胞计数相似，在循环中定量的未成熟血小板比例可作为骨髓造血活跃程度的一个指数。IPF 在血小板减少性疾病的鉴别诊断中具有临床意义，如因骨髓血小板生成减少，IPF 则减低；如因周围血血小板破坏或消耗增加，IPF 则增加。

2. 研发参数

（1）小红细胞贫血因子（MAF）：由红细胞大小和血红蛋白含量得出的参数，对小红细胞贫血分类有一定价值。MAF 可作为血液透析患者 EPO 治疗反应良好的预测指标。

（2）异型淋巴细胞（AL）：异型淋巴细胞又称反应性淋巴细胞，它是淋巴细胞在病毒、原虫等感染、药物反应、结缔组织病、免疫系统强应激状态或过敏原等因素刺激下增生并发生形态上的变化。由于其形态的多变性，检验人员如不熟悉该细胞的形态，极易造成误诊。

（3）体液中高荧光细胞（HFC-BF）：用体液模式检测标本时，DIFF 散点图上出现在高荧光强度区域的颗粒计数为 HFC-BF。该参数对提示体液中可能存在的恶性细胞具有较大意义，可提高常规镜检的阳性率。

三、结 果 复 核

自动血液分析仪在计数白细胞、红细胞、血小板和正常特征明显的（成熟）白细胞分类方面具有优势，而显微镜检查是根据细胞形态特征的微小差异进行分类，对不成熟细胞进行分类方面具有优势，因此显微镜复检是血常规工作中重要的检查手段，与分析仪器检测结果相辅佐，以便为临床的血液标本提供一个全面而确切的血常规报告。

显微镜复检或采用其他人工辅助方法的判定标准可基于病理生理学方面的考虑。例如，当白细胞计数正常时，存在幼稚髓系细胞的可能性要远远小于白细胞明显增高时；同样,当血红蛋白正常时,出现严重血红蛋白病的可能性也非常低。复检标准也应考虑到自动血液分析仪的局限性,例如,仪器可以标记出异常细胞的存在,但这些细胞不能被计数或被更特异性地识别,如原始细胞。

2005 年国际实验血液学组织(The International Society for Laboratory Hematology,ISLH)提出了 41 条复核规则(表 3-7~表 3-9),以提高临床实验室常规工作水平和有效地降低假阴性和假阳性结果。每个实验室都应在参照 41 条规则的基础上建立自己的、对血常规样品自动分析结果进一步检查的标准,其目的是保证患者不会因错误报告或可导致漏诊的结果(假阴性结果)而承受风险的前提下,最大限度地减少不必要的复检(假阳性)样品数量。

表 3-7 第一类复检规则:患者首次标本的血涂片复检(共 19 条)

	符合条件	措施1	措施2
新生儿	首个标本	血涂片复检	
WBC(×10⁹/L)	<4.0 或 >30.0	血涂片复检	
PLT(×10⁹/L)	<100 或 >1000	血涂片复检	
Hb(g/L)	<70 或 >年龄性别参考值上限 20	血涂片复检	如有指征,验证标本完整性
MCV(fl)	<75 或 >105(成人)和标本放置 <24 小时	血涂片复检	
RDW(%)	>22	血涂片复检	
中性粒细胞计数(×10⁹/L)	<1.0 或 >20.0	血涂片复检	
淋巴细胞计数(×10⁹/L)	>5.0(成人)或 >7.0(<12 岁)	血涂片复检	
单核细胞计数(×10⁹/L)	<1.5(成人)或 3.0(<12 岁)	血涂片复检	
嗜酸性粒细胞计数(×10⁹/L)	>2.0	血涂片复检	
嗜碱性粒细胞计数(×10⁹/L)	>0.5	血涂片复检	
有核红细胞计数(×10⁹/L)	任何测定值	血涂片复检	
网织红细胞绝对值(×10⁹/L)	>0.100	血涂片复检	
报警标志(除了 IG/ 杆状核)	报警阳性和成人	血涂片复检	
报警标志	报警阳性和儿童	血涂片复检	
双形性红细胞	报警阳性	血涂片复检	
未成熟粒细胞报警	报警阳性	血涂片复检	
非典型 / 异型淋巴细胞	报警阳性	血涂片复检	
幼稚细胞报警	报警阳性	血涂片复检	

表 3-8 第二类复查规则:第一个措施是血涂片复检(共 10 条)

参数	符合条件	措施1	措施2	措施3
WBC(×10⁹/L)	<4.0 或 >30.0 和 Delta 核查失控	血涂片复检		
PLT(×10⁹/L)	任何测定值和 Delta 核查失控	血涂片复检		
MCV(fl)	>105(成人)和标本放置 >24 小时	血涂片复检大红细胞相关变化	若未见大红细胞相关变化,取新鲜血再检查	若无新鲜标本,则报告备注
未分类或分类不完全		血涂片复检并人工分类		
红细胞碎片	报警阳性和任何报警	血涂片复检		

参数	符合条件	措施1	措施2	措施3
血小板报警	PLT 和 MPV 报警(除 PLT 凝集外)	血涂片复检		
未成熟粒细胞报警	报警阳性和既往结果明确和 WBC Delta 失败	血涂片复检		
非典型/异型淋巴细胞	报警阳性和既往结果明确和 WBC Delta 核查失控	血涂片复检		
幼稚细胞报警	报警阳性和既往结果明确和 WBC + Delta 核查失控	血涂片复检		
有核红细胞报警	报警阳性	血涂片复检	若阳性,计数有核红细胞,校正 WBC 数	

表3-9 第三类复查规则:其他规则(共 12 条)

参数	符合条件	措施1	措施2	措施3
WBC、RBC、HGB、PLT、Rets	超出仪器线性范围	稀释标本上机再测		
WBC、PLT	低于仪器线性范围	按操作规程办理		
WBC、RBC、HGB、PLT	仪器未能测出数值	检测标本有无凝块	再上机检测	仍异常,换检测方法
MCV	任何测定值和 Delta 核查失控和标本放置 <24 小时	验证标本的完整性/身份		
MCHC	≥参考值上限 2 个单位	检查有无脂血、溶血、红细胞凝集、球形红细胞		
HCHC	<30 和 MCV 正常或升高	检查是否静脉输液污染或其他特殊原因		
WBC 不可信报警	报警阳性和任何报警	验证标本完整性并重做	检查仪器的输出	血涂片复检,手工分类
红细胞不溶解	报警阳性和任何报警	复察 WBC 直方图/散点图	按标准操作验证(考虑网织红细胞计数有误)	血涂片复查异常红细胞形态
PLT 聚集标志	任何计数值	检查标本有无凝块	血涂片复查(评估血小板数)	如见血小板凝集,按标准操作处理
左移报警	报警阳性	按标准操作程序处理		
幼稚细胞报警	报警阳性和既往结果明确;和 Delta 核查在控;和 3~7 天再次检测	按标准操作程序处理		
网织红细胞	异常类型	检查仪器输出	若为吸样问题则重复测定	如继续异常,则血涂片复检

第三节　校准、性能评价和质量控制

血液分析仪的检测结果是否准确对疾病的诊断和治疗监测有直接影响,质量控制的目标就是要排除、监测和检出各类危害患者的错误。由于血液检测的特殊性,血液分析仪的质量控制也不同于其他定量检测。每台血液分析仪首先由厂家用正规方案进行确认,然后由实验室用户进行验证,两者之间有相似之处但又有所差异。在仪器检测结果精密度良好的前提下,仪器校准是保证检测准确的关键步骤。

一、校 准

为保证血液分析仪检测结果准确性,在下列情况下应该对仪器进行校准:①血液分析仪在投入使用前。②更换部件进行维修后,可能对检测结果的准确性有影响时。③室内质量控制显示系统的检测结果有漂移时。④排除仪器故障和试剂的影响因素后。⑤对于开展常规检测的实验室,要求半年至少进行一次校准。

1. 校准品的来源

(1)商品化全血校准品:通常是稳定化的校准品,由血液分析仪的生产厂商提供,只适宜于相应的试剂和仪器,且已经过参考方法定值。

(2)新鲜血液校准品:其定值要求直接或间接地溯源至国际标准。

2. 校准方法

(1)仪器准备:需先对仪器进行保养和清洁,确认仪器的背景计数、精密度及携带污染在说明书规定的范围内时,才可进行校准。否则须查找原因,必要时请维修人员进行检修。

(2)校准物测定:在校准物测定之前,先测定 2 份正常新鲜血,然后连续测定 11 次校准物(新鲜血液校准物或商品化全血校准物)。第 1 次测定结果弃之,以防止携带污染。第 2~11 次测定结果用来计算各项参数均值与校准物定值结果相差的百分数和校正系数。有自动校准功能的血液分析仪,仪器则会自动计算出上述相关参数。

(3)检验校准结果:校准验证是为了确认当前校准是否有效。如校准验证确认有效,即完成校准工作。

二、性能评价和验证

目前,血液分析仪的性能评价主要依据国际血液学标准化委员会(ICSH)细胞测定专家组制订的方案,以及临床和实验室标准研究所(CLSI)推荐的 H26-A2 方案。

(一)总体评价

血液分析仪安装后,或每次维修后,必须对仪器的性能进行测试、评价,这对保证检验质量起着重要作用。评价内容包括:仪器基本情况、仪器手册、方法学、评价步骤;技术评价计划包括:校准、校准品和质控品概念、试剂、标本及处理(如真空管为至少彻底颠倒混匀 8 次;非标准的试管,如特别狭窄试管,则需颠倒的次数更多)、常规血细胞计数研究参考值、记录原始结果、预评价、性能评价。

(二)性能评价

血液分析仪的性能由生产厂家进行确认,目前血液分析仪的性能评价要素有:空白限(limit of blank,LoB)、携带污染(carryover)、不精密度(imprecision)、分析测量范围(analytical measuring interval,AMI)、检测下限(lower limit of detection,LLoD)和定量检测下限(lower limit of quantitation,LLoQ)、可比性(comparability)、标本内干扰物、无效数据频率、类型及精密度、稀释效应、相关性、准确性、标本老化、临床用途等。

1. 空白限 血液学中的空白限通常被称为"本底",是由于试剂或电子噪声所致,表现为检测出假性的标本成分。

2. 携带污染 指由测量系统将一个检测样品反应携带到另一个检验样品反应的分析物不连续的量,由此错误地影响了另一个检测样品的表现量。

3. 不精密度 指同一实验室用同种方法在多次独立检测中分析同一样品所得结果的离

散程度。包括短期不精密度和长期不精密度。

4. 分析测量范围 即线性(linearity),是指检测样本时,在一定范围内可以直接按比例关系得出分析物含量的能力。

5. 检测下限和定量检测下限 主要确认极低浓度 WBC 和 PLT 的准确定量能力。

6. 可比性 指使用不同的检测程序测定某种分析物获得的检测结果间的一致性。结果间的差异不超过规定的可接受标准时,可认为结果具有可比性。

(三)性能验证

在常规使用血液分析仪器之前,实验室应从制造商或方法开发者获得相关信息,独立对仪器性能进行验证。验证过程证实的性能指标应与检验结果的预期用途相关。实验室应将验证程序文件化,并记录验证结果。验证结果应由适当的授权人员审核并记录审核过程。目前临床实验室对血液分析仪性能验证的内容主要包括:本底计数、携带污染、批内精密度、日间精密度、线性、正确度、不同吸样模式的结果可比性、实验室内的结果可比性、准确度等。

1. 本底计数 本底即空白限。血液分析仪本底各参数的结果应符合表 3-10 的要求。用稀释液作为样本在分析仪上连续检测 3 次,3 次检测结果的最大值应在允许范围内。

表 3-10 血液分析仪本底计数的检验要求

检测项目	WBC	RBC	Hb	Plt
检测要求	$\leq 0.5 \times 10^9/L$	$\leq 0.05 \times 10^{12}/L$	$\leq 2g/L$	$\leq 10 \times 10^9/L$

2. 携带污染 分别针对不同检测项目,取一份高浓度(high target value,HTV)的临床样本,混匀后连续测定 3 次;再取一份低浓度的临床样本,混匀后连续测定 3 次。按公式计算携带污染率(carryover ratio)。

$$CR = \frac{L_1 - L_3}{H_3 - L_3} \times 100\%$$

式中,L_1 为低浓度样本的第 1 次测定值;L_3 为低浓度样本的第 3 次测定值;H_3 为高浓度样本的第 3 次测定值。

3. 批内精密度 又称为重复性,是指在相同的检测条件下,对同一被测物进行连续测量所得结果间的一致程度,以变异系数作为评价指标。

4. 日间精密度(inter-day precision) 指不同天内对同一被测物进行重复测量所得结果间的一致程度,以室内质控在控结果的变异系数作为评价指标。

5. 线性 常用的颗粒计数参数(WBC、RBC 和 PLT)和相关检测量 Hb 等都可以用统计学线性回归来估计线性,要求线性回归方程的斜率在 1 ± 0.05 范围内,相关系数 $r \geq 0.975$ 或 $r_2 \geq 0.095$,各项目满足要求的线性范围在厂家说明书规定的范围内。

6. 正确度(trueness) 一系列检测结果的均值与靶值之间的一致程度,以偏倚作为评价指标。靶值可以是参考方法测定值、有证标准物质定值或其他适当定值,如室间质量评价计划的统计值。偏倚有方向性,即可能是正偏倚或负偏倚。

7. 不同吸样模式的结果可比性 同一台血液分析仪不同吸样模式检测样本的结果比较。

8. 实验室内的结果可比性 用相对偏差作为评价指标。

9. 准确度(accuracy) 指单次检测结果与参考值间的一致程度,以误差作为评价指标,用相对偏差表示。

三、质量控制

血液分析仪质量控制包括检验前、检验中和检验后的全过程。检验人员必须时刻关注血液分析仪质量控制全过程,在积极提高分析前质量控制基础上,全力保证血液分析仪的质量控制符合国际和国内一系列程序性文件的规范化要求和操作标准,为临床提供客观准确的检验信息。

(一)检测前

血液分析仪检测前应检查各类变化因素包括:检验人员、检测环境、血液分析仪、配套试剂、标本是否合格等,其中静脉或毛细血管血的采集是质量控制的基础。

1. 合格检验人员　应做到:①上岗前接受规范的操作培训,认真阅读仪器中、外文操作手册,熟悉仪器原理、操作程序,检测结果的数据、图形、报警等显示的含义,检测干扰因素,仪器基本调试、保养和维护。②掌握用参考方法校正仪器检测参数的原则。③通过相关资格考试。④具备良好的医德医风和责任心。

2. 合适的检测环境　血液分析仪的安装环境有特殊要求,应按照仪器手册的要求,满足仪器对空间、温度、湿度、电源、抗电磁、抗热源、光线、通风等基本条件。

3. 合格的血液分析仪　仪器新安装或每次维修后,必须按照我国卫生行业关于临床血液学检验常规项目分析质量要求,对血液分析仪进行技术性能的测试和验证,并做好相应记录和管理工作。

4. 合格的配套试剂　使用与仪器配套、在有效期内和批号一致的稀释液、溶血剂、洗涤液、染液、质控品、校准品;避免使用未经科学鉴定和认可批准的替代试剂。否则,检测结果将失去准确性和可靠性。

5. 合格的检测标本　合格的检测标本的要求见表3-11。

表 3-11　合格检测标本的要求

项目	要求
标本	尽可能采用静脉血,不用皮肤穿刺血。保证血液质量和充足用量(包括复查用量)
采血容器	尽可能采用真空采血系统,减少干扰因素,保证生物安全,提高采血质量
抗凝剂	使用 ICSH 推荐的 EDTA-K_2(1.5～2mg/ml 血)
血液储存	
18～22℃	WBC、RBC、PLT 可稳定 24 小时,白细胞分类可稳定 6～8 小时,血红蛋白可稳定数天,但 2 小时后粒细胞形态即有变化。故需做镜检分类者,应及早制备血涂片
4℃	可延长血液贮存期,WBC、RBC、RLT 稳定 48 小时,白细胞分类可稳定 8～10 小时 当血标本不能及时转运和检验时,应在较低温度下保存

(二)检测中

应严格按照血液分析仪的标准操作程序进行操作,同时做好校准和室内、室间质量控制。

1. 仪器启动　必须完全按照血液分析仪的 SOP 规定,在全面检查电源、试剂等各种设备连接完好的基础上,才能开启仪器。

2. 室内质控　在检测临床标本前,必须先做室内质控,确定各项检测参数在允许的 $x \pm 2s$ 以内,才可检测患者标本。间隔 2 小时后,再做一次质控,如结果仍在 $x \pm 2s$ 内,可继续检测患者标本;如超过 $x \pm 2s$,应查找失控原因并纠正后,才能继续检测,并填写失控报告。注意日间、批间检测的质控精密度,决定当天检测结果是否准确。质控品使用前,需充分颠倒混合,保证有形成分分布均匀。

(1)商品质控物室内质控法:商品质控物是用于质量控制以商品的方式获得的液体、冰冻或冻干的物质,它与校准物质相似,但是质控物要通过校准后的仪器和稳定的血标本校准物质进行转换赋值。用商品质控物来进行质量控制是将质控物测定值画在质控图上用质控规则来对数据进行直观的描述和解释。用于血液分析仪的商品质控物需要两个水平的分析浓度(正常值和高值),不推荐使用稀释的、低值的(如白细胞减少的和血小板减少的)和

"肿瘤学"质控物。

（2）患者标本室内质控法：很多血液实验室使用"3规则"评价特定患者样本红细胞计数（RBC）相关被测量的值，规则如下：3（RBC）=Hb[如，5 百万×3＝15g/dl（150g/L）]；3（Hb）=HCT[如，10g/dl（100g/L）×3＝30%]一般允许结果在3%。因此，在没有红细胞形态学异常的情况下如果Hb的值为100g/L，则预期的HCT值范围在29.1%～30.9%。如果没有红细胞形态异常（如正常的细胞大小，正常的平均红细胞血红蛋白量和没有异形红细胞），这些细胞计数比例的不一致性提示了一个或多个被测量的分析误差。例如，混浊的标本可能由于混浊干扰产生假性增高的Hb结果；这种情况下HCT/RBC比值明显地小于3，而Hb/RBC比值明显地大于3。

特定患者标本的MCV、MCH和MCHC（温氏指数）的监测是相似的并能够检测出随机误差。由于MCHC的变异范围很小，异常的MCHC经常能够提示潜在的错误结果，所以MCHC在很多自动分析仪中是最有用的。真正的MCHC增高见于球形红细胞贫血，降低见于缺铁性贫血，如果这类异常的红细胞在血涂片中未见，则与RBC相关的一个或多个被测量可能存在错误。错误结果可能来源于仪器故障或者标本自身的问题，包括冷凝集、脂质或血浆副蛋白使得MCV和MCHC假性增高；白血病使得MCHC降低；渗透压如高脂血症改变了MCV。温氏指数对同一患者来说十分恒定，因此可用差值检查法监测这类指数以提供基于患者数据的仪器故障和标本错误标识的检出。

（3）室内质量控制的室间评价法：是指多个临床实验室之间对同一型号血液分析仪使用相同质量控制品的结果进行定期比较，以反映不同实验室检测结果的一致性和准确性。

3. 标本检测 应保证无肉眼可见的血凝块、溶血；仪器吸样前，标本要充分混匀。仪器如无内置混匀器，则必须人工多次轻轻颠倒混匀。

4. 仪器清洁 检测中，应随时清洁血液污染仪器的各处。检测后，除了仪器自动洗涤外，必须按照仪器操作后的清洗要求进行保洁，特别注意在仪器关闭后对检测部件如吸样针孔清洁，确保通畅洁净，并处理检测废液和清洁仪器外部。

（三）检测后

已知有许多内源性物质和EDTA抗凝剂可影响检测结果。通常将影响血液分析仪检测结果的干扰物分成几个亚类：仪器结果、血涂片形态、临床信息等。

1. 仪器结果分析 分析有密切关联的参数之间的关系：如RDW与红细胞形态一致性的关系；RBC、HGB与MCV、MCH、MCHC之间的变化关系；白细胞与白细胞分类计数之间的关系等，以判断仪器运转是否正常。血液分析仪除了检测技术上存在的局限性，还受到疾病时标本中多种因素的干扰，所以在分析检测结果时要综合考虑，才能得到合理、正确的结论。

2. 血涂片复检 按照ISLH的复查标准，并结合实验室的自身情况设定的规则对报警和异常标本进行血涂片的显微镜人工检查。

3. 结合临床情况做相关分析 检测结果出现异常时，如已排除检测中影响因素的可能性，则可结合患者的临床资料予以合理解释。

（丁 磊）

本章小结

血液分析仪用于检测血液样本，对血液中的有形成分进行定性、定量分析，并提供相关信息。现代血液分析仪主要组合应用电学和光学两大原理。电学原理有电阻抗法和射频法；光学原理包括光散射法和分光光度法。血液分析仪结果显示通常用数据、图形（直方图和散点图）和报警（图形、符号或文字）三种形式。

血液分析仪为临床提供了大量有价值的检验参数，主要分为临床可报告参数和研发参数，可报告参数是经美国 FDA 批准可用于临床的参数，随着检验原理、技术发展和临床应用证据的建立，研发参数有可能转为临床应用参数。

血液分析仪质量控制、仪器校准和性能评价均有相应国际公认的一系列标准文件，从检测前、中、后各环节进行把关。每个临床实验室应根据服务客户、认可组织、管理部分等的规定建立符合要求的血液分析仪性能评价和验证方法。

目前血液分析仪对于异常标本的检出仍存在不足，同时血液分析仪除了检测技术上存在的局限性，还受到疾病时标本中多种因素的干扰，如脂血标本、溶血标本、细胞碎片及团块等，所以在分析检测结果时要综合考虑，才能得到合理、正确的结论。2005 年，国际实验血液学组织提出了血液分析仪显微镜复检 41 条规则，具有重要指导意义，各临床实验室可在此基础上根据情况建立满足自身临床要求的复检标准。

第四章
血型检验

通过学习本章，你将能够回答下列问题：

1. ABO 血型系统天然抗体和免疫性抗体有什么区别？
2. ABO 血型系统有几种血型，相应的抗原抗体是什么？
3. 反定型有何临床意义？
4. RhD 抗原有哪几种，各有何特点？
5. HLA 分子的组织分布有何特点？
6. 血小板膜表面的抗原、抗体有哪些，有何临床意义？
7. ABO 血型和 RhD 抗原鉴定有哪些方法，其原理是什么？
8. 交叉配血试验有哪些方法，如何选择和评价？

血型（blood groups）是血液成分的一种遗传多态性标记，是产生抗原抗体的遗传性状。不仅红细胞表面存在抗原差异，而且白细胞、血小板、各种组织细胞表面以及人体体液和分泌液中亦存在抗原或抗体差异。根据血细胞各种抗原成分不同可分为不同的血型系统，包括红细胞血型系统、白细胞血型系统及血小板血型系统和血清型等。输血（blood transfusion）是将血液或血液的某种成分输给患者的一种补充治疗方法，患者输血前必须进行血型鉴定和交叉配血试验，准确鉴定血型和正确进行交叉配血试验是安全输血的重要保证。

第一节　红细胞血型系统

1901 年，Landsteiner 发现红细胞 ABO 血型系统，目前已确认红细胞有 30 个血型系统，其中 ABO 和 RhD 血型系统与临床密切相关。

一、ABO 血型系统

（一）ABO 血型基因与遗传

1. ABO 血型基因及作用　ABO 血型基因位于人类 9 号染色体上，ABO 血型系统受 A、B、O 三个等位基因控制。其中 A 基因和 B 基因是常染色体显性基因，O 基因是无效等位基因。

ABO 血型在红细胞表面只有 A 和 B 两个抗原，H 抗原（物质）是 A 抗原和 B 抗原的前体，H 抗原的生成受 H 基因控制。

A 基因编码产生 N- 乙酰基半乳糖胺糖基转移酶，该酶将 N- 乙酰半乳糖胺（A 抗原表位或抗原决定簇）连接到 H 抗原末端的半乳糖上，使之成为 A 抗原。B 基因编码产生 D- 半乳糖糖基转移酶，该酶将 D- 半乳糖（B 抗原表位）连接到 H 抗原末端的半乳糖上，使之成为 B

抗原。O 基因编码的糖基转移酶无活性，不能修饰 H 抗原，因此 O 型红细胞表面有大量 H 抗原。

2. ABO 血型基因遗传　ABO 血型基因是常染色体显性遗传，每个子代均可从亲代各得到一个单倍体，根据父母的血型可以推测子代的血型，如父母都是 A 型，子代只能是 A 型或 O 型。

（二）ABO 血型抗原表达及血型物质

1. ABO 血型抗原表达　37 天的胎儿就可以产生 A、B 抗原，5～6 周胎儿的红细胞即可检出，出生时红细胞所带的抗原数量为成人的 25%～50%，以后随年龄增长不断增多，到 20 岁左右达高峰。A、B 抗原的表达在人的一生中相对稳定，但老年人的抗原性可能减弱。由于 A 基因产生的糖基转移酶多于 B 基因，A 型红细胞表面抗原数量多于 B 型红细胞表面抗原数量。

2. ABO 血型物质　A、B、H 抗原以可溶状态存在于血液、体液和分泌液中，称为血型物质。其中以唾液中含量最丰富，其次为血清、胃液、精液、羊水、汗液、尿液、泪液、胆汁及乳汁等，但脑脊液中不存在 ABH 物质。

血型物质产生取决于分泌 Se 基因，其位于 19 号染色体长臂上，Se 是显性基因，se 是隐性基因。带有 SeSe 或 Sese 基因型的是分泌型基因，编码 L-岩藻糖转移酶，该酶能识别血型物质 I 型前体糖链（可溶性游离），将 L-岩藻糖转移到 I 型前体糖链上，产生 H 物质，H 物质又可被转化为 A 或 B 物质。凡是在血液、体液和分泌液中可检出 ABH 血型物质的个体称为分泌型个体，否则为非分泌型个体。汉族人 80% 为分泌型个体。一般情况下，血液、体液和分泌液中分泌的血型物质与机体血型抗原是一致的，如分泌型 A 型个体的体液和分泌液中均含有 A 血型物质。

纯合子 sese 基因型不能编码 L-岩藻糖转移酶，不能形成 H 物质，血液、体液及分泌液中无 ABH 物质，称为非分泌型个体。

（三）ABO 血型分型

ABO 血型系统主要有 A 型、B 型、O 型及 AB 型四种基本血型（表型），其抗原、抗体组成及基因型见表 4-1。

表 4-1　人类红细胞 ABO 血型系统分型及其抗原抗体和基因型

血型（表型）	红细胞表面抗原	血清中抗体	基因型
A	A	抗 B	A/A 或 A/O
B	B	抗 A	B/B 或 BO
AB	A、B	—	A/B
O	—	抗 A、抗 B 和（或）抗 AB	O/O

（四）ABO 血型抗体

1. 天然抗体与免疫抗体　凡是机体未发现明显特定抗原刺激，而其血清中却存在缺乏相应抗原的抗体，这种抗体称为"天然抗体"。如 ABO 血型抗体，并没有输血、妊娠或注射抗原等免疫途径，血液中就存在着抗 A 和（或）抗 B。然而"天然抗体"也是机体对于某种抗原刺激，产生免疫应答的产物。其产生机制可能与环境中广泛存在的多种微生物、花粉、粉尘等有关，这些物质与某些血型抗原相似，通过隐性刺激使机体产生了红细胞血型抗体。天然抗体多以 IgM 类抗体为主。

凡机体经特定抗原免疫后产生的抗体，称为免疫抗体，一般通过输血、妊娠、注射抗原等免疫机体产生。受血者接受了与自己血型抗原不一致的血液，就有可能产生相应的抗体。

免疫抗体多数是 IgG 类抗体。两种抗体的主要特点见表 4-2。"天然抗体"与"免疫抗体"的区分并不是绝对的，因为人血中 IgM 与 IgG 类抗体常同时存在。

表 4-2　天然抗体（IgM）和免疫性抗体（IgG）特点

特点	IgM	IgG
存在的主要血型系统	主要存在于 ABO、MNS、P 等	主要存在于 Rh、MNS、Kell、Kidd 等
可察觉的抗原刺激	无	有（妊娠、输血等）
相对分子质量（kD）	1000	160
通过胎盘	不能	能
耐热性（70℃）	不耐热	耐热
被血型物质中和	能	不能
被 2-ME 或 DDT 破坏	能	不能
与 RBC 反应最佳温度	4～25℃	37℃
在盐水介质中与红胞反应情况	出现可见的红细胞凝集	不出现可见的红细胞凝集

2. 规则抗体与不规则抗体　人体内的抗体一般都是外来的、自身体内不存在抗原免疫所产生的抗体，称为规则抗体。如 A 型血液中只有抗 B，B 型血液中只有抗 A，这些抗体为规则抗体。在所有红细胞血型系统中，只有 ABO 血型系统产生的抗体是有规律的，符合 Landsteiner 规则。

体内抗体的特异性是针对自身抗原，该类抗体称为不规则抗体。如 A 型人有抗 A 抗体、B 型人有抗 B 抗体。这种抗体的产生通常是通过输血、妊娠等同种异体红细胞免疫刺激产生，尤其是反复输血和多次妊娠的患者输血前要进行意外抗体筛查和鉴定。当然，ABO 血型系统中的某些亚型或变异型个体，因其抗原性较弱，体内会相伴存在抗 A_1 抗体，这种抗体也为不规则抗体。

3. ABO 血型抗体的产生　婴儿出生时，通常没有抗 A 和抗 B 抗体，出生后，由于自然界中花粉、尘埃以及一些生物如细菌表面具有类似于 A、B 抗原结构的抗原，婴儿会在不自觉中被这些外来抗原不断地刺激机体发生免疫反应，逐渐地产生相应的抗 A 或抗 B 抗体。出生 3～6 个月后即可查出抗体，5～10 岁时抗体水平达到高峰，成年人抗体水平随着年龄的增长逐步减少，65 岁以上者抗体水平较低，80 岁老年人抗体水平与 6 个月婴儿近似。由于环境中 A 型物质较多，B 型人血清中抗 A 的效价高于 A 型人血清中抗 B 的效价。

正常情况下，ABO 血型抗体为天然抗体，以 IgM 为主，为完全抗体，但血液中也有少量的 IgG 和 IgA 类抗体。O 型人血液中含抗 A、抗 B 和（或）抗 AB 抗体，其中抗 AB 不是抗 A 和抗 B 的混合物，抗 AB 识别的是 A 和 B 抗原上共同的结构部位。抗 AB 以 IgG 为主，效价较高，可以通过胎盘，因此，O 型母子血型不合，易发生新生儿溶血病，而且在第一胎就可发生。利用 O 型血抗 AB 可检出较弱的 A、B 抗原，因此，在 ABO 亚型鉴定中常用 O 型血清。

（五）ABO 血型亚型

亚型是指虽属同一血型抗原，但抗原结构、性能或抗原表位数有一定差异的血型。常见的 A 亚型有 A_1 与 A_2、A_3、A_x、A_m、A_y 等。而 B 亚型一般比较少见，包括 B_3、B_x、B_m 和 B_{el} 等。AB 亚型常见的 A_1B、A_2B、A_3B、A_xB、AB_2、AB_3、cisAB 等。

A_1、A_2 亚型占全部 A 型血的 99.9%，白种人中 A_2 亚型约占 20%，亚洲人主要是 A_1 亚型，A_2 亚型少见（或罕见）。A_1 亚型人红细胞表面含有 A、A_1、H 抗原，血清中含有抗 B 抗体，A_2 亚型人红细胞表面含有 A、H 抗原，血清中含有抗 B、抗 A_1 抗体（1%～8%）。

（六）特殊ABO血型

1. B（A）及A（B）表型　B（A）表型是常染色体显性遗传，特点是B型红细胞上有弱A抗原表达，血清中有抗A，能够凝集A_1及A_2细胞。B（A）主要原因是B糖基转移酶在234或者235氨基酸出现多态性，在起到B糖基转移酶作用的同时，还能转移N-乙酰基半乳糖胺，产生了少量的A抗原。

A（B）与B（A）类似，其原因是血液中H糖基转移酶增多，导致H抗原增多，红细胞表面过多的H抗原（前体物质），使得A糖基转移酶合成了微量B抗原。

2. cisAB　顺式AB，一般很少见。其最主要特征是*A*与*B*基因位于同一条染色体上，两个基因同时遗传给子代。该基因能够产生一种嵌合酶，同时催化A抗原和B抗原产生。大多数cisAB型红细胞上A抗原强于A_2B，而弱于A_1B，但有强的H抗原。分泌型人唾液中有正常A血型物质、少量B血型物质和大量H血型物质。

3. 获得性B　A型红细胞有B抗原，血清中存在抗B抗体，在体内该抗体不与自身细胞反应，分泌液中有A物质和H物质。通常见于胃肠疾病和有细菌感染者。

（七）ABO血型系统临床意义

1. 输血　血型鉴定是临床输血的首要步骤，输血前必须准确鉴定供血者与受血者的血型，选择同型血源，交叉配血相容后才能输血。

2. 器官移植　ABO血型抗原是一种广泛分布于人体器官组织血管内皮细胞表面的移植抗原。在器官移植时，应力求受体和供体间ABO血型一致，否则受体中的血型抗体可作用于移植物血管内皮表面的ABO血型抗原，发生超急性排斥反应，导致移植失败。

3. 新生儿溶血病　母子ABO血型不合可引起新生儿溶血病，可通过血型血清学检查来诊断。

4. 其他　ABO血型可用作亲子鉴定、法医学鉴定以及某些疾病相关调查等。

二、Rh血型系统

1940年，Landsteiner和Wiener发现了红细胞Rh血型，Rh血型系统ISBT命名字母符号是RH，数字序号是004。

（一）Rh命名

Rh血型系统的命名较为复杂，主要有Fisher-Race命名法、Winer命名法和数字命名法，Fisher-Race命名法简单明了，易于解释，临床上最为常用。

Fisher-Race命名法又称CDE命名法，由Fisher和Race提出，他们认为*Rh*基因是三种基因的复合物，每条染色体上有三个基因位点，相互连锁，每种基因决定一个抗原。这3个基因是以一个复合体形式遗传，如CDe/cDe只能以CDe或cDe遗传给子代。3个连锁基因有8种基因组合，2个染色体上的基因可形成36种遗传型。

Rh抗原命名为C、D、E、c、d、e，但从未发现过d抗原，从而认为d抗原实际是不存在的，但仍保留"d"符号，以相对于D。

（二）*Rh*基因

*Rh*基因位于第1号染色体，由2个紧密连锁的双结构基因构成，即*RHD*及*RHCE*基因，*RHD*基因编码D抗原，*RHCE*基因编码C和（或）c及E和（或）e抗原。

（三）Rh血型抗原

1. Rh抗原概况　Rh血型抗原在人出生时已发育成熟，Rh血型抗原系统非常复杂，目前已经发现50个Rh抗原，其中D、C、c、E、e是Rh系统最常见且与临床最密切的抗原。免疫原性最强的是D抗原，其后依次为E、C、c、e的次序递减。

2. D抗原分类　D抗原为多肽类抗原，只存在于人类的红细胞膜上，体液和分泌液中无游离的 D 抗原。D 抗原的表达包括量和质的变化,抗原数量越多,抗原性越强。D 抗原质的变化主要指 D 抗原的表位数目减少(完整的 D 抗原有 30 多个抗原决定簇)。根据 D 抗原的量和质的不同,将 D 抗原分为以下几种:

(1)D:正常 D 抗原,红细胞表面 D 抗原数量一般为 1 万~3 万,抗原表位数目正常。

(2)弱 D(weak D):抗原表位正常,D 抗原数量减少,现在可称为 D^u,但不同于传统的 D^u,传统的 D^u 包括了 D 抗原数量减少和质量变化的红细胞。红细胞可能不被 IgM 类抗 D 所凝集,但与 IgG 类抗 D 反应,通过抗球蛋白试验可以出现凝集,故称为弱 D。弱 D 个体红细胞上为 200~1 万。弱 D 献血者的红细胞应视为 Rh 阳性而输给 Rh 阳性受血者,弱 D 作为受血者时应视为 Rh 阴性,应输入 Rh 阴性红细胞。

(3)部分 D(partial D):D 抗原数目基本正常或增多,但是缺失正常 D 抗原上部分抗原表位,血清中叮含有抗 D 抗体的 Rh 阳性者(免疫产生),称为部分 D。

(4)放散 D(Del):D 抗原在红细胞上表达极弱,即 Del 表型,用常规的血清学方法容易鉴定成为 Rh 阴性。但通过吸收放散试验可证明在红细胞上实际上存在极少量的 D 抗原。

(5)D 抗原阴性:红细胞表面有 D 抗原,临床上称为 Rh 阳性,表面不含 D 抗原,临床上称为 Rh 阴性。中国人约为 99.6% 的为 Rh 阳性,某些少数民族 Rh 阴性率稍高,可达 15.78%。

(四)Rh 血型抗体

1. 抗体性质 Rh 抗体一般没有天然抗体,主要是后天通过输血、妊娠等免疫而产生。绝大多数抗体是 IgG 类,IgM 抗体极少见。

2. 抗体种类 Rh 血型比较常见的抗体是抗 D、抗 E、抗 C、抗 c 和抗 e 5 种。复合抗原的存在可刺激机体产生相应的抗体。大多数的抗 c 血清和抗 e 血清中,也含有抗 f(ce)。抗 C 常常和抗 Ce 一起产生。抗 CE 有时与抗 D 同时形成。

(五)Rh 血型系统临床意义

1. 溶血性输血反应 Rh 阴性个体在接触 Rh 阳性红细胞后,约 2/3 的人可产生 IgG 抗 D。如果这部分人体再次输入 Rh 阳性红细胞,则会发生溶血性输血反应。在中国汉族人群,比较常见的 Rh 抗体是抗 E,这与抗原分布有关。

2. 新生儿溶血病 Rh 血型抗体大多数是 IgG_1 亚类,能够通过胎盘,导致新生儿溶血病。其中抗 D 是导致新生儿溶血病最常见的抗体,常发生于第二次妊娠或多次妊娠的孕妇,并且随着妊娠次数的增加,发生新生儿溶血病的机会增多。

三、红细胞其他血型系统

(一)H 血型系统

H 血型系统 ISBT 命名字母符号是 H,数字序号是 018。该系统只有 1 个 H 抗原(H1 或 018001)。不同的 ABO 血型,红细胞膜上 H 抗原表达强度依次为:O>A_2>B>A_2B>A_1>A_1B。H 抗原的抗原性很弱,血清中一般无抗 H。人体内几乎所有组织的细胞膜都含有 H 抗原。分泌型个体血浆、体液和分泌液中也含有 H 物质。

H 抗原合成受 *H* 基因和 *Se* 两个基因控制,两个结构基因位于 19 号染色体,是紧密连锁的两个基因位点。

H 抗原部分缺失表型有孟买型和类孟买型等。1952 年 Bhend 等在印度孟买发现 3 个人的红细胞为 O 型,无 A、B 及 H 抗原,唾液和分泌液中无 A、B 及 H 物质,但血清中有抗 H 抗体,称该类血型为孟买型,记为 O_h。孟买型人输血,只能输注孟买型的血液。

孟买型携带的 *ABO* 基因可以遗传给子代,但因其自身缺乏 *H* 基因(基因为 *hh*)和分泌基因(基因为 *sese*),血清和细胞均缺乏岩藻糖基转移酶,不能形成 H 物质,为隐性遗传。

类孟买型个体缺乏 H 基因，其基因亦为 hh，但至少有一个 Se 基因。虽然不能检测出红细胞表面 H 抗原，但有少量的 A 和（或）B 抗原，记为 Ah、Bh、ABh。

类孟买型血清学特征是：正定型被检红细胞与抗 H 无凝集，与抗 A、抗 B 凝集反应很弱，甚至用吸收放射试验才能检出 A 和（或）B 抗原。因为类孟买型分泌液及血浆中含有 I 型链 A 和（或）B 物质，红细胞从血浆中吸附 A 和（或）B 抗原，从而表达微弱的 A 和（或）B 抗原。唾液中含有少量的 ABH 物质。与孟买型抗 H 不同，类孟买型是抗 HI。

（二）MNS 血型系统

MNS 是继 ABO 血型之后，第二个被发现的血型系统。ISBT 命名为 MNS，数字序列 002，目前已经确认的抗原有 46 个。常见的有 M、MN、N、S、Ss、s 等，常见的抗体有抗 M、抗 N、抗 S、抗 s 等。

人体血液中常见的是抗 M 抗体，多为自然产生，也有报道因输血或细菌感染而产生，以 IgM 类为主，少部分是 IgG 类，抗 M 抗体最佳反应温度是 4℃。与抗 M 相比，抗 N 抗体比较罕见，多数抗 N 抗体是 IgM 类，表现为典型的冷凝集性质，在 25℃ 以上很快失去活性。多数抗 M 及抗 N 抗体在 37℃ 不发生反应，所以没有临床意义。

部分抗 S 抗体是自然产生，多数是免疫性抗体。抗 s 抗体均是免疫性抗体。抗 S 和抗 s 抗体通常是非补体结合性 IgG 类抗体，能够引起新生儿溶血病和溶血性输血反应。

红细胞其他血型系统主要有 Lewis、P、Kell 等约 30 个血型系统，这些血型系统在临床输血中有一定意义。

第二节　血型鉴定和交叉配血

一、ABO 血型鉴定

ABO 血型鉴定主要是利用抗原抗体之间的反应来完成，包括正定型（direct typing）与反定型（indirect typing）。前者是用已知的特异性抗体检查红细胞膜表面的未知抗原，后者是利用已知血型的红细胞检查血清中的未知抗体。ABO 血型鉴定根据介质不同分为盐水介质、凝胶介质等方法。盐水介质根据反应载体不同又分为试管法、玻片法和微孔板等方法。

（一）盐水介质试管法

1. 检测原理　ABO 血型抗体以 IgM 为主，它能在生理盐水中与相应抗原特异性结合出现肉眼可见的凝集现象。在室温条件下，用已知的抗体试剂与待检者红细胞反应，根据红细胞是否出现凝集来测定被检细胞膜上有无与血型抗体相对应的抗原（正定型），同时用已知血型抗原的红细胞鉴定待检者血浆血型抗体（反定型），正反定型一致可确定待检者血型。

2. 操作步骤

（1）正定型：①分离血浆：取标本，编号，1000g 离心 3～5 分钟，取上层血浆于试管中，标记。②制备 2%～5% 红细胞悬液：用生理盐水洗涤红细胞 2～3 次，制备 2%～5% 红细胞悬液。③标记：取 2 支小号试管，编号，分别标记抗 A、抗 B。④加抗体：每管分别加入 1 滴和标记相对应血型抗 A、抗 B 抗体试剂。⑤加待检红细胞悬液：在各管中分别加 1 滴待检 2%～5% 红细胞悬液，混匀。⑥离心：1000g 离心 15 秒。⑦观察结果：先观察上清液有无溶血，再观察有无凝集现象及凝集程度。⑧判断结果：根据表 4-3 判断结果。

（2）反定型：①标记：取 3 支小号试管，编号，分别标记 Ac、Bc 及 Oc。②加血浆：在每管中各加 1 滴待检血浆。③加红细胞悬液：每管分别加入 1 滴和标记相对应血型红细胞悬液，轻轻混匀。④同正定型操作⑥～⑧。

表 4-3 ABO 血型正反定型结果判定表

抗体＋待检者红细胞 （正定型）		待检者血型	待检者血浆＋标准红细胞 （反定型）		
抗 A	抗 B		Ac	Bc	Oc
＋	－	A	－	＋	－
－	＋	B	＋	－	－
－	－	O	＋	＋	－
＋	＋	AB	－	－	－

"＋"为凝集或溶血，"－"为不凝集

3. 质量控制

（1）器材：试管、滴管的口径大小应基本一致、必须清洁干燥、应一次性使用。

（2）抗体试剂

1）从冰箱取出后应平衡至室温后再使用，用完后应立即放回 2～8℃环境保存。

2）防止污染，并在有效期内使用，如抗体出现混浊则不能继续使用。

3）抗体质量：目前用于 ABO 血型鉴定的标准血清来源有两种途径，其质量必须符合下列要求：①人血清 ABO 血型抗体：特异性高，效价高，抗 A 不低于 1∶128，抗 B 不低于 1∶64。亲和力强，反应开始 15 秒内即出现凝集，3 分钟时凝块＞1mm^2。稳定性好，无菌，已灭活补体。②人 ABO 血型单克隆抗体：特异性高，效价高，抗 A，抗 B 均≥1∶128。亲和力强，抗 A 对 A$_1$、A$_2$、A$_2$B 开始出现凝集时间分别是 15 秒、30 秒和 45 秒，抗 B 对 B 型红细胞开始出现凝集为 15 秒。稳定性：单克隆抗体没有人血清抗体稳定，故应认真筛选单抗和选择合适的稳定剂。无菌，已灭活补体。

（3）红细胞试剂：用 3 个健康者同型新鲜红细胞混合，生理盐水洗涤 2～3 次，以除去存在于血浆中的抗体、补体及可溶性抗原。红细胞悬液的浓度一般为 2%～10%，浓度不能过高或过低。

（4）标本：①标本新鲜，防止污染，不能稀释和（或）溶血。②血浆和血清都可以用于血型鉴定和交叉配血，但前者要注意纤维蛋白原的干扰，后者要排除补体的干扰。③如受血者在过去的 3 个月内输过血，供者红细胞没有完全代谢消失，可能导致血型鉴定中出现混合凝集。④由于初生婴儿体内可存在母亲输送的血型抗体，且自身血型抗体效价又低，因而出生 6 个月内的婴儿不宜做反定型。

（5）加标本和试剂：标本和试剂比例要适当；一般应先加血浆，后加红细胞悬液，以便核实是否漏加血浆。

（6）反应温度：IgM 类抗 A 和抗 B 与相应红细胞反应的最适温度为 4℃，但为了防止冷凝集的干扰，一般在室温（20～25℃）下进行试验，37℃可使反应减弱。

（7）离心：离心能促进抗原和抗体的接触和结合，提高反应敏感性和缩短反应时间，但离心时间和速度应严格遵从操作规程，以防假阳性或假阴性结果。

（8）结果观察：①离心后至观察结果前不要摇动或震动试管，观察时要以白色为背景，先观察上层液有无溶血（溶血与凝集意义相同），再边观察边轻敲或轻弹试管，仔细观察有无凝块。②观察时如为弱凝集，用显微镜检查，凝集强弱程度判断有助于发现 A、B 亚型，类 B 抗原。

（9）标本保存：标本置 2～8℃保存 7 天，以备复查。

（二）盐水介质玻片法

1. 操作步骤 ①标记：取 3 张玻片，标记抗 A、抗 B 及抗 AB。②加抗体：在玻片上分别各加抗 A、抗 B 及抗 AB 抗体试剂 1 滴。③加 5%～10% 待检红细胞悬液：各加 1 滴红细胞悬液，连续混匀 1～5 分钟。④观察、判断结果：肉眼观察有无凝集反应。按表 4-3 判断血型结果。

2. 质量控制

（1）混匀要充分，摇动时动作要轻，时间足够，室温太高时注意防止干涸。

（2）玻片法敏感性比试管法低，凝集结果不明显时用显微镜检查或用试管法鉴定。

（三）微孔板法

1. U 型板法 为 PVC 板（一般为 96 孔），鉴定原理同盐水介质试管法，适用于工作量大的中心血站进行献血员 ABO 血型鉴定。操作如下：①自动配制 5% 红细胞悬液。②自动加抗 A、抗 B 试剂及等量红细胞悬液。③振荡、离心：反应板在振荡器上振荡 30 秒，在平板离心机上 1000g 离心 15 秒。④振荡：振荡 1 分钟，直至不凝集的红细胞完全散开。⑤结果观察和判断：肉眼观察、判断结果，或通过酶标仪自动测定每个反应孔的吸光度，自动确定血型结果。

2. V 型梯度微孔板法 未凝集红细胞沉降后从 V 型梯度微孔板孔中的梯度上滚落到孔底部，凝集红细胞沉降后挂在 V 型梯度微孔板孔中的梯度上，通过摄影技术自动判断结果。

（四）微柱凝胶血型定型检测卡法

红细胞抗原与抗体在微柱检测管内的凝胶介质中发生肉眼可见的凝集反应即微柱凝胶试验（microcolumn gel assay）。将特定配比的葡聚糖凝胶颗粒分散装于特制的凝胶微柱中，制备成微柱凝胶卡。凝胶柱的上层为"反应池"（抗原抗体反应区），柱的下层为"分离池"。

1. 检测原理 利用凝胶颗粒之间的间隙形成的分子筛作用，在微柱凝胶介质中红细胞与相应抗体结合，经低速离心，凝集成块的红细胞因体积大被凝胶阻滞不能通过凝胶层，留于凝胶介质的上层或中间，即阳性反应。未凝集游离红细胞因体积小而通过凝胶之间的间隙沉积于微柱凝胶反应管底部（管底尖部），形成细胞扣，即阴性反应。根据试验目的的不同，检测卡分为三类：中性凝胶、特异性凝胶和抗球蛋白凝胶，见表 4-4。

表 4-4　微柱凝胶检测卡分类

凝胶卡种类	成分	用途
中性凝胶检测卡	不含特异性抗体及抗球蛋白试剂	检测 IgM 抗体与红细胞反应，如 ABO 血型正反定型、交叉配血
特异性凝胶检测卡	含有特异抗体	红细胞抗原检测
抗球蛋白凝胶检测卡	含有抗球蛋白试剂	检测 IgM、IgG 不完全抗体和相应抗原反应，如交叉配血、不规则抗体筛查和鉴定等

①反应管中一般含促凝剂（如低离子强度溶液）和防腐剂；②可以用玻璃珠代替凝胶颗粒

2. 操作步骤 按说明书要求操作。

3. 质量控制

（1）方法：中性凝胶检测卡可用于正、反定型，特异性凝胶检测卡只能用于正定型。

（2）器材：离心机要准确校准离心参数。

（3）检测卡：应在 2～25℃竖立保存。凝胶中不能有气泡，卡液面不能干涸。实验前检查血型定型检测卡封口是否完整。为避免检测卡产生气泡，卡从冰箱取出后应平衡至室温才可使用。

（4）标本：标本应新鲜（血液采集后 2～8℃可保存 7 天），避免细菌污染或红细胞破碎引起假阳性。红细胞浓度按说明书要求。

（5）加样：中性凝胶检测卡鉴定 ABO 血型时，先向反应管内加入红细胞，后加血浆或抗体。加样时动作要轻，不要破坏凝胶面，抗体试剂或血浆要加在红细胞液面上。

（6）离心：加样后 30 分钟内离心，离心参数严格按要求。

（7）注意假阳性：假阳性主要见于：①镰形红细胞变形能力降低，巨幼红细胞直径较大，两者均不易透过凝胶间隙，可致假阳性。②严重感染的病人血中白细胞过多，堵塞了凝胶间隙，从而影响了红细胞的沉降，造成假阳性。③纤维蛋白未完全除去的血清标本。④被污染的标本也可使红细胞浮于胶中或胶表面。⑤红细胞陈旧、破碎所致红细胞膜沉于胶中或胶表面，可造成弱阳性。质控反应管红细胞在胶上或胶中，应重新试验。

（8）注意假阴性：假阴性主要见于抗体过少、抗原抗体比例不合适、离心力过大、漏加抗体等。

（9）鉴别溶血反应：溶血反应主要见于：①低渗透压反应液。②温度过冷或过热。③被细菌等污染标本。④理化因素破坏红细胞。⑤红细胞抗原抗体溶血反应：红细胞抗原抗体结合后可激活补体，使红细胞破坏。

4. 临床应用 中性凝胶检测卡可用于 ABO 血型正反定型、RhD 抗原测定、其他血型抗原鉴定及盐水介质交叉配血等。特异性检测卡可用于 ABO 血型正定型、RhD 抗原测定和其他血型鉴定。抗球蛋白凝胶检测卡可用于 IgG 抗 D 抗体鉴定 RhD 抗原，红细胞不规则抗体筛查和交叉配血等。

5. 方法评价 ABO 血型鉴定方法评价见表 4-5。

表 4-5 ABO 血型鉴定方法评价

方法	优点	缺点
试管法	所需时间短，适用于急诊血型鉴定。离心有利抗原抗体结合，增强凝集，敏感、结果可靠，有助于发现亚型或较弱抗原抗体反应，为临床常用	与玻片法相比较，操作相对复杂
玻片法	操作简单，不需要离心，可用于大规模普查和 POCT 检查	鉴定时间较长，灵敏度低，较弱凝集容易忽略而导致定型错误，不适于临床常规使用
微孔板法	可自动化、标准化，适于大量标本血型鉴定，目前中心血站应用较多	自动鉴定需要特殊设备
微柱凝胶检测卡法	①项目齐全、应用广泛，可用于血型正反定型、稀有血型鉴定、交叉配血等；②操作简单，可以自动化；③操作程序标准化，重复性好；④灵敏度高，结果可靠，能检测到弱的抗原抗体反应；⑤结果易于判定，鉴定完后放 4℃密封可保存 1~2 个月，扫描后也可长期保存。该法目前临床应用较多	成本较高，需要特殊离心机

二、Rh 血型鉴定

Rh 血型系统中近 50 个抗原，但目前临床上一般只进行 D 抗原鉴定，当有特殊需要（如家系调查、亲子鉴定、配血不合等）可采用抗 C、抗 c、抗 E、抗 e 等标准血清做全面的表型鉴定。

RhD 抗原鉴定采用的试剂主要有单克隆 IgM 抗 D 和 IgG 抗 D 血清试剂。用 IgM 抗 D 试剂可采用盐水介质法、微柱凝胶检测卡等方法鉴定。用 IgG 抗 D 血清可采用酶介质法、抗球蛋白试验及微柱凝胶抗球蛋白检测卡等方法鉴定。

（一）盐水介质法

1. 检测原理 单克隆 IgM 抗 D 试剂与红细胞上 RhD 抗原结合，在盐水介质中出现肉眼可见的凝集反应。

2. 操作步骤 ①标记：取小号试管 3 支，分别标记待测、阳性、阴性对照。②加抗体试剂：各管加入 1 滴 IgM 抗 D 试剂一滴。③加红细胞悬液：在标记各管中分别对应加入 1 滴待检红细胞悬液、5% RhD 阳性和阴性红细胞悬液，混匀。④离心：1000g 离心 15 秒（或按照试剂说明书要求进行）。⑤观察及判断结果：阳性管凝集，阴性管不凝集，待测管凝集为阳性，不凝集为阴性。

3. 质量控制

（1）方法：①Rh 血型系统的抗体多由后天免疫刺激（输血或妊娠）产生，不能通过反定型验证 Rh 血型。②可以采用玻片法鉴定，红细胞浓度一般为 30%～50%，反应 2 分钟后观察结果。

（2）对照：鉴定时必须有严格的对照试验，包括阴性对照、阳性对照。

（3）阴性结果处理：待检红细胞与抗 D 试剂在盐水介质中不凝集，应进行 Rh 阴性确认试验，一般使用 3 种或 3 种以上 IgG 抗 D 试剂进行间接抗球蛋白试验。如 3 种 IgG 抗 D 试剂抗球蛋白试验的结果均为阴性，即可判定为 Rh 阴性，如果抗球蛋白试验有一种或一种以上的 IgG 抗 D 试剂的结果为阳性，即可判定为 Rh 阳性（弱 D 表型）。

（4）其他同 ABO 血型鉴定。

（二）酶介质法

1. 检测原理 IgG 抗体分子的跨度小于正常情况下红细胞的距离，与红细胞结合后，不足以把红细胞拉在一起而引起可见的凝集。某些酶（木瓜酶、菠萝酶、胰蛋白酶等）可破坏红细胞表面的唾液酸，减少负电荷的数量，降低红细胞间排斥力，缩短红细胞距离，有利于 IgG 血型特异性抗体与红细胞上的 RhD 抗原反应，形成肉眼可见的凝集。

2. 操作步骤 ①标记：取 3 支试管，标记为待检、阳性对照、阴性对照管。②加红细胞悬液：上述各管分别对应滴加 2%～5% 待检红细胞、RhD 阳性红细胞及 RhD 阴性红细胞 1 滴。③加酶：各管均加 1% 木瓜酶溶液 1 滴混匀。④加 IgG 抗 D：各管均加 IgG 抗 D 2 滴，混匀。⑤水浴：置 37℃ 水浴 15～30 分钟。⑥离心：1000g 离心 15 秒。⑦观察、判断结果：同盐水介质法。

3. 质量控制

（1）酶试剂反复冻融，会影响酶活性，因此试剂应分装后冻存，每次取 1 份一次性使用。

（2）严格控制水浴温度在 37℃，水浴温度太高可导致酶失活和红细胞溶血。

（3）酶技术对 Rh、Kidd 血型系统鉴定效果最好，但对 M、N、S、s、Fy^a、Fy^b 等抗原的破坏较为显著，因此不能进行这些抗原的鉴定。

（4）其他同盐水介质法。

4. 方法评价 RhD 血型鉴定方法评价见表 4-6。

表 4-6 RhD 血型鉴定方法评价

方法	评价
盐水介质法	简单，快速，不需特殊仪器，适合 IgM 型抗体试剂，目前临床广泛应用
酶介质法	简单，经济，但较费时
抗球蛋白试验	检查不完全抗体最敏感可靠的方法，但操作复杂、费时，试剂昂贵，不适于急诊检查和血库的大批量检查，多用于 HDN 的诊断及因血型不合输血产生的血型抗体的检查
微柱凝胶检测卡法	操作简单、标准化和自动化；灵敏高、重复性好，结果准确，但成本较高；目前临床应用较多

三、交叉配血试验

为了保证安全输血,临床输血前必须保证受血者和供血者的血液在免疫血液学方面"相容"。输血前血型相容性试验包括红细胞 ABO 血型和 RhD 血型鉴定、不规则抗体检测及交叉配血试验。

交叉配血试验(cross matching test)是在血型鉴定的基础上,进一步检查受血者和供血者血液中是否含有不相容的抗原和抗体成分的试验,分为主侧和次侧交叉配血试验。主侧指用受血者血浆与供血者红细胞进行反应,检查受血者血浆中是否存在针对供者红细胞的抗体。次侧指用受血者红细胞与供血者血浆进行反应,检查供血者血浆中是否存在针对受血者红细胞的抗体。

通过交叉配血可以发现血型鉴定错误、发现亚型和不规则抗体,找到匹配的血源。交叉配血试验根据所使用的介质不同分为盐水介质试管法、抗球蛋白介质试管法、低离子聚凝胺介质试管法、酶介质试管法和微柱凝胶抗球蛋白等方法。

(一)盐水介质试管交叉配血试验

1. 检测原理 天然 IgM 类血型抗体与对应红细胞抗原在室温下的盐水介质中出现凝集反应。通过离心,观察受血者血浆与供血者红细胞(主侧)以及受血者红细胞与供血者血浆(次侧)之间有无凝集现象,判断受血者与供血者之间有无 ABO 血型不合的情况。

2. 操作步骤 ①标记:取小号试管 2 支,标记主侧和次侧。②加标本:在主侧管内加 1 滴受血者血浆和 1 滴供血者 2%～5% 红细胞悬液。次侧管加 1 滴供血者血浆和 1 滴受血者 2%～5% 红细胞悬液,混匀。③离心:1000g 离心 15 秒。④观察、判断结果:主侧和次侧管内红细胞均不溶血或凝集,表明受血者和供血者血液盐水介质交叉配血相容。如果主侧管和次侧管或单独一侧试管内出现红细胞溶血或凝集,则表明受血者、供血者血液盐水介质交叉配血试验不相容。

3. 质量控制

(1)方法:本试验只能检出不相配合的 IgM 完全抗体,检测不出 IgG 不完全抗体。临床推荐每个受血者输血前要用盐水介质法加抗球蛋白介质法(试管或微柱)两种方法同时进行交叉配血试验,基层医院实验室一般使用盐水介质法加低离子聚凝胺介质法进行交叉配血试验,以防止漏检不完全抗体,确保输血安全。

(2)标本:①受血者的标本必须是 3 天内采集。②如果受血者需要再次输注红细胞,尤其是受血者最后一次输注红细胞已间隔了 24 小时,应重新采集标本进行交叉配血试验,避免回忆反应而产生抗体漏检。③红细胞要用生理盐水洗涤干净,防止血型物质中和抗体及其他物质(输注右旋糖酐、聚乙烯吡咯烷酮、肝素)干扰试验。

(3)结果观察:若存在弱凝集,需要借助显微镜来观察判断。如怀疑是冷凝集素导致的红细胞凝集,需要在 37℃水浴箱放置 2～5 分钟后再肉眼观察结果。

(4)结果分析:应用盐水介质交叉配血试验时,如出现交叉配血不相容,首先应重新鉴定供血者和受血者的 ABO 血型,以排除因 ABO 血型鉴定错误导致的交叉配血不相容。再用其他方法进行交叉配血。

(5)患者在 48 小时内输入 2000ml 以上血液时需多个供血者,此时供血者之间也应进行交叉配血试验,以防止供血者之间血型不合及不完全抗体的存在,保证输血安全。

(6)其他同血型鉴定。

(二)抗球蛋白介质交叉配血试验

抗球蛋白试验是 1945 年由 R.R.A. Coombs 等建立的,又称为 Coombs 试验,主要用于检查 IgG 等不完全抗体参与的抗原抗体反应,也可检查补体组分 C3、C4 片段参与的免疫反应。

1. 检测原理 在一定条件下，IgG 血型抗体能与红细胞膜上相应抗原结合而使红细胞致敏，但多数 IgG 抗体不能在盐水介质中使致敏的红细胞出现肉眼可见的直接凝集。当加入抗球蛋白试剂后，该抗体（二抗）的 Fab 片段可与包被在红细胞膜上的 IgG 血型抗体（一抗）的 Fc 片段结合发生抗原抗体反应，通过抗球蛋白抗体的"搭桥"作用，促使原来已致敏的红细胞发生肉眼可见的凝集反应。

根据试验目的不同，抗球蛋白试验分为：直接抗球蛋白试验（direct antiglobulin test, DAT），即抗球蛋白试剂直接与红细胞反应出现肉眼可见的凝集，可以检测红细胞是否被不完全抗体和（或）补体致敏；间接抗球蛋白试验（indirect antiglobulin test, IAT），即红细胞在体外与不完全抗体结合后，再加入抗球蛋白试剂进行检测的试验，可用于血清中不完全抗体筛查和鉴定、交叉配血试验、检测红细胞上的血型抗原（如 Rh、Duffy、Kell、Kidd 等血型系统）等。

2. 操作步骤 ①标记：取小号试管 6 支，分别标明主侧、次侧、阳性对照、阴性对照、供血者红细胞对照及受血者红细胞对照。②加样：主侧管加受血者血浆 2 滴，供血者 3% 红细胞悬液 1 滴；次侧管加供血者的血浆 2 滴，受血者 3% 红细胞悬液 1 滴；阳性对照管加 IgG 抗 D 致敏 RhD 3% 阳性红细胞悬液 1 滴；阴性对照管加 AB 型血清处理 RhD 3% 阳性红细胞悬液 1 滴；受血者红细胞对照加受血者 3% 盐水红细胞悬液 1 滴；供血者红细胞对照加供血者 3% 盐水红细胞悬液 1 滴。除主侧和次侧对照外，其他各管分别加生理盐水 2 滴，混匀。③水浴：37℃水浴 30 分钟。④洗涤：用生理盐水洗涤各管红细胞 3 次，倒去上清液。⑤加抗球蛋白、离心：各管分别加抗球蛋白血清 1 滴；混匀，1000g 离心 1 分钟。⑥观察、判断结果：受血者、供血者盐水对照红细胞、阴性对照管内红细胞不凝集，如阳性对照管内红细胞凝集，主、次侧管内红细胞不凝集，表示相容。如主和次侧或单独一侧管内红细胞凝集和（或）溶血，表示不相容。

3. 质量控制

（1）试剂：抗球蛋白血清应按试剂盒说明书适度稀释，否则会产生前带或后带现象，产生假阴性结果。

（2）洗涤致敏红细胞：应及时，一旦洗涤就不应中途停止。洗涤时使用足够的盐水并用力冲入管底，使沉积于管底的红细胞松散。延迟或中途终止试验可使结合在红细胞上的抗体从细胞上释放或解离。

（3）离心：离心时间和相对离心力非常关键，应按试剂盒说明书操作，建议用血型、血清学专用离心机。

（4）结果分析：阴性对照凝集或阳性对照不凝集，提示反应系统有问题，试验结果不可靠，应进一步分析原因后，重新试验。供血者或受血者对照凝集，主侧或次侧凝集，表明供血者或受血者可能存在自身抗体，提示本次试验结果不可靠。应消除原因，重新试验。

（三）低离子聚凝胺介质交叉配血试验

聚凝胺（polybrene, Poly）是一种由 4 个胺聚合而成的高价阳离子聚合体，在溶液中可产生多个阳离子基团，能够中和红细胞表面唾液酸所带的负电荷，从而缩短红细胞间的距离。1980 年 Palezari 和 Jiang 首先将聚凝胺技术应用在交叉配血试验。

1. 检测原理 首先利用低离子强度溶液（low ionic-strength solution, LISS）降低溶液的离子强度，减少红细胞周围的电子云，促使血型抗体与红细胞膜上相应抗原结合。再加入聚凝胺溶液，带正电荷的聚凝胺大分子聚合物能够中和红细胞表面的负电荷，减弱红细胞间的静电斥力，缩短红细胞间的距离，在离心力作用下，可使正常红细胞形成可逆性的非特异性聚集。然后加入枸橼酸钠重悬液（解聚液），枸橼酸根的负电荷能中和聚凝胺的正电荷，由聚凝胺引起的非特异性聚集会因电荷中和而消失，为阴性反应，而由 IgM 或 IgG 类血型抗体与红细胞产生特异性凝集则不会散开，出现肉眼可见的凝集现象，为阳性反应。

2. 操作步骤 ①标记:取 4 支小号试管,分别标记主侧、次侧、阳性及阴性对照。②加样:主侧管加受血者血浆 2 滴,供血者 3% 红细胞悬液 1 滴;次侧管加供血者的血浆 2 滴,受血者红细胞悬液 1 滴;阳性对照加抗 D 血清 2 滴,RhD 阳性 O 型标准红细胞悬液 1 滴;阴性对照加 AB 型血清 2 滴,RhD 阳性 O 型标准红细胞悬液 1 滴。③加低离子强度溶液:各管分别加低离子强度溶液 0.6ml。④加聚凝胺溶液:各管分别加聚凝胺溶液 2 滴。⑤离心:1000g 离心 15 秒,弃去上清液。⑥观察结果:轻摇试管,观察红细胞有无凝集,如形成凝块,进行下一步试验。如无凝集,必须重做前面试验。⑦加枸橼酸钠重悬液:各管分别加枸橼酸钠重悬液 2 滴。⑧观察、判断结果:轻轻摇动试管,肉眼观察凝块是否散开。阳性对照管凝集不消失,阴性对照管凝集消失。如果主侧管和次侧管内红细胞凝集在 1 分钟内散开,则试验为阴性,表示供血者和受血者血液聚凝胺介质交叉配血相容。

3. 质量控制

(1) 方法:①在临床上,应先进行盐水介质交叉配血试验,待排除 IgM 红细胞抗体的存在后,再进行本试验。②该试验对 Kell 血型系统的抗体检测效果差,虽然汉族人群中的 *K* 基因出现的频率几乎为零,但对我国少数民族或外籍人员标本进行本试验检查为阴性时,应继续做抗球蛋白试验。

(2) 标本:不能使用含枸橼酸钠和肝素抗凝样本,可选择 EDTA-K$_2$ 抗凝。用血清标本效果更好。

(3) 试剂:聚凝胺只能使正常红细胞发生凝集,对缺乏唾液酸的细胞(如 T 及 Tn 细胞)无作用。聚凝胺溶液放置在玻璃瓶中过久可能引起红细胞凝集过弱,因此,该溶液应保存在深色或黑色塑料瓶中。

(4) 加聚凝胺溶液:①枸橼酸钠、肝素能够中和聚凝胺,使红细胞之间非特异性凝集反应减弱,如标本中含枸橼酸钠、肝素时,可多加聚凝胺溶液,或在试验中逐步加入聚凝胺溶液到红细胞出现凝集为止。②血液透析的患者建议改用抗球蛋白交叉配血试验,从而保证试验的准确可靠性。

(5) 结果观察:①加聚凝胺溶液后,肉眼观察结果时,摇动试管时动作要轻,否则可使凝集红细胞散开。②当加入重悬浮液后,摇动试管时动作要轻,应在 3 分钟内立即观察结果,以免反应减弱或消失。③凝集结果不明显,用显微镜观察。

(6) 其他:同盐水介质法。

(四)微柱凝胶抗球蛋白介质交叉配血试验

1. 检测原理 将供血者、受血者红细胞及血浆分别加入到含有抗球蛋白试剂的微柱凝胶柱主侧和次侧管中,如果血浆中存在针对红细胞抗原的血型抗体(IgM 或 IgG),生成抗原抗体复合物,凝胶中的抗球蛋白与抗原抗体复合物抗体结合,形成红细胞凝集团块,离心后红细胞留在微柱的表面,为阳性反应。如果血浆中不含有针对红细胞膜上血型抗原的抗体,红细胞下沉到微柱管的底部,为阴性反应。

2. 操作步骤 ①标记:取检测卡,标记主侧、次侧,编号。②加样:在主侧反应管加一定量供血者 2%～5% 红细胞悬液和受血者血浆。在次侧反应管加一定量受血者 2%～5% 红细胞悬液和供血者血浆。③孵育:将加样后的检测卡置于专用孵育器 37℃孵育 15 分钟。④离心:将孵育好的检测卡置于专用离心机离心 10 分钟。⑤观察结果:取出检测卡,肉眼观察结果。⑥判断结果:主侧管和次侧管内红细胞完全沉降于凝胶管底部,表明受血者与供血者血液相容,供血者血液可以输给受血者。若主侧管和次侧管或单独一侧微管内红细胞凝集块位于凝胶表面或凝胶中和(或)出现溶血,提示受血者与供血者血液不相容。

3. 质量控制

(1) 方法:本试验通过分子筛作用可以提高交叉配血试验的特异性和敏感性,可同时检出 IgG 和 IgM 红细胞血型抗体。

（2）红细胞悬液：由于抗球蛋白试剂在装配试剂过程中已加入到微柱凝胶内，进行离心时血清蛋白成分和红细胞因其各自的重力速度不同而以不同的速度通过凝胶柱，从而消除了血清中未结合的球蛋白与抗球蛋白结合的可能性，因此本试验红细胞可不洗涤，且对于阴性的结果也不再需要加入 IgG 血型抗体致敏的阳性细胞来验证阴性结果的有效性。

（3）其他：同 ABO 血型鉴定微柱凝胶检测卡法。

4. 方法评价 交叉配血试验方法评价见表 4-7。

表 4-7 交叉配血试验方法评价

方法	优点	缺点
盐水介质法	简单、快速，不需要特殊条件，ABO 血型交叉配血最常用方法，适用于无输血史或妊娠史病人	仅用于检查 IgM 血型抗体是否相配，不能检出不相配的 IgG 血型抗体
抗球蛋白介质法	灵敏、特异、准确可靠，检查不完全抗体最可靠的方法	操作复杂、费时、试剂较贵
低离子聚凝胺介质法	快速、灵敏，结果可靠，能检测 IgM、IgG 等引起溶血性输血反应几乎所有的规则和不规则抗体，适合各类患者交叉配血，也可应用于血型检查、抗体测定、抗体鉴定	需要特殊试剂，操作复杂且要求较高，对 Kell 血型系统的抗体不能检出
微柱凝胶抗球蛋白介质法	操作简单，结果准确，敏感度高，特异性强，重复性好，结果直观，可较长时期保存，适合手工操作、半自动和全自动，灵活方便，可同时检出 IgG 型和 IgM 型红细胞血型抗体	成本较高，需要特殊试剂和器材
酶介质法	简便、经济、灵敏。可作配血筛查试验，主要检测 Rh 系统不相合的免疫性抗体，适用于有输血史或妊娠史的病人	较费时，准确性、稳定性相对较差

（龚道元）

第三节 白细胞血型

一、白细胞血型分类

白细胞包括粒细胞（中性粒细胞、嗜酸性粒细胞和嗜碱性粒细胞）、淋巴细胞和单核细胞。它们所表达的抗原比较多，与输血医学有关的抗原即人类白细胞血型抗原。

人类白细胞表面表达的抗原主要包括三类：红细胞血型抗原、与其他组织细胞共有的血型抗原（即人类白细胞抗原，human leukocyte antigen，HLA）和白细胞特有的血型抗原。这里重点介绍人类白细胞抗原。

1. 白细胞表达的红细胞血型抗原 包括 ABO、P、Lewis、Diego、Ii、MNS、Kidd、Kell 血型系统中的 A、B、H、Tj^a、Le^a、Le^b、Di^b、I、i、U、Jk^a、Jk^b、K、k 等抗原，但表达量比较少，临床意义也不大。

2. 人类白细胞抗原 1958 年法国医生 Dausset 首次发现，肾移植患者与供者组织细胞表面的同种异型抗原存在着差异，患者出现排斥反应；反复输血患者的血清中存在着与供者白细胞发生反应的循环抗体，这些抗体针对人体所有有核细胞表面的靶分子。HLA 在器官移植中起重要作用，供者和受者细胞表面的组织相容性抗原是决定移植物赖以存活的基础。移植抗原的存在与否是通过组织相容性实验来确认。根据其抗原性的强弱和诱发移植排斥反应的快慢,可分为**主要组织相容性抗原**(major histocompatibility antigen,MHA)和**次要组织相容性抗原**(minor histocompatibility antigen)。其中能引起快而强排斥反应的抗原系统为主要组织相容性系统(major histocompatibility system),由一组紧密连锁的基因编码,其编码的基因群称为**主要组织相容性复合体**(major histocompatibility complex,MHC)。MHA首先在人白细胞表面被发现,故又称为人类白细胞抗原或 HLA 分子,其编码基因被称为HLA 复合体或 *HLA* 基因。

3. 白细胞本身所特有的血型抗原 主要有粒细胞及其前体细胞的特异性抗原(HNA-1a、HNA-1b、HNA-1c、NB、NC、ND、NE 等)和淋巴细胞上的 Gr 系统抗原等。

二、白细胞抗原系统

白细胞抗原系统包括一系列复杂的基因及其编码的蛋白。*HLA* 基因编码的 HLA 分子是人类白细胞上最强的同种抗原。

(一)*HLA* 基因

HLA 基因位于人第 6 号染色体短臂 6p21.3 区域,全长 3600kb,约为人类基因组基因碱基数的 0.1%,共有 224 个基因位点,其中 128 个为功能基因,96 个为假基因。*HLA* 基因具有多基因性、多态性和连锁不平衡等遗传特点,从而构成复杂的基因多样性。

HLA 复合体按其编码分子的结构、表达方式、组织分布和功能等特性不同,可分为三类,即 HLA-Ⅰ类、HLA-Ⅱ类和 HLA-Ⅲ类,各类基因都含有多个位点(图 4-1)。

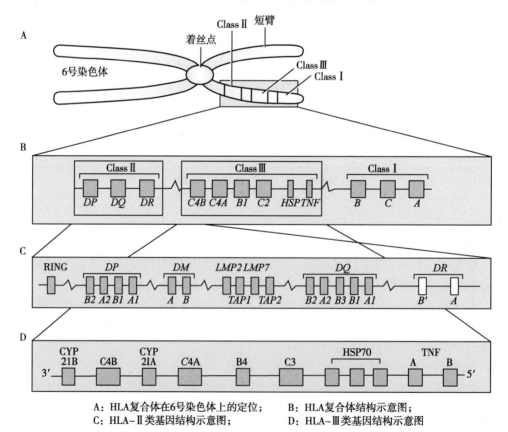

A:HLA复合体在6号染色体上的定位; B:HLA复合体结构示意图;
C:HLA-Ⅱ类基因结构示意图; D:HLA-Ⅲ类基因结构示意图

图 4-1　HLA 复合体结构

(二)HLA 分子

1. HLA 分子的分类 依据 *HLA* 基因分类情况,其编码的产物依次被称为 HLA-Ⅰ类分子、HLA-Ⅱ类分子和HLA-Ⅲ类分子,即经典HLA-Ⅰ类分子(HLA-A、HLA-B、HLA-C)和非经典HLA-Ⅰ类分子(HLA-E、HLA-F、HLA-G、HLA-H、HLA-J)、经典HLA-Ⅱ类分子(HLA-DP、HLA-DQ HLA-DR)和非经典HLA-Ⅱ类分子(HLA-LMP、HLA-TAP、HLA-DM等)以及HLA-Ⅲ类分子(C4、C2、B因子、TNF-α、TNF-β、HSP-70)。不同个体*HLA*基因编码的分子在化学结构及功能上均十分相近。

2. HLA分子的组织分布

(1)HLA-Ⅰ类分子:广泛分布于体内所有有核细胞表面,其中,淋巴细胞HLA-Ⅰ类分子表达水平最高;其次为巨噬细胞、树突状细胞及中性粒细胞;而心、肝、肺、成纤维细胞、肌细胞、神经细胞及角膜细胞HLA-Ⅰ类分子表达水平较低。某些特殊类型的红细胞(如网织红细胞)也能检出HLA-Ⅰ类分子。

(2)HLA-Ⅱ类分子:表达范围极其狭窄,主要表达在某些免疫细胞表面,如单核/巨噬细胞、树突状细胞、B淋巴细胞等。此外,精子细胞和活化T淋巴细胞表面也表达HLA-Ⅱ类分子,其表达水平与细胞分化及抗原刺激有关;内皮细胞和某些组织上皮细胞表达的HLA-Ⅱ类分子与某些自身免疫性疾病的发生有关。

此外,也可出现于体液中,如血清、尿液、唾液、精液及乳汁中也可以检测到游离的可溶性的HLA-Ⅰ、HLA-Ⅱ类分子。

(三)HLA抗体

人类通过输血、妊娠及移植等免疫刺激形成同种免疫,产生HLA抗体。目前,国内临床应用的红细胞悬液、血浆制品和浓缩血小板虽然均经过去白细胞处理,但这些血液制品中仍会或多或少地存在着一定量的白细胞,并且血小板本身就含有HLA抗原,所以反复输注血液制品的患者可能会因为HLA抗原的刺激而诱发机体免疫学反应,产生HLA抗体,导致出现各种输血不良反应。

(四)HLA检测

人类白细胞抗原检测技术已广泛应用于器官移植前组织配型,HLA分型技术分为血清学方法、细胞学方法和基因分型方法。血清学方法和细胞学方法检测抗原,而基因分型方法是检测其基因碱基核苷酸多态性的不同。

血清学方法常见的试验有微量淋巴细胞毒试验,该法需要活的T或B淋巴细胞和特异性抗体,易受抗血清特性、淋巴细胞特性、反应温度和时间、补体特性和判定等方面的影响。

细胞学分型方法主要包括混合淋巴细胞培养法、纯合分型细胞试验和预致敏淋巴细胞试验。该试验所需要的特定分型细胞来源困难、操作程序烦琐,而且指定偏差较大,目前采用细胞学分型方法指定HLA抗原应用不多。

*HLA*基因分型方法包括PCR-SSP、PCR-SSO、Luminex检测技术、PCR-SBT、基因芯片等,每种方法具有不同的特性。*HLA*基因分型方法准确率远高于血清学方法和细胞学分型方法,标本可长期保存和远程运输。

HLA抗原可引起免疫应答产生HLA抗体。HLA抗体在临床上有重要的意义,用于HLA抗体检测的方法有多种,包括Luminex检测技术、淋巴细胞毒方法、流式细胞仪方法、ELISA方法,其中Luminex检测技术为临床实验室常用的方法。

(五)HLA系统在医学中的应用

某些疾病状态可出现HLA表达异常,引起非溶血性发热反应、输血相关性急性肺损伤(TRALI)、血小板输注无效(PTR)、白细胞减少、荨麻疹、嵌合体及输血相关移植物抗宿主病(TA-GVHD)等多种输血反应。HLA系统在移植医学、输血医学和法医学等学科中均具有重要作用。

三、粒细胞抗原系统

20 世纪初期人们发现某些患者的血清可以与其他人的白细胞发生凝集,特别是在多次输血、妊娠的妇女等患者的血清中可以检测到粒细胞抗体,直到 1960 年 Lalezari 研究新生儿同种免疫性粒细胞减少症患者,首次提出粒细胞特异性抗原和抗体。近几年,随着分子生物学技术的发展,对粒细胞的研究也取得了迅速的进展。

(一)粒细胞抗原

粒细胞表面抗原一般分为两大类:一类为粒细胞特异性抗原,另一类为与其他组织或细胞共有的抗原。

1. 粒细胞特异性抗原 是指仅分布于粒细胞表面的抗原,这些抗原除分布在中性粒细胞表面外,可能也分布在嗜酸性粒细胞和嗜碱性粒细胞表面,只是至今很难通过检测,故统称为粒细胞特异性抗原。

1998 年 ISBT 粒细胞抗原工作组在西班牙建立了粒细胞同种特异性抗原新的命名原则:①命名为人类粒细胞抗原(human neutrophil alloantigen, HNA)。②抗原的糖蛋白位点以 HNA 后数字编码表示。同一位点上的不同抗原用小写英文字母表示,如 HNA-1a、HNA-lb 和 HNA-1c 等。③新发现的粒细胞抗原暂时用字母缩写命名,直至粒细胞工作委员会提出正式命名。④粒细胞抗原的等位基因编码依照国际人类基因图谱研究组的规定命名。目前,已经发现的 HNA 有 7 种,归属于 5 个粒细胞抗原系统(表 4-8)。

表 4-8 人类粒细胞特异性抗原

抗原系统	发现时间	基因	定位	抗原	曾用名
HNA-1	1960	FcGR3B*1	FcrRⅢb	HNA-1a	NA1
		FcGR3B*2		HNA-lb	NA2
		FcGR3B*3		HNA-1c	SH
HNA-2	1971	CD117*01	GP50	HNA-2a	NB1
HNA-3	1964	未定	GP70-95	HNA-3a	5b
HNA-4	1986	ITGAM*01 (230G)	CD11b	HNA-4a	MART
HNA-5	1979	ITGAM*01 (2372G)	CD11a	HNA-5a	OND

2. 与其他细胞共有的抗原 与红细胞血型系统共有的抗原,如 Lewis、P、Kx、Ge、Ii 系统抗原,但没有 ABO 血型系统的 A、B、H 抗原;与血小板和淋巴细胞共有的抗原,如 5 位点的 5a、5b,经典 HLA-Ⅰ、HLA-Ⅱ抗原。

(二)粒细胞抗体

粒细胞抗原免疫刺激产生粒细胞抗体,如 HNA-1a、HNA-lb、HNA-1c、HNA-2a、HNA-3a、HNA-4a 和 HNA-5a 抗体,多数为 IgG,但也存在 IgM 抗体,以及 IgM 与 IgA 的混合抗体。这些抗体产生后可通过免疫性反应引起粒细胞破坏或成为一些输血不良反应的原因之一。

(三)粒细胞抗原抗体检测

粒细胞血型抗原系统的检测有助于及时诊断和治疗粒细胞血型抗原系统引起的疾病。粒细胞抗原或抗体血清学鉴定方法主要有粒细胞凝集试验、粒细胞免疫荧光试验、单克隆抗体特异性粒细胞抗原捕获试验、流式细胞术和 ELISA 等; HNA 基因分型方法主要有 PCR限制性片段长度多态性(PCR-RFLP)、PCR 序列特异性引物(PCR-SSP)、PCR 直接测序法(PCR-SBT)、多重 SNPshot 技术,其中最常用的方法是 PCR-SSP。

(四)粒细胞抗原系统的临床意义

粒细胞抗原诱导产生粒细胞抗体,两者发生免疫学反应,破坏粒细胞,引起新生儿同种免疫性粒细胞减少症(NAN)、自身免疫性粒细胞减少症(AIN)、药物诱导的免疫性粒细胞减少症(DIAN)、骨髓移植后同种免疫性粒细胞减少症(ANBT)、输血相关性同种免疫性粒细胞减少症(TRAN)、输血相关性急性肺损伤(TRALI)、发热反应等。

第四节 血小板血型系统

一、血小板血型抗原

(一)血小板相关性抗原

1. 红细胞系统血型抗原 目前研究证明血小板表面存在 ABH、Lewis、Ii、P 等红细胞血型系统抗原,但无 Rh、Duffy、Kell、Kidd 和 Lutheran 等红细胞血型抗原。

血小板表面表达的 ABH 抗原具有一定遗传特征,不同个体血小板表面的 ABH 抗原含量差异很大,即使同一个体血小板上的红细胞抗原量也不相同,其高表达量与血清中糖基转移酶的活性增高有关。血小板表面的 ABH 血型抗原是血小板膜糖蛋白(glycoprotein,GP)本身所表达的,如 GPⅡb、GPⅢa、GPⅣ、GPⅤ、PECAM-1、GPⅠb/Ⅸ、GPⅡb/Ⅲa 和 CD109 等。在 GP 中,GPⅡb/Ⅲa 上表达的 ABH 血型抗原最多,而在血小板表面,GPⅡb 和 PECAM-1 表达的 ABH 血型抗原最多。部分非 O 型个体血清中的糖基转移酶表达水平较高,血小板膜上含有极高水平的 A/B 物质,这也就是临床出现血小板输注无效或新生儿同种免疫性血小板减少症的主要原因之一。例如,ABO 主侧不相容时的血小板输注:A/B 型血小板输注给 O 型患者,其表面抗原物质与 O 型受血者血清中高效价抗 A 和(或)抗 B 抗体可以发生免疫反应,导致 O 型受血者血小板输注无效;ABO 次侧不相容时的血小板输注:O 型血小板输注给 A/B 型患者,O 型血清中的抗 A 和(或)抗 B 抗体可以和受血者血清中的可溶性 A/B 物质结合形成抗 - 抗体复合物,后者通过 Fc 受体结合在血小板表面,加速血小板的破坏。因此目前临床血小板输血推荐 ABO 血型同型输注。尽管其他红细胞血型抗原物质(Le^a,Le^b,I,i,P,P^k)也存在于血小板表面,但是没有证据显示这些物质可以导致血小板输注后在体内的寿命缩短。

2. HLA 系统血型抗原 血小板表面存在 HLA-A、HLA-B 和 HLA-C 位点的 HLA-Ⅰ类抗原,迄今未发现血小板表面存在 HLA-DR、HLA-DP 和 HLA-DQ 位点的 HLA-Ⅱ类抗原。但在特定细胞因子的刺激下,血小板表面可以表达 HLA-DR 抗原。一般情况,血小板表面的 HLA 抗原小部分是从血浆中吸附的,大部分为内源生成的血小板膜蛋白。多种因素可以影响多次血液输注后 HLA 抗体产生的可能性,这些因素对于多次接受血小板输注的患者来说有重要临床意义。所以,目前推崇血液制品输注前进行白细胞滤过处理,以减少由白细胞产生的不利作用。

3. 其他血小板非特异性抗原 血小板表面还可以表达 CD36 抗原。CD36 抗原缺失人群,经多次输血或妊娠后可以产生抗 CD36,导致血小板输注无效或者输血后紫癜。

(二)血小板特异性抗原

血小板特异性抗原,又称为人类血小板抗原(human platelet antigen,HPA),是血小板膜糖蛋白携带的一类特异性抗原,是构成血小板膜结构的一部分,位于血小板膜糖蛋白的抗原表位(图 4-2)。至少 5 种糖蛋白[GPⅠa,Ⅰb(α 和 β),Ⅱb,Ⅲa 及 CD109]具有多态性并与同种免疫有关。HPA 基因属于双等位共显性遗传系统,具有单核苷酸多态性(single nucleotide polymorphisms,SNP)。HPA 是通过相应特异性抗体检测而被发现的,是血小板膜结构的一部分,具有独特的特异性,表达在血小板和巨核细胞上。HPA 并非血小板所特有,如 HPA-1 和 HPA-4 存在于内皮细胞、成纤维细胞和平滑肌细胞上;HPA-5 存在于活化的 T 淋巴细胞和内皮细胞上。大部分 HPA 定位于细胞膜糖蛋白 GPⅡb/Ⅲa、GPⅠa/Ⅱa、GPⅠb/Ⅸ上。

2010 年止，通过血清学方法已检出 28 个 HPA 抗原（HPA-l-21bw），正式命名 23 个，包括在血小板糖蛋白结构上的位置、血小板表面的抗原密度、编码抗原的 DNA 多态性均已阐明。

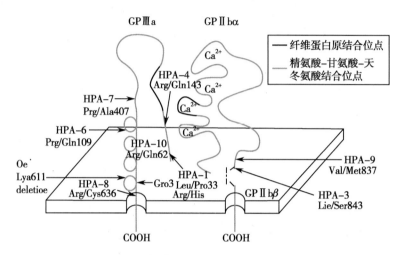

图 4-2　血小板膜糖蛋白上的特异性抗原示意图

二、血小板血型系统抗体

血小板表面存在众多复杂的血型抗原，主要有血小板特异性抗原以及相关抗原（HLA-A、B 位点和 ABO 抗原）。HLA 和 HPA 均具有多态性，可介导同种抗体的产生，如 HLA 抗体、血小板特异性抗体和血小板自身抗体等。

1. HLA 抗体　血小板上 HLA 抗原的免疫原性比白细胞弱，但其在血小板上的数量较多，约占外周血 HLA-Ⅰ类抗原总量的 70%，对于反复输注血小板或有妊娠史的妇女，患者血清中可产生血小板同种抗体，当再次输入具有相应抗原血小板后，会引起血小板抗原和抗体的免疫反应，导致输入的血小板被大量巨噬细胞吞噬破坏，使输入血小板的寿命进行性缩短，表现为极度血小板减少，临床疗效不佳。输血小板后产生抗体的频率主要取决于输注的次数，次数越多，抗体产生的频率亦越高。因此，临床要求血液制品输注前增加白细胞滤过处理步骤，以降低白细胞造成的不利作用。

2. 血小板特异性抗体　HPA 是血小板表面所具有的血小板独特性抗原，具有多态性。受血者因输注与之不配合的血小板，或因多次妊娠等免疫刺激，机体可能会产生抗血小板抗体（如 HPA-1a、HPA-2b、HPA-3a、HPA-4a 抗体等），引起 PTR、PTP 或 NAITP。由于人种间血小板抗原频率不相同，因此同种免疫产生的特异性抗体也不尽相同。日本报道大多数为 HPA-2b 抗体引起，我国也曾报道一例血小板输注无效是患者中的 HPA-2b 抗体引起。中国由于 HPA-1a 阳性率 >99%，HPA-1a 阴性率低，故因 HPA-1a 抗体引起的 PTR 不多见，但 HPA-3a、HPA-4a 抗体可以引起 NAITP。中国和日本曾有个案报道，HPA-2b 抗体引起 PTR。

研究证明 HLA 抗体产生频率较高，为 50%～80%，HPA 抗体占 17%～25%。HLA 抗体发生率虽高于 HPA，但 HPA 抗体对血小板输注疗效的影响更重要。

三、血小板血型抗原抗体检测方法

血小板血型（包括血小板抗原及其对应抗体）在临床医学和输血实践中具有重要意义，传统研究血小板血型的方法主要依靠血清学分型。测定方法有：血小板免疫荧光试验，可用于血小板抗原鉴定,血小板抗体检测和交叉试验;简易致敏红细胞血小板血清学技术(SEPSA),可用于血小板抗体检测、交叉配合试验、血小板抗原鉴定;单克隆抗体特异的血小板抗原固定试验;改进的抗原捕获酶联免疫吸附试验;流式细胞仪检测技术;微柱凝胶血小板定型试验。

现代分子生物学技术也应用于血小板血型分型。主要方法有PCR-限制性内切酶片段长度多态性(PCR-RFLP)、PCR-等位基因特异性寡核苷酸探针法(PCR-ASO)、PCR-序列特异性引物法(PCR-SSP)、DNA序列分析法(DNA sequencing)。PCR-SSP技术快速、简便和可靠,是最简单常用的血小板HPA分型方法。

四、血小板血型的临床意义

通过妊娠、输血或骨髓移植等免疫刺激,患者体内均有可能产生同种血小板抗体,导致血小板输注无效(PTR)、输血后紫癜(post-transfusion purpura,PTP)或新生儿同种免疫性血小板减少症(neonatal alloimmune thrombocytopenia,NAITP)、原发性免疫性血小板减少症等。研究血小板的血型系统,对于进一步了解临床血小板减少的发病机制、完善相关疾病的诊断方法与治疗方案具有重要意义。

(江新泉)

本章小结

血细胞血型主要包括红细胞血型系统、白细胞抗原系统和血小板血型系统。其中红细胞ABO和Rh血型系统与临床输血密切相关。ABO血型系统有A、B、AB及O四种血型,常见的亚型为A_1亚型。ABO血型抗体一般为天然抗体,以IgM为主。Rh血型系统有50多种抗原,与临床密切相关的D抗原,99.99%汉族人群的红细胞上都有D抗原,临床上把红细胞上有D抗原的人称为Rh阳性。Rh血型一般无天然的IgM抗体。

白细胞膜上的血型抗原包括红细胞血型抗原、白细胞本身所特有的抗原及与其他组织细胞共有的血型抗原。其中HLA和粒细胞抗原在输血医学中具有重要意义。血小板表面既有与其他组织或细胞共有的抗原,也有其特有的抗原。目前,已经有23个血小板抗原被正式命名。

在输血前要进行ABO血型和D抗原鉴定,不完全抗体筛查、鉴定和交叉配血试验。ABO血型鉴定必须同时进行正、反定型联合检测,两者结果相符时才能确定、报告血型。RhD抗原鉴定只进行正定型。交叉配血试验分为主侧和次侧交叉配血试验。血型鉴定和交叉配血试验是确保输血安全的重要试验。

第五章
尿液的标本采集和处理

通过学习本章,你将能够回答下列问题:

1. 尿液检验的临床目的是什么?
2. 尿液采集的容器有何要求?
3. 尿液标本的种类、采集方法、采集要求和临床应用有哪些?
4. 尿液标本的保存方法有哪些?
5. 尿液保存防腐剂的正确使用方法是什么?
6. 尿液采集的质量控制分哪几个方面?

尿液(urine)是机体体液的重要组成之一,其成分和含量的变化可以反映泌尿、血液、内分泌、循环等系统的生理或病理改变,能为临床的诊断、治疗监测及预后提供重要信息。尿液检验是临床上最重要的检验项目之一,尿液标本的采集和处理是尿液检验质量控制的重要部分。

第一节　尿液标本采集

尿液是具有重要意义的排泄物,其检测结果的准确性直接关系到疾病的诊断与治疗。为了保证尿液检验结果的可靠性,必须坚持全面质量管理(total quality management, TQM)。正确、合理和规范化地采集和处理尿液标本,是尿液检测前质量控制的主要内容,建立与完善尿液标本采集各个环节的标准要求或文件,对提高尿液检验结果的质量具有重要意义。

一、标本采集一般要求

1. 告知患者　尿液标本采集前,首先应告知患者关于尿液标本采集的目的,以书面的形式具体指导患者采集尿液标本。尿液标本采集的一般要求见表5-1。

表5-1　尿液标本采集的一般要求

项目	一般要求
患者要求	患者处于安静状态,按常规生活、饮食
生理状态	运动、性生活、月经、过度空腹或饮食、饮酒、吸烟及姿势和体位等可影响某些检查结果
避免污染	①患者先洗手并清洁外生殖器、尿道口及周围皮肤 ②女性患者特别要避免阴道分泌物或月经血污染尿液,男性患者要避免精液混入 ③要避免化学物质(如表面活性剂、消毒剂)、粪便等其他污染物混入
采集时机	用于细菌培养的尿液标本,必须在使用抗生素治疗前使用无菌容器采集,以便于细菌生长

2. 明确标记 在尿液采集检验申请单上,准确标记患者姓名、门诊号或病历号、性别、年龄、检验项目、采集尿液标本的日期和时间、标本量和类型等信息,或以条形码作为唯一标识。

二、标本采集容器及器材

1. 容器要求 尿液标本采集容器的指标与要求见表5-2。

表5-2 尿液标本采集容器的指标与要求

指标	要求
材料	①透明、不渗漏、不与尿液发生反应的惰性环保材料 ②儿科病人使用专用的洁净柔软的聚乙烯塑料袋
规格	①容积50~100ml,圆形井口且直径至少4~5cm ②底座宽而能直立、安全且易于启闭的密闭装置 ③采集计时尿时,容器的容积应大于计时期内尿液总量的体积,且能避光
清洁度	容器洁净、干燥、无污染(菌落计数 <10^4CFU/L)
标识	容器要标有患者姓名、病历号或门诊号、检验联号(条形码)
其他	①用于细菌培养的尿液标本容器采用特制的无菌容器 ②对于必须保存2小时以上的尿液标本,建议使用无菌容器

2. 离心管 用于尿液沉渣检查的离心管应洁净、透明、有足够的强度,并有刻度,刻度上至少标明 10ml、1ml、0.2ml;容积应 >12ml,试管底部呈锥形或缩窄形,试管口径可能具有密封装置。最好使用不易破碎的一次性塑料试管。

3. 信息标记 尿液标本容器、离心管(试管)、载玻片必须便于标记和识别,且保持洁净。信息标记必须粘贴于容器外壁上(不能粘贴于容器盖上),且牢固、防潮,即使在冰箱内仍能保持信息清晰与完整。

三、标本的类型及采集方法

尿液标本的类型和采集方式的选择取决于尿液检验的目的(通常包括化学检查、有形成分显微镜检查和细菌学检查等)、患者状况和检验要求。临床常用的尿液标本,依据时间或检验项目可以分为晨尿、计时尿、随机尿和特殊尿标本。尿液标本的类型与应用范围见表5-3。

表5-3 尿液标本的类型和应用范围

标本类型	应用范围
晨尿	常规筛检、直立性蛋白尿检查、细胞学检查
随机尿	常规筛检、细胞学检查等
计时尿	物质定量检测、细胞学检查、清除率试验等
中段尿	常规筛检、细胞学检查、微生物培养
导管尿(经尿道)	常规筛检、微生物培养
导管尿(经输尿管)	鉴别肾脏与膀胱感染

(一)晨尿标本

1. 晨尿 晨尿(first morning urine)是指清晨起床后、未进早餐和做运动之前第一次排出的尿液。晨尿一般在膀胱中的存留时间达6~8小时,其各种成分浓缩,已达到检验或培养所需浓度。可用于肾脏浓缩功能的评价、人绒毛膜促性腺激素(hCG)的测定以及血细胞、上皮细胞、管型、结晶及肿瘤细胞等有形成分检查。

住院患者最适宜采集晨尿标本,在标本采集前1天,给患者提供尿液采集容器和书面说明,如外阴、生殖器清洁方法,采集中段清洁尿的注意事项等。晨尿采集后在2小时内送检并检查完毕,否则应采取适当的防腐措施。但是,晨尿中高浓度的盐类冷却至室温后可形成结晶,干扰尿液有形成分的检查。

2. 第2次晨尿　采集晨尿后2~4小时内的尿液,要求患者从前一天晚上起到采集此次尿液标本时,只饮水200ml,以提高细菌培养和有形成分计数的灵敏度。

(二)随机尿标本

随机尿(random urine)是指患者无须任何准备、不受时间限制、随时排出的尿液标本。但随机尿易受饮食、运动、药物的影响,可能导致低浓度或病理性临界值浓度的物质和有形成分的漏检。随机尿不能准确反映患者的状况,但随机尿标本新鲜、易得,最适合于门诊、急诊患者的尿液筛检。

(三)计时尿标本

计时尿(timed collection urine)是指采集规定时段内的尿液标本,如采集治疗后、进餐后、白天或卧床休息后3小时、12小时或24小时内的全部尿液。准确的计时和规范操作(包括防腐方法、食物或药物禁忌等)是确保计时尿检验结果可靠的重要前提。计时尿常用于化学成分的定量测定、内生肌酐清除率试验和细胞学检查。

1. 餐后尿　餐后尿是指午餐后2~4小时内的尿液。餐后尿有利于病理性尿胆原(为最大分泌时间)、尿糖和尿蛋白的检出。

2. 3小时尿　上午6~9时的尿液称为3小时尿,多用于检查尿液有形成分,如1小时尿排泄率检测等。

3. 12小时尿　即从晚上8时开始到次晨8时终止的12小时内全部尿液。女性采集标本前要清洗外阴,需要先加40%甲醛1ml防腐。检验当天,除正常饮食外不再饮水,以利于尿液浓缩(因低渗会使部分红细胞和管型溶解)。12小时尿用于尿液有形成分计数如Addis计数、微量白蛋白和球蛋白排泄率测定。

4. 24小时尿　规范采集24小时尿液标本最为困难,最常见的问题是未能采集到全部24小时内的尿量。因此,采集24小时尿必须要求患者密切配合。

(1)采集方法:必须明确告知患者尿液标本采集的具体步骤,并提供书面说明。标本的采集步骤与要求见表5-4。

表5-4　24小时尿液标本的采集步骤与要求

步骤	要求
容器	容量最好大于4L,洁净、琥珀色、无化学污染,并预先加入合适的防腐剂(但浓盐酸作为防腐剂时一定要在采集第1次尿液后再加入)
方法	①采集的当天(如早晨8时),病人排空膀胱并弃去尿液,从此时开始计时并采集尿液,将24小时尿液全部采集于容器内 ②采集结束的次日(如早晨8时),病人排空膀胱中的尿液,且将尿液采集于同一容器内
测定尿量	准确测量并记录尿液总量
混匀标本	将全部尿液送检,检测前必须充分混匀尿液,再从中取出40ml用于检验,其余尿液可弃去
避免污染	儿童24小时尿标本采集过程中,应特别注意防止粪便污染

(2)主要用途:尿液中的很多成分呈现昼夜规律性变化,如尿液儿茶酚胺、17-羟类固醇和电解质在清晨时浓度最低,而在下午或稍后的时间内浓度最高。因此,需要采集24小时尿标本进行检查。24小时尿主要用于内生肌酐清除率、儿茶酚胺、17-羟皮质类固醇(17-羟)、

17- 酮类固醇（17- 酮）、总蛋白质（total protein，TP）、尿素、香草扁桃酸（VMA）、电解质等化学物质定量或结核菌检查等。

（四）特殊尿标本

1. 尿三杯试验 患者一次连续排尿，分别采集前段、中段、末段的尿液，分装于 3 个尿杯中。第 1、3 杯 10ml，第 2 杯（尿杯容量宜大）采集其余大部分尿液。尿三杯试验多用于泌尿系统出血部位的定位和尿道炎的诊断。

2. 尿液红细胞形态检查 患者保持正常饮食，不要大量饮水。清晨 5~6 时清洁外阴后，排去第一次尿液，采集第 2 次晨尿的中段尿 10ml，倒入一次性锥形刻度离心管中，1500rpm 水平离心 10 分钟，弃上清液后留取 0.25ml 尿沉渣备用。主要用于泌尿系统出血部位的诊断。

3. 浓缩稀释试验 患者普通饮食，不再另外饮水。晨 8 时排尿弃去，自 10 时起至 20 时止，每隔 2 小时采集尿液 1 次，此后至次晨 8 时合并采集 1 次，共 7 次尿液，测量并记录每次的尿量与比重。主要用于评价远端肾小管的浓缩稀释功能。

4. 中段尿 采集标本前先清洗外阴，女性清洗尿道旁的阴道口，男性清洗龟头；再用 0.1% 清洁液如苯扎溴铵等消毒尿道口，但不可用抗生素和肥皂等清洗尿道口，以免影响细菌的生存力。在排尿过程中，弃去前、后时段排出的尿液，以无菌容器采集中间时段的尿液，其目的是避免生殖道和尿道远端细菌的污染。中段尿（midstream urine）一般用于细菌培养。

5. 导管尿 以无菌术采集导管尿（catheterized urine），主要用于尿潴留或排尿困难时的尿液标本采集（2 岁以下小儿慎用）。

6. 直立性蛋白尿 对于有些无症状的尿蛋白阳性者，采取卧位 8 小时后采集尿液标本，用于检测尿蛋白，以证实是否有直立性蛋白尿。

四、标本的保存和处理

（一）标本的保存

尿液标本应在采集后 2 小时内检查完毕，对不能及时检查的尿液标本，必须进行适当处理或保存，以降低因标本送检延时而引起的理化性状改变（表 5-5）。

表 5-5　尿液标本无防腐措施下的潜在变化

理化性质	变化及机制
颜色变化	因物质氧化或还原、尿色素原或其他成分分解或改变所致，如胆红素转化为胆绿素、血红蛋白转化为高铁血红蛋白、尿胆原转化为尿胆素
透明度	假性减低：因细菌繁殖、溶质析出所致，如结晶和无定形物质
气味	假性增加：因细菌繁殖或尿素分解形成氨所致
pH	假性升高：因细菌分解尿素形成氨所致、CO_2 挥发所致
	假性降低：因细菌或酵母菌分解葡萄糖为代谢性酸类物质所致
葡萄糖	假性减低：因细胞或细菌分解糖所致
酮体	假性增高：因细菌将乙酰乙酸盐代谢成丙酮所致
	假性减低：因丙酮挥发所致
胆红素	假性减低：因光氧化作用转变为胆绿素、水解为游离胆红素所致
尿胆原	假性减低：因氧化为尿胆素所致
亚硝酸盐	假性增加：因尿液标本采集后细菌繁殖所致
	假性减低：因转变为氨所致
红/白细胞管型	假性减低：因细胞和有形成分分解，特别是稀释的碱性尿液
细菌	假性增加：因尿液标本采集后细菌繁殖所致

1. 冷藏　冷藏是保存尿液标本最简便的方法，一般可保存 6 小时，但要避光加盖。冷藏保存在 24 小时内可抑制细菌生长，有尿酸盐和磷酸盐沉淀可影响显微镜检查结果。因此，不推荐在 2 小时内可完成检测的尿液标本进行冷藏保存。

2. 防腐　尿液常规筛查尽量不要使用防腐剂（preservative），然而对计时尿标本和在标本采集后 2 小时内无法进行尿液检查或被检查的成分不稳定时，可加入特定的化学防腐剂，同时，尿液仍需冷藏保存。

（1）甲醛（formaldehyde）：100ml 尿液中加入 40% 甲醛 0.5ml，对尿液中细胞、管型等有形成分有固定作用。因甲醛有还原作用，不适用于尿液中的葡萄糖检查。

（2）甲苯（toluene）：100ml 尿液中加入甲苯 0.5ml。常用于尿糖、尿蛋白等定性或定量检查。

（3）麝香草酚（thymol）：100ml 尿液中加入麝香草酚 <0.1g，可用于尿液显微镜检查，尤其结核分枝杆菌检查，以及化学成分的检测的标本保存。过量的麝香草酚可使尿蛋白定量试验（加热乙酸法）假阳性。

（4）浓盐酸（hydrochloric acid）：1L 尿液中加入 10ml 浓盐酸。常用于定量测定 17- 羟皮质类固醇、17- 酮类固醇、儿茶酚胺、草酸盐、钙、磷等的尿液防腐；因可破坏有形成分，沉淀溶质及杀菌，不能用于常规筛查。

（5）硼酸（boric acid）：100ml 尿液中加入 1g 硼酸，在 24 小时内可抑制细菌生长，可有尿酸盐沉淀。用于蛋白质、尿酸、5- 羟吲哚乙酸、羟脯氨酸、皮质醇、雌激素、类固醇等检查；不适于 pH 检查。

（6）碳酸钠（sodium carbonate）：24 小时尿液加入约 4g 碳酸钠。用于卟啉、尿胆原检查；不能用于常规筛查。

（二）标本检测后的处理

1. 检测后尿液　检测后尿液标本一律视为感染性生物污染源，必须经过 10g/L 过氧乙酸或漂白粉消毒处理后，才能排入下水道内。

2. 标本容器　如果所用的容器及试管不是一次性的，必须在 30～50g/L 漂白粉或 10g/L 次氯酸钠溶液中浸泡 2 小时，也可用 5g/L 过氧乙酸浸泡 30～60 分钟，再用清水冲洗干净。

3. 一次性尿杯　使用后的一次性尿杯，先消毒、毁形，再按照医疗废弃物进行无害化处理。

第二节　尿液标本的采集和处理的质量控制

为了保证尿液检验结果的准确性，一定要充分考虑并排除标本采集时的影响因素。例如患者状态、饮食、用药，尿液放置和保存的温度、时间，采用相应的标准化操作规范尿液标本的采集和处理，以达到质量控制的目的。

一、标本采集标准操作程序

临床实验室要制订尿液标本采集的标准操作程序（SOP）文件，内容包括患者准备、标本容器、留取尿液方式和要求、尿量、运送时间与地点等。相关标准操作程序文件、标本采集手册等应装订成册，并下发到各病区、门诊护士站。

二、项目选择和申请

1. 检验项目的选择　尿液检验与其他标本检验一样，根据病情的需要，以循证医学的观点，有的放矢地选择检验项目。

2. 检验申请单的填写　纸质检验申请单应由钢笔书写。有条件的医院尽量用电子检验申请单。检验申请单要有患者的基本信息,包含姓名、性别、年龄、科别、病房、门急诊（住院）号、床号、标本类型、检验目的、临床诊断或疑似诊断、送检日期、申请医师签字等。

3. 标识及条码管理系统　尿液标本调错是尿液检验最常见的错误。因此,尿液标本都需要采用唯一标识,这个标识除编号之外,还包括患者姓名等最基本的信息。管理标识最好的方式是应用条形码系统,它不仅是防止标本错误最有效的方式,而且条形码快速扫描能有效解决标本传送过程中的监控和签收责任的落实。

三、采集前患者状态的控制

1. 生理性状态　在检测前质量管理过程中,患者的准备及生物学变异可直接影响检验结果的准确性。这不是检验人员所能控制的因素,需要医师、护士、患者共同配合,才能使标本完全反映患者的实际状态（表5-6）。

表5-6　生理状态对尿液检测的影响

因素	影响
情绪	精神紧张和情绪激动可以影响神经 - 内分泌系统,使儿茶酚胺增高,严重时可出现生理性蛋白尿
年龄	不同年龄新陈代谢状态不同,其尿液成分存在明显的差异。因此,应调查和设定不同年龄段参考区间,以消除年龄因素对结果的影响,如50岁以上的人,内生肌酐清除率会随肌肉量的减少而减低
性别	男女尿液有形成分参考区间不一,如女性尿液白细胞参考区间往往比男性大
月经	月经周期影响尿液红细胞检查
妊娠	妊娠期间hCG含量不断变化,7天内难以检出,之后逐渐增高。在妊娠后期,由于产道内微生物代谢物的污染,使尿液白细胞定性检查出现假阳性

2. 生活习惯　生活习惯可影响尿液检验结果,见表5-7。

表5-7　生活习惯对尿液检验的影响

因素	影响
饮食	高蛋白膳食可使尿素、尿酸增高以及尿液pH降低,高核酸食物（如内脏）可导致尿酸明显增高;进食大量香蕉、菠萝、番茄可增加尿液5-羟吲哚乙酸,使餐后尿糖和尿液pH增高
饥饿	长期饥饿可以使尿酸、酮体增高
运动	运动使人体各种生理功能处于一种与静止时完全不同的状态,可导致尿液成分发生改变,如长途跋涉后尿肌红蛋白可增高
饮酒	长期饮啤酒者尿液中尿酸增高

3. 告知　为了使检验结果有效的服务于临床,医务人员应了解标本采集前患者的状态和影响结果的非疾病性因素,并将相关的要求和注意事项以书面、影视等方式告知患者,如细菌培养的中段尿、24小时尿液标本采集,要求患者给予配合,尽可能减少非疾病因素对标本的影响,保证标本客观真实地反映当前的疾病状态。

4. 控制　控制饮食、用药、活动、情绪等影响。

四、采集器材

标本采集器材如尿杯、试管应严格按标准采购,离心管、离心机符合要求并定期严格校准。

五、运送和保存

1. 缩短转运时间　尽量减少运送环节和缩短储存时间，标本运送要做到专人、专业且有制度保障，以避免标本传送过程中的主观因素对检验结果的影响。

2. 防止气泡的产生　轨道传送或气压管道运送时务必防止尿液产生过多泡沫，以避免因此而引起的细胞溶解。

3. 注意生物安全　运送过程中同时要注意生物安全，应该意识到尿液是有潜在生物危害的标本，并应采取全面的预防措施，如防止标本漏出或侧翻，污染环境、器材和衣物等。

4. 标本保存时间和温度对检验结果的影响　随着保存时间的延长，尿液有形成分将会有不同程度的破坏，细胞、管型逐渐减少，而结晶、细菌逐渐增多。

六、验 收 制 度

加强制度建设，严格执行标本验收制度，对标本标识内容与检验单内容不一致、申请单的项目不全、标本类型错误、尿量不足、有粪便或杂物污染、防腐剂使用不当、容器破损、标本流失等不合格的标本可以拒收。对不合格标本要及时或再次采集确有困难时，则可与临床协商后"继续"检验，但必须在检验报告单上注明标本不合格的原因及"检验结果仅作参考"的说明。

（伍　勇）

本章小结

尿液检验可以为临床疾病的诊疗及预后提供重要信息。临床常用的尿液标本有晨尿、随机尿、计时尿等，不同类型的尿液标本有着各自的用途。采集后的尿液标本应在2小时内完成检验，对于不能在2小时内完成检验的标本需冷藏或者使用防腐剂。每一种防腐剂的用途和使用方法不同，不能错用或者替代。

尿液标本的正确、合理和规范化的采集和处理是尿液检验前质量控制的主要内容。尿液采集的质量控制主要取决于3个方面：一是患者状态和标本放置时间对尿液检验结果的影响；二是药物对检验结果的影响；三是尿液采集过程的影响，包括标本采集操作规程、标本采集器材要求、运送接收制度、标本标识唯一性和标本验收制度等。

第六章

尿液一般检验

通过学习本章,你将能够回答下列问题:

1. 尿量变化的临床意义有哪些?
2. 什么是蛋白尿?定性方法有哪些?
3. 维生素 C 如何影响试带法和班氏法尿糖定性试验?
4. 为什么要用新鲜尿液检测尿胆红素并选择避光容器?
5. 请叙述尿液有形成分分析标准化操作的技术要点。
6. 尿液管型形成的基本条件有哪些?

尿液(urine)是血液经过肾小球滤过、肾小管和集合管重吸收和排泌所产生的终末代谢产物。尿液的组成和性状分析可反映机体的代谢状况,并受机体各系统功能状态的影响。通过排泄尿液,可排出体内的代谢废物、异物、毒物等,同时调节水、电解质代谢及酸碱平衡,借以维持机体内环境的平衡。因此,尿液检验(urine examination)不仅对泌尿系统疾病的诊断、疗效观察有临床意义,而且对其他系统疾病的辅助诊断、预后判断、监护安全用药也有重要参考价值。

第一节　尿液理学检验

一、尿　　量

尿量(urine volume)是指 24 小时内排出体外的尿液总量。在尿液形成过程中,肾小球滤过和肾小管重吸收功能起重要作用,两者维持一定的比例关系称为球 - 管平衡,使每日排出尿量保持在正常范围。通常尿量与机体摄入的水量成正比,此外尿量的多少还受机体内外环境多种因素的影响,如饮食、内分泌功能、精神因素、活动量、药物、环境的温湿度等。即使是健康人,尿量在 24 小时内的变化也较大。

（一）检测原理

使用量筒等刻度容器直接测定尿量。①直接法:将每次排出的全部尿液采集于一个容器内,然后测定尿液总量。②累计法:分别测定每次排出的尿液体积,最后记录尿液总量。③计时法:测定每小时排出的尿量或特定时间段内一次排出的尿量,换算成每小时尿量。

（二）方法评价

直接法准确性较好,但需要加防腐剂。累计法需多次测定,误差较大,易漏测,可影响结果准确性。计时法常用于观察危重患者的排尿量。

（三）质量控制

测定容器应有清晰的容积刻度（精确到毫升）；必须采集全部尿液；24 小时尿量读数误差不能 >20ml。

（四）参考区间

成人：1000～2000ml/24h，即 1ml/（h·kg）；儿童：按体重计算尿量，为成人的 3～4 倍。昼夜尿量之比为（2～4）:1。

（五）临床意义

1. 多尿（polyuria） 是指成人 24 小时尿量超过 2500ml，儿童 24 小时尿量超过 3000ml。

（1）生理性多尿：当肾脏功能正常时，由于外源性或生理性因素所致的多尿，可见于饮水过多、食用含水量多的食物、静脉输液、精神紧张、癔症等，也可见于服用利尿剂、咖啡因、脱水剂等药物。

（2）病理性多尿：常因肾小管重吸收功能和浓缩功能减退所致，病理性多尿的原因与发生机制见表 6-1。

表 6-1 病理性多尿的原因与发生机制

分类	原因	机制
肾脏疾病	慢性肾炎、慢性肾盂肾炎、肾小管酸中毒 I 型、失钾性肾病、急性肾衰竭多尿期、慢性肾衰竭早期等	肾小管受损致使肾浓缩功能减退。肾性多尿患者夜尿量增多，昼夜尿量之比 <2:1
内分泌疾病	尿崩症、原发性醛固酮增多症、甲状腺功能亢进等	ADH 严重分泌不足或缺乏，或肾脏对 ADH 不灵敏或灵敏度减低，肾小管及集合管重吸收水分的能力明显减弱
代谢性疾病	糖尿病	尿糖增多引起的溶质性利尿，尿比重和尿渗透压均增高

2. 少尿或无尿 少尿（oliguria）是指每小时尿量持续 <17ml（儿童 <0.8ml/kg）或尿量 <400ml/24h；12 小时无尿或尿量 <100ml/24h 为无尿（anuria）。无尿发展至排不出尿液称为尿闭，生理性少尿多见于出汗多或饮水少，见表 6-2。

表 6-2 病理性少尿常见的原因与发生机制

分类	原因	机制
肾前性	休克、过敏、失血过多、心力衰竭、肾动脉栓塞、肿瘤压迫、重症肝病、全身性水肿、严重腹泻、呕吐、大面积烧伤、高热、严重创伤、感染（如败血症）等	肾缺血、血容量减少、血液浓缩、肾脏血流量减少、ADH 分泌增多
肾性	急性肾小球肾炎、急性肾盂肾炎、急性间质性肾炎、慢性肾炎急性发作等；慢性疾病，如高血压性和糖尿病性肾血管硬化、慢性肾小球肾炎、多囊肾等导致的肾衰竭；肌肉损伤（肌红蛋白尿）、溶血（血红蛋白尿）和肾移植（急性排斥反应）等	肾实质病变致肾小球滤过率减低
肾后性	肾或输尿管结石、损伤、肿瘤、药物结晶（如磺胺类药物）、尿路先天性畸形、单侧性或双侧性上尿路梗阻；前列腺肥大症、膀胱功能障碍、前列腺癌等疾病	尿路梗阻

二、颜色与透明度

(一) 检测原理

尿液颜色主要来源于尿色素、尿胆原、尿胆素及尿卟啉,并且随尿量的多少、饮食、药物及病变而变化,正常尿液的颜色由淡黄色到深黄色。尿液颜色的深浅一般与尿比重平行,与单位时间的尿量成反比,尿量少,颜色深,比重高。

透明度一般以浑浊度(turbidity)表示,可分为清晰透明、轻微混浊(雾状)、混浊(云雾状)、明显混浊4个等级。正常尿液混浊的原因主要为结晶所致。病理性混浊尿的原因为尿液中含有白细胞、红细胞及细菌。尿液中如有黏蛋白、核蛋白也可因尿液 pH 变化而析出产生混浊。

(二) 方法评价

通过肉眼或尿液分析仪判断尿液颜色和透明度。尿液颜色和透明度受尿液分析仪设计标准或检验人员的主观因素的影响。故尿液颜色和透明度的判断很难统一,临床应用中仅作参考。

(三) 质量控制

1. 标本新鲜 新鲜尿液标本有助于准确判断尿液颜色和透明度。尿液放置时间过长,盐类结晶析出、尿素分解产氨、细菌繁殖、尿胆原和尿胆红素的转化等多种因素,均可影响检验结果的准确判断。

2. 防止污染 采用无色、洁净且无化学物质污染的容器采集尿液标本,最好使用一次性尿杯。采集标本前3天禁服溴化物、碘化物等影响尿液颜色的药物,以防止出现假阳性。

3. 标准统一 统一检验人员判断尿液颜色和透明度的标准。

(四) 参考区间

淡黄色、清晰透明。

(五) 临床意义

1. 生理变化 尿液颜色受摄入水量、食物、药物及尿色素等影响。例如,摄入水量多、寒冷时,尿量多则颜色淡;运动、出汗时,尿量少则颜色深。食用大量胡萝卜、木瓜等可使尿液呈深黄色,食用芦荟可使尿液呈红色。不同药物对尿液尿液颜色的也有很大影响,见表6-3。

表6-3 药物对尿液颜色的影响

药物	尿液颜色
乙醇	苍白色
大黄蒽醌	暗红色(碱性)、黄褐色(酸性)
苯酚红	粉红色(碱性)
氯唑沙宗、去铁胺、酚酞	红色、紫色
维生素B$_2$、呋喃唑酮、牛黄、小檗碱、呋喃唑酮、吖啶黄	黄色、深黄色
靛青红、亚甲蓝	蓝色
山梨醇铁、苯、酚、利福平	棕色
左旋多巴、激肽、甲硝唑、氯喹	暗褐色、黑色
番泻叶、山道年、苯茚二酮	橙色、橙黄色
酚磺酞、番泻叶、芦荟、氨基匹林、磺胺药	红色、红褐色
氨基甲酸酯	绿棕色

2. 病理变化 尿液常见的颜色变化。

(1) 红色:是最常见的尿液颜色变化。不同原因所致尿液红色的理化特性不同,见表6-4。

表 6-4　不同来源红色尿液的理化特性

项目	血尿	血红蛋白尿	肌红蛋白尿	假性血尿
原因	泌尿生殖系统出血	血管内溶血	肌肉组织损伤	卟啉、药物、食物
颜色	淡红色云雾状、洗肉水样或混有血凝块	暗红色、棕红色、酱油色	粉红色或暗红色	红葡萄酒色、红色
显微镜检查	大量红细胞	无红细胞	无红细胞	无红细胞
离心上清液颜色	清或微红色	红色	红色	红色
上清液隐血试验	弱阳性或阴性	阳性	阳性	阴性
尿蛋白定性试验	弱阳性或阴性	阳性	阳性	阴性

1) 血尿（hematuria）：尿液内含有一定量的红细胞称为血尿。1000ml 尿液内含有血液达到或超过 1ml，且尿液外观呈淡红色，称为肉眼血尿（macroscopic hematuria）。由于含血量不同，尿液可呈淡红色云雾状、洗肉水样或混有血凝块。在排除女性月经血污染之外，常见于泌尿生殖系统疾病如炎症、损伤、结石、出血或肿瘤等；出血性疾病如血小板减少性紫癜、血友病等；其他如感染性疾病、结缔组织疾病、心血管疾病、内分泌代谢疾病、某些健康人剧烈运动后的一过性血尿等。

2) 血红蛋白尿（hemoglobinuria）：正常血浆中的血红蛋白低于 50mg/L，而且与结合珠蛋白结合形成复合物，因后者相对分子量较大，不能从肾脏排出，被肝细胞摄取后，经转化变成结合胆红素从胆管或肾脏排出体外。当发生血管内溶血时，血红蛋白增加超过结合珠蛋白结合能力，并超过肾阈值（约为 1.3g/L）时，这种游离的血红蛋白因分子量较小，可通过肾小球滤出形成血红蛋白尿，尿液呈暗红色、棕红色、酱油色。血红蛋白尿主要见于蚕豆病、阵发性睡眠性血红蛋白尿（paroxysmal nocturnal hemoglobinuria，PNH）及血型不合的输血反应、阵发性寒冷性血红蛋白尿（paroxysmal cold hemoglobinuria，PCH）、行军性血红蛋白尿、免疫性溶血性贫血等，尿液隐血试验呈阳性。

3) 肌红蛋白尿（myoglobinuria）：尿液呈粉红色或暗红色，常见于肌肉组织广泛损伤、变性，如挤压综合征、缺血性肌坏死、大面积烧伤、创伤等。健康人剧烈运动后，也可偶见肌红蛋白尿。

4) 卟啉尿（porphyrinuria）：尿液呈红葡萄酒色，常见于先天性卟啉代谢异常等。

（2）深黄色：最常见于胆红素尿（bilirubinuria），外观呈深黄色，振荡后泡沫亦呈黄色。见于阻塞性黄疸和肝细胞性黄疸。服用一些药物如呋喃唑酮、维生素 B_2 等尿液可呈黄色或棕黄色外观，但深黄色尿液振荡后泡沫呈乳白色。

（3）白色

1) 乳糜尿（chyluria）和脂肪尿（lipiduria）：乳糜尿是由于泌尿系统淋巴管破裂或深部淋巴管阻塞致使乳糜液或淋巴液进入尿液，尿液呈乳白色混浊，称乳糜尿。乳糜尿中有时含有多少不等的血液，称血性乳糜尿或乳糜血尿（hematochyluria）。乳糜尿主要见于丝虫病，也可见于结核、肿瘤、腹部创伤或由手术等引起肾周围淋巴循环受阻。妊娠或分娩可诱发间歇性乳糜尿。糖尿病脂血症、类脂性肾病综合征、长骨骨折骨髓脂肪栓塞也可引起乳糜尿。脂肪尿是指尿中出现脂肪小滴。脂肪尿见于脂肪挤压损伤、骨折和肾病综合征等。

2) 脓尿（pyuria）：尿液中含有大量的脓细胞，外观可呈不同程度的白色或黄白色混浊，放置后可有白色云雾状沉淀。见于泌尿生殖系统化脓性感染及前列腺炎、精囊炎等。显微镜检查可见大量的脓细胞，蛋白定性常为阳性。

3) 结晶尿（crystalluria）：外观呈黄白色、灰白色或淡粉红色。由于尿液中含有较高浓度的盐类，尿液刚排出体外时透明，当外界温度下降后，盐类溶解度降低，盐类结晶很快析出使尿液混浊。可通过加热、加乙酸来判断是否为结晶尿。若为尿酸盐结晶，加热后混浊消失；若为磷酸盐和碳酸盐结晶，加热后混浊增加，加乙酸后均变清，有气泡者为碳酸盐结晶，无气泡者为磷酸盐结晶。盐类结晶尿的蛋白与隐血定性试验通常为阴性。

（4）黑褐色：见于重症血尿、变性血红蛋白尿，也可见于酪氨酸病、酚中毒、黑尿酸症或黑色素瘤等。

（5）蓝色：主要见于尿布蓝染综合征（blue-diaper syndrome），由于尿液内含有过多的尿蓝母衍生物靛蓝所致，也可见于尿蓝母、靛青生成过多的某些胃肠疾病。

（6）淡绿色：见于铜绿假单胞菌感染。

三、比　重

尿比重（specific gravity，SG）是指在 4℃条件下尿液与同体积纯水的重量之比。尿比重受尿中可溶性物质的量及尿量影响；在病理情况下还受尿蛋白、尿糖及细胞成分等影响。测定尿比重可粗略反映肾小管的浓缩稀释功能。

（一）检测原理

尿比重测定方法很多，如干化学试带法、折射计法、尿比重计法、超声波法、称重法等。

1. 干化学试带法　干化学试带法（reagent strip method），又称干化学法，试带模块中含有多聚电解质、酸碱指示剂（溴麝香草酚蓝）及缓冲物。尿液离子浓度与经过处理的多聚电解质的电离常数（pKa）改变相关，根据颜色变化换算成尿液电解质浓度，将电解质浓度再换算成比重。

2. 折射计法　折射计（refractometer）法利用溶液的比重与光线折射率有良好的相关性进行测定。

3. 比重计法　采用特制的尿比重计（urinometer）测定 4℃时尿液与同体积纯水的重量之比。

4. 超声波法　利用超声波在不同特性物质中传播速度与密度相关的特点，通过测定声波的偏移来计算比重。

5. 称重法　在相同温度条件下，分别称取同体积尿液和纯水的重量，计算比值得出尿比重。

（二）操作步骤

1. 干化学试带法　使用尿液分析仪，按照仪器说明书操作。

2. 折射计法

（1）手提式折射计：在测量玻璃板上加一滴尿标本，然后把上面平板放下，紧压在液滴上，使两块玻璃板平行。手持仪器，面对光源，使光线通过标本和棱镜，用眼观察目镜，从专用的刻度标尺上，在明暗场交界处读出比重值。

（2）坐式折射计：开通光路后，按测定标本的程序，用蒸馏水调整基准线位置。测试标本时，滴加尿液 2 滴，盖上塑料盖（防止产生气泡），即可在目镜中读出相应的比重值。

3. 比重计法　①充分混匀尿液后，沿管壁缓慢倒入小量筒或小量杯中，如有气泡，可用滴管或吸水纸吸去。②比重计放入杯中，使悬浮于中央，勿触及杯壁或杯底。③等比重计停稳后，读取与尿液凹面相切的刻度，即为被测尿液的比重。

4. 超声波法　使用超声波仪，按仪器操作说明书操作。

5. 称重法　分别称取同体积尿液和纯水的重量，计算比值。

（三）方法评价

1. 干化学试带法　操作简单、快速，不受高浓度的葡萄糖、尿素或放射造影剂的影响，但受强酸、强碱及尿液蛋白质影响较大；灵敏度低、精密度差、检测范围窄；只能作为尿比重的筛选实验,不能作为评价肾脏浓缩稀释功能的指标。

2. 折射计法　美国临床实验室标准化协会和中国临床实验室标准化委员会推荐的参考方法;易于标准化、标本用量少(1～2 滴尿液),可重复测定,尤其适合少尿患者和儿科患者。

3. 尿比重计法　操作简单;标本用量大,易受温度及尿糖、尿蛋白、尿素或放射造影剂影响;准确性低,测定结果通常比折射计法高 0.002。CLSI 建议不使用此法。

超声波法和称重法很少使用。

(四)质量控制

1. 干化学试带法

(1)检测前:使用与仪器匹配、合格、有效期内的试带;每天用标准色带进行校准。

(2)检测中:试带法对过高或过低的尿比重不灵敏,应以折射计法为参考;如尿液 pH > 7.0,测定值应增高 0.005 作为补偿。

2. 折射计法　检测前要根据室温进行温度补偿。可用 10g/L、40g/L 和 100g/L 蔗糖溶液校正折射计,其折射率分别为 1.3344、1.3388 和 1.3479。

3. 尿比重计法

(1)检测前:新购比重计应用纯水在规定的温度下观察其准确性。在 15.5℃时,蒸馏水的比重为 1.000,8.5g/L 氯化钠液为 1.006,50g/L 氯化钠液为 1.035。

(2)检测中:①尿量要充足,以保证比重计悬浮于液面中央而不贴壁。②检测时液面无泡沫。③读数应准确。④校正测定温度以及蛋白尿、糖尿。

(五)参考区间

成人:随机尿 1.003～1.030;晨尿 > 1.020。新生儿:1.002～1.004。

(六)临床意义

尿比重可粗略反映肾脏的浓缩与稀释功能。由于影响尿比重的因素较多,因此,用于评估肾功能时,24 小时连续多次测定尿比重较一次测定更有价值。

1. 高比重尿　尿液比重 > 1.025 时,称为高渗尿(hypertonic urine)或高比重尿。①尿量少比重高:见于急性肾炎、心力衰竭、休克、高热、脱水或大量排汗、肝脏疾病等;②尿量多比重高:见于糖尿病、使用放射造影剂等。

2. 低比重尿　尿液比重 < 1.015 时,称为低渗尿(hyposthenuria)或低比重尿。见于慢性肾小球肾炎、肾盂肾炎等由于肾小管浓缩功能减退而比重降低。因肾实质破坏而丧失浓缩功能时,尿液比重常固定在 1.010±0.003(与肾小球滤过液比重接近),称为等渗尿(isosthenuria),可见于急性肾衰竭多尿期、慢性肾衰竭、肾小管间质疾病、急性肾小管坏死等。尿崩症患者因下丘脑 - 垂体受损,抗利尿激素分泌减少,或由于肾小管的上皮细胞对抗利尿激素的灵敏度降低,大量水分从体内排出而使比重减低,常出现严重的低比重尿(< 1.003,可低至 1.001)。

3. 药物影响　右旋糖酐、造影剂、蔗糖等可引起尿比重增高;氨基糖苷类、锂、甲氧氟烷可使尿比重减低。

四、尿 渗 量

尿渗量(urine osmolality,Uosm)是指尿液中具有渗透活性的全部溶质微粒(包括分子和离子)的总数量,与颗粒种类、大小及所带电荷无关,反映了溶质和水的相对排出速度,蛋白质和葡萄糖等不能离子化的大分子物质对其影响较小,但溶质的离子数量对尿渗量影响较大,故测定尿渗量能确切地反映肾脏浓缩稀释功能,是评价肾脏浓缩功能较好的指标。尿渗量以质量毫摩尔浓度[mmol/(kg·H_2O)或 mOsm/(kg·H_2O)]表示,目前检验尿液及血浆渗量一般采用冰点渗透压计的方法进行。

（一）检测原理

任何物质溶于溶剂后与原来的纯溶剂相比，均有冰点下降、沸点上升、蒸汽压降低以及渗透压增高等改变，其改变的大小取决于溶质微粒的数量。由于冰点下降法具有操作简便、样本用量少、测量精度高等特点，因此，目前测定溶液中溶质颗粒浓度的仪器大多采用冰点下降原理而设计。根据拉乌尔冰点下降原理，任何溶液，如果其单位体积中所溶解的颗粒（分子和离子）的总数目相同，引起溶液冰点下降的数值也相同。1 渗量的溶质可使 1kg 水的冰点下降 1.858℃，冰点下降的程度与溶质渗量成比例。

$$mmol/(kg \cdot H_2O) = 观察取得冰点下降度数 /1.858$$

（二）操作步骤

1. 用较高速度离心，除去全部不溶性颗粒。在测定尿渗量的同时，常需测定血浆的渗量，必须用肝素抗凝，不能用草酸盐抗凝。

2. 使用时，应先接通标本冷却室的循环水，继而注入不冻液，调试并保持不冻液温度为 $-7 \sim -8$℃后再开始测定标本。在测试过程中，要保持搅动探针的适当振幅（$1.0 \sim 1.5$cm）。

3. 用氯化钠（GR 级）12.687g/(kg·H_2O) 校正 400mOsm/(kg·H_2O) 读数。

4. 测定尿及血浆的渗量，记录读数。

（三）方法评价

冰点渗透压计法测定的准确性高，样本用量少，测量精度高。但尿渗量检测步骤烦琐，不如尿比重简单、快速和经济，目前临床应用不如尿比重广泛。

（四）质量控制

包括仪器的校准、分析前标本的正确处理、分析中的质量控制。标本的正确处理包括：①标本采集：标本应采集于洁净、干燥、无防腐剂的有盖容器内，立即送检。②标本离心：去除标本中的不溶性颗粒，但不能丢失盐类结晶。③标本保存：若不能立即测定，应将标本保存于冰箱内，测定前置于温水浴中，使盐类结晶溶解。

（五）参考区间

禁饮后：①血浆渗量：$275 \sim 305$mOsm/(kg·H_2O)，平均 300mOsm/(kg·H_2O)。②尿渗量：$600 \sim 1000$mOsm/(kg·H_2O)（相当于 SG $1.015 \sim 1.025$），平均 800mOsm/(kg·H_2O)。③尿渗量 / 血浆渗量比值为（$3.0 \sim 4.7$）：1.0。

（六）临床意义

尿渗量主要与溶质颗粒数量有关，在评价肾脏浓缩和稀释功能方面，较尿比重更理想，更能反映真实的情况。

1. 评价肾脏浓缩稀释功能 健康人禁饮 12 小时后，尿渗量与血浆渗量之比 >3，尿渗量 >800mOsm/(kg·H_2O) 则为正常。若低于此值，说明肾脏浓缩功能不全。等渗尿或低渗尿可见于慢性肾小球肾炎、多囊肾、阻塞性肾病等慢性间质性病变等。

2. 鉴别肾性和肾前性少尿 肾小管坏死导致肾性少尿时，尿渗量降低[<350mOsm/(kg·H_2O)]。肾前性少尿肾小管浓缩功能无明显降低，故尿渗量较高[>450mOsm/(kg·H_2O)]。

3. 应结合血液电解质考虑，如糖尿病、尿毒症时，血液渗量升高，但尿 Na^+ 浓度下降。

五、气 味

健康人新鲜尿液的气味来自尿液中挥发性酸及酯类。

（一）参考区间

微弱芳香气味。

（二）临床意义

如果尿液标本久置，因尿素分解可出现氨臭味。尿液气味也可受到食物和某些药物的影响,如过多饮酒,进食葱、蒜,服用某些药物等,可使尿液中出现相应的特殊气味。一些疾病可使新鲜尿液出现异常气味,见表 6-5。

表 6-5　新鲜尿液出现异常气味的原因

气味	原因
氨臭味	慢性膀胱炎和慢性尿潴留
腐臭味	泌尿系统感染或晚期膀胱癌
烂苹果味	糖尿病酮症酸中毒
大蒜味	有机磷中毒
鼠尿味	苯丙酮尿症

（常　东）

第二节　尿液化学检验

一、尿 酸 碱 度

尿液酸碱度简称为尿酸度,通常用氢离子浓度的负对数（pH）来表示。

（一）检测原理

1. 试带法　采用双指示剂法。膜块中含溴麝香草酚蓝和甲基红两种指示剂,其变色范围为 pH 5.0～9.0,色泽变化为黄—绿—蓝色,通常由仪器判读,也可经肉眼目测与标准色板比较判断。

2. pH 试纸法　pH 广泛试纸是浸渍有多种指示剂混合液的试纸条,色泽范围为棕红至深黑色,与标准色板比较,肉眼可判断尿液 pH 近似值。

3. 指示剂法　酸碱指示剂原理。

4. 其他方法　滴定法采用酸碱中和反应原理。通常用 0.1mol/L 标准氢氧化钠溶液将定量尿液滴定至 pH 7.4 时,由 NaOH 消耗量求得尿酸碱度。pH 计法,又称电极法。当指示电极浸入尿液后,H^+ 通过玻璃膜,指示电极和参比电极之间产生电位差,经电压计测得后转为 pH 读数。

（二）操作步骤

1. 试带法和 pH 试纸法　操作基本相同,即将试带或试纸浸渍于尿液中约 0.5 秒取出,按规定时间,在光线充足处与标准色板比色读取 pH。试带法多用于尿干化学分析仪。

2. 指示剂法　常用 0.4g/L 溴麝香草酚蓝溶液,当指示剂滴于尿液后,显黄色为酸性尿,显蓝色为碱性尿,显现绿色为中性尿。

（三）方法评价

①试带法,配套应用于尿液分析仪,是目前临床尿 pH 检查最广泛应用的筛检方法。②pH 试纸法,操作简便,但试纸易吸潮而失效。③指示剂法,受指示剂变色范围限制,当尿 pH 偏离范围时,检测结果不准确;黄疸尿、血尿直接影响结果判读。④滴定法,操作复杂,不适用于临床快速检测要求。⑤pH 计结果精确可靠,可用于肾小管性酸中毒定位诊断、分型、鉴别诊断时 pH 精确测定,但需特殊仪器,操作烦琐。

（四）质量控制

1. 检测前　应确保标本新鲜、容器未被污染。陈旧标本可因尿 CO_2 挥发或细菌生长使 pH 增高;细菌和酵母菌可使尿葡萄糖降解为酸和乙醇,则 pH 减低。

2. 检测中

（1）试纸法或试带法：应充分考虑试带检测范围能否最大限度满足临床对病理性尿液 pH 变化范围的需要；应定期用弱酸和弱碱检查试带灵敏度；应确保试纸或试带未被酸碱污染，未吸潮变质，并在有效期内使用。

（2）指示剂法：因一般指示剂不易溶于水，指示剂解离质点状态与未解离质点状态呈现的颜色不尽相同，故在配制指示剂溶液时，应先用少许碱液（如 NaOH 稀溶液）助溶，再加蒸馏水稀释到适当浓度，以满足指示剂颜色变化范围的要求。

3. 检测后 生理条件下，少见尿 pH 小于 4.5 或大于 8.0。尿液 pH 大于 8.0 可见于：①标本防腐或保存不当，细菌大量繁殖并分解尿素产生氨。②患者服用大量碱性制剂。

（五）参考区间

常规饮食条件下：①晨尿，多偏弱酸性，pH 5.5～6.5，平均 pH 6.0。②随机尿，pH 4.5～8.0。

（六）临床意义

尿酸度检测主要用于了解机体酸碱平衡和电解质平衡情况，是临床上诊断呼吸性或代谢性酸 / 碱中毒的重要指标。

1. 生理性变化 尿 pH 受食物摄取、机体进餐后碱潮状态、生理活动和药物的影响。进餐后，因胃黏膜分泌盐酸以助消化、通过神经体液调节使肾小管的泌 H^+ 作用减低和 Cl^- 重吸收作用增高，尿 pH 呈一过性增高，即为碱潮（alkaline tide）。

2. 病理性增高 ①碱中毒如呼吸性碱中毒。②肾小管性酸中毒。③尿路感染如膀胱炎、肾盂肾炎等。④其他如尿结石、严重呕吐等。

3. 病理性减低 ①酸中毒、发热、慢性肾小球肾炎等。②代谢性疾病如糖尿病、痛风等。

二、尿蛋白

蛋白质检查是尿液化学成分检验中最重要的项目之一。正常情况下，由于肾小球毛细血管滤过膜的孔径屏障和电荷屏障作用，以及肾小管的重吸收功能，使得终尿蛋白含量很少，仅为 30～130mg/24h。一次随机尿中蛋白质为 0～80mg/L，尿蛋白定性试验阴性。当尿蛋白超过 150mg/24h 或超过 100mg/L 时，蛋白定性试验呈阳性，称为蛋白尿（proteinuria）。

（一）检测原理

1. 试带法 采用 pH 指示剂蛋白质误差原理。在 pH 3.2 的条件下，酸碱指示剂（溴酚蓝）产生阴离子与带阳离子的蛋白质结合生成复合物，引起指示剂进一步电离，当超越缓冲范围时，指示剂发生颜色改变。颜色的深浅与蛋白质含量成正比。酸碱指示剂同时也是灵敏的蛋白显色剂，试带法可用于尿蛋白定性或半定量。

2. 磺基水杨酸法（sulfosalicylic acid method，SSA） 又称磺柳酸法。磺基水杨酸是一种生物碱，在略低于蛋白质等电点的酸性环境下，磺基水杨酸根离子与蛋白质氨基酸阳离子结合，形成不溶性蛋白盐而沉淀。沉淀生成量或溶液反应后的浑浊程度，可反映蛋白质含量多少，为尿蛋白定性或半定量检查方法。

3. 加热乙酸法（heat and acetic acid method） 为传统的经典方法。蛋白质遇热变性凝固，加稀酸使尿液 pH 降低并接近蛋白质等电点（pH 4.7），使变性凝固的蛋白质在含有适量无机盐状况下进一步沉淀，同时消除了因某些磷酸盐和碳酸盐析出所造成的浑浊干扰。

（二）操作步骤

1. 试带法 是尿干化学分析仪的检测项目之一，特殊情况下可将试带浸渍于尿液中约 0.5 秒取出，按规定时间，在光线充足处与标准色板进行目视比色，读取结果。

2. 磺基水杨酸法 ①调 pH：用 pH 广泛试纸测试尿液酸碱度，如 pH 不在 5～6 范围，可加酸或碱予以调节。②加尿液：取小试管 2 支，分别加入清晰尿液 1ml。③加试剂：于第 1 支试管内滴加磺基水杨酸溶液 2 滴，轻轻混匀；另 1 支试管不加试剂作为空白对照。④判断结果：1 分钟内观察结果，按标准判断阳性程度及大致蛋白质含量。

3. 加热乙酸法　①加尿液：取大试管 1 支，加清晰尿液约 5ml 或至试管高度 2/3 处。②加热：用试管夹斜持试管下端，在酒精灯上加热尿液上 1/3 段，煮沸即止。轻轻直立试管，在黑色衬纸背景下观察煮沸部分有无浑浊。③加酸：滴加 5% 乙酸溶液 2～4 滴。④再加热：继续加热至煮沸，立即观察结果。⑤判断结果：按标准判断阳性程度及大致蛋白质含量。

（三）方法评价

1. 试带法　主要用于尿液分析仪，必要时也可用于肉眼观察。操作简便、快速、易于标准化，适于健康普查或临床筛检，目前已广泛应用于临床。

（1）灵敏度和特异性：①不同类型试带的灵敏度可有一定差异，一般为 70～100mg/L，可能与使用的酸碱指示剂有关。②试带法对清蛋白灵敏，对球蛋白的灵敏度仅为清蛋白 1/100～1/50，可能漏检本周蛋白，故试带法不适用于肾脏疾病的疗效观察及预后判断。

（2）干扰因素：①假阳性见于：尿 pH≥9.0，如服奎宁、奎宁丁、嘧啶等或尿中含聚乙烯、吡咯酮、氯己定、磷酸盐、季铵盐消毒剂等，致尿液呈强碱性。②假阴性见于：大剂量滴注青霉素或用庆大霉素、磺胺、含碘造影剂等。

2. 磺基水杨酸法　①操作简便、反应灵敏、结果显示快，与清蛋白、球蛋白、糖蛋白和本周蛋白均能发生反应。②检测灵敏度达 50mg/L，有一定的假阳性。③ CLSI 将其作为干化学法检查尿蛋白的参考方法，并推荐为检查尿蛋白的确证试验。

3. 加热乙酸法　①方法经典而准确，但操作烦琐复杂。②检测尿蛋白特异性强、干扰因素少，与清蛋白和球蛋白均能反应，灵敏度为 150mg/L。

应根据具体情况选择尿蛋白定性试验方法。初次就诊患者、现场快速检测、健康体检、疾病筛检等，可采用化学试带法或磺基水杨酸法；当疾病已确诊、进行疗效观察或预后判断时，就不宜只采用试带法或磺基水杨酸法，而需配合加热乙酸法，必要时还需进行尿蛋白定量和特定蛋白质的分析。

（四）质量控制

1. 检测前　嘱患者正常饮食，无其他特殊要求。

2. 检测中　①采用阳性和阴性 2 种浓度水平进行质量控制。②如采用试带法，应严格遵循规范操作，保证浸渍时间恰到好处，时间过短过长均可造成结果偏差。试带应妥善保存于阴凉、干燥处，注意使用有效期。③如采用加热乙酸法，也可因盐类析出产生浑浊而引起假阳性。④加热乙酸法和磺基水杨酸法，在操作时均需注意调节最适尿酸碱度。

3. 检测后　建立完善的报告审核制度，加强检验与临床的沟通。

尿蛋白结果阳性在临床上具有特殊重要意义，应注重检测方法间的比较和比对，必要时阳性结果要用另一种方法核实。尿液标本量特别多的实验室，应按比例抽取阳性标本进行核对和定期进行方法学比对。

（五）参考区间

阴性。

（六）临床意义

1. 生理性变化　生理性蛋白尿的产生源于机体内、外环境因素的变化。①功能性：见于剧烈运动后，发热、寒冷刺激、过度兴奋等。②体位性：见于青春发育期少年，如站立时间过长，"行军性"蛋白尿。③偶然性：见于尿中混入了白带、月经血、精液、前列腺液等。④摄入性：见于输注成分血浆、清蛋白及其他蛋白制剂、摄入过多蛋白食品后。⑤妊娠性：见于妊娠期妇女，与机体处于妊娠状态有关，分娩后可消失。

2. 病理性增高

（1）肾前性蛋白尿：①浆细胞病：如骨髓瘤、巨球蛋白血症等。②血管内溶血性疾病：如阵发性睡眠性血红蛋白尿。③急性肌肉损伤：如心肌梗死、挤压综合征等。④酶类增高性疾病：如急性单核细胞性白血病、胰腺炎等。

（2）肾性蛋白尿：①肾小球性蛋白尿，如肾病综合征、原发性肾小球肾炎（急性肾炎、慢性肾炎、膜性肾炎等）、继发性肾小球疾病（糖尿病肾病、狼疮性肾炎）。②肾小管性蛋白尿，如肾小管间质病变（间质性肾炎、肾盂肾炎、肾小管酸中毒等）、重金属中毒（汞、铋、砷）、药物中毒、苯等有机溶剂中毒、器官移植。

（3）肾后性蛋白尿：①泌尿、生殖系统炎症反应：如膀胱炎、尿道炎、前列腺炎、精囊炎等。②泌尿系统结石、结核、肿瘤等。③泌尿系统邻近器官疾病：如急性阑尾炎、慢性盆腔炎、宫颈炎、盆腔肿瘤等，泌尿系统邻近器官炎症或肿瘤刺激。

三、尿 糖

健康人尿中可有微量葡萄糖（<2.8mmol/24h），用普通方法检测为阴性。当血糖浓度超过 8.88mmol/L（1.6g/L）时，尿中开始出现葡萄糖。尿糖定性试验呈阳性的尿液称为糖尿（glucosuria）。尿糖主要指葡萄糖，也有微量乳糖、半乳糖、果糖、蔗糖等。

（一）检测原理

1. 试带法 采用葡萄糖氧化酶 - 过氧化物酶法（glucose oxidase-peroxidase method）。试带膜块中含有葡萄糖氧化酶（glucose oxidase，GOD）、过氧化物酶、色素原等。葡萄糖氧化酶使尿中葡萄糖与 O_2 作用生成葡萄糖酸内酯及 H_2O_2，过氧化物酶催化 H_2O_2 氧化色素原而呈现色泽变化，色泽深浅与葡萄糖含量成正比。不同色素原反应后的呈色色泽不同。

2. 班氏法（Benedict 法） 在高热和强碱溶液中，葡萄糖或其他还原性糖能将溶液中蓝色的硫酸铜还原为黄色的氢氧化亚铜沉淀，进而形成红色的氧化亚铜沉淀。根据沉淀有无和色泽变化判断含量。

（二）操作步骤

班氏法：①鉴定试剂：取试管 1 支，加入班氏试剂 1.0ml，摇动试管徐徐加热至沸腾 1 分钟，若试剂仍为清晰透明蓝色，可用于实验。②加尿液：加离心后尿液 0.2ml（约 4 滴）于已鉴定的班氏试剂中，混匀。③加热煮沸：继续煮沸 1～2 分钟，自然冷却。④判断结果：根据颜色深浅和出现颜色的时间判断。

（三）方法评价

1. 试带法

（1）灵敏度和特异性：常见色素原有邻联甲苯胺、碘化钾、4- 氯 -1- 萘酚、4- 氨基安替比林等，不同色素原反应后色泽不同，有蓝色、红褐色、红色等。尽管色素原不同可能导致方法不尽相同，但大多不与非葡萄糖还原物质发生反应，故试带法检测特异性强，灵敏度高，简便快速，适用于自动化分析。

（2）干扰因素：假阳性可见于：尿标本容器残留漂白粉、次亚氯酸等强氧化性物质或尿液比密过低。假阴性可见于：①标本久置后。②尿液酮体浓度过高（>0.4g/L）。③当尿液在低葡萄糖浓度（14mmol/L）时，维生素 C >500mg/L 与试带中的试剂发生竞争性抑制反应。

2. 班氏法 为非特异性测定葡萄糖的试验，可测定尿中所有还原性物质，包括：①还原性糖类如半乳糖、果糖、乳糖。②非糖还原性药物如水合氯醛、氨基比林、阿司匹林、青霉素、链霉素、维生素 C、异烟肼等。灵敏度低于试带法，当葡萄糖浓度达 8.33mmol/L 时才呈现弱阳性。本法稳定，试验要求和成本低。

目前，利用班氏法原理已生产出药片型试剂（如 clinitest tablet），广泛应用于检测还原性物质,检测便捷,有助于筛查遗传性疾病(如半乳糖血症),如对 2 岁以下儿童作尿糖试验要求应该包含铜还原试验。

(四)质量控制

1. 检测前 ①容器要清洁,不能含有氧化性物质。②尿标本必须新鲜,标本久置,细菌繁殖消耗尿中葡萄糖,造成假阴性。③消除维生素 C 干扰:大剂量滴注维生素 C 后慎做尿糖定性检查。虽然维生素 C 对试带法和班氏法的影响结果迥然不同,但排除其干扰的方法却是简单而相同,即将尿煮沸几分钟后检测。

2. 检测中 采用阳性和阴性 2 种浓度水平进行室内质量控制。试带法原理为酶促反应,其测定的结果与尿液和试剂膜块的反应时间、反应温度有关。班氏法强调严格操作和判读结果时间;试带应妥善保存于阴凉、干燥处,注意使用有效期。

3. 检测后 建立完善的报告审核制度,加强检验与临床沟通。

(五)参考区间

阴性。

(六)临床意义

1. 尿糖增高 见于:①代谢性糖尿如糖尿病。②内分泌性糖尿如甲状腺功能亢进,餐后血糖增高,餐后尿糖阳性。腺垂体功能亢进、嗜铬细胞瘤、Cushing 综合征,均可致血糖增高,尿糖阳性。③血糖正常性糖尿,因肾小管重吸收葡萄糖能力减低、肾糖阈减低所致如家族性糖尿、新生儿糖尿、妊娠或哺乳期。

2. 尿糖暂时性增高 见于:①摄入性:如进食大量含糖食品、碳水化合物、饮料或静脉输注大量高渗葡萄糖溶液后。②应激性:情绪激动、脑血管意外、颅脑外伤、脑出血、急性心肌梗死时,延髓血糖中枢受刺激或肾上腺素、胰高血糖素分泌过多,呈现暂时性高血糖和一过性糖尿。

四、尿 酮 体

尿酮体(urine ketone bodies)是尿中乙酰乙酸(acetoacetic acid,占 20%)、β- 羟丁酸(β-hydroxybutyrate,占 78%)及丙酮(acetone,占 2%)的总称。机体首先形成的酮体是乙酰乙酸,然后外周组织代谢乙酰乙酸成为 β- 羟丁酸和丙酮。酮体是机体脂肪氧化代谢产生的中间产物,当糖代谢发生障碍、脂肪分解增多、酮体产生速度超过机体组织利用速度时,可出现酮血症(ketonemia),酮体血浓度一旦超越肾阈值,就可产生酮尿(ketonuria)。

(一)检测原理

1. 亚硝基铁氰化钠法(改良 Rothera 法) 又称酮体粉法,将亚硝基铁氰化钠、硫酸铵、无水碳酸钠混合研磨成粉。在碱性条件下,丙酮或乙酰乙酸与亚硝基铁氰化钠和硫酸铵作用,生成紫色化合物。本法不与酮体中 β- 羟丁酸成分发生反应。

2. 干化学法 同亚硝基铁氰化钠法原理。

(二)操作步骤

改良 Rothera 法:①加酮体粉:于凹孔玻片上(或试管内),分别加入 1 小勺酮体粉于 2 个孔内,1 孔为测定孔,1 孔为对照孔。②滴加尿液:滴加尿液 2~3 滴于测定孔的酮体粉上,以完全将酮体粉浸湿为宜。③观察结果:观察测定孔酮体粉颜色变化,并与对照孔比较,5 分钟内出现紫色为阳性。

(三)方法评价

干扰因素:①假阳性:尿中含较多量肌酐、肌酸,高色素尿,尿中含酞、苯丙酮、左旋多巴代谢物等。②假阴性:最主要原因是标本收集和保存不当;其次,亚硝基铁氰化钠对湿度、热度或光线很灵敏,或试带受潮失活。

（四）质量控制

1. 检测前 丙酮在室温下可以快速挥发，乙酰乙酸在菌尿中会被细菌降解，因此应使用新鲜尿标本并尽快检测。如保存应密闭冷藏或冷冻，检测时先将标本恢复至室温后再操作。

2. 检测中 阴性和阳性对照是获得可靠结果的重要保证。为防止肌酐、肌酸过多引起假阳性，可加入少许冰乙酸。试带应放阴凉、干燥处，注意使用有效期。

3. 检测后 酮体成分的多样性、不同检测方法的灵敏度、不同病程酮体成分的变化性，均要求检验者仔细审核结果，及时与临床沟通，作出合理正确的解释。

（五）参考区间

定性：阴性；定量：酮体（以丙酮计）170～420mg/L；乙酰乙酸≤20mg/L。

（六）临床意义

酮体阳性见于：

1. 不能有效利用碳水化合物 如糖尿病酮症酸中毒。尿酮体检查有助于糖尿病酮症酸中毒早期诊断（尿酮体阳性），并能与低血糖、心脑疾病、乳酸中毒或高血糖高渗透性糖尿病昏迷相区别（尿酮体阴性）。应注意的是，糖尿病酮症酸中毒早期的主要酮体成分是 β- 羟丁酸，而乙酰乙酸很少或缺乏，此时测得结果可导致对总酮体量估计不足。而当糖尿病酮症酸中毒症状缓解之后，β- 羟丁酸转变为乙酰乙酸，反而使乙酰乙酸含量比急性期早期增高，此时易造成对病情估计过重。

2. 碳水化合物摄入不足 如饥饿、饮食疗法、剧烈运动、寒冷等。

3. 碳水化合物丢失 如频繁呕吐（怀孕、疾病）、肾脏重吸收功能障碍、消化系统疾病等。

五、尿 胆 红 素

胆红素（bilirubin）有未结合胆红素（unconjugated bilirubin，UCB）、结合胆红素（conjugated bilirubin，CB）和 δ- 胆红素 3 种，血浆中以前两者为主。

健康人血 CB 含量很低（小于 4μmol/L），尿中不能检出；当血 CB 增高，超过肾阈值时，CB 即从尿中排出。

（一）检测原理

1. 偶氮法（偶联反应） 试带法多采用此原理。在强酸介质中，结合胆红素与重氮盐发生偶联反应呈红色。颜色深浅与胆红素含量成正比。

2. 氧化法（Harrison 法） 胆红素被硫酸钡吸附而浓缩，与 $FeCl_3$ 反应，被氧化为胆青素、胆绿素和胆黄素复合物，呈蓝绿色、绿色或黄绿色。呈色快慢和深浅程度与胆红素含量成正比。

（二）操作步骤

Harrison 法：①加尿液：取尿液 5ml 于 10ml 离心管中。②吸附胆红素：加 0.41mol/L $BaCl_2$ 溶液 2.5ml 于尿液中，充分混匀，此时出现白色硫酸钡沉淀（$BaSO_4$）。离心沉淀 3～5 分钟，弃去上清液。③加试剂：向沉淀表面加 Fouchet 试剂 2 滴，放置片刻后观察沉淀表面或沉淀颜色的变化。④判断结果：根据颜色深浅和出现颜色的时间判断。

（三）方法评价

1. 偶氮法 尿液颜色过深会影响结果判断，假阳性可见于：患者接受大剂量氯丙嗪治疗或尿中含有盐酸苯偶氮吡啶代谢产物时。假阴性见于：①尿维生素 C 浓度达 1.42mmol/L 和存在亚硝酸盐时，可抑制偶氮反应。②尿标本保存不当，尿胆红素遇光氧化。

2. 氧化法 Harrison 法灵敏度较高（胆红素 0.9μmol/L 或 0.5mg/L），但操作稍烦琐。假阳性见于：尿中存在水杨酸盐、阿司匹林、牛黄等，易使尿呈现紫红色，干扰结果。标本未避光保存可出现假阴性。

（四）质量控制

1. 检测前　胆红素在强光下易变为胆绿素，应使用避光棕色尿容器和新鲜尿标本检测尿胆红素。

2. 检测中　采用阳性和阴性 2 种浓度水平进行室内质量控制。试带应放阴凉干燥处，密封避光保存，注意使用有效期。

Harrison 法检测尿胆红素，尿中要有充足的硫酸根离子，故当加入 $FeCl_3$ 后未见足够的 $BaCl_2$ 沉淀时，可加适量硫酸铵，促使沉淀产生。

3. 检测后　干化学法操作简便，目前多作为定性筛检试验，如反应颜色不典型或结果可疑时，应用氧化法（Harrison 法）验证。

（五）参考区间

阴性。

（六）临床意义

尿胆红素检测主要用于黄疸的诊断和鉴别诊断。尿胆红素阳性见于胆汁淤积性黄疸、肝细胞性黄疸，而溶血性黄疸为阴性。

六、尿本周蛋白

骨髓瘤细胞所合成的异常免疫球蛋白，其轻链与重链合成不平衡，因轻链产生过多，使游离 Ig 轻链（light chain，LC）过剩。LC 能自由通过肾小球滤过膜，当浓度超过近曲小管重吸收极限时，可自尿中排出，即**本周蛋白尿**（Bence Jones proteinuria）或**轻链尿**。此轻链即**本周蛋白**（Bence Jones protein，BJP），有 κ 和 λ 两种。BJP 在 pH 4.9±0.1 条件下，加热至 40～60℃时可发生凝固，温度升至 90～100℃时溶解，而温度降低至 56℃左右，又可重新凝固，故称凝溶蛋白。

（一）检测原理

1. 热沉淀 - 溶解法　基于本周蛋白在 56℃凝固，100℃溶解的特性。

2. 对 - 甲苯磺酸法　基于对 - 甲苯磺酸能沉淀 BJP，而不与清蛋白和球蛋白起反应的原理而测定。

3. 乙酸纤维素膜电泳和 SDS-PAGE 电泳　基于蛋白电泳分离的检测原理。

4. 免疫方法　免疫电泳（IEP）和免疫固定电泳（IFE），均基于区带电泳原理和特异性抗原抗体反应原理。

（二）操作步骤

热沉淀 - 溶解法：根据本周蛋白的凝溶特性而操作，详见实验指导。

（三）方法评价

检测尿游离 LC 最佳方法是电泳法和免疫固定电泳法，可以判断出 LC 是 κ 型还是 λ 型或两者均存在。

（四）质量控制

1. 检测前　使用新鲜尿液标本，尿液浑浊时需离心取上清液。使用热沉淀 - 溶解法时，若遇蛋白尿，须先用加热乙酸法沉淀普通蛋白质，然后趁热过滤，取上清液检查。使用电泳法，需预先浓缩尿液 10～50 倍。

2. 检测中　凝溶法应严格控制 pH 在 4.5～5.5 范围，最适 pH 4.9±0.1。电泳法操作时，需同时检测患者及健康人，以正确判断区带位置。

3. 检测后　肌红蛋白、溶菌酶、游离重链等也可出现类似于 M 蛋白的区带，因此，当乙酸纤维素膜上出现波峰或怀疑有相关疾病时，应进行免疫电泳。

（五）参考区间

阴性。

（六）临床意义

尿 BJP 检测主要用于多发性骨髓瘤（MM）、原发性淀粉样变性、巨球蛋白血症及其他恶性淋巴增殖性疾病的诊断和鉴别诊断。① MM：99% 患者在诊断时有血清 M- 蛋白或尿 M-蛋白，早期尿 BJP 可呈间歇性排出，50% 患者大于 4g/24h。②巨球蛋白血症：80% 患者尿中有单克隆轻链。③原发性淀粉样变性：80%～90% 患者血清或浓缩尿中发现单克隆免疫球蛋白轻链。④其他：2/3 μ 重链病患者尿中有 BJP。

（粟　军）

第三节　尿液有形成分显微镜检验

尿液有形成分检查是利用显微镜或尿液有形成分分析仪对尿液中的细胞、管型（cast）、结晶（crystal）、病原体等有形成分进行的识别及计数。结合尿液理学或化学检查的结果，对泌尿系统疾病的定位诊断、鉴别诊断及预后判断等有重要意义。在尿液一般性状检查或化学检查过程中未能发现的异常变化，常可通过尿液有形成分检查发现，因此尿液有形成分检查也被称为"肾的体外活检"。

一、检查方法

尿液有形成分显微镜检查分非染色镜检法、染色镜检法及定量计数等方法。

（一）非离心尿液直接涂片镜检法

1. 检测原理　将非离心的尿液直接涂片后，分别在低倍镜、高倍镜下观察并计数规定数量的视野中各类有形成分的数量并进行报告。

2. 操作步骤　①尿标本涂片：取混匀新鲜尿液 1 滴（15～20μl），直接置载玻片。②加 18mm×18mm 盖玻片。③低倍镜观察：观察至少 20 个视野（可用高倍镜鉴定）内的管型。④高倍镜观察：观察至少 10 个视野的细胞。⑤其他成分观察：如细菌、原虫、真菌、病毒包涵体和肿瘤细胞等。⑥报告方式，细胞：最低数～最高数 /HPF；管型：最低数～最高数 /LPF；结晶、细菌、真菌、寄生虫：按高倍镜视野中分布范围估计报告，常用"+"表示，见表6-6。

表6-6　尿结晶、细菌、真菌、原虫、寄生虫及寄生虫卵的报告方法

成分	±	+	++	+++	++++
结晶		占视野 1/4	占视野 1/2	占视野 3/4	满视野
细菌及真菌	少量散在于数个视野	各视野均可见	数量多或呈团块状集聚	难于计数	满视野
原虫、寄生虫卵		1～4/HPF	5～9/HPF	10/HPF	满视野

离心沉淀法报告时须注明"离心取沉渣"

（二）离心尿液直接涂片镜检法

1. 检测原理　尿液经离心沉淀后，其有形成分浓缩 50 倍，因而又称为"尿液有形成分"。将离心后的"尿液有形成分"涂片，分别在低倍镜、高倍镜下观察并计数规定数量的视野中各类有形成分的数量并进行报告。

2. 操作步骤　①取混匀尿 10ml 于刻度离心管中。②离心：采用直角离心机以 RCF 400g（1500r/min），离心 5 分钟。③弃上清液，留沉淀物 0.2ml。④制作涂片：混匀沉淀物，取 1 滴（约 20μl）于载玻片，加 18mm×18mm 盖玻片覆盖。⑤低倍镜：观察有形成分的全貌，计数

管型数量。⑥高倍镜：计数细胞和鉴定管型。⑦计数视野数量及结果报告方式同未离心尿未染色直接涂片镜检法。

（三）定量检查法

尿液有形成分定量检查方法有：离心定量计数法、非离心定量计数法、12小时尿液有形成分计数定量法（Addis计数）、1小时尿液有形成分定量计数法。无论是否离心，计数前都可采用染色技术，但染色技术目前在我国常规实验室应用较少。所有定量检测均需借助准确划线、容量一定的有形成分计数板，常用的有 FAST-READ10 尿液有形成分标准化定量计数板、改良牛鲍血细胞计数板、尿液有形成分定量计数仪用流动计数池、Fuchs-Rosenthal chamber 计数板和 KOVA、Verti-Plast 等计数板，用于尿液有形成分的显微镜定量分析。

1. 改良牛鲍计数板定量检测法

（1）检测原理：将非离心尿液直接滴入改良牛鲍计数室，计数一定范围内的有形成分数量后，计算单位体积尿液中有形成分的数量。

（2）操作步骤：①充池：直接混匀尿液，取一滴充入改良牛鲍计数室。②计数：低倍镜下计数10个大方格的管型总数；高倍镜下计数10个大方格的各类细胞总数。③计算：得出每微升尿液中各类有形成分数量。

非离心尿液还可用倒置显微镜检查法计数：取定量直接混匀的尿液，放入酶标板小孔中，静置一规定时间，待有形成分自然下沉至孔底后，于倒置显微镜下，高倍镜计数10个视野或规定区域中的细胞和管型数。报告每微升尿液中的细胞和管型数。

2. 标准化定量计数板法

（1）检测原理：本法使用 FAST-READ10 尿液标准化沉渣定量计数板（图6-1）进行尿液有形成分定量计数，计数板大小与显微镜用标准载玻片相同。每块计数板分为10个彼此独立的计数室，可供检测10份样本。每个计数室用激光刻有10个中方格，每一中方格内又划分为9个小方格。每个中方格的面积 $1mm^2$，深度 0.1mm，容积为 $0.1\mu l$。因此每个计数室的容积为 $1\mu l$，充满尿液后所计得有形成分数量即为细胞或管型数 $/\mu l$。

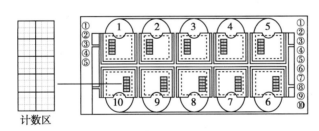

计数区

图6-1　标准化尿液有形成分定量计数板

（2）检测步骤：①离心沉淀尿液标本：将标本离心浓缩50倍，方法同离心尿液有形成分直接涂片镜检法。②充入计数室：取混匀的沉淀物1滴（15~20μl）充入标准化尿液有形成分定量计数室。③镜检、计数：低倍镜下计数10个大方格的管型总数；高倍镜下计数10个大方格的细胞总数。④报告方式：细胞或管型数 $/\mu l$；尿结晶、细菌、真菌、寄生虫等，以相同方式报告。⑤若标本中有形成分含量较多，也可采用未离心标本直接计数。

3. 1小时尿细胞（管型）排泄率测定

（1）检测原理：采用改良牛鲍计数池，计数3小时内尿液中细胞及管型排出的数量，再换算出1小时尿液中细胞及管型排出的数量。

（2）操作步骤：①标本采集：嘱受检者先排空膀胱，再收集此后3小时的全部尿液，于清洁干燥容器内送检。②测定尿量：准确测定、记录全部尿液量。③将尿液标本离心浓缩10倍：吸取10ml混匀尿液于刻度离心管，以 RCF 400g（1500rpm）离心5分钟，弃去9ml上清液,将留下的 1ml 沉淀液充分混匀。④充入计数池:取 1 滴充入改良牛鲍计数池。⑤计数:高倍镜计数 10 个大方格中的各种细胞数,低倍镜计数 20 个大方格的管型数。⑥结果计算:按下列公式计算 1 小时细胞(管型)排泄率。

$$1 \text{ 小时细胞数} = 10 \text{ 大格细胞总数} \times \frac{1000}{10} \times \frac{3 \text{ 小时尿总量 ml 数}}{3}$$

$$1 \text{ 小时管型数} = \frac{20 \text{ 大格管型总数}}{2} \times \frac{1000}{10} \times \frac{3 \text{ 小时尿总量 ml 数}}{3}$$

式中,"1000"为将 ml 换算成 μl;"10"为尿液浓缩倍数。

改良牛鲍计数板定量检查法还可用于 Addis 计数。

4. 定量计数仪法

(1) 检测原理:尿液有形成分定量计数仪由自动进样系统、流动计数池、显微镜和计算机控制系统组成。流动计数池由一块光学玻璃与一块氧化铝金属板构成,其大小与标准的载玻片相同,用激光刻有 4 个大格,总容积 1μl,每个大方格又分为 25 个小方格,每个小方格容积为 0.01μl。检测时由自动进样系统将定量尿液标本吸入,并重新悬浮在流动计数池内。有 5μl 尿液分布于流动计数池的中央视野,其中的有形成分可被显微镜观察并进行定量计数。

(2) 操作步骤:①启动仪器:连接好流动计数池、显微镜和计算机控制系统,接通电源,仪器准备就绪。②依照离心尿液有形成分直接涂片镜检法,将尿液标本离心浓缩 50 倍,去除上清液后待检。③进样:将混匀的尿液有形成分置入仪器进样口,按动进样键。④观察流动计数池中央视野中的有形成分:计数 1 个小方格内细胞数,结果乘以 100,或计数 10 个小方格内的细胞总数乘以 10,换算出 1μl 尿液中的细胞数。计数 1 个大方格内的管型数,结果乘以 4,即换算出 1μl 尿液中的管型数。⑤若标本中有形成分含量较多,也可采用未离心标本直接计数。⑥报告检查结果:方式同尿液有形成分定量计数板法,注明标本是否离心。

(四)染色检查法

当有形成分辨认困难时,为防止某些病理成分在镜检时遗漏和误认,确定某些特殊成分如肿瘤细胞和判断异形细胞,以及制备永久性标本等,可预先将尿液标本染色。尿液有形成分染色分为单染法、复合染色法、活体染色法、固定染色等方法。

1. 结晶紫 - 沙黄(Sternheimer-Malbin,S-M)染色法

(1) 检测原理:S-M 染液的主要染料有结晶紫和沙黄,两者均为碱性染料。尿液细胞、管型等有形成分的内容物化学性质不同,对染料的着色能力也不同,经 S-M 对比染色后呈现特定的颜色,且形态清晰、易于识别。

(2) 操作步骤:①尿液离心浓缩:依照离心尿液有形成分直接涂片镜检法,将新鲜尿液标本离心、沉淀,浓缩 50 倍。②染色:取染液 50μl,加入 0.2ml 混匀的沉淀液中,染色 3 分钟。③涂片、镜检:混匀染色后的沉淀物,取 1 滴涂片、镜检。④也可将染色的沉淀物充入尿液有形成分定量计数板,进行定量计数。⑤若标本中有形成分含量较多,也可采用未离心尿液标本直接染色。

(3) 染色后的有形成分形态为:①红细胞:呈淡紫色,细胞轮廓清晰,便于识别各种形态。②多形核白细胞:多形核白细胞的核染成橙红色,浆内可见颗粒。在比重不同的尿液中,多形核白细胞大小、形态及染色情况有所差异。根据着色深浅及细胞内颗粒的运动情况,可判断细胞是否具有生物活性。通常表现为浓染细胞:老化死亡的细胞受色较深,显橙红色,无运动性;淡染细胞:具有一定生物活性的细胞染淡蓝紫色,部分可有运动性;闪光细胞(glitter cell):是炎症时发生脂肪变性的多形核白细胞,染淡蓝紫色或几乎无色,有时可见胞质内的颗粒呈布朗运动。但染液有时会破坏细胞。③上皮细胞:核染紫红色,细胞质淡染。④管型：透明管型染淡红色或淡紫色；颗粒管型染淡紫色或紫蓝色；细胞管型为深紫色。有助于各种管型的区分。⑤其他：滴虫染蓝色或紫色。

2. Sternheimer 活体染色法（Sternheimer S 染色）

（1）检测原理：阿利新蓝可将细胞核和管型基质染成蓝色，哌若宁能将胞质及核糖核酸染成红色。染色后的红细胞、白细胞和上皮细胞结构清晰，管型结构容易辨认和鉴别。有助于管型分类和细胞（如白细胞和肾小管上皮细胞）鉴别。

（2）操作步骤：①在 0.2ml 沉渣中加入 1～2 滴染色液；②混合 5～10 分钟后镜检。或在 2 滴沉渣中加入 1 滴染液混合后镜检。

（3）染色后的有形成分形态为：①红细胞：粉红或红色，有时不着色。②多形核白细胞：核呈蓝色，胞质呈红色。也能分辨出浓染细胞、淡染细胞和闪光细胞。③管型：管型的基质染蓝色。透明管型中只有少许红色颗粒；颗粒管型有粗大的紫红色颗粒；细胞管型中细胞核染成淡蓝色或深蓝色，细胞质染红色；蜡样管型呈红色或紫色；脂肪管型为无色或黄色。④其他：鳞状上皮细胞染成淡粉红色或紫红色，移行上皮细胞、肾小管上皮细胞染成紫红色。

3. 固定染色法 将沉渣制成薄膜后，先固定再染色检查，常用的方法有 Wright-Giemsa 染色法、H-E 染色法、巴氏染色法、苏丹Ⅲ染色法等。

（五）尿液颗粒计数参考方法

尿中颗粒分析（particle analysis）已实现自动化。为了解决自动化仪器测量结果准确性问题，为仪器提供校准品靶值，2003 年国际实验血液学学会（ISLH）提出了尿中颗粒计数的参考方法，用于尿中红细胞、白细胞、透明管型和鳞状上皮细胞参考计数。

1. 检测原理 该法采用 Sternheimer（S）染色法对尿液有形成分进行活体染色，用 Fuchs-Rosenthal（菲斯 - 罗森塔）血细胞计数板进行显微镜计数。Fuchs-Rosenthal 血细胞计数板分为 2 个计数室（图 6-2），每侧计数室划线格面积 16mm^2，深度为 0.2mm，总容量为 3.2mm^3。平均分为 16 个中方格，每个中方格面积为 1mm^2，容积为 0.2mm^3。每个中方格又划分为 16 个小方格，每个小方格边长为 0.25mm，面积为 0.0625mm^2。

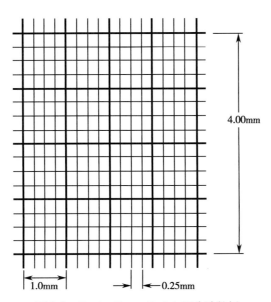

图 6-2 Fuchs-Rosenthal 血细胞计数板

2. 检测步骤 ①染色：将新鲜尿液与 Sternheimer（S）染液以 9∶1 的体积比混合，染色 5 分钟。②充入计数室：将染色后的尿液混匀后充入计数室。③显微镜计数：低倍镜下观察并计数 10 个中方格的大型颗粒,如管型和鳞状上皮细胞;高倍镜下计数 10 个中方格内细胞、结晶、病原体等有形成分的数量。④计算:每项有形成分计数结果除以 2,即为尿中颗粒数量 /μl。

为提高颗粒计数的准确性,推荐将标本进行 Sternheimer S 活体染色后,使用相差显微镜计数。为达到颗粒计数的统计学精度,管型和鳞状上皮细胞至少计数 50 个;白细胞、红细胞至少计数 200 个。用于验证、评价自动化检测结果的准确度,并提供仪器校准靶值。

(六) 方法评价

1. 未染色非定量尿液显微镜检查的方法评价　见表 6-7。

表 6-7　未染色非定量尿液有形成分显微镜检查的方法评价

方法	优点	缺点
非离心尿液有形成分直接涂片镜检法(报告时须注明"未离心尿标本")	简便、快捷、标本用量少、成本低;能最大限度保持各类有形成分的原始状态;适用于尿液外观明显混浊、尿液有形成分明显增多的标本如肉眼血尿、脓尿等,尤其适用于急诊患者检查	重复性差,易漏诊,阳性率低;不适用于外观清晰、有形成分较少的尿液标本检测;难于标准化和准确定量;不推荐作为常规检查方法
离心尿液有形成分直接涂片镜检法	离心使有形成分得以浓缩,提高了阳性率,适用于外观清晰、有形成分较少的尿液标本检测;常规推荐方法;是尿液有形成分检查标准化的基础,若按操作规程进行,可获得较满意的结果	操作烦琐费时;离心过程易造成有形成分的破坏或丢失;难于标准化和准确定量,逐渐被标准化定量分析板法取代

2. 非染色尿液和染色尿液显微镜检查的方法评价

(1) 非染色法:简便、经济,但红细胞、透明管型等成分不易观察,常导致漏检。

(2) 染色尿液显微镜检查法:有形成分形态清晰,易于识别,尤其是透明管型及各种形态的红细胞、上皮细胞。能区别存活及死亡的中性粒细胞和检出闪光细胞,有助于其他有形成分的观察及标本保存。但操作烦琐、费时;染液污染的器材不容易清洗,析出的染液沉渣易导致背景不清晰。

3. 不同染色方法的评价

(1) S-M 染色法:为常用方法。有利于对管型(尤其是透明管型)及细胞的辨别。但结晶紫及沙黄均为醇溶性染料,易在水溶液中析出,而使背景不清晰,干扰有形成分观察。

(2) Sternheimer S 染色法:Sternheimer S 为水溶性染料,溶解度高,可弥补 S-M 染色法的缺陷。

(3) 固定染色法:既可有效保持有形成分的初始形态,又便于区分各类有形成分。但常规实验室应用较少。

4. 尿液有形成分定量分析方法评价　见表 6-8。

表 6-8　尿液有形成分定量显微镜检查方法评价

方法	优点	缺点
标准化定量分析板法	避免主观因素影响,重复性好,便于临床动态观察;可定量计数,标准化的器材符合 CLSI 和 CCCLS 要求,为推荐方法;也可根据情况采用非离心尿液进行检测,是尿液有形成分检查的"金标准"	成本高,耗时;计数板为聚乙烯材料,焚毁时易污染环境

续表

方法	优点	缺点
1 小时细胞排泄率试验	采用改良牛鲍计数板定量检查,器材经济对有形成分影响小,不需严格限制饮食,适用于门诊及住院患者的连续检查。反映单位时间内尿液中所排出的细胞、管型数量。在规定时间内留取尿液,属真正意义上的定量计数,更准确地反映泌尿系统状况	检查期间不能大量饮水,计数板清洗、消毒不方便,盖玻片上的杂物可干扰计数
尿液有形成分定量计数仪法	自动进样,重复性好,准确定量、视野清晰、简便快捷,节省成本,有助于尿液有形成分检查的规范化、标准化	许多步骤仍为人工操作,存在人为误差;显微镜检查仍必不可少
尿中颗粒计数参考方法	测定不离心尿液,对有形成分影响小;适合细胞和管型数量较少的标本检测;也常用于脑脊液及其他体液的细胞计数;精密度、准确度显著提高;计数板符合体外诊断产品(IVD)98/79 指令要求,拥有欧盟 CE 标志;2003 年,被 ISLH 推荐为尿中红细胞、白细胞、透明管型和鳞状上皮细胞计数的参考方法	临床尚未普及
非离心标本倒置显微镜定量计数法	操作简单、快捷、减少因有形物的损失阳性率和精确度与定量尿液有形成分分析板法相关性较好	有形物沉淀易受尿比密影响;仪器器材要求较高:①倒置显微镜与酶标板必须配套;②酶标板的光洁度、深度、底面积等均有严格规定;③需严格执行操作规程。不便于临床实验室推广

(七)参考区间

尿液有形成分的参考区间见表 6-9。

表 6-9　尿液有形成分的参考区间

方法	红细胞	白细胞	透明管型	上皮细胞	结晶	细菌和真菌
非离心尿液有形成分直接涂片镜检法	0～偶见 /HPF	0～3/HPF	0～偶见 /LPF	少见	少见	—
离心尿液有形成分直接涂片镜检法	0～3/HPF	0～5/HPF	0～偶见 /LPF	少见	少见	
标准化尿液有形成分定量分析板计数法	男 0～5/μl 女 0～24/μl	男 0～12/μl 女 0～26/μl	0～1/μl (不分性别)	少见	少见	极少见
尿液有形成分定量计数仪法	男 0～4/μl 女 0～5/μl	男 0～5/μl 女 0～10 个 /μl	0～1/μl (不分性别)	难于检出	难于检出	难于检出
1 小时尿有形成分排泄率(成人)	男性<3 万 /h; 女性<4 万 /h	男性<7 万 /h; 女性<14 万 /h	<3400/h (不分性别)	难于检出	难于检出	难于检出

(八)临床意义

1. 结合尿液理学或化学检查结果,用于泌尿系统疾病的定位诊断、鉴别及预后判断。

2. 作为尿液干化学检验以及自动分析结果的复检手段。当患者尿液化学检验及其他自动分析结果与临床实际不符,且难于用临床知识解释时,需进行尿液有形成分的显微镜检验复查。NCCLS 规定,凡有下述情况的应进行显微镜检查:①医生提出镜检要求。②由于患者的病种、病情或其他检查结果而要求(如泌尿科、肾病科患者,糖尿病患者、应用免疫抑制剂患者及妊娠妇女)。③任何一项理学、化学检验结果异常。国内大多数学者认同的复检要求是：白细胞、尿隐血(或红细胞)、蛋白质和亚硝酸盐,任意一项异常均需显微镜复检。

二、细胞的形态与临床意义

尿液有形成分中的细胞包括血细胞、吞噬细胞和上皮细胞。血细胞有红细胞和白细胞;上皮细胞有肾小管上皮细胞、移行上皮细胞、鳞状上皮细胞等。

(一)红细胞

正常红细胞呈双凹圆盘状,浅黄色,直径约 8μm,厚约 3μm,中度折光性,侧面观呈沙漏状。高渗尿中,呈锯齿形,有时可见表面呈颗粒状。低渗尿中,为无色的影细胞。当每升尿液中的血液在 1ml 以上时,能见到不同程度的红色,称为肉眼血尿;而在 1ml 以下时,只能用隐血试验或沉渣镜检发现,称隐血或显微镜下血尿(microscopic hematuria)。

根据细胞体积和形状,尿中红细胞分为均一性和非均一性两大类,辅助判断血尿来源。

1. 均一性红细胞 尿中 >70% 的红细胞形态和大小正常、一致,细胞膜完整,细胞内血红蛋白含量正常。即使偶见影形红细胞或棘形红细胞,但异常形态种类不超过 2 种(图 6-3A)。以均一性红细胞为主的血尿称为均一红细胞性血尿。因红细胞多来自肾小球以下部位,又称为非肾(小球)源性血尿。

2. 非均一性红细胞 尿液中 >70% 的红细胞为畸形红细胞,且类型在 2 种以上者,称为非均一性红细胞。红细胞体积可相差 3～4 倍,可见大红细胞、小红细胞、棘形红细胞、皱缩锯齿形红细胞、影形红细胞、半月形红细胞、颗粒形红细胞等,细胞内血红蛋白含量不一(图 6-3B)。由此形成的血尿为非均一红细胞性血尿,多来源于肾小球,故又称为肾小球(源)性血尿。

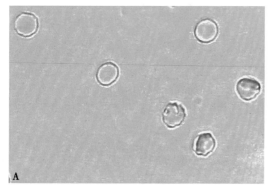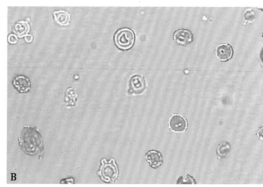

图 6-3 尿中红细胞形态
A. 均一性红细胞;B. 非均一性红细胞

3. 混合性红细胞 尿液中含有均一性红细胞和非均一性红细胞,称为混合性血尿(mixture hematuria)。

4. 不同类型血尿的临床意义 目前对肾源性和非肾源性红细胞血尿的区分,仍无统一标准,但多数认为:

(1)肾小球(源)性血尿:尿中红细胞 >8000/ml,多形型红细胞≥80%,且大部分(>70%)为 2 种以上异形改变。常伴有尿蛋白及管型,见于肾小球肾炎、肾病综合征、肾盂肾炎、红斑狼疮性肾炎等。

(2)非肾小球(源)性血尿:尿中红细胞 >8000/ml,但多形型红细胞≤50%,大部分(>70%)为正常红细胞或单一型红细胞,尿蛋白增多不明显,管型少见。见于:①一过性镜下血尿:

健康人特别是青少年在剧烈运动、急行军、冷水浴或重体力劳动后,可出现暂时性血尿。应动态观察加以区别。②泌尿道疾病:泌尿道炎症、肿瘤、结核、结石、创伤,肾移植排斥反应及先天畸形等。③其他:出血性疾病、泌尿系统附近器官的疾病(前列腺炎、盆腔炎等)。

(二)白细胞

1. 中性粒细胞　主要为分叶核中性粒细胞,圆形或椭圆形,直径 10～14μm,呈灰白色、绿黄色,未染色标本的细胞核较模糊(图 6-4A),加入稀酸后可变得清晰;胞质内的颗粒清晰可见。单个或成堆出现(图 6-4B)。炎症时,中性粒细胞细胞变性坏死,形态多不规则,结构模糊,胞质呈明胶样,充满粗大颗粒,核不清楚,常成团分布,界线不清,称为脓细胞(图 6-4C)。在低渗尿液中,中性粒细胞发生肿胀,胞质内颗粒呈布朗运动,由于光的折射,出现"闪光"现象,故称为"闪光细胞"(图 6-4D)。脓细胞与白细胞在镜下不易区分,而且增多时意义相同,通常一并报告其总数。常见于泌尿系统炎症如肾盂肾炎,膀胱炎、前列腺炎、精囊炎、尿道炎、肾结核、肾肿瘤等。"闪光细胞"常见于肾盂肾炎、膀胱炎。

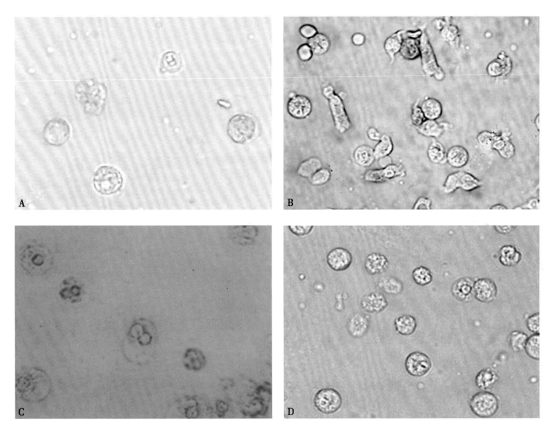

图 6-4　尿中白细胞形态
A. 形态完整的白细胞;B. 变性的白细胞(脓细胞);C. 加酸处理后的白细胞;D. 闪光细胞

2. 嗜酸性粒细胞　未染色时不能与中性粒细胞区别,涂片用 Wright 染色可鉴别。增多见于间质性肾炎、变态反应性泌尿系统炎症。

3. 淋巴细胞　未染色时不易识别,用 Wright 染色易于识别。直径 6～9μm,核呈圆形或类圆形,多偏位,细胞质少。增多见于病毒感染、肾移植后排斥反应患者。

4. 单核细胞　直径 20～40μm,核单个,较大,呈圆形或卵圆形,细胞质多,含嗜苯胺蓝颗粒,有大的空泡,含碎片或微生物。增多见于肾移植后排斥反应的患者。

(三)吞噬细胞

直径均值为 30～40μm。大吞噬细胞来源于单核细胞,约 100μm,核呈肾形或不规则形,细胞质丰富,常有空泡,未染色时很难识别(图6-5);小吞噬细胞来源于中性粒细胞,约10μm。吞噬细胞增多见于泌尿、生殖系统炎症,常伴白细胞增多,并伴有脓细胞和细菌。尿液吞噬细胞数量常与炎症程度有密切关系。

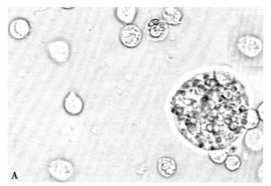
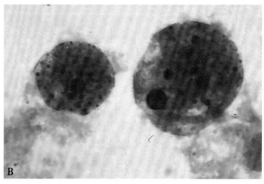

图6-5 尿中巨噬细胞

A. 未染色;B. Sternheimer S染色

(四)上皮细胞

上皮细胞来源于肾小管及尿路各部位的上皮组织。女性尿液可混有阴道上皮细胞。

1. 肾小管上皮细胞 肾小管上皮细胞(renal tubular epithelium)来自肾小管立方上皮,大小不一、形态多样。①体积略大于白细胞。②细胞呈圆形或多边形,胞质内常见粗大颗粒及小空泡,严重者导致部分细胞的核、质界限不清。③细胞核大,呈圆形,核膜较厚,在所有上皮细胞中,肾小管上皮细胞的核质比最大。其中近曲小管上皮细胞胞体较大,直径20～60μm,细胞质有颗粒,呈长的椭圆形或雪茄形,核致密,偏位,可见多核。远曲小管上皮细胞直径14～25μm,呈圆形或卵圆形,核小且致密,偏位,细胞质颗粒状。集合管细胞直径12～20μm,呈立方形,多边样或柱状,罕见圆形或卵圆形,核大,中度致密,占细胞体积2/3左右。

由于肾小管局部病变的性质不同,脱落的上皮细胞可有以下几种表现:

(1)直接脱落的肾小管上皮细胞(图6-6A):正常情况下肾小管上皮细胞很少见,增多提示肾小管病变。在急性肾小管损伤、间质性肾炎和肾盂肾炎时可成堆出现。肾移植1周内,可出现较多的肾小管上皮细胞,随后逐渐减少而消失,当发生排斥反应时,可再度成片出现。

(2)复粒细胞:肾小管上皮细胞吞噬脂肪或发生脂肪变性而形成。细胞内充满脂肪颗粒,在光学显微镜下,脂肪颗粒具有很强的折光性、淡黄色,称为复粒细胞(compound granular cell)(图6-6B)。苏丹Ⅲ或油红O染色后更易识别。有时甚至呈现为一团脂肪小滴而细胞膜结构消失,称为卵圆脂肪小体。常见于肾病综合征和慢性肾炎肾病。

(3)含铁血黄素细胞:在肾慢性出血、梗死或反复发作的血红蛋白尿患者,肾小管上皮细胞可因摄取了大量血红蛋白或含铁血黄素颗粒,胞质可有棕色的含铁血黄素颗粒沉着(图6-6C)。

2. 移行上皮细胞 移行上皮细胞(transitional epithelium)来自肾盂、输尿管、膀胱三角区及尿道近膀胱段等处的移行上皮,形态多变。呈圆形、纺锤形、尾形和圆柱形,细胞体积略小于扁平上皮细胞,而核质比介于扁平上皮细胞和肾小管上皮细胞之间。

(1)表层移行上皮细胞:胞体较大,直径30～40μm,呈圆形或梨形,膀胱体部发生表浅炎症时多见,俗称大圆上皮细胞(图6-7A)。

(2)中层移行上皮细胞:胞体较小,直径20～30μm,呈柱状或尾形,后者称为尾形上皮

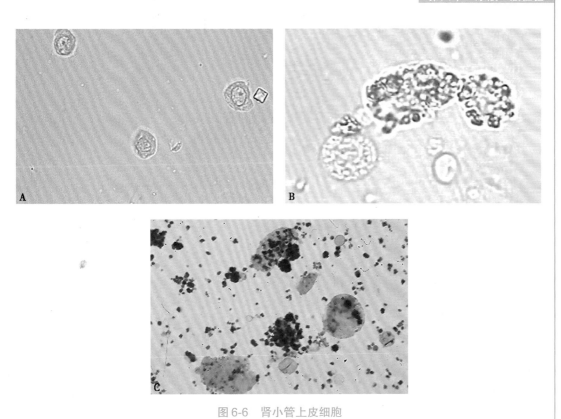

图6-6 肾小管上皮细胞

A. 直接脱落的肾小管上皮细胞（未染色）；B. 肾小管上皮细胞及复粒细胞（未染色）；
C. 含铁血黄素细胞（染色）

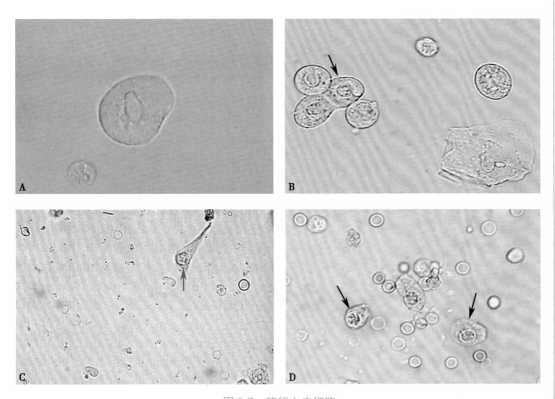

图6-7 移行上皮细胞

A. 表层移行上皮细胞；B. 中层移形上皮细胞和鳞状上皮细胞；
C. 尾形上皮细胞；D. 底层移行上皮细胞（未染色）

细胞（tailed epithelium）。细胞核呈圆形或卵圆形，细胞质丰富（图6-7B、C）。该类细胞在正常尿液中不易见到，尿路炎症时可成片脱落。肾盂、输尿管、膀胱三角区急性炎症时，多见尾形上皮细胞。

（3）底层移行上皮细胞：细胞体积与肾小管上皮细胞接近但核质比略小，边缘呈圆形或不规则（图6-7D）。见于泌尿道深层炎症，尤其是慢性膀胱炎。

3. 鳞状上皮细胞 鳞状上皮细胞（squamous epithelium）实质为复层扁平上皮细胞（pavement epithelium），来自尿道前段和阴道表层，直径40～60μm，形态扁平而大，似鱼鳞状或薄的石板状，不规则；细胞质丰富，有细小颗粒；核小、呈圆形或卵圆形，致密，居中，有时无核；细胞边缘常卷折（图6-8）。鳞状上皮细胞在正常尿中数量较少，女性常因白带混入尿液而出现较多，临床意义不大。但女性尿中出现大量鳞状上皮细胞通常提示其雌激素水平过高，若同时伴大量白细胞出现则提示有妇科炎症。

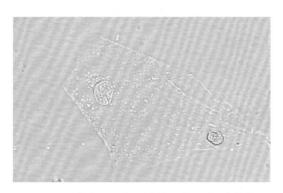

图6-8　尿中表层及中层鳞状上皮细胞（未染色）

三、管型的形态与临床意义

管型（cast）是尿蛋白在肾小管、集合管内凝聚形成的圆柱体。其形成依赖以下因素的综合作用：①蛋白（尤其是含有肾小管分泌的 T-H 糖蛋白）尿的存在，是形成管型的首要条件。②肾小管对尿液的浓缩与酸化功能：浓缩使蛋白含量及盐类浓度提高，酸化能促进蛋白的沉淀凝聚。③有可供交替使用的肾单位：肾单位病变时肾小管内蛋白浓缩、沉积形成管型。在形成管型的过程中，若有细胞渗出，则包被于管型基质成为细胞管型；若管型内的细胞退化变性，裂解成细胞碎屑而形成颗粒管型；细胞内脂蛋白进一步变性可形成蜡样管型；若上皮细胞管型内的细胞出现脂肪变性，则形成脂肪管型。当管型大量出现，特别是病理管型（如细胞管型、颗粒管型等）出现时，提示有肾实质性损害。

（一）透明管型

透明管型（hyaline cast）最常见，是各类管型的基本结构，形态为无色透明的圆柱体，质地均匀，偶见少许颗粒或细胞。大小、长短不一，折光性差，易漏检，应在弱光下观察（图6-9A）。透明管型在正常成人的清晨浓缩尿中偶见；剧烈运动后、高热、麻醉、心功能不全时少量出现；急性肾实质病变，可出现大量透明管型。

（二）细胞管型

管型基质内的细胞占其体积的1/3以上时，称为细胞管型（cellular cast）。按细胞类别分为4种管型。

1. 红细胞管型 管型呈黄色或红褐色，易折断，碎裂成片状，红细胞残缺不全（图6-9B）。当红细胞管型退变成为色素状、颗粒状管型时，称之为血红蛋白管型，此时管型内含有红色或金褐色颗粒，无清晰可见的红细胞。尿中出现此类管型，提示肾单位出血，见于急性肾小球肾炎、慢性肾小球肾炎急性发作、急性肾小管坏死、肾出血、肾移植后急性排斥反应等。

2. 白细胞管型 管型内布满白细胞或脓细胞，细胞多退化变性，未染色的标本中较难与上皮细胞区别（图6-9C），过氧化物酶染色（POX）阳性。常见于急性肾盂肾炎、间质性肾炎、狼疮性肾炎等疾病。

3. 上皮细胞管型 管型内含较多的肾小管上皮细胞，呈瓦片状排列，胞体比白细胞大（图6-9D），可滴加稀乙酸予以鉴别。上皮细胞经酯酶染色呈阳性反应，POX染色阴性，予以鉴别。常见于肾小管病变，如急性肾小管坏死、肾淀粉样变性、重金属和化学物质中毒、肾移植急性排斥反应等。

4. 混合细胞管型 混合细胞管型通常指2种以上细胞出现于管型中（图6-9E），若能明确，则应报告为某细胞管型。

（三）颗粒管型

管型基质内的颗粒占其体积（或面积）1/3以上时，称为颗粒管型（granular cast），分为粗颗粒和细颗粒两种（图6-9F、G）。开始时多为粗颗粒，而在肾单位淤滞时间较长，则逐渐碎化为细颗粒。也有人认为，粗颗粒由白细胞变性而来，因其POX染色一般为阳性；细颗粒则由上皮细胞演化而来，因其酯酶染色阳性。颗粒管型多见于急、慢性肾小球肾炎及肾病、肾动脉硬化等。

（四）脂肪管型

管型内有多量的脂肪滴，当含量超过管型面积的1/3时，称为脂肪管型（fatty cast）（图6-9H）。由肾小管上皮细胞脂肪变性所致。脂肪滴大小不等，圆形，折光。较大的脂肪滴在偏光镜下可发现"马耳他十字交叉"样改变（图6-9I）。见于慢性肾炎肾病型及类脂性肾病。

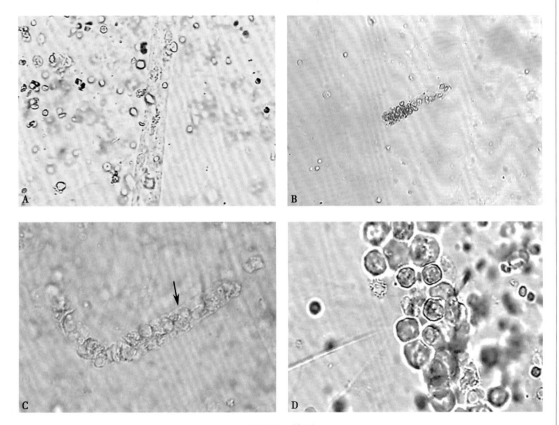

图6-9 管型

A. 透明管型；B. 红细胞管型；C. 白细胞管型及透明管型；D. 上皮细胞管型（光镜彩色）

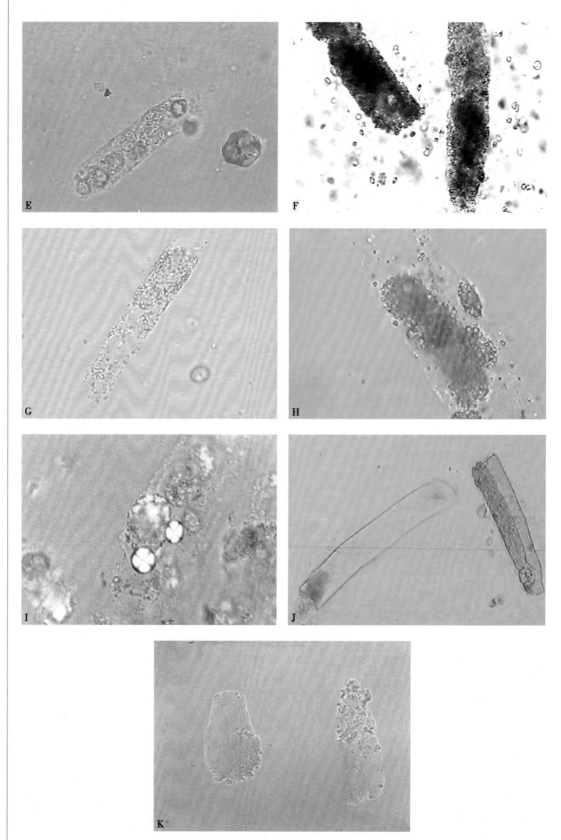

图6-9 管型(续)
E. 混合细胞管型(白细胞及上皮细胞组成);F. 粗颗粒管型;G. 细颗粒管型;H. 脂肪管型;
I. 脂肪管型(偏光镜马耳他十字现象);J. 蜡样管型;K. 宽幅管型或肾衰竭管型

（五）蜡样管型

蜡样管型（waxy cast）是由细颗粒管型继续变性碎解而来。为蜡烛样浅灰色或淡黄色，质地厚，有切迹，折光性强，有时呈扭曲状（图6-9J）。出现蜡样管型提示肾脏长期而严重的病变，预后差，见于慢性肾小球肾炎晚期及肾淀粉样变性。

（六）色素管型

管型内含有血红蛋白、肌红蛋白或胆红素等，呈黄色或棕色，出现胆红素颗粒则呈金褐色。

（七）宽幅管型

宽幅管型（broad cast）源自明显扩大的集合管，为体积宽大、不规则的颗粒管型或蜡样管型（图6-9K）。急性肾功能衰竭的多尿期可大量出现，而在慢性肾炎晚期出现，提示预后不佳。又称为肾衰竭管型（renal failure cast）。

（八）细菌管型

细菌管型在显微镜下很难识别，呈颗粒状，或出现在白细胞管型内，需借助干涉显微镜判别。

（九）结晶管型

结晶管型由盐类结晶附着于T-H蛋白而形成。因结晶多为不定型样，通常难于判断结晶的种类。视野中常伴大量散在的结晶，有时伴红、白细胞增加。见于大量盐类结晶沉积所致的肾损害。

（十）类似管型的物体

1. 类圆柱体 形态与透明管型相似，但尾部尖细呈螺旋状，常与透明管型同时存在。见于肾血液循环障碍或肾受到刺激时。

2. 黏液丝 黏液丝（mucous strands）为长线条形，边缘不清，末端尖细卷曲。可见于正常尿液，尤其是妇女的尿中可多量出现。若大量存在表示尿道受刺激或有炎症反应。

3. 假管型 假管型通常为尿中的一些黏液性纤维状物，黏附了非晶形尿酸盐或磷酸盐后，所形成的一种圆柱形物，类似颗粒管型，要仔细观察。

四、结晶的形态与临床意义

尿中结晶（crystal）的析出，与形成该结晶物质的浓度、溶解度及尿液的pH、温度、胶体物质浓度等因素有关。可分为生理性结晶、病理性结晶及药物性结晶。

（一）生理性结晶

生理性结晶多来源于食物或盐类代谢的结果，一般无临床意义。如酸性尿中的尿酸盐结晶、草酸盐结晶等；碱性尿中的磷酸盐结晶、碳酸盐结晶等。但该类结晶大量沉积也会造成肾损害。

（二）病理性结晶

病理性结晶指出现于某些病理状况下的结晶。如亮氨酸结晶、酪氨酸结晶，见于组织大量坏死性疾病；胱氨酸结晶起因于蛋白质代谢障碍，尿酸结晶见于痛风。大量出现是尿路结石的征兆。

（三）药物性结晶

药物性结晶通常指患者大量服用某些药物后，有可能形成的结晶。最常见的药物结晶是磺胺类结晶。此类结晶易在酸性尿液中析出，形态各异，可用化学方法证实：①磺胺结晶溶于丙酮。②醛试验：取尿液少许于试管，加入Ehrlich醛试剂数滴，显黄色则为磺胺结晶。由于磺胺类药物的溶解度较小，使用后极易形成结晶乃至结石，堵塞输尿管，导致少尿、无尿、血尿和肾绞痛。因此，磺胺结晶的检测，对于临床使用磺胺类药物的监护很有意义，可及早补充水分和碱性药物,以缓解结晶的形成。

(四)尿中结晶的形态特征

1. 草酸钙结晶 草酸钙结晶(calcium oxalate crystal)为无色、大小各异、形态多样的晶体,多数呈八面体形或信封状,单水草酸钙结晶体积较小,呈卵圆形或哑铃形(图6-10A)。草酸钙结晶多出现于酸性尿液中。

2. 碳酸钙结晶 碳酸钙结晶为无色、细小的颗粒状晶体,常成对出现,似哑铃形,也可聚集成堆,与非晶形磷酸盐结晶无法区分。该类结晶常出现于碱性尿液中。

3. 三价磷酸盐结晶 三价磷酸盐结晶为无色、形态大小各异的晶体,呈方柱状,屋顶状或羽毛状,折光性强(图6-10B)。该类结晶常出现于碱性尿液中。

4. 磷酸钙结晶 无色,薄的,楔形或玫瑰花样,具有针状末端。单水磷酸钙结晶呈不规则形,针束状或平板状,出现于碱性尿液中(图6-10C)。

5. 非晶形尿酸盐结晶 似沙粒样黄褐色颗粒。

6. 尿酸铵结晶 黄褐色,球形,树根状或刺苹果状(图6-10D)。

7. 尿酸钠结晶 无色至淡黄色的针状,单个或小堆状出现。

8. 尿酸结晶 尿酸结晶(uric acid crystal)呈钻石形,立方形或堆积成玫瑰花形,薄的结晶常无色,厚的结晶呈黄色至红褐色。偏光镜下,显示橙色或紫色折射光(图6-10E、F)。出现于酸性尿中。

9. 胱氨酸结晶 无色、六边形,边缘不整,折光性强,薄片状结晶(图6-10G)。见于先天性胱氨酸尿患者。

10. 亮氨酸与酪氨酸结晶 亮氨酸结晶呈黄色、褐色,球形,表面有密集辐射状条纹,折光性强,似脂肪滴。酪氨酸结晶呈无色、黄色,细针状,成堆或羽毛状(图6-10H、I)。该两类结晶可见于急性重型肝炎患者尿液中。

11. 胆固醇结晶 缺角的长方形或方形,无色透明薄片状(图6-10J)。健康人尿中少见,增多见于膀胱炎和肾盂肾炎。

12. 胆红素结晶 胆红素结晶呈橘红色或黄褐色,成束针状或小块状(图6-10K)。有时可形成胆红素管型,见于黄疸、急性重型肝炎、肝癌、肝硬化、急性磷中毒等。

13. 药物结晶和放射造影剂 ①氨苄西林结晶:呈无色、长的、薄的、菱形或针状结晶。②磺胺结晶:形态多变,折光性强,其中磺胺嘧啶结晶呈黄色至褐色,针束状结晶,磺胺甲基异噁唑结晶呈棕色,玫瑰花样或球形,有不规则辐射状条纹(图6-10L)。③放射造影剂无色,呈长的针状,单个或成堆出现,或呈平板状、缺角的结晶(图6-10M)。

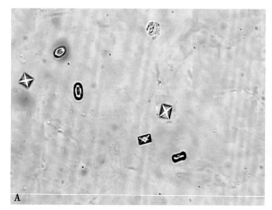
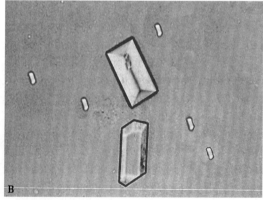

图6-10 结晶

A.草酸钙结晶;B.三价磷酸盐结晶

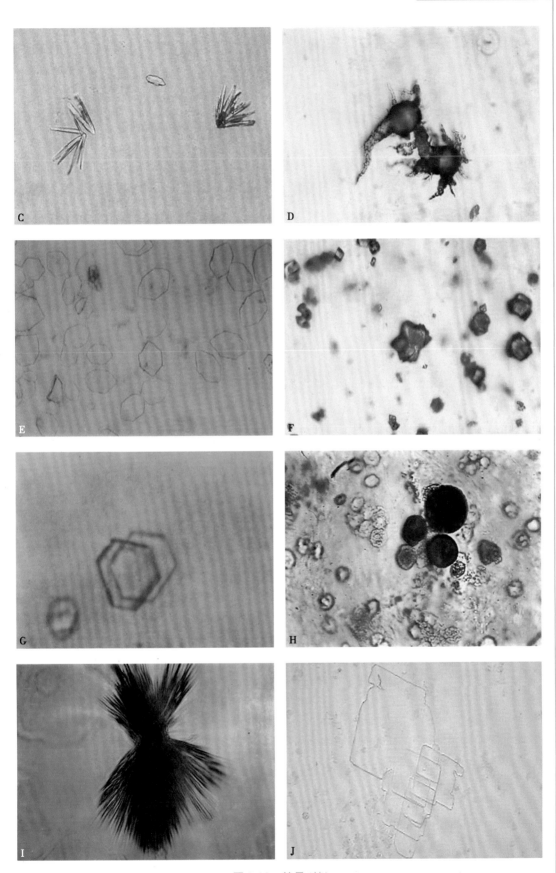

图 6-10 结晶（续）

C. 磷酸钙结晶；D. 尿酸铵结晶；E. 六边形尿酸结晶；F. 玫瑰花形尿酸结晶；
G. 胱氨酸结晶；H. 亮氨酸结晶；I. 酪氨酸结晶；J. 胆固醇结晶；

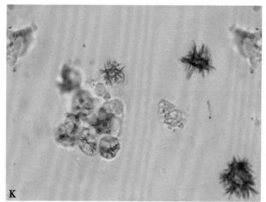
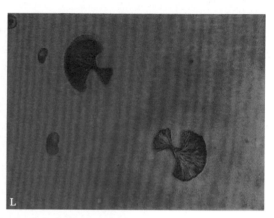
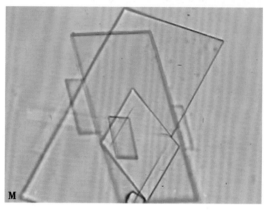

图 6-10 结晶（续）

K. 胆红素结晶；L. 磺胺药物结晶；M. 造影剂（泛影酸）结晶

五、其他有形成分检查

1. 细菌 呈薄杆状或短圆杆状，单个或呈链状分布。可结合革兰染色或抗酸染色等手段加以确认。健康人采用自然排尿法，尿液细菌的菌落计数 $<10^4$/ml 时，多数是因为污染，无临床意义。若按无菌要求采集尿液，检出菌落数 $\geqslant 10^5$/ml 的革兰阴性杆菌，或菌落计数 $\geqslant 10^4$/ml 的革兰阳性球菌，则有诊断价值。膀胱炎、肾盂肾炎以革兰阴性杆菌为主要病原菌，如大肠埃希菌、葡萄球菌、链球菌、变形杆菌等。常伴有白细胞、上皮细胞增加。性传播疾病患者尿中可查到淋病奈瑟菌；泌尿系统结核患者尿中可查到结核分枝杆菌。

2. 真菌 ①白色假丝酵母菌：无色，$2.5 \sim 5\mu m$，椭圆或短圆柱形，有时因芽生孢子而集群，多来自阴道分泌物污染。②念珠菌：可见到假菌丝，革兰染色后油镜下可见革兰阳性孢子或与出芽细胞相连接的菌丝（图 6-11A）。③酵母菌：无色，卵圆形，似红细胞，折光性较强，可见芽孢和假菌丝。多见于糖尿病患者、女性尿及碱性尿（图 6-11B）。

3. 寄生虫 ①阴道毛滴虫：无色，$10 \sim 30\mu m$，较白细胞大 $2 \sim 3$ 倍，呈纺锤形，有鞭毛及轴柱。在夏季的新鲜标本中，可见其呈波浪状或螺旋状活泼运动（图 6-12）。主要出现于女性尿中，也可见于男性尿液，可引起尿路感染。②乳糜尿中可检出微丝蚴。③如尿液被粪便污染，有时可检出肠道寄生虫卵。如溶组织阿米巴、蛔虫卵、蓝氏贾第鞭毛虫等。④血吸虫卵可直接由膀胱壁黏膜进入尿液。

4. 类脂体 是由胆固醇酯构成的小体，外形近似脂肪球，折光性强，大小不等，无色至黄绿色，或棕色。在偏光显微镜下可区分。

5. 含铁血黄素 黄褐色，粗颗粒状，与非晶形结晶很难区分，普鲁士蓝反应阳性。

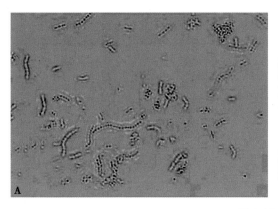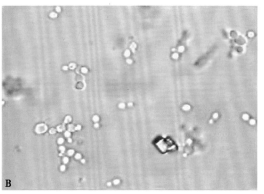

图 6-11　真菌

A. 念珠菌；B. 酵母菌

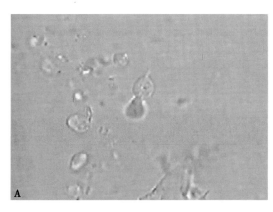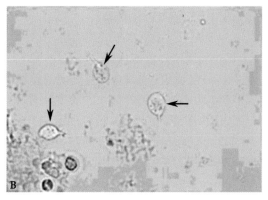

图 6-12　尿中阴道毛滴虫

A、B. 均为阴道毛滴虫

6. 纤维　如头发、棉花和织物等都是各种类型的纤维。体积大，中度或高度折光性，边缘暗而厚实。

7. 粪便污染物　出现部分消化的蔬菜细胞，肌肉纤维。

8. 精子　多见于男性遗精后尿中及性交后两性尿中。标本混入前列腺液，还可见卵磷脂小体或前列腺颗粒细胞及淀粉小体等（见前列腺液检验）。

六、质 量 控 制

由于各临床实验室尿液有形成分检查方法不同，检验者的熟练程度和水平存在差异，被检者的生理状态以及质控物也不统一，检查结果很难控制，可比性低。为保证结果的可靠性，应严格做好尿液有形成分检查前、检查中和检查后的质量控制。

（一）检查前质量控制

1. 正确留取标本　最好采集清晨第二次排出的空腹尿液。女性患者应清洁外阴部后留取，并避免月经血、阴道分泌物的混入，男性注意前列腺液的污染，非常必要时可导尿采集标本。

2. 尿液新鲜、及时送检　标本采集后要在 2 小时内完成检查。管型、红细胞、白细胞在比重小于 1.010 的碱性尿液中易发生溶解。如尿中含多量磷酸盐，应加入少量稀乙酸液，使其溶解，但应防止红细胞及管型溶解；含大量尿酸盐时，应加温使其溶解，以便观察。

3. 器材标准化

（1）容器：由惰性材料制成，洁净、防漏、防渗，一次性使用；体积应 >50ml，圆形开口的直径 >4.0cm，具有较宽的底部；有易于开启的盖子。

（2）离心管：应清洁、透明、带刻度，刻度上应至少标明 10ml、1ml、0.2ml 等容量单位，体积应 >12ml，最好使用底部凸出（尖底）、管口有盖子、不易破碎的一次性塑料离心管。

（3）用于尿液有形成分分析的容器、离心管必须洁净、光滑，防止尿液有形成分附着，且易于标记与识别。如进行非定量计数，则必须选用 18mm×18mm 的洁净盖玻片，且保证载玻片洁净、干燥、无划痕。

（4）使用标准化的尿液有形成分定量计数板：尿液有形成分的量和压（涂）片厚度是标准化的重要环节，在普通玻片上随意滴加沉渣液或加盖玻片（甚至不加盖片）进行检测，不能提供标准化的结果。建议使用标准化的尿液有形成分（专用）定量计数板。若使用 Fuchs-Rosenthal 计数盘进行尿液颗粒计数，应在使用前依次采用流水和乙醇对计数盘和盖玻片进行冲洗，使之洁净、干燥。使用专用盖玻片（25mm×22mm，允许误差 ±1mm，边角钝圆、光滑），适用于相差显微镜观察。

（5）离心机：采用水平式离心机，有效离心半径 15cm。离心时管口应加盖，以保证安全。离心机内温度应尽可能保持 <25℃。

（6）显微镜：使用具有内置光源的普通光学显微镜，光线强度可调，应具备 40 倍、10 倍的物镜和 10 倍的目镜。同一实验室如有多台显微镜，各显微镜的物镜及目镜的放大倍数应一致。进行尿液颗粒计数，推荐使用相差显微镜。

（7）自动化设备：有条件的实验室可使用各类全自动、半自动的尿有形成分分析仪，但此类仪器必须经权威机构认可。

（8）计算机数据处理系统：有条件的实验室可使用带计算机成像系统的显微镜、标准化沉渣检测系统和相关辅助软件处理结果，但检查方法和尿液有形成分结果报告方式须标准化。

4. 制订标准化的操作程序 实验室应统一尿液检查操作程序和方法。

（二）检查中质量控制

1. 标准化操作 严格按照操作规程进行检查，CLSI、JCCLS 和 CCCLS 对尿液有形成分显微镜检查有严格要求，各实验室根据实际情况参照相关标准。

（1）离心：取尿液 10ml（不足 10ml 者，应在报告中注明），以 RCF 400g（1500rpm），离心 5 分钟。尤其应避免离心对有形成分特别是管型成分的机械破坏。进行尿液颗粒计数，则使用不离心标本。

（2）制备涂片或充入标准化沉渣定量计数板：手持离心管 45°～90° 弃除上层尿液，保留 0.2ml（或按浓缩倍数规定的体积）尿液有形成分，最好采用滴管吸去上清液，以防止直接倾倒造成有形成分的丢失。将沉淀物轻轻混匀后，取一滴（约 50μl）释放至载玻片上，用 18mm×18mm 的盖玻片覆盖，或轻轻滴入尿液有形成分分析定量计数板后镜检，期间防止产生气泡。

（3）观察视野数及报告方式：先于低倍视野（10×10）下观察尿液有形成分的分布情况，再转高倍视野（10×40）仔细观察细胞，并鉴定管型种类。其中细胞应至少观察 10 个高倍视野，管型应在低倍镜下观察 20 个视野，分别记录每个视野的细胞和管型数，计算平均值报告。

（4）如采用定量计数板进行有形成分计数，则充池后及时完成计数，防止标本干涸及有形成分破坏。按规定计数足够的方格数，对压线细胞及管型的计数参照血细胞计数原则。以"××/μl"的方式报告。

2. 注意红细胞与视野中其他有形成分(如球状草酸钙结晶、酵母菌、脂肪球等)的鉴别,必要时可作 Wright 染色或隐血试验协助鉴定。

3. 参与室内、室间质控活动 ①室内质控活动:应选用可靠的质控物,尿液有形成分质控物应有一定量保存完好的红细胞、白细胞和管型,用以室内质控。也可用血液的红细胞、白细胞和肾炎患者的管型,制备醛化的有形成分质控物。②积极参加室间质评活动,动态掌握本实验室检验水平。

4. 尿液有形成分染色法检查

(1)标本要求:同尿液有形成分非染色镜检法。

(2)注意 pH 对不同染液染色效果的影响:① SM 染色:尿液 pH < 6 时染色效果最佳,pH 6～8 亦可使用。但尿液 pH > 8 时需用盐酸溶液(6mol/L)调节 pH 至 5.5 左右,再行染色。② Sternheimer S 染色:尿液 pH > 8 时可呈过度蓝染效果,此时可将沉渣标本用生理盐水洗涤 2～3 次后,再行染色。

(3)染液用量及观察时间:尿液有形成分和 S-M 染液比例以 4:1 或 5:1 为佳,染色后 10 分钟内观察效果较好。

(4)其他:固定、染色及特殊染色的质量控制,与血液和骨髓化学染色相同。

(三)检查后质量控制

1. 综合分析检查结果 常规尿液分析的理化检验结果与沉渣镜检的结果相互参照、相互印证。如尿隐血试验与镜检红细胞;镜检管型与尿蛋白等。若有可疑结果,应及时复查与分析(表6-10)。

表 6-10 尿液干化学分析仪与镜检结果不一致的原因分析

项目	干化学法	显微镜法	原因
隐血	阴性	阳性	少见,维生素 C(>100mg/L),或试带失效
	阳性	阴性	红细胞被破坏(如肾病、标本久置),尿中含对热不稳定的酶、肌红蛋白尿等
白细胞	阴性	阳性	肾移植排斥反应,淋巴细胞增加
	阳性	阴性	粒细胞被破坏,特异性酯酶释放入尿液

2. 认真核对申请单(报告单) 包括患者临床资料、检验编号及检验结果是否相符。

3. 检查结果及时反馈

4. 定期进行资料分析 做好检验结果的备份、记录,定期进行回顾性阶段性资料分析。

(郑文芝)

本章小结

尿液一般检验包括理学、化学和有形成分显微镜检验,其中理学检验主要进行尿量、外观、比重及渗透压测定,尿液外观变化主要有血尿、血红蛋白尿、肌红蛋白尿、脓尿、胆红素尿、乳糜尿等。根据出血量及红细胞存在状态,血尿又分为肉眼血尿、显微镜下血尿及隐血。折射仪法尿比重测定为 NCCLS 的推荐方法,重复性好,但结果也受高浓度蛋白质、葡萄糖等物质的干扰。手工法尿液化学检验主要针对尿液 pH、蛋白质、葡萄糖、酮体、胆红素等进行测定,主要方法有湿化学法和干化学法。其中磺基水杨酸法为蛋白质筛查定性的推荐方法,敏感度高,但假阳性也高;加热乙酸法准确,为蛋白质确证试验;干化学试带法对清蛋白敏感度高,为肾小球病变筛检的重要方法。蛋白质定性结果受尿液 pH 和尿比重干扰。蛋白尿分为肾前性、肾性、肾后性蛋白尿 3 种。干化学法尿液葡萄糖、胆红素等定性结果受尿中维生素 C 的负性干扰。其他如抗生素等药物也影响检验结果，均需加强质量控制。

尿液有形成分显微镜检查包括对尿中细胞、管型、结晶及病原体的检查。分为染色法和非染色法、定量法及非定量法、离心法和非离心法等。其中标准化定量分析板法是尿液有形成分检查的"金标准"；而尿液颗粒计数参考方法更适用于有形成分较少的临床标本检测。通过显微镜检查，可帮助临床进行疾病定位、鉴别诊断、疗效观察及预后判断。尿液有形成分显微镜检查的质量控制重点是标本采集、标准化的离心速度和时间、足够的镜检观察范围、准确的有形成分的形态学识别以及综合多种信息的检验结果分析。

第七章

尿液分析仪检验

通过学习本章,你将能够回答下列问题:

1. 试述干化学尿液分析仪的检测原理。
2. 干化学尿液分析仪的局限性体现在哪些方面?
3. 试述流式细胞术尿液有形成分分析仪的检测原理。
4. 试述基于数字影像拍摄技术的尿液有形成分分析仪的原理。
5. 流式细胞术尿液有形成分分析仪如何分析尿红细胞?有何临床意义?
6. 试述尿液有形成分分析仪检测原理的局限性。
7. 尿液分析仪检验性能验证的内容及具体方法有哪些?
8. 尿液分析仪检验显微镜复检的原则有哪些?需要注意哪些问题?

第一节 干化学尿液分析仪检验

干化学尿液分析仪采用干化学法检测尿液中的化学成分,按自动化程度可分为半自动和全自动两大类。1850 年,法国化学家莫米纳(Maumene)采用羊毛纤维作为试带检测尿液中的葡萄糖。1956 年美国 Commer 和 Free 用单试纸条检测尿蛋白和葡萄糖,发明了尿液分析史上第 1 条试带,开创了"浸入即读"干化学法新纪元。但此方法仅利用肉眼观察试带中的颜色变化并与标准色板进行比较,会受到主观因素的影响。干化学尿液分析仪的出现给临床实验室尿液分析带来了一个质的飞跃。随着计算机技术的高度发展和广泛使用,目前干化学尿液分析仪已能够在 1 条试带上同时测定 8~14 个项目,检测速度更快(每小时 140个标本或以上)。

一、检 测 原 理

(一) 干化学尿液分析仪

干化学尿液分析仪通常由机械系统、光学系统、电路系统三部分组成。

1. 机械系统 主要功能是将待检的试带传送到检测区,仪器检测后将试带传送到废料盒内或手动取下试带。其主要作用是将待检测的试带传送到光学系统和检测器的正下方,达到精确测试的目的。

2. 光学系统 是整个尿液分析仪的核心。其工作原理是光源照射到已产生化学反应的试剂块上,其反射光被检测器接收。由于各试剂块显色的深浅不同,表现为试剂块上的反射光强度不同,故反射光的强度与各试剂块的颜色深浅成反比例关系。根据光电比色原理,不同强度的反射光在经过接收装置转换为电信号并进行放大处理(图 7-1)。

光学系统一般包括光源、单色处理、光电转换三部分。光线照射到试带反应物表面产生反射光,反射光的强度与反应颜色成反比,不同强度的反射光再经光电转换器件转化为电信号进行处理。尿液分析仪的光学系统主要有四种:卤钨灯滤光片分光检测系统、发光二极管检测系统(light emitting diode,LED)、电荷耦合器件(charge couple device,CCD)检测系统及冷光源检测系统。

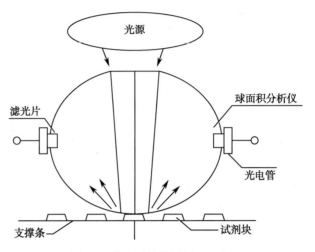

图 7-1　光电系统检测原理示意图

3. 电路系统　是将光信号转换成电信号放大,经模/数转换后送 CPU 处理,计算出最终检测结果,然后将结果输出到屏幕显示并送打印机打印(图 7-2)。

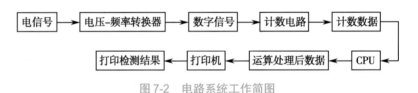

图 7-2　电路系统工作简图

(二)干化学尿液分析试带

1. 单项试带　是干化学试带发展初期的一种最基本的结构形式。它以滤纸为载体,将各种试剂成分浸渍、干燥后作为试剂层,再在表面覆盖一层纤维膜作为反射层。尿液进入试带后与试剂发生反应,产生颜色变化。

2. 多联试带　将多种检测项目的试剂模块,按一定间隔、顺序固定在同一试带上,可同时检测多个项目。多联试带采用多层膜结构(表 7-1),其基本结构如图 7-3 所示。不同型号的尿液干化学分析仪应使用配套的专用试带,且试剂模块的排列顺序也不同。通常情况下,试带上的试剂模块比检测项目多一个空白块,有些仪器还多一个位置参照模块。

表 7-1　尿液干化学法试带多层膜结构及主要作用

膜结构	主要作用
尼龙膜层	起保护作用,防止大分子物质对反应的污染
绒制层	包括试剂层和碘酸盐层。试剂层含有试剂成分,主要与尿液中的化学物质发生反应,产生颜色变化。碘酸盐层可防止维生素 C 等物质的干扰
吸水层	可使尿液均匀快速地渗入,并能抑制尿液渗透到相邻反应区
支持层	由尿液不浸润的塑料片做成,起支持作用

试带中各试剂模块与尿液中相应成分进行独立反应,显示不同的颜色,颜色的深浅与尿液中某种成分成比例关系。各试剂模块反应后的颜色越深,吸收光量值越大,反射光量

值越小，则反射率越小；反之，颜色越浅，吸收光量值越小，反射光量值越大，则反射率越大，也就是说颜色的深浅与尿液样本中的各种成分的浓度成正比（图7-4）。

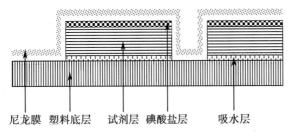

尼龙膜　塑料底层　试剂层　碘酸盐层　吸水层

图7-3　干化学尿液分析仪试带结构图

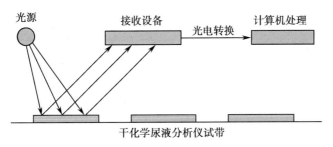

图7-4　干化学尿液分析仪检测原理示意图

为了消除背景光和其他杂散光的影响，一般采用双波长（检测波长和参考波长）来测定试剂模块的颜色变化。检测波长是被测试剂模块的灵敏特征波长，不同项目试剂模块有其相应的检测波长，如蛋白质、葡萄糖、pH、维生素C、隐血的测定波长为620nm，胆红素、尿胆原、亚硝酸盐、酮体的检测波长为550nm。各试剂模块的参考波长为720nm。试带中还有一个空白模块，作为对尿液颜色及仪器变化产生的误差进行补偿。

将测定的每种试剂区反射光的光量值与空白块的反射光量值进行比较，通过计算求出反射率，仪器根据反射率确定尿液中生化成分的含量，反射率计算公式如下：

$$RY\%Y = \frac{T_m \times C_s}{T_s \times C_m}$$

式中，R 为反射率，T_m 为试剂模块对检测波长的反射强度，T_s 为试剂模块对参考波长的反射强度，C_m 为标准模块对检测波长的反射强度，C_s 为标准模块对参考波长的反射强度。

二、检测参数和结果

随着试带的发展，干化学尿液分析仪检测参数（parameter）逐渐增多。目前，常用的检测参数主要包括酸碱度、比重、蛋白质、葡萄糖、酮体、胆红素、尿胆原、红细胞（血红蛋白或隐血）、亚硝酸盐、白细胞、维生素C等。根据检测参数的数量，可分为8项、9项、10项、11项、12项、13项和14项干化学尿液分析仪，不同干化学尿液分析仪及商品化试带的灵敏度有差异。干化学尿液分析仪检查的主要参数、原理及参考区间如表7-2所示。干化学尿液分析仪试带结果判断如图7-5所示。

表7-2　尿液干化学分析仪检测参数及原理

参数	英文缩写	反应原理	参考区间
pH	pH	酸碱指示剂法	随机尿：pH 4.5～8.0
比重	SG	多聚电解质离子解聚法	1.015～1.025

续表

参数	英文缩写	反应原理	参考区间
蛋白质	PRO	pH指示剂蛋白质误差法	阴性
葡萄糖	GLU	葡萄糖氧化酶-过氧化物酶法	阴性
胆红素	BIL	偶氮反应法	阴性
尿胆原	URO	醛反应、重氮反应法	阴性或弱阳性
酮体	KET	亚硝酸基铁氰化钾法	阴性
亚硝酸盐	NIT	亚硝酸盐还原法	阴性
隐血或红细胞	BLD	血红蛋白亚铁血红素类过氧化物酶法	阴性
白细胞	LEU	酯酶法	阴性
维生素C	VitC	吲哚酶法	阴性

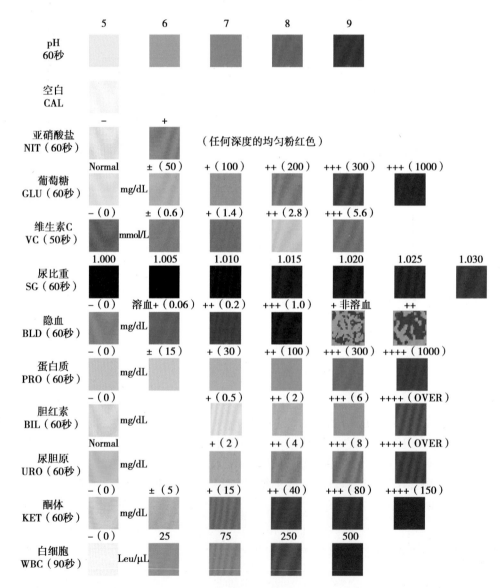

图 7-5　尿液干化学分析仪试带及结果判断

三、方法评价

干化学尿液分析法的主要优点：标本用量较少，速度快，项目多，重复性好，准确性较高，适用于大批量标本的筛检。但它的局限性主要有：①不能代替病理性尿液标本的显微镜检查，对白细胞、管型和结晶的检测属于间接检测。②蛋白模块检测尿蛋白以白蛋白为主，对球蛋白不灵敏，对本周蛋白无反应，不适用于肾病、骨髓瘤患者的检查。③葡萄糖模块只对尿液中葡萄糖产生反应，对乳糖、半乳糖、果糖及蔗糖无反应。④胆红素及尿胆原模块灵敏度比 Harrison 手工法低得多。⑤酮体模块对乙酰乙酸最敏感，丙酮次之，对 β-羟丁酸无反应。⑥亚硝酸盐模块只能检出有硝酸盐还原酶的细菌，对于假单胞菌属和革兰阳性菌等无反应，易出现尿道感染的漏诊。⑦隐血模块检测的目标是 HGB 过氧化物酶，对完整 RBC 及 HGB 均有反应，故很难判断尿液红细胞的形态特征，高渗性红细胞容易被漏检；不稳定酶、肌红蛋白、菌尿可导致假阳性结果。⑧白细胞模块测定的是中性粒细胞和巨噬细胞胞质中含有的脂酶，对淋巴细胞无反应；容易漏检肾移植早期排斥反应出现的淋巴细胞。⑨比重模块只能反映尿中阳离子多少，与比重计结果不一；对婴儿尿等低比重尿不敏感。⑩易受药物、外源性物质或人为因素等的干扰出现假阳性或假阴性结果，如维生素 C 浓度 >100mg/L 时，葡萄糖和隐血等测定出现假阴性结果。大量使用头孢霉素或庆大霉素等药物时，白细胞测定可出现假阴性。选择尿蛋白检查的肾炎患者，多使用青霉素治疗，注入的青霉素 90% 以上通过尿液排泄，而这些青霉素可干扰尿蛋白的检查（干化学法出现假阴性、磺硫酸法出现假阳性）。

由于以上不足之处的存在，干化学尿液分析法仅作为一种初筛试验应用于临床尿液常规检验中。其分析结果出现假阳性或假阴性的常见原因如表 7-3 所示。

表 7-3　尿液干化学分析仪检测假阳性、假阴性常见的原因

参数	假阳性	假阴性
比重	尿蛋白	尿素 >10g/L、尿液 pH<6.5
蛋白质	喹宁、嘧啶、聚乙烯、吡咯酮、氯己定、磷酸盐、季铵类消毒剂、尿液 pH≥9.0	大量青霉素尿、尿液 pH<3.0
葡萄糖	强氧化性清洁剂污染、H$_2$O$_2$	左旋多巴、大量水杨酸盐、维生素 C（>500mg/L）、氟化钠、高比重尿、尿酮体（>0.4g/L）
胆红素	吩噻嗪类或吩嗪类药物	维生素 C（>500mg/L）、亚硝酸盐、光照
尿胆原	吲哚、吩噻嗪类、维生素 K、磺胺药	亚硝酸盐、光照、重氮药物、对氨基水杨酸
酮体	酞、苯丙酮、左旋多巴代谢物	试带受潮、陈旧尿液
亚硝酸盐	陈旧尿液、亚硝酸盐或偶氮剂污染、含硝酸盐丰富的食物	尿胆原、尿液 pH<6.0、维生素 C、尿量过多、食物含硝酸盐过低、尿液在膀胱中贮存 <4 小时
隐血或红细胞	肌红蛋白、菌尿、氧化剂、易热性触酶	蛋白质、维生素 C（>100mg/L）
白细胞	甲醛、毛滴虫、氧化剂、高浓度胆红素、呋喃妥因	蛋白质、维生素 C、葡萄糖、头孢氨苄

第二节　尿液有形成分分析仪检验

尿液有形成分分析是尿液常规分析中重要的组成部分，由于尿液有形成分复杂多样，形态各异，一直以来都是以显微镜检查为主。直到 1983 年美国一家公司推出了尿液有形成分检查工作站，以电视摄像模式获取尿中有形成分图像并进行分析，被认为是尿液有形成

分分析自动化的里程碑。1995 年,日本将流式细胞术和电阻抗技术结合起来,研制了新一代全自动尿液有形成分分析仪。在 2000 年出现的尿液有形成分数字影像拍摄系统则开启了数字图像尿液有形成分分析的先例。随着尿有形成分分析技术的不断发展,现今各公司开发生产的不同型号的全自动尿液有形成分分析仪,已普遍应用于临床,且大多数可连接或合并干化学分析仪,使临床检测更为便捷。

一、检测原理及参数

目前尿液有形成分分析仪根据检测原理基本可分为以下两大类:第一类是基于流式细胞技术的尿液有形成分分析仪;第二类是基于数字影像拍摄技术的尿液有形成分分析仪。其中数字影像拍摄技术又可分为两类:流动式数字影像拍摄技术和静止式数字影像拍摄技术。流式细胞技术尿液有形成分分析仪和数字影像拍摄技术尿液有形成分分析仪各有其优势,也有仪器既结合了流式细胞技术,又使用了数字影像拍摄技术的原理。

(一)流式细胞技术尿液有形成分分析仪

1. 检测原理　目前该类仪器已发展到结合半导体激光技术、鞘流技术和核酸荧光染色技术以及电阻抗原理为一体的尿有形成分分析系统(图 7-6)。定量吸入的尿液中各种颗粒成分经荧光色素染色后,在鞘液的包围下通过喷嘴以单柱形式喷出,使每个有形成分沿中心竖轴线依次快速通过鞘液流动池,并暴露在高度密集的氩激光束照射之下。仪器通过检测单个颗粒的电阻抗变化,捕捉它们不同角度的荧光和散色光强度,综合这些信号来分析相应颗粒的大小、长度、体积和染色质强度等,得到尿液有形成分的直方图和散点图,并给出红细胞、白细胞、上皮细胞、管型和细菌等的散点图报告和定量报告。目前还有仪器采用了沉渣和细菌双通道检测,并配合特殊试剂分别检测细胞和细菌成分,提高了对尿中细菌检查的准确性。

核酸荧光染色技术使用菲啶和羰花氰作为染料。荧光染料菲啶和羰花氰的共性是:反应速度快(染料与细胞结合快)、背景荧光低、细胞发出的荧光强度与细胞和染料的结合程度成正比。菲啶主要使核酸成分染色,染料插入并结合于碱基对之间,导致构象改变,并抑制核酸合成,在 480nm 光波激发时,产生 610nm 橙黄色光波。染料染色性与碱基对组成无关,而与细胞中核酸含量有关,以此区分细胞核的有无和多少,如白细胞与红细胞,病理管型与透明管型。羰花氰穿透能力强,与细胞膜、核膜和线粒体的脂层成分结合,在 460nm 光波激发时,产生 505nm 绿色光波,用于区分细胞大小,如上皮细胞与白细胞等。

仪器通过各个系统捕捉到以下光信号并转变为电信号:①前向散射光信号(FSC):反映颗粒大小信息。②侧向散射光信号(SSC):反映颗粒内部复杂性信息。③荧光信号(FL):反映颗粒 RNA/DNA 的染色信息。同时计算机会算出两个附加信号信息:①前向散射光脉冲宽度(FSCW):反映颗粒长度信息。②荧光脉冲宽度(FLW):反映颗粒内容物荧光染色区域的信号宽度。另外,电阻抗信号的大小与细胞体积成正比。

2. 检测参数　流式细胞技术尿液有形成分分析仪可提供多个检测参数,可分为定量参数、标记参数和其他参数见表 7-4。同时仪器会给出测定结果的散点图和直方图信息。各检测参数在散点图中的分布如图 7-7 所示。

表 7-4　流式细胞技术尿液有形成分分析仪的检测参数

分类	参数
分析参数	红细胞、白细胞、上皮细胞、管型、细菌
标记参数	病理性管型、小圆上皮细胞、类酵母细胞、结晶、精子
其他参数	红细胞信息和红细胞分析参数、白细胞分析参数、电导率、散点图、直方图等

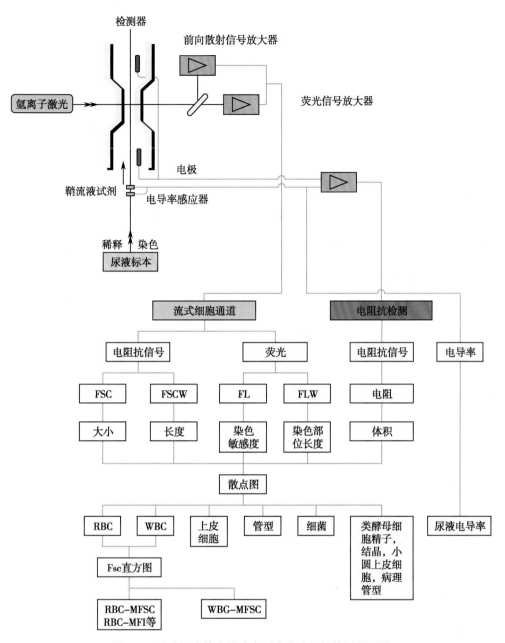

图7-6 流式细胞技术尿液有形成分分析仪检测原理图

（1）红细胞：红细胞在尿液中直径约8μm，无细胞核和线粒体，因机械损伤、渗透压、pH及疾病的关系，常常部分溶解成小红细胞碎片，呈现明显的大小不等，故分布会有很大差异，且只有细胞膜被试剂染色，因此荧光较弱，分布在散点图中荧光强度较低的区域。

红细胞信息主要提示红细胞的均一性，对鉴别血尿来源有一定过筛作用。70%红细胞前向散射光强度（RBC-P70FSC）≤70ch，且红细胞前向散射光强度分布宽度（RBC-FSC-DW）>50ch，提示为肾小球性血尿；RBC-P70FSC≥100ch，且RBC-FSC-DW≤50ch，提示为非肾小球性血尿；70ch≤RBC-P70FSC≤100ch，且RBC-FSC-DW≥50ch，为混合性红细胞。由此可得到均一性红细胞（isomorphic RBC）百分率、非均一性红细胞（dysmorphic RBC）百分率、非溶血性红细胞数量（non-Lysed RBC）和百分率（non-Lysed RBC%）、红细胞平均荧光强度（RBC-MFI）、红细胞平均散射光强度（RBC-MFSC）和红细胞荧光强度分布宽度标准差（RBC-FL-KWSD）。

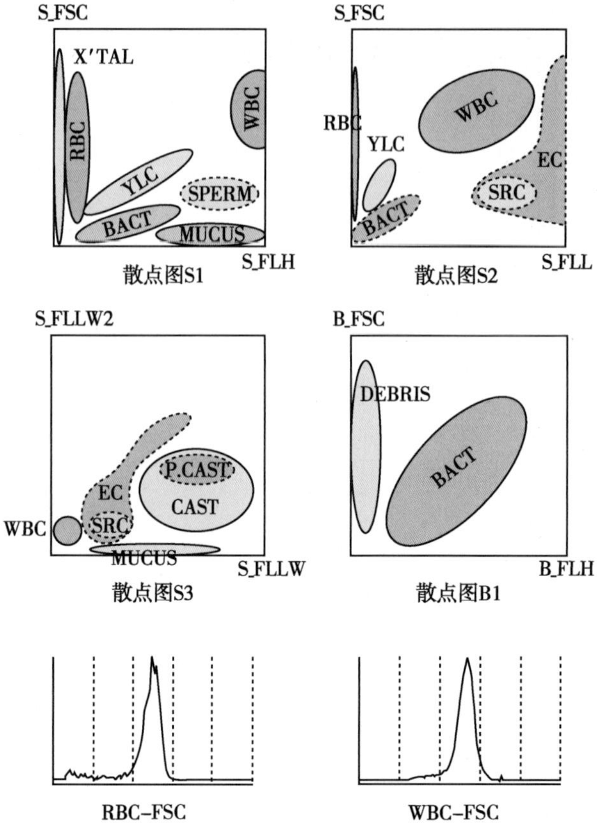

图 7-7 流式细胞技术尿液有形成分分析仪散点图和直方图

（2）白细胞：尿液中的白细胞直径约 10μm，有细胞核且居中。白细胞和红细胞一样形态各异，前向散射光强度和侧向荧光强度分布于散点图上较广的区域。白细胞细胞核的一部分和细胞膜被染液染色，分布于散点图中荧光强度较高的区域。

根据白细胞散点图信息以及仪器给出的白细胞定量指标，可初步判断是急性或慢性泌尿系感染。① WBC > 10 个 /μl，且白细胞呈现出前向散射光强和前向荧光弱，提示多为急性泌尿系感染。② WBC≥10 个 /μl，白细胞呈现前向散射光弱和前向荧光强，多为慢性泌尿系感染。泌尿系统感染时，尿中除了白细胞增高，还同时存在细菌。

（3）上皮细胞：上皮细胞体积大，细胞核多居中，分布在散点图中标有 EC 的部分，在这个区域内分布着大型细胞，具有较强的荧光强度。尿液有形成分分析仪可报告上皮细胞的定量结果，并标出小圆上皮细胞。但小圆上皮细胞、肾小管上皮细胞、移行上皮细胞等，其大小与白细胞接近、形态较圆，且各种光信号以及电阻抗信号变化范围大，仪器并不能准确区分，而是归为小圆上皮细胞。因此当仪器提示这类细胞到达一定数量时，必须触发镜检规则进行人工镜检并准确分类。

（4）细菌：细菌体积虽比红细胞白细胞小，但含有少量 DNA 和 RNA，因此前向散射光强度比红细胞、白细胞弱，荧光强度比红细胞强但弱于白细胞。死细菌的染色灵敏度较活细菌强，所以死亡细菌所产生的荧光强度较强。仪器可定量报告细菌数，但不能鉴别菌种，需做细菌培养及鉴定才能明确。有仪器配置有专用的细菌分析通道，用配套的稀释液和染色液，可获得较高精度的分析。

（5）管型：透明管型体积大且不含内容物，表现为极高的前向散射光脉冲宽度和微弱的荧光脉冲宽度；病理管型含有白细胞、红细胞、上皮细胞或其他内容物，表现为极高的前向散射光脉冲宽度和荧光脉冲宽度。它们出现在同一散点图中的不同高度区域。仪器可定量报告管型数量，但仅能凭荧光强度的强弱区分透明管型和病理管型，并不能对病理管型作分类。尿液中存在病理管型时，提示肾实质损害，需按尿液复检的标准化操作规程，在显微镜下对管型进行准确的识别和分类。

（6）结晶：结晶不被染色，分于低于红细胞荧光强度的区域，结晶大小各异，其散射光强度的分布区域较广。由于具有复合多面内部结构的结晶分布在侧向散射光强度较高的区域范围，可将其与红细胞区分开来。

草酸钙在散点图中的分布区域贴近 Y 轴，尿酸盐结晶在散点图中的分布与红细胞有重叠。因此，当尿酸盐浓度增高时，部分结晶会干扰仪器的红细胞计数。仪器对结晶也不能作出准确区分，同样在结晶给出一定数量时需按操作规程离心镜检，人工识别和判断。

（7）酵母细胞和精子：酵母细胞和精子都含有核酸，具有很高的荧光强度，而它们的散射光强度与红细胞白细胞相差不大，故在散点图中分布区域位于红细胞、白细胞之间。精子比酵母菌染色更灵敏，因此其荧光强度分布聚集在比酵母细胞更高的位置，以此区分两者。但低浓度时区分酵母细胞与精子细胞较难，高浓度时酵母细胞的 FSC 与红细胞类似，会对红细胞计数产生干扰。

（8）电导率：电导率反映的是尿液中溶质质点电荷，即代表总粒子中带电荷的部分，与渗量密切相关。尿渗量代表溶液中溶质的质点数量，因此两者既相关又有差异。电导率在鉴别诊断糖尿病和尿崩症时有重要价值，另外，电导率长期增高者，需警惕结石发生的可能。

（9）其他：仪器还提供了白细胞平均散射光强度以及散点图和直方图信息。

（二）流动式数字影像拍摄技术尿液有形成分分析仪

1. 检测原理 与人工显微镜检查的原理基本相似，都是直观的观察有形成分的形态，从而进行分类。仪器自动化程度高，自动混匀，不需离心。在显微镜数码成像之前，采用了先进的平面流式细胞原理。当尿液颗粒被特殊鞘液包裹高速通过流动池时，能相对独立的分布于一个很薄的平面内，鞘液的特性使颗粒避免重叠，同时应用鞘流技术，将标本送入流动细胞计数池，使尿液颗粒最大限度地舒展开并处于显微镜镜头的焦距范围内，以便拍摄到清晰的有形成分图像（图 7-8）。利用显微镜数码成像技术，即照相机每秒钟对尿液标本拍摄 24 张照片，每个标本最后共拍摄 500 张照片（相当于显微镜下 320 个 HPF 视野），以提高检测精度。接着仪器会从每张照片中自动隔离出每个颗粒，运用智能识别颗粒软件，根据颗粒的大小、对比度、形状、质地四个条件对其进行分析，得到一系列描述该粒子特征的相应数值。之后仪器把这些数值与数据库中的数值做比对，自动将有形成分分成 12 类，并可进一步扩展 27 个亚分类。仪器为复查提供的图像是足够的，而所有分类均能提供具体的形态学图像，方便检验人员对检测结果进行查看。

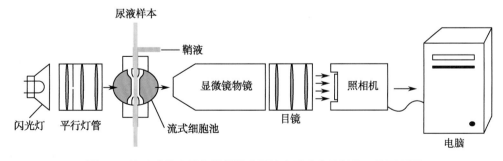

图 7-8 流动式数字影像拍摄技术尿液有形成分分析仪工作原理图

2. 检测参数 仪器的可报告参数有 39 项，包括 12 项自动分类参数和 27 项需人工进一步确认分类参数。仪器均可提供这些参数的定量计数结果。

（1）12 项可自动分类参数：包括红细胞、白细胞、白细胞团、鳞状上皮细胞、非鳞状上皮细胞、透明管型、病理管型、细菌、精子、黏液、结晶及酵母菌。

（2）27 项需进一步分类参数：①结晶体：草酸钙结晶、三联磷酸盐（磷酸铵镁）结晶、磷酸钙结晶、亮氨酸结晶、尿酸结晶、碳酸钙结晶、胱氨酸结晶、酪氨酸结晶、无定形盐类结晶。②病理管型：红细胞管型、白细胞管型、细胞管型、颗粒管型、脂肪管型、蜡样管型、上皮细胞管型、宽大管型。③上皮细胞：肾上皮细胞、移行上皮细胞。④酵母：假菌丝、芽殖酵母。⑤其他：毛滴虫、脂肪滴、椭圆形脂肪小体、红细胞凝块、异形红细胞。

以上项目均能提供具体的形态学图像，根据提供的具体形态变化可以了解泌尿系统各部位的变化，对泌尿系统疾病的诊断、鉴别诊断及预后判断等都具有重要意义，如异形红细胞形态可及时判断血尿来源。

（三）静止式数字影像拍摄技术尿液有形成分分析仪

1. 检测原理 与流动式数字影像拍摄技术尿液有形成分分析仪原理类似，主要也是靠机器视觉系统来直观地观察尿有形成分的形态。不同之处在于，该仪器没有用到鞘流技术和分割图像技术，而是采用 10×、20×、40× 不等的放大倍率，以全视野画面格式呈现图像，并可设置多通道的计数板以提高镜检效率。

当尿液被自动混匀充入计数池后，全自动显微镜可通过计数池的前后左右移动、调焦距、高低倍物镜自动转换、调聚光镜等功能对样本进行快速扫描和拍照。样品初步沉淀时，在低倍镜下用数字摄像机对其快速扫描过筛，若在设置的量内没有发现目标则作为阴性处理，不需进一步沉淀镜检；若发现有形成分，则需等其完全沉淀到一个层面后进行低倍扫描采图，对较大目标采集其形态学特征参数供识别，对较小目标定位并转高倍镜跟踪放大后采集其特征参数。可设置多通道计数池进行分时并行处理，提高仪器的分析速度。计算机对采集到的特征参数进行处理、分析、统计，与计算机系统中已建立的各种有形成分的特征参数进行运算拟合，通过模糊聚类方式对目标进行分类识别和计数。当标本中出现一定数目的红细胞时，仪器还可描绘单个参数的形态特征曲线和多个参数的散点分布图，这些特征曲线和散点图若与正常红细胞的曲线和散点图差异较大，仪器则将其表达为标本中的红细胞异常。同时仪器采集的图像中若出现识别可疑、错误的目标，可通过细化分类补充特征参数建立数学模型并重新训练，仪器就能学习并记忆该特征进行识别，可不断提高识别和分类的准确性。

2. 检测参数

（1）红细胞：正常红细胞、芽胞红细胞、小红细胞。对其中的红细胞还可提供其大小、形状和色度等特征分布曲线图和色度对大小分布散点图。

（2）白细胞：正常白细胞、白细胞团、脓细胞。

（3）上皮细胞：鳞状上皮细胞、小圆上皮细胞、其他上皮细胞。

（4）管型：透明管型、颗粒管型、细胞管型、蜡样管型、可疑管型。

（5）结晶：草酸钙结晶、三联磷酸盐结晶、其他结晶。

（6）其他类：黏液丝、真菌、细菌。

（7）电导率。

二、方法评价

尿离心后人工镜检仍然是尿液有形成分检查的金标准，但操作比较烦琐，容易受到主观因素如操作人员经验判断等的影响，也存在由影红细胞、离心过程中红细胞丢失溶解造成的假阴性等的误差，不适合大批量标本的检测。

尿液有形成分分析仪具有快速、准确性高、重复性好、生物污染少的优点，但由于尿液标本有形成分的复杂性、不稳定性，尿液有形成分分析仪检测原理的局限性，使得检测结果容易受到一些因素的干扰，造成结果的假阴性或假阳性，不能完全取代传统的化学检查和尿有形成分显微镜检查，只能起尿液检查的过筛作用。如流式细胞技术尿液有形成分分析仪不能检出滴虫、胱氨酸、脂肪滴或药物结晶等，也不能鉴别异常细胞和分类病理管型，草酸钙结晶、精子、酵母菌容易造成红细胞假阳性，上皮细胞、酵母菌和滴虫可引起白细胞的假阳性，大量细菌、酵母菌可干扰红细胞计数，黏液丝对管型计数影响明显。数字影像拍摄技术尿液有形成分分析仪与流式细胞技术尿液有形成分相比，可直观的在电脑上看到有形成分的图像，但并非所有成分都全视野实景图像形态学显示，计数存在客观误差，且分析内容有限，对细菌数等无法检测，当尿液中存在大量结晶、黏液丝、细菌时，也会导致一些检测参数会有假阳性或假阴性图像出现。

第三节　尿液分析仪检验的质量控制

目前自动化干化学尿液分析仪和尿液有形成分分析仪已广泛应用于尿液常规检查，提高了检验工作的速度与实验精度。但是自动化尿液分析仪检验存在的局限性和影响因素较多，容易产生假阳性或假阴性结果。因此，质量控制应贯穿于分析前、分析中、分析后全部环节和过程，尽可能减少和消除可能引起的结果偏差。

一、分析前质量控制

指从医生工作站申请至将尿液送到检验科的质量控制，包括标本的采集运送和保存等环节。检验科在实验项目应用于临床之前要做好人员培训，要定期向医生、护士及支持中心培训，讲解尿液标本采集的注意事项及相关要求并建立监督机制，保证标本采集的质量。同时标本采集前应注意患者的饮食、用药和生活状态等相关问题，加强与临床相关科室的沟通与协调，建立标本接收程序和登记制度，以保证标本分析的真实性和可靠性。所有尿液样品应用密闭容器运送。实验室技术人员在操作仪器前，应熟悉尿液有形成分分析仪的工作原理及标准操作规程。

正确的尿液标本采集是分析前质量控制的重要内容，除了包括正确的收集方法、有效的标本标记与识别、适宜的防腐或冷藏保存、规定时限内完成检测外，还必须注意：①患者告知：如可能影响尿液化学成分及有形成分检查的饮食、用药等。②非正确采集方法对检验结果的影响：如尿液标本混入了生殖系统分泌物，可出现蛋白质假阳性；如混入脓性分泌物，则同时引起蛋白质和白细胞结果假阳性。③尿液样本必须新鲜：采集标本后尽快送检，2小时内完成检验，否则需将标本进行冷藏保存。尿液标本放置时间过长对干化学检查项目的影响如表7-5所示。尿液在非冷藏条件放置时间大于2小时，则不能用于尿液有形成分检验。

表7-5　尿液标本放置过久对尿液干化学分析仪检验结果的影响

项目	结果	原因
pH	升高	细菌繁殖产氨
葡萄糖	降低	细菌繁殖分解利用糖
酮体	假阴性	酮体挥发
胆红素、尿胆原	假阴性	胆红素阳光照射变为胆绿素；尿胆原氧化成尿胆素
亚硝酸盐	假阳性	体外细菌繁殖
蛋白质	假阳性或假阴性	尿液pH改变时尿液过碱或过酸

续表

项目	结果	原因
隐血	假阴性	过氧化物酶活性减弱
	尿试带阳性而镜检阴性	红细胞破坏
白细胞	假阴性	白细胞酯酶失活
	尿试带阳性而镜检阴性	粒细胞破坏,特异性酯酶释放入尿液

二、分析中质量控制

(一)性能验证

尿液干化学分析仪性能验证的内容至少应包括阴性和阳性符合率;尿液有形成分分析仪性能验证的内容至少应包括精密度、携带污染率和可报告范围。

性能验证的具体方法:①符合率:还应对仪器的符合率进行评价,对照方法应该是参考方法,如以显微镜法的形态学鉴定为标准方法。测定同一组样本后以显微镜法为准,对结果的符合率进行评价,特别是对细胞、管型类的常见病理成分进行评价,判断该设备在这些可检出的病理性成分上的识别率和计数上的可靠性,分析其假阴性和假阳性率。②精密度:可进行批内、批间精密度评价,最好能够选择高、中、低浓度的标本。如果仪器生产厂家能够提供尿液有形成分标准物质,可以使用该物质。如果没有这种产品,可以用人血或尿中的细胞进行处理后替代。③线性:应对仪器的可报告范围内的线性进行评价。可选择定量的高浓度标本,用等渗稀释液稀释成不同的浓度,然后测定,得到线性范围。④携带污染率:用于评价高浓度标本是否对低浓度标本测定产生影响的评价指标。首先选择一含有较多细胞的尿液或质控品,测定三次,再选择一阴性尿液标本或质控品,测定三次。用公式计算得到携带污染率指标,一般情况下应<2%或小于厂家给出的标准。⑤相关性:与其他方法的比对实验,例如与其他类型的仪器比对,或与标准的显微镜和计数板的定量计数法做比对实验,获得每项测定参数的相关系数、斜率和截距、回归公式等。⑥生物参考区间验证:应至少使用20份健康人尿样品对尿液有形成分分析仪检验项目的生物参考区间进行验证。

(二)结果验证和显微镜复检

显微镜检查能真实展现细胞等有形成分的形态,直观可靠,可以弥补干化学法在有形成分检查中的缺陷。原则上,每份尿液标本均应进行显微镜有形成分检查,但因实际工作中标本量大,人工镜检程序烦琐,检验技术人员不足,并要及时发送检验报告等原因,不可能对每份标本均进行显微镜有形成分检查。为了消除各种方法的假阳性和假阴性,干化学尿液分析仪检查、尿有形成分分析仪检查、显微镜检查三者之间必须有机结合,交叉互检,缺一不可。干化学尿液分析仪和尿液有形成分分析仪检查都只是一种过筛实验,需结合本实验室具体情况制定完善的显微镜复检规则,并对复检规则进行确认,假阴性率应≤5%。对触发规则的尿液标本按照规定的验证方法及标准对其进行复检,以保证尿液检验质量。

原则上凡有下述情况的应进行显微镜检查:

1. 医生提出显微镜检查要求。当临床医生觉得检查结果与患者临床症状不符影响先前的疾病诊断时,会对检查结果提出质疑,要求复查。检验科人员需镜检以确定发出结果的准确性,引导正确的疾病判断。

2. 泌尿系统疾病患者、糖尿病患者、应用免疫抑制剂患者及妊娠妇女等很多疾病的不同状态都能影响尿液组成的复杂性,尤其是泌尿系统疾病的患者,准确的尿液分析结果能对肾脏的损伤程度、感染的急慢性、红细胞来源等给出一定提示。

3. 尿液有形成分分析仪结果异常或仪器报警等情况这是要求实验室根据实际情况对镜检规则具体细化的部分。①干化学分析仪与有形成分分析仪结果不相符:如 RBC、WBC、NET、细菌等两仪器的阴阳性不符,或者 RBC、WBC 的结果相差量级 2 级以上时,需离心镜检。②干化学蛋白阳性,有形成分分析仪管型阳性,有形成分分析仪 RBC、酵母菌、结晶等均增高,或者有形成分分析仪给出的结果有报警信息时,均应离心镜检。③应分析结果之间的关联性,注意临床诊断和检查结果的符合性,如有明显矛盾或与最近一次检测结果有重大差异,应及时镜检复核,以保证本次结果的准确性,必要时可联系临床医师共同探讨造成差异的可能原因。

实施过程中需注意以下几点:①以镜检结果为诊断依据或观察疗效时,不宜使用干化学过筛。②要结合临床表现判断结果,绝对不可只看干化学结果,忽略镜检结果。③当尿液外观异常时,应注意显微镜检查。④干化学试带的质量、稳定性及质量控制与过筛的准确性密切相关。每个实验室使用过筛标准时,首先必须做干化学试带与镜检结果的对比,确认仪器试带的敏感性与特异性是否符合过筛标准的要求,如不符合应制定相应的标准或更换试带,以达到过筛的要求。⑤每个检测系统都应建立自己的筛选标准。筛选规则使用之前,必须经过验证。

干化学尿液分析仪法和显微镜镜检是两种原理不同的检验技术,其检验结果可能互不相符。常见的不符情况和原因见表 7-6。

表 7-6　干化学尿液分析仪法和显微镜镜检不符合情况与原因

参数	干化学	显微镜镜检法	原因
白细胞	+	−	尿液在膀胱中贮存时间过长,致白细胞破坏、粒细胞酯酶释放
	−	+	尿液以淋巴细胞或单核细胞为主,见于肾移植患者
红细胞	+	−	尿液红细胞被破坏,释放 Hb,尿液中含易热性触酶,肌红蛋白尿(将尿液煮沸冷却后再检测可以排除酶的影响)
	−	+	少见,见于维生素 C>100mg/L 或试带失效时

总之,在充分发挥尿液自动化分析优势的同时,设置合理的复检规则并结合软件支持,从而实现智能化筛选出需人工镜检复查的标本,缩短尿常规检测的时间,并提高检验质量,使尿液常规检验逐步规范化、标准化。

(三)室内质量控制

严格、规范和正确的操作,合理地应用尿液质控物,判断尿液干化学仪是否处于最佳或正常的工作状态。每天用"高值"、"低值"或"正常"、"异常"两种质控物尿液进行质量控制监测,商品化或人工配制质控品均可。每工作日至少检测 1 次,任意一个试剂块的检测结果与质控品期望"靶值"偏差不超过 1 个等级,且阴性不可为阳性,阳性不可为阴性。超过或结果在"正常"与"异常"之间波动均视为失控。出现异常结果时,应按质量控制程序及时查找和排除引起异常的原因。干化学尿液分析仪室内质控流程见图 7-9。

尿液有形成分分析仪的室内质控可参照中国合格评定国家认可委员会(CNAS)制定的 CNAS-CL41:《临床实验室定量测定室内质量控制指南》2014 年第一次修订版进行。应至少使用 2 个浓度水平(正常和异常水平)的质控物,每检测日至少检测 1 次,应至少使用 1-3s、2-2s 失控规则。流式细胞技术尿液有形成分分析仪可通过原厂配套的校准物、质控物对仪器进行有效的质量管理。流动式数字影像拍摄技术尿液有形成分分析仪可以使用包括阳性或者阴性有形成分的厂家配套质控品和焦点校准品,进行焦点校准和日常质控。静止式数字影像拍摄技术尿液有形成分分析仪,一般通过调整镜头对焦方式来达到系统校正的目的,仪器同样具有质量控制程序,可以选择厂家推荐的至少包括阴阳两个水平的第三方质控品

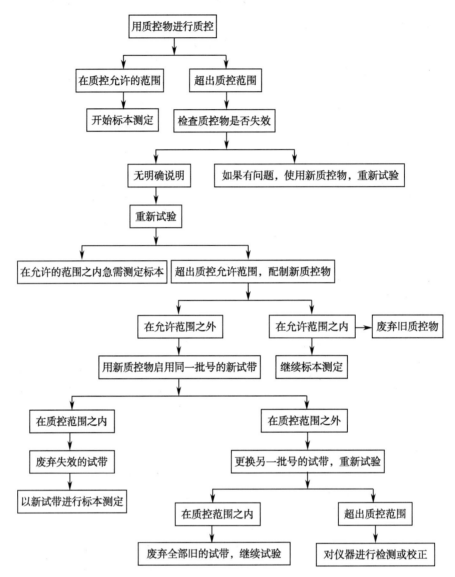

图 7-9 干化学尿液分析仪室内质控程序

进行室内质控管理。尿液有形成分分析仪的室内质控应至少使用两个浓度水平（正常和异常水平）的质控物，每日至少检测 1 次，应至少使用 1-3s、2-2s 失控规则。各实验室可根据厂家提供的质控靶值和范围设定失控判断标准，也可自己经过测定累积数据后，获得自己实验室的靶值和浮动范围。各仪器均有设定的质控模式，也可将质控结果传输到 LIS 系统中绘制质控图和保存质控数据。

（四）室间质评

应按照 CNAS-RL02《能力验证规则》的要求参加相应的能力验证 / 室间质评。应保留参加能力验证 / 室间质评活动的结果和证书。实验室负责人或指定人员应监控能力验证 / 室间质评的结果，并在结果报告上签字。

实验室至少每半年参加国家级或省级质评机构的室间质量评价，国际权威机构或仪器生产厂家组织的能力比对在条件允许时也可以参加，应达到合格水平或符合比对要求。如出现失控，应有详细的失控报告记录，内容包括失控情况描述、核查方法、原因分析、纠正措施、纠正结果等。所有质控结果记录至少保存 2 年。

尿液有形成分分析室间质量评价一般是通过阅读有形成分图片的方式进行的，卫生部临检中心通过提供尿液有形成分图片考核实验室的形态学水平，一般 6 个月一次，提供 10 余张光学显微镜、未染色的图片印刷品，实验室可通过网络回报判断结果。采用仪器分析方法对尿液有形成分定量计数的室间质量评价，国内尚属空白，可以通过与其他实验室比对的方式确定检验结果的可接受性，应满足如下要求：①规定比对实验室的选择原则。②样品数量：至少 5 份，包括正常和异常水平。③频率：至少每年 2 次。④判定标准：应有≥80% 的结果符合要求。

二、分析后质量控制

分析后阶段包括系统性的评审、规范格式和解释、授权发布、结果的报告与传递、检验样品的储存等。

实验室应做好人员培训工作，在掌握各项尿液有形成分的形态学变化、参考值区间和临床意义的同时，按照实验室制定的镜检规则规范复查，审核和签发报告。正确分析检测结果之间的关联性，即干化学尿液分析仪检查、尿液有形成分分析仪检查、显微镜检查三者之间是否相符，避免漏项及矛盾结果，发现问题及时查找并重复测定作为对照。检验报告中的形态学检验项目，应只报告筛查后的最终唯一结果，必要时可另附相关说明。尿液有形成分显微镜检查宜以每高 / 低倍视野中的形态数量报告结果。另外判定检验结果是否受到药物的干扰和病理物质的影响，报告单的回报时间，检测结果是否符合患者实际情况等方面。注意临床诊断和检验结果的符合性，如有明显矛盾或与最近一次检测结果有重大差异，应及时联系临床医师共同探讨造成差异的可能原因。

（郑　磊）

本章小结

干化学尿液分析仪是检测尿液化学成分的自动化仪器，其主要优点是标本用量较少；速度快、项目多；重复性好，准确性较高；适用于大批量标本的筛检。但它的不足主要表现在不能对尿液有形成分进行直观分析，且检测结果准确与否受很多因素的影响。

尿液有形成分是指通过尿液排出体外且能在光学显微镜下观察到的成分，显微镜检查一直是"金标准"。尿液有形成分分析仪主要应用两类技术，第一类是流式细胞技术，第二类是数字影像拍摄技术。尿液有形成分分析仪具有快速、准确性高、重复性好、生物污染少的优点，但因检测原理的局限性，会出现假阳性或假阴性的干扰，只能起到尿液检查的过筛作用。

目前干化学尿液分析仪和尿液有形成分分析仪已广泛应用于尿液常规检查，显著提高了检验工作的效率。但是自动化尿液分析仪检验存在的局限性和影响因素较多，容易产生假阳性或假阴性结果。因此，质量控制应贯穿于分析前、分析中、分析后全部环节和过程。分析过程中的质量控制包括性能验证、显微镜复检、室内质控和室间质评等环节。各实验室应根据自身具体情况设置合理的复检规则并做好分析过程各阶段的质量控制，以提高检验质量，使尿液分析仪检验逐步标准化、规范化。

第八章

粪便检验

通过学习本章,你将能够回答下列问题:

1. 简述粪便检验标本的采集要求。
2. 简述化学法粪便隐血试验的原理。
3. 试述单克隆抗体免疫胶体金法粪便隐血试验的原理。
4. 化学法与单克隆抗体免疫胶体金粪便隐血试验优缺点有哪些?
5. 粪便隐血试验的临床意义有哪些?
6. 何谓脂肪泻? 粪便脂肪检查有何临床意义?
7. 粪便出现红细胞、白细胞主要有何临床意义?

粪便(feces)是食物在体内被消化吸收营养成分后剩余的产物。粪便主要成分有:①未被消化的食物残渣,如淀粉颗粒、肉类纤维、植物细胞、纤维等。②已经被消化但未被吸收的食糜。③消化道分泌物,如酶、胆色素、黏液和无机盐等。④食物分解产物,如靛基质、粪臭素等。⑤肠道脱落的上皮细胞。⑥细菌等。粪便检验包括理学、化学和显微镜检查。粪便检验对下消化道炎症、出血鉴别、寄生虫感染、肿瘤筛查、胃肠道吸收与消化功能和黄疸的鉴别都有重要价值。

第一节 粪便标本采集与处理

粪便标本的采集直接影响检验结果的准确性,采集时应根据不同的检验项目分别采取不同的采集方法。

一、标 本 采 集

1. 采集容器 应使用一次性无吸水性、无渗漏、有盖,无污染物干净容器,容器大小应适宜;细菌培养标本容器应无菌;容器上标志要明显。

2. 常规标本 一般常规检查包括外观和显微镜检查,应取新鲜标本,选择含有异常成分的粪便,如黏液或脓血等病理成分;外观无异常的粪便必须从表面、深处及粪端多处取材,取 3～5g 粪便送检。

3. 寄生虫检查标本 送检时间一般不宜超过 24 小时,如检查肠道原虫滋养体,应立即检查。寄生虫检查采集粪便标本的要求见表 8-1。

4. 化学法隐血试验 应于试验前 3 天禁食肉类、动物血和某些蔬菜等食物,并禁服铁剂及维生素 C 等可干扰试验的药物。

表 8-1 寄生虫检查粪便标本采集要求

项目	评价
阿米巴滋养体	从粪便脓血和稀软部分取材,立即送检;运送及检查时均需保温,保持滋养体活力以利检出
血吸虫孵化毛蚴	标本至少 30g,必要时取全份标本送检;如查寄生虫虫体及做虫卵计数时,应采集 24 小时粪便
蛲虫卵	用浸泡生理盐水棉签或透明薄膜拭子于晨排便前,自肛门皱襞处拭取粪便送检
连续送检	原虫和某些蠕虫有周期性排卵现象,未查到寄生虫和虫卵时,应连续送检 3 天,以免漏诊

5. 脂肪定量试验 先定量服食脂肪膳食,每天 50～150g,连续 6 天,从第 3 天起开始收集 72 小时内的粪便,将收集的标本混合称量,从中取出 60g 左右送检。如用简易法,可在正常膳食情况下收集 24 小时标本,混合后称量,从中取出 60g 粪便送检。

6. 粪胆原定量试验 应连续收集 3 天粪便,每天混匀秤重,取约 20g 送检。

7. 无粪便排出而又必须检验时,可经直肠指诊或采便管拭取标本。

二、标本检查后处理

粪便检验后应将粪便和纸类或塑料等容器投入焚化炉中烧毁;搪瓷容器、载玻片等应浸泡于消毒液中(如 0.5% 过氧化乙酸或苯扎溴铵等)24 小时后弃消毒液,再煮沸后流水冲洗、晾干或烘干备用。

三、标本采集与转运质量控制

1. 标本要求 粪便检验标本采集及送检正确与否,直接影响检验结果的准确性。应根据检验目的选择最有价值的标本,如含脓血、黏液或色泽异常的标本送检。选择合适采集寄生虫和虫卵检查的标本,送检量尽量多,避免因标本量不足而漏检。寄生虫卵检查应尽量用浓集检查法。便盆或坐厕中的粪便常混有尿液、消毒剂及污水等,可破坏粪便的有形成分;灌肠或服油类泻剂的粪便常因过稀且混有油滴等,影响检验结果,不适宜做检验标本。

2. 送检时间 肠内原虫滋养体,应立即检查,冬天应保温送检;一般常规检查不应超过 1 小时送检,寄生虫和虫卵检查不宜超过 24 小时。

3. 患者准备 检测前应告知患者停用影响检验结果的药物和食物。

第二节 粪便理学检验

一、量

健康人粪便量与进食食物种类、食量及消化器官的功能状态有关。进食细粮及肉食者,粪便细腻而量少;进食粗粮或多食蔬菜者,因粪便纤维含量高而粪便量多。一般健康成人排便次数可隔天 1 次至每天 2 次,多数为每天 1 次,每次排便量为 100～250g(干重 25～50g)。当胃肠、胰腺有炎症或功能紊乱时,粪便量和排便次数均有不同程度增加。

二、颜 色

健康成人粪便因含粪胆素而呈黄褐色;婴儿粪便因含胆绿素未转变成胆红素而呈黄绿色或金黄色糊状。粪便颜色变化的临床意义见表 8-2。

表 8-2 粪便颜色变化临床意义

颜色	临床意义
淡黄色	乳儿便;服用大黄、山道年
绿色	食大量绿色蔬菜;甘汞,乳儿肠炎,胆绿素
白色、灰白色	服用硫酸钡、金霉素、胆道阻塞、阻塞性黄疸、胰腺病
红色	食番茄、西瓜等;直肠癌、肛裂、痔疮出血
果酱色	食用大量咖啡、巧克力,阿米巴痢疾、肠套叠
黑色(柏油色)	上消化道大量出血

三、性　状

健康成人的粪便为成形便,条带状。病理情况下其性状发生变化,其性状、硬度常与进食的食物种类有关。其变化关系和临床意义见表 8-3。

表 8-3 粪便性状变化临床意义

性状	临床意义
细条状、扁片状	结肠紧张亢进、直肠和肛门狭窄或有肿物
粗棒状或球状便	便秘、进食入矿物油、患儿(可能为巨结肠症)
白色黏液便	肠壁受刺激、直肠炎、肠痉挛
脓血便	细菌性痢疾、阿米巴痢疾、急性血吸虫病、结肠癌、慢性溃疡性结肠炎、肠结核等
鲜血便	结肠癌、直肠息肉、肛裂及痔疮等
溏便	消化不良、慢性胃炎、胃窦潴留等
胨状便	过敏性肠炎及慢性菌痢
糊状稀汁样便	假膜性肠炎,隐孢子虫感染
米泔样便	霍乱、副霍乱
乳凝块	脂肪或酪蛋白消化不全,婴儿消化不良、婴儿腹泻

四、寄　生　虫

粪便中如存在虫体较大的肠道寄生蠕虫如蛔虫、蛲虫、绦虫等或其片段时,肉眼即可分辨;钩虫虫体,须粪便筛洗后能见。

第三节　粪便化学检验

粪便的化学检查有酸碱度反应、隐血试验、胆色素和脂肪测定等。其中隐血试验最具有重要的临床应用价值。

一、粪便隐血试验

上消化道出血量小于 5ml,粪便中无可见的血液,且红细胞破坏,显微镜检查也未见红细胞,而需用化学法、免疫法等才能证实的出血,称为隐血,检查粪便隐血的试验称为粪便隐血试验(fecal occult blood test,FOBT)。

(一)检测原理

1. 化学法(邻联甲苯胺法) 血红蛋白中的亚铁血红素有类似过氧化物酶的活性,催化氧化底物邻联甲苯胺脱氢为显蓝色的邻甲偶氮苯。

2. 免疫学方法　免疫学方法较多,如免疫单向扩散法、对流免疫电泳、酶联免疫吸附试验、免疫斑点法、胶乳免疫化学凝聚法、放射免疫扩散法、反向间接血凝法等。目前,国内外多采用单克隆抗体免疫胶体金法,其原理是胶体金是由氯化金和枸橼酸合成的胶体物质,呈紫红色。胶体金与羊抗人血红蛋白单克隆抗体(羊抗人 Hb 单抗)和鼠 IgG 吸附在特制的乙酸纤维膜上,形成一种有标记抗体的胶体金物质,再在试带的上端涂上包被羊抗人 Hb 多抗和羊抗鼠 IgG 抗体。检测时,将试带浸入粪悬液中,悬液通过层析作用,沿着试带上行。如粪便中含有 Hb,在上行过程中与胶体金标记羊抗人 Hb 单抗结合,待行至羊抗人 Hb 多抗体线时,形成金标记抗人 Hb 单抗 - 粪 Hb- 羊抗人 Hb 多抗复合物,在试带上显现一条紫红色线(被检测标本阳性);试带上无关的金标记鼠 IgG 随粪悬液上行至羊抗鼠 IgG 处时,与之结合形成另一条紫红色线,为试剂质控对照线(阴性对照线)。

(二)操作步骤

1. 化学法　①取洁净竹签取少许粪便于白瓷板或玻片上。②加入显色剂溶液 2～3 滴。③再加 1mmol/L 过氧化氢溶液 2～3 滴,混匀后立即观察结果。

2. 胶体金法　①取洁净小试管 1 支加入 0.5ml 蒸馏水。②加入粪便 50～100mg 调成混悬液。③将试带反应端浸入混悬液中,5 分钟内观察试带上有无颜色变化。

(三)方法评价

各种粪便隐血试验均有其自身优点和不足。目前,国内外尚无统一公认的标准化方法。美国胃肠病学学会(American Gastroenterological Association,AGA)推荐愈创木酯化学法或免疫法。

1. 化学法　为常用方法。化学法虽有多种色原性反应底物,但基本检测原理相似。常用的有邻联甲苯胺法、愈创木酯法等,传统使用的化学试验已经被目前的试带法所替代,使检测更加便捷。

(1)灵敏度和特异性:灵敏度与试剂类型、粪便血红蛋白浓度、过氧化物酶浓度及显色物质有关。粪便隐血试验化学法的方法学评价见表8-4。

表8-4　粪便隐血试验化学法的方法学评价

方法	特点	评价
邻联甲苯胺法	高灵敏度、假阳性高	Hb 0.2～1.0mg/L 即可检出,消化道有 1～5ml 出血就可检出。灵敏度过高方法,粪便有微量血液即呈阳性反应,故高灵敏度试验阴性时,即确认隐血为阴性
匹拉米洞法	中灵敏度、中特异性	Hb 1～5mg/L 即可检出,消化道有 5～10ml 出血即为阳性
愈创木酯法	低灵敏度、高特异性	Hb 6～10mg/L 可检出(此时消化道出血可达 20ml);受食物、药物影响因素少,假阳性低,故如低灵敏度试验阳性时,即确定为隐血为阳性

为了减少粪便隐血假阳性和假阴性,一般宜采用中度灵敏度的方法;但也有建议联合使用灵敏度高和灵敏度低两种隐血试验方法。邻联甲苯胺法为 1983 年中华医学会全国临床检验方法学学术会推荐的方法。试带法虽然使用方便,但试剂不稳定、特异性较低。

(2)干扰因素:粪便隐血试验化学法的干扰因素与评价见表8-5。

表8-5　粪便隐血试验化学法的干扰因素与评价

因素	评价
标本因素	①假阴性:因粪便标本陈旧灵敏度而减低,血液在肠道停留过久,血红蛋白被细菌降解,血红素消失;②假阳性:粪便隐血来源于非消化道如齿龈出血、鼻出血、月经血等
食物因素	假阳性见于含血红蛋白的动物血,如鱼、肉、肝脏,含过氧化物酶的叶绿素新鲜蔬菜

续表

因素	评价
药物因素	①假阳性：使用铁剂、铋剂，引起胃肠道出血药物如阿司匹林、皮质固醇、非类固醇抗炎药、引起肠炎药物、秋水仙素、萝芙木碱中药；②假阴性：服大量维生素C或其他具有还原作用药物
器材和试剂	①假阳性：器材污染铜离子、铁离子、消毒剂、溴、铁、硼酸、过氧化物酶；②假阴性：过氧化氢浓度低或过氧化氢失效、试剂保存温度和湿度不当如冰冻、受光、受热和受潮等可失效
操作过程	假阴性见于试验反应时间不足、显色判断不准。试验前在标本中加水减低灵敏度，而实际上同时增高了假阳性

2. 免疫学方法 免疫学方法较多，以免疫胶体金法的优点较多：胶体金性质稳定，并能呈色；胶体金与单克隆抗体结合稳定性好，可定性和半定量测定，判断结果准确；灵敏度高，检测便捷、特异等。

（1）灵敏度和特异性

1）灵敏度：美国癌症学会（American Cancer Society，ACS）认为免疫法在特异性和灵敏度上等于或好于愈创木酯法，不受食物因素影响，无须禁食。血红蛋白达到200mg/L或0.03mg/g粪便时就可呈阳性结果。

2）特异性：免疫学法不受动物血红蛋白和辣根过氧化酶等干扰，也不受新鲜蔬菜、铁剂、维生素C的干扰。

（2）干扰因素：粪便隐血试验免疫法干扰因素与评价见表8-6。

表8-6 粪便隐血试验免疫法的干扰因素与评价

因素	评价
生理因素	胃肠道每天排出血液0.5～1.5ml/24h，个别可达3ml/24h，长跑运动员平均可达4ml/24h。服用阿司匹林2.5g，即可引起消化道出血2～5ml/24h，免疫学检查法粪便隐血可呈阳性
标本因素	假阴性见于消化道大量出血，粪便血红蛋白浓度过高，即抗原过剩时，此为后带现象。假阴性还可见于上消化道出血，如血红蛋白经过肠道消化酶降解变性，丧失原有免疫原性或单克隆抗体与粪便血红蛋白抗原不匹配
食物因素	各种动物血红蛋白（500mg/L）、辣根过氧化物酶（200mg/L）对免疫法无干扰，故不必限制饮食
药物因素	单克隆抗体胶体金法具有特异性强、灵敏度高、检测简便等优点；但健康人或某些患者服用刺激胃肠道药物后可造成假阳性
器材和试剂	试剂盒保存不当、失效等出现假阴性
操作过程	直接使用低温保存（15℃以下）的标本试验，可出现假阴性结果

3. 其他方法

（1）血红蛋白荧光测定：采用卟啉荧光血红蛋白定量试验（Hemo-Quant test，HQT），以热草酸为试剂，使血红素为原卟啉进行荧光检测，除可测定粪便中未降解的血红蛋白外，还可测定血红素衍化物卟啉，克服了化学法和免疫法受血红蛋白降解而影响检测结果的缺点，对上、下消化道出血有同样的灵敏度（2mg/g粪便），但仍受外源性血红素、卟啉类物质干扰，且方法较复杂（手工法需90分钟），而未能推广。灵敏度是愈创木酯法的2倍，但特异性减低。患者食用肉类和服用阿司匹林影响试验。

（2）放射性核素铬（^{51}Cr）法：用^{51}Cr标记红细胞，可测定出血量，灵敏度高于化学法，检测隐血特异，不受外源性动物血红蛋白等影响，故无须限制饮食。因价格贵和放射因素，限制了广泛应用、不适宜对人群筛检。

（3）转铁蛋白（transferrin，Tf）法：灵敏度达2mg/L。单独或联合检测粪便隐血可作为消化道出血的有效标志。当胃肠道出血时，粪便中可出现大量的 Tf。Tf 抗菌能力强，稳定性高于 Hb。Tf 与粪便混悬液在 37℃ 孵育 4 小时后，抗原活性无明显变化，而 Hb 已丧失 65% 抗原活性。可见，Tf 兼有证实肠道出血的特异性和对抗细菌分解的稳定性，是检测消化道出血的良好指标。联合检测 Tf 和 Hb，以均高于 Hb 10μg/g 粪便为临界值，则结肠癌阳性率为 94.4%，结肠息肉阳性率为 53.3%，上消化道出血为 55%；故联合检测 Tf 和 Hb，假阴性减低，有助于筛检早期大肠癌。

（4）HemeSelect 免疫法：运用反向被动血凝法原理，可检测完整的血红蛋白和球蛋白，主要用于检测结肠损害情况，但检测费用高。

近年来，一种灵敏度高于化学法而特异性并不减低的非隐血试验，检测结直肠癌患者粪便 DNA 基因（如 *APC*、*p53*、*K-ras* 基因）突变的新方法已经进行临床研究。

（四）质量控制

1. 检测前 如用化学法隐血试验，患者必须在试验前 3 天停止服用引起消化道出血的药物，如维生素 C，禁食动物血、肉、鱼、肝脏和大量含过氧化物酶的蔬菜。因出血在粪便中分布不均匀，故应在粪便各部位取标本混匀后，1 小时内检查完毕。不宜采集直肠指检标本和便池中标本作粪便隐血试验。

2. 检测中 强调规范（即按试剂盒说明书）操作，做好质量控制。如加热器材破坏过氧化物酶；做阴性和阳性质控对照试验；避免试剂因失效造成假阴性；判断过氧化氢试剂有效性，可将过氧化氢滴血片上，产生泡沫或滴加重铬酸钾硫酸液显褐色为有效，否则必须重新配制；保证试验反应温度。免疫单克隆抗体法，避免后带现象引起的假阴性，对明显柏油样标本而检测结果阴性的标本，应适当稀释标本后再检查。免疫胶体金法如果试剂条过期应弃用，未出现质控线也说明试带失效。

3. 检测后 应及时与临床沟通，尤其是有些重要的检验报告，如粪便检出霍乱弧菌等，核实检验结果与疾病的符合率，如有不符，应分析检验前和检验中可能存在影响检验结果准确的因素。

（五）参考区间

阴性。

（六）临床意义

粪便隐血试验主要用于消化道出血、消化道肿瘤筛检和鉴别。

1. 隐血试验阳性 见于消化道出血。药物致胃黏膜损伤[如服用阿司匹林、吲哚美辛（消炎痛）、糖皮质激素等]、肠结核、Crohn 病、胃病（胃溃疡、各种胃炎）、溃疡性结肠炎、结肠息肉、钩虫病、消化道恶性肿瘤等。

2. 消化性溃疡与肿瘤出血的鉴别 隐血试验对消化道溃疡的阳性诊断率为 40%～70%，呈间断性阳性；治疗后，当粪便外观正常时，隐血试验阳性仍可持续 5～7 天，如出血完全停止，隐血试验即可转阴。消化道恶性肿瘤阳性率早期为 20%，晚期可达 95%，且呈持续性阳性。

3. 对消化道肿瘤（胃癌、大肠癌） 早期检查仍缺乏较好的手段，但临床研究证明，消化道肿瘤患者隐血试验阳性率平均为 87%，所以粪便隐血检查具有十分重要的意义。美国临床生物化学学会（National Academy of Clinical Biochemistry，NACB）关于 FOBT 临床应用循证评价时，强烈建议对 50 岁以上人群，进行 1 年 1 次或 2 年 1 次愈创木脂法 FOBT 筛检，因为 FOBT 简便、价廉、对患者无危害，且有 3 项大规模随机对照试验（循证证据水平 I～II 级）显示可减少 15%～33% 结直肠癌死亡率（注意，FOBT 不能减低结直肠癌发病率）。

二、粪便脂肪检查

粪便脂肪检查可作为了解消化功能和胃肠道吸收功能的参考指标。粪便脂肪检查方法有显微镜检查法、称量法和滴定法等,或者测定患者血清中的胡萝卜素、维生素 A,间接了解脂肪的吸收情况。

(一)检测原理

1. 称量法 将粪便标本经盐酸处理后,使结合脂肪酸变为游离脂肪酸,再用乙醚萃取中性脂肪及游离脂肪,经蒸发除去乙醚后,在分析天平上精确称其重量。

2. 滴定法 将粪便中脂肪与氢氧化钾乙醇溶液一起煮沸皂化,冷却后加入过量的盐酸使脂皂变成脂酸,再以石油醚提取脂酸,取 1 份提取液蒸干,其残渣以中性乙醇溶解,以氢氧化钠滴定,计算总脂肪酸含量。

3. 脂肪吸收率 脂肪定量也可计算脂肪吸收率,以估计消化吸收功能。在测定前 2～3 天给予脂肪含量为 100g 的标准膳食,自测定日起,仍继续给予标准膳食,连续 3 天收集 24 小时粪便做总脂测定,吸收率计算如下:

$$脂肪吸收率(\%)=\frac{膳食总量-粪便总量}{膳食总脂量}\times100\%$$

(二)质量控制

1. 显微镜法 简单易行,但准确率低,只能作消化吸收不良的筛检试验,而不能作为诊断的依据。

2. 称量法和滴定法为定量法 准确量化、客观,但代表的是总脂肪酸,不包含中性脂肪中的甘油部分。

(三)参考区间

成人粪便总脂量(以总脂肪酸计算):2～5g/24h,或为干粪便的 7.3%～27.6%;成人进食脂肪 50～150g/24h,排出量 <7g,脂肪吸收率 >95%。

(四)临床意义

粪便脂肪主要来自食物,少部分来自胃肠道分泌、细胞脱落和细菌代谢。粪便脂肪包括结合脂肪、游离脂肪酸和中性脂肪。病理情况下,因脂肪消化吸收能力减退时,粪总脂量大量增加,若 24 小时粪总脂量超过 6g,称脂肪泻(steatorrhea)。粪脂肪增加可见于:①胰腺疾病:慢性胰腺炎、胰腺癌、胰腺纤维囊性变等。②肝胆疾病:胆汁淤积性黄疸、胆汁分泌不足、病毒性肝炎、肝硬化等。③小肠病变:乳糜泻、Whipple 病、蛋白性肠病等。④其他:胃、十二指肠瘘,消化性溃疡等。

第四节　粪便显微镜检验

粪便显微镜检查主要是检查粪便中有无病理成分,如各种细胞增多、寄生虫虫卵、异常细菌、真菌、原虫等。

(一)检测原理

将粪便用生理盐水适当稀释后,在显微镜下人工识别有形物质。

(二)操作步骤

洁净玻片上加等渗生理盐水 1～2 滴,选择粪便的不正常部分,或挑取不同部位的粪便做直接涂片检查。

(三)质量控制

1. 检测前

(1)工作人员:要做好技能培训,提高专业水平和镜检识别能力,正确掌握粪便病理成分的形态学特点和鉴别方法,加强质量意识,重视粪便检验工作。

(2)生理盐水:要使用新鲜生理盐水,避免试剂杂菌生长。

2. 检测中

（1）厚薄保证均匀，应以能透视纸上字迹为宜，加盖玻片。视野应清晰，必要时涂片应染色。

（2）显微镜观察时应按"城垛"式观察顺序，先用低倍镜观察全片，然后用高倍镜观察10个以上视野，以防漏检。每份标本最少做3张涂片。

3. 检测后

（1）必要时可将涂片经 Wright 染色后再显微镜检查。

（2）粪便检查细菌可用革兰染色以后用油镜观察，确认仍需通过细菌培养后进行鉴定方可确定。

（3）怀疑兰氏贾第鞭毛虫感染的患者，应连续检查3次以上。

（四）参考区间

无红细胞，不见或偶见白细胞，无寄生虫卵，可见少量食物残渣。

（五）临床意义

1. 细胞 粪便中常见细胞为白细胞、红细胞，检查时应挑取含黏液脓血部分的粪便检查或从成形便表面、深处及多处取材，将粪便用生理盐水混悬于载玻片上，于显微镜下依据各种细胞的形态作出报告，目前也有用粪便分析工作站染色后检查作出报告。

（1）白细胞（脓细胞）：粪便中常见中性粒细胞，形态完整者与血液中的粒细胞无差别。病理情况下，中性粒细胞呈灰白色、胞体肿胀、坏死、破碎、结构不完整、胞质内充满细小的颗粒、核不清楚的中性粒细胞，即脓细胞，常成堆出现。

正常粪便无或偶见白细胞。病理情况下，白细胞数量与炎症轻重及部位有关。肠炎时，白细胞增多不明显，一般小于15个/HP，分散存在；细菌性痢疾、溃疡性结肠炎时，可见大量白细胞或成堆出现的脓细胞，以及吞噬异物的小吞噬细胞；肠易激综合征、肠道寄生虫病（尤其是钩虫病及阿米巴痢疾）时，粪便经涂片、染色，可见较多的嗜酸性粒细胞，可伴有夏科-莱登结晶。

（2）红细胞：粪便中红细胞呈草绿色、略有折光性的圆盘状，有时可因粪便 pH 影响，而呈皱缩状。

正常粪便无红细胞。上消化道出血时，由于胃液的消化作用，红细胞已被破坏，粪便中也难见到，下消化道炎症或出血时可出现数量不等的红细胞，如痢疾、溃疡性结肠炎、结肠癌、直肠息肉、痔疮、急性血吸虫病等。消化道疾病时由于炎症损伤出血，白细胞、红细胞同时存在，细菌性痢疾时红细胞，多分散存在且形态正常，数量少于白细胞；阿米巴痢疾者红细胞，多粘连成堆并有残碎现象，数量多于白细胞。

（3）大吞噬细胞（巨噬细胞）：大吞噬细胞来自血液循环中的单核细胞。胞体大，直径一般20μm以上，可为中性粒细胞体积3倍或以上，呈圆形、卵圆形或不规则形，胞核1～2个，大小不等，常偏于一侧，内外质界限不清；常含有吞噬的颗粒、细胞碎屑或较大的异物；可散在分布或成群出现，细胞多有不同程度退化变性现象；有时形态与溶组织内阿米巴滋养相似，应特别注意鉴别。正常粪便无大吞噬细胞。粪便中出现巨噬细胞，见于急性细菌性痢疾、急性出血性肠炎，偶见于溃疡性肠炎。

（4）上皮细胞：粪便中上皮细胞为肠黏膜上皮细胞。除直肠段被覆复层鳞状上皮外，整个小肠、大肠黏膜上皮细胞均为柱状上皮；呈卵圆形或短柱状，两端钝圆，细胞较厚，结构模糊，夹杂于白细胞之间。正常粪便很少见到柱状上皮细胞（少量脱落柱状上皮细胞已破坏）。柱状上皮细胞增多，见于结肠炎症、假膜性肠炎。

2. 食物残渣和结晶 在正常粪便中，食物残渣均系已充分消化后的无定形细小颗粒。常见未经充分消化的食物残渣有以下几种：

（1）食物残渣：①脂肪：粪便中脂肪用苏丹Ⅲ染色后可分为中性脂肪、游离脂肪酸和结合脂肪酸3种。中性脂肪即脂肪小滴，大小不一、圆形、折光性强的小球状，苏丹Ⅲ染色后呈朱红色或橘红色。游离脂肪酸呈片状、针束状结晶，加热后即熔化；片状者苏丹Ⅲ染成橘黄色，而针状者不着色。结合脂肪酸是脂肪酸与钙、镁等结合形成的不溶性物质；呈黄色、不规则块状或片状，加热不溶解，不被苏丹Ⅲ染色。②淀粉颗粒（starch granule）：外形为圆形、椭圆形或多角形颗粒，大小不等，在盐水涂片中一般可见同心形的折光条纹，无色，具有一定折光性，滴加碘液后呈黑蓝色，若部分水解为糊精者则呈棕红色。③肌纤维：为淡黄色条状、片状、有纤细的横纹，如加入伊红可染成红色。④植物细胞及植物纤维：呈螺旋小管或蜂窝状，可见形态繁多的植物细胞：圆形、长圆形、多角形。正常情况下，食物经充分消化粪便中极少见食物残渣，当消化道发生病变时，消化功能减退，缺乏脂肪酶或胃蛋白酶，造成消化不良和吸收障碍，因而使脂肪水解不全，出现肌纤维、植物细胞及植物纤维等食物残渣增多。常见于各种原因引起的脂肪泻、腹泻、慢性胰腺炎、肠蠕动亢进等。

（2）结晶：粪便内可见多种少量结晶，如磷酸盐、草酸钙、碳酸钙结晶，一般无临床意义。但如出现夏科-莱登结晶、血红素结晶，则是消化道出血依据。主要见于胃肠道出血、阿米巴痢疾、钩虫病及过敏性肠炎，还可见嗜酸性粒细胞。

3. 病原学检查

（1）寄生虫卵和原虫：粪便检验是诊断肠道寄生虫感染最直接和最可靠的方法。粪便涂片中可见到蛔虫卵、鞭虫卵、钩虫卵、蛲虫卵、血吸虫卵、肺吸虫卵、肝吸虫卵、姜片虫卵等。检测时要注意虫卵的大小、色泽、形状、卵壳厚薄及内部结构等多方面特点，认真观察后予以鉴别。

检查寄生虫卵方法有直接涂片法、厚涂片透明法、加藤法、浓集法（自然沉淀、离心沉淀法、甲醛乙酸乙酯沉淀法）、浮聚法等。可根据不同虫卵特点选择不同方法，其中甲醛-乙酸乙酯沉淀法和厚涂片透明法（加藤法）为WHO推荐的方法。

（2）肠道原虫：①溶组织内阿米巴（entamoeba histolytica）：取新鲜粪便的脓血黏液部分进行粪便镜检可见到滋养体，并可找到包囊。②兰氏贾第鞭毛虫（giardia lamblia）：滋养体的形态如纵切的半个去核的梨，前端钝圆，后端尖细，背面隆起而腹面凹陷，两侧对称形似勺形，腹部前半部有吸盘，借此可吸附于肠黏膜上。③隐孢子虫（cryptosporidium）：除粪便常规检验外，常用改良抗酸染色法、金胺-酚-改良抗酸染色法等方法来提高阳性检出率。④人芽孢子虫（blastocystis hominis）：为无色或淡黄色，圆形或卵圆形，大小不一，胞内含一巨大透明体，其周边绕以狭窄的细胞质，质内含有少数折光小体。人芽孢子虫与白细胞及原虫包囊形态十分相似，这时可借助破坏试验来进行鉴别，即用水代替生理盐水迅速做显微镜检验，人芽孢子虫遇水被破坏而消失，白细胞与原虫则因不易破坏而仍可看见。

（3）细菌：健康人粪便中可见较多正常菌群，其菌量和菌谱处于相对稳定状态，保持着细菌与宿主间的生态平衡。但在某些病理情况下，如长期应用抗生素或免疫抑制剂，其菌量和菌谱发生改变造成菌群失调，即粪便中革兰阳性球菌与革兰阴性杆菌比例大于1∶10，正常菌群减少甚至消失，而葡萄球菌或真菌等明显增多，临床上称为肠道菌群失调症。某些情况下粪便中仍可检查到一些病原微生物，但不能仅用粪便涂片检查，而需要通过细菌培养等检查方法。①正常菌群：以大肠埃希菌、厌氧杆菌、肠球菌等为主，约占80%；产气杆菌、变形杆菌、铜绿假单胞菌等为过路菌，不超过10%。婴儿粪便中主要为双歧杆菌、拟杆菌、葡萄球菌和肠杆菌等。②霍乱弧菌：检查霍乱弧菌的标本主要以患者的粪便为主，其次为呕吐物。可用悬滴法检查和涂片染色检查。③幽门螺杆菌（*Helicobacter pylori*，*Hp*）：*Hp*是引起慢性胃炎的病原体。检查幽门螺杆菌除金标准-$^{13}C_2$尿素呼气试验和血清抗*Hp*抗体检查外，也采用酶免法检查粪便*Hp*抗原，或PCR扩增法检测粪便*Hp*基因。

（4）真菌：分为单细胞（酵母菌）和多细胞（丝状菌或霉菌）两类。正常粪便中极少见。粪便中真菌可见普通酵母菌、假丝酵母菌。假丝酵母菌以白色假丝酵母菌最为多见，在排除标本污染前提下，常见于长期使用广谱抗生素、激素、免疫抑制剂和放、化疗之后及各种慢性消耗性疾病的患者粪便。

（5）病毒：引起胃肠道炎的病毒有轮状病毒、腺病毒。轮状病毒根据其蛋白抗原不同分为 A、B、C 三组，A 组最常见，主要引起婴幼儿腹泻，B 组可引起成人腹泻，而 C 组则引起散发性腹泻。目前多采用 ELISA 法检测患儿粪便中轮状病毒抗原。

第五节　粪便分析工作站

粪便分析工作站（feces analysis work station）包括标本浓缩收集管、自动加样装置、流动计数室、显微镜、电脑控制部分，可自动吸样、染色、混匀、重悬浮，具有传动装置，通过观察判断粪便沉渣各种成分作出定量计数，系统具有图像清晰、可实现粪便显微镜检查部分自动化等优点。

（一）检测原理

粪便分析工作站采用专用的粪便寄生虫离心管，其结构有标本采集匙、过滤环、残渣收集、生物安全防护、沉渣收集锥形部分等特殊的结构。检验时从专用管内取出标本采集匙，用标本采集匙采集粪便标本后，再放回该管"混合室"内并拧紧。在标本室中加入甲醛盐水和乙酸乙酯处理后与离心管连接，离心管自动封闭。经过振摇，粪便呈混悬液，经管内过滤环过滤，粪便中大颗粒分子粪渣隔于残渣收集器内，而寄生虫卵、幼虫、包囊、细胞则通过滤孔进入离心管内，经离心沉淀后收集于底部呈浓集液。系统根据动力管道产生吸力的原理，在微电脑控制台的控制下自动吸样，在蠕动泵作用下，自动吸入沉淀物、染色、混匀、重悬浮，在光学流动管标准流动计数池内计数。系统每次吸入量和吸入时间恒定，并可对高浓度样本自动稀释，观察分析后自动冲洗。

系统有内置数码相差显微镜和成像系统，根据光学原理提供相差和平场光 2 种视场，来观察粪便有形成分立体结构和平面结构。计算机数据处理系统通过成像系统进行文字、图像传输，再经激光打印包括患者资料、检查结果（包含图像）的粪便检验报告单。

（二）操作步骤

按相应仪器说明书进行。

（三）方法评价

1. 安全环保，分析全过程都在封闭管道系统中进行，安全而环保。

2. 操作简易而快捷，可有效减轻检验工作者的劳动强度。

3. 可提高虫卵检出阳性率，经用甲醛固定保持寄生虫卵、原虫、幼虫、细胞形态和结构，用乙酸乙酯加速粪便物质破坏释放出寄生虫卵、幼虫，经过滤与离心处理后，可大大提高虫卵和其他病理成分的检出率。

4. 视野清晰，自动染色有利识别病理成分，且可采集图像，可供诊断、教学和科研用。

（四）检测参数与结果

粪便分析工作站能检出肠道寄生虫卵、幼虫、原虫、血细胞、食物残渣、结晶、真菌等 20 多个参数结果，并能在屏幕上显示出数据和图像，图像清晰，可定量报告。检测结果在报告单发送前可编辑。标志清楚，已完成的检测结果、已打印的记录或已存储的图片，均可在相应的位置出现不同的标记。如患者曾做过粪便检验，在系统中可检索出历史结果进行对照。

（孙晓春）

本章小结

粪便检验在消化道疾病的诊断与鉴别诊断中有重要的价值,粪便检验包括理学、化学和显微镜检查等。显微镜检查对寄生虫病的诊断具有重要作用。隐血试验对于消化道出血的诊断与消化道肿瘤的筛选具有重要意义。

隐血试验的方法有化学法和免疫学方法等。其中化学法是利用色原被氧化后形成发色基团而呈色,呈色深浅可反映血红蛋白(出血量)的多少,其灵敏度高但特异性较差,易受食物与药物等因素的影响。免疫法是采用抗人血红蛋白的单克隆抗体检测粪便隐血,目前国内外多采用单克隆胶体金法,其特异性和灵敏度均较好。良性病变时粪便隐血试验多为间断阳性,而消化道恶性肿瘤时多为持续性阳性。

粪便显微镜检验也逐渐由手工法过渡到自动分析,目前粪便分析工作站可实现自动加样、混匀、染色,并作出粪便检查的定量计数和图像报告。

第九章
阴道分泌物检验

通过学习本章,你将能够回答下列问题:

1. 什么是白带?白带检查有什么意义?
2. 白带理学检查常见有哪些异常的改变?
3. 什么是白带清洁度?结果如何判断?
4. 细菌性阴道病的临床诊断标准是什么?

阴道分泌物(vaginal discharge)是女性生殖系统分泌的液体,主要由阴道黏膜、宫颈腺体、前庭大腺及子宫内膜的分泌物混合而成,俗称白带(leukorrhea)。

在生理状态下,健康女性的阴道本身具有自净作用,可防御外界病原微生物的侵袭。正常阴道分泌物应呈弱酸性,阴道乳酸杆菌较多,鳞状上皮较多,而白细胞或脓细胞较少,球菌较少见到。当上述这种自然的防御机制受到破坏后,病原菌即可趁机而入,从而引起阴道炎症。阴道分泌物的检查常用于雌激素水平的判断和女性生殖系统炎症、肿瘤的诊断及性传播疾病的检查。

第一节 标本采集和处理

阴道分泌物由妇产科医师采集。根据不同的检查目的可自不同部位取材。一般采用消毒刮板、吸管、棉拭子自阴道深部或穹窿后部、宫颈管口等部位采集分泌物,浸入盛有生理盐水1～2ml的试管内,立即送检。分泌物制成生理盐水涂片,以95%乙醇固定,经吉姆萨、革兰或巴氏染色,进行病原微生物和肿瘤细胞筛查。

标本采集前,患者应停用干扰检查的药物;月经期间不宜进行阴道分泌物检查;检查前24小时内禁止盆浴、性交、局部用药及阴道灌洗等。标本采集容器和器材应清洁干燥,不含任何化学药品或润滑剂。采集用于细菌学检查标本,应无菌操作。标本采集后要防止污染。检查滴虫时,应注意标本保温(37℃),立即送检。

第二节 阴道分泌物检验

一、理学检查

正常阴道分泌物为白色稀糊状、无气味、量多少不等,其性状与生殖器充血情况及雌激素水平高低有关。①临近排卵期,白带清澈透明,稀薄似蛋清,量多。②排卵期2～3天后,混浊黏稠,量减少。③行经前,量又增加。④妊娠期,量较多。⑤绝经期后,阴道分泌物减少，因雌激素减少、生殖器官腺体减少所致。

（一）检测原理

通过理学方法对新鲜阴道分泌物进行检查，观察其颜色与性状，检测其pH。

（二）操作步骤

1. 肉眼仔细观察阴道分泌物的颜色和性状，颜色以无色、红色、黄色或黄绿色等表示，并报告；性状以透明黏性、脓性、血性、水样、奶油状或豆腐渣样等表示，并报告。

2. 用pH试纸检测阴道分泌物的酸碱度，记录其pH，并报告。

（三）参考区间

无色稀稠状；pH 4.0～4.5。

（四）临床意义

1. 大量无色透明黏性白带 常见于应用雌激素药物后和卵巢颗粒细胞瘤时。

2. 脓性白带 ①黄色或黄绿色，味臭，多见于滴虫或化脓性感染。②泡沫状脓性白带，常见于滴虫性阴道炎。③还见于慢性宫颈炎、老年性阴道炎、幼儿阴道炎、阿米巴性阴道炎、子宫内膜炎、宫腔积脓及阴道异物引发的感染。

3. 豆腐渣样白带 是真菌性阴道炎的特征，患者常伴外阴瘙痒。

4. 血性白带 白带带血、血量不等、有特殊臭味，可见于宫颈息肉、子宫黏膜下肌瘤、老年性阴道炎、慢性重度宫颈炎、阿米巴性阴道炎、恶性肿瘤及使用宫内节育器的不良反应等。中老年女性患者，尤应警惕恶性肿瘤。

5. 黄色水样白带 是病变组织变性坏死所致。常见于子宫黏膜下肌瘤、宫颈癌、宫体癌、输卵管癌等。

6. 灰白色奶油样白带 黏稠度很低，稀薄均匀，见于阴道加德纳菌感染。

二、显微镜检查

（一）检查原理

1. 湿片法 应用显微镜对阴道分泌物湿片进行检查，观察其清洁度和有无阴道毛滴虫、真菌。

2. 染色法 进行革兰染色，显微镜下观察有无阴道加德纳菌、乳酸杆菌、淋病奈瑟菌等。

（二）操作步骤

1. 清洁度检查

（1）制备涂片：取阴道分泌物适量，滴加1滴生理盐水，制备涂片，加盖玻片。

（2）阴道清洁度（cleaning degree of vagina）检查：低倍镜观察整个涂片的细胞等有形成分的分布情况，再用高倍镜检查，根据上皮细胞、白细胞（或脓细胞）、杆菌、球菌的数量，按照阴道分泌物清洁度判断标准见表9-1，来判断阴道分泌物清洁度，并以"Ⅰ～Ⅳ"方式报告结果。

表9-1 阴道分泌物清洁度判断标准

清洁度	杆菌	球菌	白细胞或脓细胞（个/HPF）	上皮细胞
Ⅰ	多	—	0～5	满视野
Ⅱ	中	少	5～15	1/2视野
Ⅲ	少	多	15～30	少量
Ⅳ	—	大量	>30	—

2. 滴虫检查 若低倍镜观察发现有比白细胞大2倍左右的活动小体，再用高倍镜观察。滴虫形态多为顶端宽尾尖细的倒置梨形，未染色时为透明白色小体，且虫体顶端有4根前

鞭毛，后端有一根后轴柱，体侧有波动膜。虫体的前1/3处，有一个椭圆形的泡状核，虫体借助前端四根鞭毛的摆动及波动膜的扑动作螺旋式运动（图9-1）。以"未找到滴虫"或"找到滴虫"报告结果。

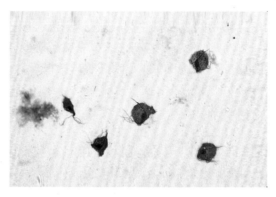

图9-1　阴道毛滴虫

3. 真菌检查　在检查清洁度和滴虫后，于阴道分泌物涂片上加1滴2.5mol/L KOH溶液，混匀，加盖玻片。先用低倍镜观察，若发现有菌丝样物，再换高倍镜仔细观察。镜下确定为菌丝和（或）孢子（有时可不见孢子）者，则为真菌。以"未找到真菌"或"找到真菌"报告结果。

4. 线索细胞（clue cells）检查　阴道鳞状上皮细胞黏附了大量加德纳菌及其他短小杆菌而形成巨大的细胞团，上皮细胞表面毛糙，有斑点和大量细小颗粒（图9-2），此即为线索细胞。

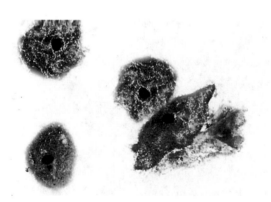

图9-2　线索细胞

检查清洁度时，高倍镜下观察有无线索细胞，若查见应报告结果。

5. 其他微生物检查　取阴道分泌物涂片，作革兰染色，低倍镜观察整个涂片的染色情况，再用高倍镜、油镜检查。①乳酸杆菌：为革兰染色阳性大杆菌，粗短或细长，呈单根、链状或栅状排列；②阴道加德纳菌：为革兰染色阴性或阳性的球杆菌，呈单个或成双排列；③淋病奈瑟菌：为革兰染色阴性双球菌，肾形或咖啡豆状，凹面相对。

（三）方法评价

临床常用湿片法，便捷易行，但阳性率较低，重复性较差，易漏检。

（四）质量控制

1. 检验前　载玻片必须干净，生理盐水要新鲜。标本新鲜，防止污染。

2. 检验中　注意及时检查，涂片应均匀平铺，不能聚集成滴状；先用低倍镜观察全片，选择薄厚适宜的区域,再用高倍镜检查;观察标准和报告方式应一致,避免漏检。冬季进行滴虫检查时应注意保温。

3. 检验后　对可疑或与临床诊断不符的标本应进行复查,湿片检查阴性时,必要时应行 Gram 或 Wright 染色,一次阴性不能排除诊断。

(五)参考区间

正常清洁度 I ～ II 度,无滴虫,不见或偶见真菌,乳酸杆菌为 6～30 个 /HPF 或大于 30 个 /HPF,无致病菌和特殊细胞。

(六)临床意义

育龄期妇女阴道清洁度与女性激素的周期变化特点有关。排卵前期,雌激素逐渐增高,阴道上皮增生,糖原增多,乳酸杆菌随之繁殖,pH 下降,杂菌消失,阴道趋于清洁。当卵巢功能不足(如经前及绝经期后)或病原体侵袭时,可出现与排卵前期相反的情况,阴道易感染杂菌,导致阴道不清洁,故阴道清洁度的最佳判定时间应为排卵期。

III 级:提示炎症,如阴道炎、宫颈炎。IV 级:多见于严重阴道炎,如滴虫性阴道炎、淋菌性阴道炎等。但在细菌性阴道炎时,仅为乳酸杆菌的减少、杂菌的增多,而白细胞不多,上皮细胞却增多,故不能仅用阴道清洁度作为判断是否存在感染的唯一标准,还应该根据不同疾病的诊断标准和检查结果进行综合分析。如果怀疑下列情况可结合其他病原学检查以确诊。

1. 滴虫性阴道炎　多用直接涂片法检查阴道毛滴虫,即用生理盐水悬滴法置于高倍镜下观察;也可以作 Wright 或革兰染色检查,用油镜观察虫体结构,可提高检出率;也可以采用培养法和免疫学方法检查,如胶乳凝集试验、单克隆抗体检测、酶联免疫吸附法和多克隆抗体乳胶凝集法等。

2. 加德纳菌阴道炎　正常时阴道内不见或见少许阴道加德纳菌(gardnerella vaginalis,GV)。计算乳酸杆菌和加德纳菌的数量变化,可作为细菌性阴道炎诊断的参考。正常时,乳酸杆菌 6～30 个 /HPF 或大于 30 个 /HPF;细菌性阴道炎时,加德纳菌和厌氧菌增加,而乳酸杆菌减少。非细菌性阴道炎时,乳酸杆菌大于 5 个 /HPF,仅见少许加德纳菌;细菌性阴道炎时,乳酸杆菌小于 5 个 /HPF 或无乳酸杆菌,但可见到大量加德纳菌以及其他细小的革兰阳性或阴性细菌。

细菌性阴道病(bacterial vaginosis,BV)主要由加德纳菌、各种厌氧菌及支原体等引起的混合感染。其临床诊断标准为:①阴道分泌物稀薄均匀。②分泌物 pH 大于 4.5。③胺试验阳性。④线索细胞,在阴道分泌物中见到线索细胞是诊断加德纳菌性阴道炎重要指标之一。凡有线索细胞再加上述其他 2 条,诊断即成立。

3. 淋球菌阴道炎　淋病奈瑟菌检查方法有:①涂片革兰染色法:方法便捷,但病情较轻者,涂片中淋球菌较少,形态不典型,又位于细胞之外时,则往往难以下结论。另外,必须从形态上与其他革兰阴性双球菌鉴别。②培养法:对于涂片检查阴性而可疑患者,可做淋球菌培养。③淋球菌直接协同凝集反应:便捷而特异性高。④聚合酶链反应(PCR)法:可检测到微量淋球菌的 DNA,灵敏度较高,但要防止污染。⑤直接荧光抗体染色法:便捷且死菌也可呈阳性。⑥其他:淋球菌 DNA 探针、RNA 探针和菌毛探针等。目前,还有各种敏感性强、特异性高、简便快速的非放射性标记的检测系统,已成为淋球菌及其抗药性检查的重要方法。

4. 真菌性阴道炎　真菌性阴道炎可通过性交传染。真菌性阴道炎白带呈凝乳状或呈"豆腐渣"样。诊断真菌性阴道炎以找到真菌为依据。可采用湿片直接做阴道分泌物涂片检查,或染色法、培养法检查。

(孙晓春)

本章小结

阴道分泌物检查俗称白带检查，其对女性雌激素水平的判断、生殖系统炎症、肿瘤的诊断及 STD 的检查具有重要价值。阴道分泌物检查包括理学检查与显微镜检查，阴道分泌物的理学变化对临床疾病的诊断具有重要参考意义。显微镜检查阴道清洁度是一个重要的指标，而直接发现阴道毛滴虫和真菌可直接诊断；检查乳酸杆菌和阴道加德纳菌可作为细菌性阴道炎诊断的参考指标。

第十章

精 液 检 验

通过学习本章,你将能够回答下列问题:

> 1. 精液标本采集的时机和注意事项有哪些?
> 2. 试评价精液标本采集的几种方法。
> 3. 精液一般检测项目有哪些?有何临床意义?
> 4. 精液显微镜检查的主要内容及其临床意义是什么?
> 5. 精液显微镜检查的注意事项有哪些?
> 6. 精液化学与免疫学检验的内容和意义是什么?
> 7. 计算机辅助精子分析的原理是什么?与传统精液分析方法比较有哪些优势?

精液(semen,seminal fluid)主要为水分,约占 90%,其余为有形成分,包括精子(sperm,spermatozoon)和生殖管道脱落的少量上皮细胞、白细胞及未成熟生精细胞。精子产生于睾丸,在附睾内发育成熟,为男性生殖细胞,占精液的 5% 左右。精浆(spermatic plasma)由男性附属性腺,如精囊、前列腺、尿道球腺和尿道旁腺等分泌的混合液组成(表 10-1),是输送精子必需的介质,并为精子的存活和运动提供必需的营养物质和能量。精液的化学成分很复杂,主要包括蛋白质(清蛋白、纤维蛋白原、免疫球蛋白、α_2 巨球蛋白等)、酶(酸性磷酸酶、蛋白酶、乳酸脱氢酶 -X、纤溶酶、枸橼酸酶等)、微量元素(镁、钙、铁、铜、锌等)及激素、果糖和枸橼酸等。

表 10-1　精浆的组成及作用

组成	含量(%)	性状与成分	作用
精囊液	50～80	碱性胶冻状,主要含蛋白质、果糖、凝固酶	果糖供给精子能量,蛋白质和凝固酶使精液成胶冻状
前列腺液	15～30	酸性乳白色,主要含酸性磷酸酶、纤溶酶	纤溶酶能使精液液化
尿道球腺液	2～3	清亮液体	润滑和清洁尿道作用
尿道旁腺液	2～3	清亮液体	润滑和清洁尿道作用

精液检验主要应用于:①评价男性生育功能,提供不育症的诊断和疗效观察依据。②男性生殖系统疾病的辅助诊断及疗效判断。③输精管结扎术后的效果观察。④为体外授精和精子库筛选优质精子。⑤为法医学鉴定提供依据。

第一节 精液标本采集与处理

一、标 本 采 集

1. 采集方法 精液标本采集方法有：手淫法、电按摩法、安全套法和性交中断法（表10-2）。

表 10-2 精液标本采集方法及评价

方法	评价
手淫法	由患者手淫排出全部精液，可采集到完整的精液并不易被污染；但部分患者不能采集到精液；是标准和常规的采集方法
电按摩法	通过高频振荡刺激阴茎头部使精液排出；刺激性较强，在手淫法采集不成功时可采用；需要特殊器材
安全套法	需要夫妇双方配合，方法易行，但必须使用专用安全套；普通安全套内含有的物质可杀灭精子，不利于精子功能的检验；另外，精液可黏附在安全套上使精液量损失；不提倡采用
性交中断法	需要夫妇双方配合；因容易丢失精子密度最高的初始精液、标本易被污染、阴道酸性环境可造成精子活动力降低等，仅适用于手淫法或电按摩法采集不成功者，一般不采用

2. 操作步骤 手淫法：①采集：由患者手淫排精，将一次排出的全部精液收入干净的容器内。精液若用于细菌培养需无菌操作。②标记：容器加盖、标明采集日期和时间。③保温、送检：立即于20～40℃条件下保温，并在1小时内送检。

3. 方法评价 精液检验结果与精液标本采集方法密切相关，不同采集方法评价见表10-2。

4. 质量控制

（1）检查前应向患者解释精液标本采集和送检方法、禁欲时间（2～5天）、排尿等的说明。标本采集前应至少禁欲48小时，但不超过7天。一般情况下，30岁以下禁欲2～3天，30～40岁禁欲3～5天，40岁以上禁欲5～7天，需连续2～3次检查的，2次之间一般应间隔1～2周，但不超过3周。

（2）标本采集室最好在实验室附近，室温控制在20～35℃。

（3）推荐用手淫法采集精液标本。应收集排出的全部精液。

（4）标本容器应洁净、干燥，必须注明患者姓名和（或）识别号（条码）、采集日期和时间，并记录禁欲时间。不能用安全套作为容器，以免影响精子活动力。

（5）采集的精液若同时用于微生物培养，必须无菌操作。

（6）采集后需在1小时内送检。冬季标本应于20～40℃保温送检。

二、标 本 处 理

精液样本可能含有害的病原体（如乙肝病毒、HIV），应作为生物污染物处理。与精液或其他生物样本接触的工作台和非一次性试管均应消毒或灭菌。必须采取下述步骤进行。

1. 完成每日检验后处理

（1）用消毒剂清洁工作台，如0.1%（1g/L）的次氯酸钠或类似的消毒剂，至少消毒1小时（或是直至次日），然后用水洗净消毒剂。

（2）用0.1%（1g/L）的次氯酸钠或类似的消毒剂浸洗各空槽和盖玻片或载玻片整晚，次日用水冲净消毒剂。

2. 对有溢出的处理

（1）如果样本容器外表面有污染，用消毒剂清洗，如0.1%（1g/L）的次氯酸钠或类似的

消毒剂均可,之后用水冲洗;

(2) 如有溢出发生,用 0.1%(1g/L)的次氯酸钠或类似的消毒剂迅速清洗工作台,消毒 4 小时,之后用水冲净消毒剂。

3. 如有必要可通过下述方式处理精液中含有 HIV 的收集管

(1) 干燥加热灭菌需以 170℃(340℉)灭活至少 2 小时。加热前需加盖,处理前需要先冷却;

(2) 蒸汽灭菌(高压灭菌)需在至少 101kPa(15psi 或一个大气压)下以 121℃(250℉)灭活 20 分钟以上;

(3) 持续煮沸 20～30 分钟。

第二节 精液理学检验

精液理学检验主要包括精液外观、量、凝固及液化时间、黏稠度、酸碱度等。

一、外 观

1. 检测原理 采集一次性排出的全部精液,通过肉眼观察其自行液化前、后的颜色与透明度,并分别记录和报告。

2. 操作步骤 ①取刚排出的精液,移入透明玻璃容器。肉眼观察其颜色与透明度,记录并报告结果。②待精液自行液化后,肉眼观察其颜色与透明度,记录,并报告结果。

3. 质量控制 ①应在光线明亮处观察精液颜色与透明度。②报告时,颜色以灰白色、乳白色、淡黄色、黄色、棕色、鲜红色或暗红色等报告;透明度以透明、半透明或不透明报告。

4. 参考区间 灰白色或乳白色,不透明。

5. 临床意义 健康人刚排出的精液呈灰白色或乳白色,不透明。精液放置一段时间自行液化后呈半透明稍有混浊。久未排精者的精液可略显浅黄色。黄色或棕色脓性精液,见于精囊炎或前列腺炎。鲜红或暗红色并伴有大量红细胞者为血精,见于精囊腺和前列腺炎症、结核、结石或肿瘤。

二、量

1. 检测原理 待精液完全液化后,采用刻度试管或小量筒测定全部精液量;若采用一次性有刻度的精液专用采样管可直接读取精液量,以毫升(ml)报告。

2. 操作步骤

(1) 直接测量法:取完全液化后的全部精液,移入刻度试管或小量筒测定其体积。记录精液毫升数,并报告。

(2) 称重法:用事先称重的一次性清洁容器收集样本,给装有样本的容器称重后减去容器的重量。根据样本重量计算体积,一般假定精液密度为 1g/ml(范围:1.043～1.102g/ml)。

3. 方法评价 临床常用刻度试管或小量筒测量精液,但无法保证标本不损失,会低估精液量。用精液专用采样管可直接读取精液量,测定可靠,但使用不便。称重法的优点在于没有造成任何精液的丢失,测量结果比较精准。但精液的密度并非一恒定值,变化范围在 1.043～1.102g/ml,故此法结果也会有轻微误差。

4. 质量控制 ①应注意精液标本采集及处理的质量控制,尤其是精液的一次排出量与排精间隔时间有关,应加以考虑。②应待精液完全液化后,测量全部精液。③不推荐用移液器或是注射器从标本容器中吸取样本然后注入量筒中测量体积,因该方式无法保证不损失样本,而会导致对体积的低估,损失量为 0.3～0.9ml。④采用称重法,空样本容器可能具有不同的重量,所以每一容器必须提前分别称重。用不褪色标记笔在容器上标明或粘贴标签标识其重量(应在称重前即粘贴标签)。

5. 参考区间 一次排精量2~6ml。

6. 临床意义 精液是精子活动的介质,可为精子提供养分和能量、中和阴道酸性分泌物,以保护精子活动力,利于精子通过阴道进入子宫和输卵管。精液过少可造成精子生存环境缺陷,精液过多则精子可被稀释而相对减少,均不利于生育。精液量的变化可分为精液减少(oligospermia)、无精液症(azoospermia)和精液增多症(polyspermia),其临床意义见表10-3。

表10-3 精液量的变化与临床意义

变化	临床意义
精液减少	若5~7天未排精,精液量少于1.5ml;排除人为因素,如采集时部分精液丢失或禁欲时间过短等,病理性减少见于雄激素分泌不足、附属性腺感染等
无精液症	禁欲3天后精液量少于0.5ml或减少到数滴甚至排不出时,见于生殖系统的特异性感染如淋病、结核及非特异性炎症等;逆行射精时有射精动作但无精液排出(逆行射入膀胱)
精液增多症	精液量超过6.0ml,常见于附属腺功能亢进,如垂体促性腺激素分泌亢进,雄性激素水平过高所致;也可见于禁欲时间过长者

三、凝固及液化

健康人精液排出后,很快呈胶冻状,即精液凝固。精液由胶冻状转变为流动状液体即液化(liquefaction),所需时间即精液液化时间(semen liquefaction time)。

1. 检测原理 精液标本采集后立即观察其是否凝固,然后置于37℃水浴中,每5分钟观察一次,记录精液从凝固至完全液化的时间。

2. 操作步骤

(1)滴管法:将全部精液置于37℃水浴中,每5~10分钟用口径较细的滴管吸取精液,待精液很容易被吸取且未见未完全液化的精液条索,记录时间。

(2)肉眼观察法:将盛精液的容器置于37℃水浴中,每5~10分钟倾斜容器进行观察,直至精液由胶冻状变为流动状液体,记录时间。

(3)尼龙网袋法:取精液1ml,倒入孔径为37μm的尼龙网袋中,将袋置于37℃保温的带刻度烧杯内,每5~10分钟将袋提起,当测量瓶中精液的体积为1ml时,记录时间。

3. 方法评价 滴管法和肉眼观察法操作简便、实用,临床常用,但结果判断受检验者主观因素影响较大,准确性和重复性有限。尼龙网袋法的结果判断客观,准确性和重复性好,但操作较复杂,临床应用较少。

4. 质量控制 ①精液采集后应立即送检,收到标本后应立即观察标本液化时间。②标本应全程置于20~40℃(最佳37℃)保温。正常液化精液可含有不液化的胶冻状颗粒。

5. 参考区间 精液排出后立即形成典型的半透明凝块,液化时间<60分钟。

6. 临床意义 ①精液凝固障碍:见于精囊腺炎或输精管缺陷等,精囊腺炎时,因蛋白质分泌减少引起精液凝固障碍。②液化不完全:见于前列腺炎,因前列腺分泌纤溶酶减少所致,可抑制精子活动力,影响生育能力。精液液化缓慢,超过1小时或数小时不液化称精液迟缓液化症(semen delayed liquefaction)。

四、黏 稠 度

精液黏稠度(semen viscosity)是指精液完全液化后的黏度。

1. 检测原理 精液完全液化后,采用玻璃棒挑起或滴管滴落方法观察其黏丝长度。

2. 操作步骤

（1）玻棒法：将玻棒插入完全液化的精液，提拉玻棒，观察拉起的黏丝及其长度。该法精液黏稠度的分级与评价见表10-4。

表 10-4　玻棒法精液黏稠度的分级与评价

分级	评价
Ⅰ级	30分钟精液基本液化，玻棒提拉精液呈丝状黏稠丝
Ⅱ级	60分钟精液不液化，玻棒提拉可见粗大黏稠丝，涂片有较明显黏稠感
Ⅲ级	24小时精液不液化，难以用玻棒提拉起精液，黏稠性很高，涂片困难

（2）滴管法：用 Pasteur 滴管吸入完全液化的精液，观察精液依靠重力滴落情况及其拉丝长度。

3. 方法评价　玻棒法和滴管法操作简便，适合临床应用，但结果的准确性、重复性受主观因素影响。

4. 质量控制　①精液黏稠度检测应在精液完全液化后进行。②应注意黏稠精液与不完全液化精液的区别，前者呈均质黏性，并且其黏稠度不随时间而变化。③高黏稠度会干扰对精子活动力、浓度的判定以及对覆盖在精子表面的抗体和生化标志物的检测。

5. 参考区间

（1）玻棒法：黏丝长度 <2cm。

（2）滴管法：精液呈水样，形成不连续小滴，拉丝长度 <2cm。

6. 临床意义　正常精液似胶冻状，黏稠度高，排出后在前列腺分泌的纤溶酶作用下自行液化，黏稠度降低。①黏稠度增高：精液常不液化或液化不良并伴有凝块。可使精子运动受限，导致精子穿透障碍而影响生殖能力。多与附属性腺功能异常有关，如附睾炎、前列腺炎。另外，可干扰精子计数、精子活动力和精子表面抗体的测定。②黏稠度减低：即新排出的精液呈米汤样，常因精子数量减少所致，见于先天性无精囊腺或精囊液流出管道阻塞、精子浓度太低或无精子症。

五、酸　碱　度

1. 检测原理　用精密 pH 试纸或 pH 计测定液化精液酸碱度（semen pH）。

2. 操作步骤　待精液液化后，用精密 pH 试纸或 pH 计测定其酸碱度，记录，并报告结果。

3. 方法评价　pH 试纸法简便，pH 计法准确。

4. 质量控制　①应在精液液化30分钟后进行，不要超过1小时以免因 CO_2 丢失而影响检测结果。②正常情况下选用 pH 范围在 6.0～10.0 的试纸。③细菌污染可使精液 pH 升高。

5. 参考区间　pH 7.2～8.0（平均7.8）。

6. 临床意义　一般精液 pH 为 7.2～8.0，呈弱碱性，弱碱性精液能中和阴道酸性分泌物，保护精子活动力。① pH<7.0 并有精液量减少，多见于输精管道阻塞、射精管和精囊腺缺如或发育不良。② pH>8.0，多见于急性前列腺炎、精囊炎或附睾炎，可能是精囊腺分泌过多或前列腺分泌过少所致。

第三节　精液显微镜检查

采用普通光学显微镜观察未染色精液标本的有形成分和染色后的精子形态。推荐使用相差显微镜观察新鲜、未染色的标本。

取1滴或10μl 液化而混匀的精液置于载玻片上，加盖玻片静置片刻，低倍镜下观察有无精子。若未见精子,应将标本于 3000rpm 离心 15 分钟后,取沉淀物重复检查,若 2 次涂片均未见精子,无须继续作其他项目检查,直接报告为无精子症。

一、精子活动率

精子活动率(sperm activity rate)是指显微镜下直接观察活动精子所占精子总数的百分率。

1. 检测原理 直接涂片法:将液化后精液滴于载玻片上,显微镜观察精子的活动情况,计算活动精子所占百分率。

2. 操作步骤 ①制片:取完全液化且混匀的精液 1 滴或 10μl 于载玻片上,加盖玻片,静置 1 分钟。②镜检:高倍镜下观察计数至少 5 个视野 200 个精子中有尾部活动的精子数,计算精子活动率的百分率,报告结果。

3. 方法评价 此法本质上是检查精子的活动率,有些不动的精子也可能是活精子,因此误差较大,只能作为初筛检查。

4. 质量控制

(1)检验前:①排精后尽快(30 分钟内)送检,标本应注意保温(37℃),时间过长或温度过低,可使精子活动率降低。②检查应在排精后 1 小时内完成,标本完全液化后才能检查。③检查用的精液量及盖玻片大小应当标准化(22mm×22mm),以保证分析的一致性。建议采用精液分析计数的专用工具,如 Makler 计数板。

(2)检验中:①涂片后尽快检查,防止精液干涸。宜在保温镜台上进行检查。②检查时可扩大观察视野和增加计数的精子数来提高结果准确性。

(3)检验后:若不活动精子过多(>75%),可能为死精症,但应采用体外精子活体染色技术法作进一步确证。

5. 参考区间 排精后 60 分钟内,精子活动率为 80%~90%(至少>60%)。

6. 临床意义 精子活动率减低是导致男性不育的重要因素。当精子活动率低于 70% 时,可使生育力下降,如低于 40% 则可致不育。引起精子活动率下降的因素有:①精索静脉曲张。②生殖系统感染,如淋病、梅毒等。③物理因素,如高温环境(热水浴)、放射线因素等。④化学因素,如某些药物(抗代谢药、抗疟药、雌激素)、乙醇等。⑤免疫因素,如存在抗精子抗体等。

二、精子活动力

精子活动力(sperm motility)是指精子前向运动的能力。主要包括精子运动的速度和方向,是一项直接反映精子质量的指标。WHO 将精子活动力分为 3 级(表 10-5),即前向运动(progressive motility,PR)、非前向运动(non-progressive motility,NP)和无运动(immotility,IM)。

表 10-5 WHO 精子活动力分级与评价

分级	特点
前向运动(PR)	精子运动积极,表现为直线或大圈运动,速度快
非前向运动(NP)	精子所有的运动方式都缺乏活跃性,如小圈的游动,鞭毛力量难以带动头部,或只有鞭毛的抖动
无运动(IM)	精子没有运动

1. 检测原理

(1)直接涂片法:即显微镜法。将液化后精液滴于载玻片上,显微镜观察精子运动状态,依据精子活动力分级标准分析精子活动情况并进行分级。

(2)计算机辅助精子分析法(computer-aided sperm analysis,CASA 法):采用计算机分

析技术和图像处理技术相结合,利用微机控制下的图像采集系统,对精子的静、动态图像进行连续拍摄和分析处理,获得精子浓度、活动力、活率和运动轨迹等多项参数。

2. 操作步骤 显微镜法:①制片:取液化后混匀的精液 10μl 滴于载玻片上,加盖玻片,放置 1 分钟。②镜检:于高倍镜至少连续观察 5 个视野,对 200 个精子进行分级、计数。③计算:计算各级活动力精子的百分率。以精子总活力百分率和前向运动百分率报告结果。

3. 方法评价 ①显微镜法:为 WHO 所推荐,操作简便,无须特殊器材,临床常用,但受主观因素影响较大,重复性和准确性有限。② CASA 法:较人工方法精确性更高,并可提供精子动力学参数的量化数据。该法最适宜应用于精子动力学分析,但评估活动精子百分率可能是不可靠的,因为后者还需要测定不活动精子的数目,而细胞碎片有可能和不活动的精子相混淆。

4. 质量控制 ①由于脱水、pH 和环境温度的改变均会影响精子活动力,应尽量在精液液化后 30 分钟内完成检测,最大限度不能超过 1 小时。②精子活动力和运动速度依赖于温度,包括显微镜镜台、载玻片和其他操作器材等的温度,故应尽可能使检测环境温度和器材温度维持在 37℃左右。

5. 参考区间 总活力(PR+NP)≥40%,前向运动(PR)≥32%。

6. 临床意义 精子活动力低下,难以抵达输卵管或无力与卵子结合而不能完成受精过程。若连续检查,精子总活力不足 40%,可能为男性不育原因之一。精子活动力低下常见于:①精索静脉曲张,静脉血回流不畅,睾丸组织缺氧等。②生殖系统非特异性感染以及使用某些药物(抗代谢药、抗疟药、雌激素、氧化氮芥等)。

三、精子存活率

精子存活率(sperm motility rate)采用活精子所占比例表示。

1. 检测原理 采用精子体外染色法,即用伊红 Y 或台盼蓝等染料对液化精液染色。活精子不着色,死精子因其细胞膜破损,失去屏障作用,易于着色,高倍镜下观察判断精子死活情况,计算活精子百分率。临床常用伊红染色法。

2. 操作步骤

(1)湿片法:①制片染色:取液化精液和伊红 Y 染液各 1 滴或各 10μl 滴于载玻片上,混匀,加盖玻片,放置 30 秒。②镜检计算:高倍镜下观察 200 个精子,计数不着色精子,计算其百分率。以精子存活率XX%报告结果。

(2)干片法:取液化精液和伊红 Y 染液各 1 滴或 10μl 滴于载玻片上,混匀,1 分钟后推成薄片,自然干燥后,同湿片法镜检计算。

3. 方法评价 湿片法和干片法操作简便,适合临床应用,但所制备湿片无法储存以用于质量控制。

4. 质量控制 ①检测应在精液液化后尽快(最好在 30 分钟之内)进行,务必在排精后 1 小时之内完成。②防止时间过长,因脱水及温度变化会对检测结果产生负面影响。

5. 参考区间 存活率≥58%(伊红染色法)。

6. 临床意义 精子存活率减低是导致不育的重要原因之一。死精子超过 50%,即可诊断为死精子症,可能与附属性腺炎症和附睾炎有关。

四、精子凝集

精子凝集(agglutination of spermatozoa)是指活动的精子以不同方式相互黏附在一起,如头对头、尾对尾、尾尖对尾尖、头尾纠结或混合型相互黏附在一起的现象。这些精子常呈旺盛的摇动式运动,但有时也因黏附而使精子运动受到限制。WHO 将精子凝集分为 4 级:

①1级：多数精子是游离的，<10%的精子发生凝集。②2级：10%～50%的精子发生凝集。③3级：>50%的精子发生凝集。④4级：所有精子发生了凝集。

1. 检测原理　将精液制成湿片，于显微镜下观察精子凝集类型和分级。

2. 操作步骤　①制片：充分混匀精液后立即取10μl涂于载玻片，覆以22mm×22mm的盖玻片，制得厚度约为20μm的涂片。②镜检：显微镜下观察，记录主要的凝集类型和分级。

3. 方法评价　该法操作简便，适合临床应用。

4. 质量控制　①应在充分混匀标本后立即取样，以免精子在悬浮液中沉降。②制得涂片厚度约为20μm，利于精子自由游动。避免在盖玻片和载玻片之间形成气泡。③精子凝集需在湿片下观察。一旦精液不再漂移，应立即评估新鲜制备的湿片。④如果要重复取样，必须再次充分混匀精液。⑤不活动精子之间，活动精子与黏液丝、非精子细胞与细胞碎片之间黏附在一起，为非特异性聚集，而非凝集，需注意两者间的区别。

5. 参考区间　正常无凝集。

6. 临床意义　精子凝集提示可能为免疫因素引起的不育，需要做进一步检查以明确诊断。另外，严重的精子凝集会影响对精子活动力和密度的评估。

五、精 子 计 数

精子计数（sperm count）有精子浓度（sperm density）和精子总数2项指标。精子浓度是指单位容积内的精子数量，亦称精子密度。精子总数是指1次完整射精射出精液中的精子总数量，即精子浓度乘以精液量。计数方法有Neubauer计数板法、Makler/Microcell精子计数板法和计算机辅助精子分析法等，见表10-6。

表10-6　精子计数方法及评价

方法	评价
Neubauer计数板法	为常规方法，较熟悉、经济，为WHO推荐；但标本需稀释，准确性和重复性较低
Makler精子计数板法	标本不需稀释；精子分布不重叠，结果更准确；可同时分析精子活动率和活动力等参数，拍摄精子运动轨迹分析其运动方式和速度；但价格较贵；不便于在普通显微镜下操作和观察，当精子浓度过高时，应制动处理以便计数活动的精子
Microcell精子计数板法	精确性更高，但计数板不能重复使用，成本较高，难以推广；国产Micro计数板价格低，便于国内普及
计算机辅助精子分析法	为自动化操作，简便、高效、客观、定量，获得参数多、结果准确、重复性好；但设备较贵，系统设置缺乏统一标准，准确性易受精液中细胞成分和非精子颗粒物质的影响

1. 检测原理　Neubauer计数板法：新鲜液化精液经精子稀释液稀释后，充液，显微镜下计数一定范围内的精子数，再换算成每升精液中的精子数。

2. 操作步骤　①稀释：于小试管加入精液稀释液0.38ml，再加入混匀液化精液20μl，混匀。②充液：取混匀稀释精液1滴充入Neubauer板计数室内，静置2～3分钟。③计数：计数中央中方格内精子数（N）。若每个中央中方格内精子数为<10个、10～40个、>40个，应分别计数25个、10个、5个中方格内的精子数。④计算：精子浓度（精子数/L）=（N/计数中方格数）×25×（1/计数池高度）×20×10^6/L；精子总数=精子数/L×精液量（ml）×10^{-3}。

3. 方法评价　精子计数的方法及评价见表10-6。

4. 质量控制

（1）精液标本的采集、保温、送检等质量控制同精液标本采集。

（2）精液标本必须完全液化，吸取精液前必须充分混匀标本。吸取精液量必须准确。

（3）计数板使用的注意事项同血细胞显微镜计数法。

（4）计数时以精子头部为基准，应计数结构完整的精子（有头和尾），有缺陷的精子（无头或尾）不计数在内，若数量多时应分开计数并记录。

（5）同一份标本应重复 2 次稀释和计数，以减少计数误差。太少的精子用于计数，将会得出不可确信的结果，对诊断和治疗产生影响。

（6）精子数量变异较大，最好在 2～3 个月内间隔 2～3 周分别取 3 份或以上的精液检查，方能得出较准确结果。

5. 参考区间 精子计数 $\geq 20 \times 10^9/L$；精子总数 $\geq 40 \times 10^6/$ 次排精。

6. 临床意义 连续检查 3 次精子计数均 $< 20 \times 10^9/L$，或精子总数 $< 40 \times 10^6/$ 次排精时，为少精子症。连续检查 3 次精液离心后沉淀物中仍未见精子时，为无精子症。常见于：①男性结扎术成功：一般在结扎术后第 6 周开始检查，每周 1～2 次，连续检查 3 次，检查不到精子则表明手术成功。②睾丸病变：如精索静脉曲张、睾丸畸形、炎症、结核、淋病、肿瘤及隐睾等。③输精管疾病：如输精管阻塞、输精管先天性缺如和免疫性不育（睾丸创伤和感染使睾丸屏障的完整性受到破坏，产生抗精子抗体所致）。④其他：逆行射精、有害金属或放射性损害、环境因素、老年人、应用抗癌药物等。

六、精 子 形 态

精子形态（sperm morphology）：正常精子外形似蝌蚪状，由头部、颈部和尾部构成，长约 60μm（图 10-1，图 10-2）。精子头部呈卵圆形，长 3.0～5.0μm，宽 2.5～3.5μm，头顶部呈透亮区，界限清晰，称为顶体（区），占头部的 40%～70%。精子颈部非常短，连接精子头部

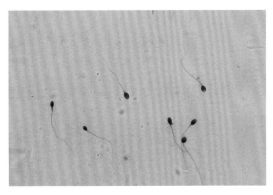

图 10-1 正常形态精子

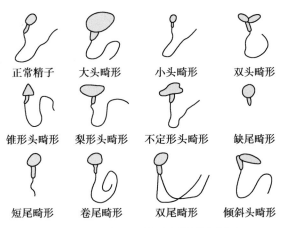

正常精子	大头畸形	小头畸形	双头畸形
锥形头畸形	梨形头畸形	不定形头畸形	缺尾畸形
短尾畸形	卷尾畸形	双尾畸形	倾斜头畸形

图 10-2 正常及异常形态精子模式图

与尾部。精子尾部细长，呈鞭毛状，长约 55μm，向尾端逐渐变细，依次由中段（长 5～7μm，宽 <1μm，主轴与头部长轴成一直线）、主段（约长 45μm、宽 0.5μm）和末段（结构简单而且短）构成。胞质小滴位于头部后面或中间段周围，是精子的残存体，小于头部大小的一半。精子巴氏染色后，头部顶体区呈淡蓝色，顶体后区域呈深蓝色，中段呈淡红色，尾部呈蓝色或淡红色，胞质小滴呈绿色。

精子形态异常包括精子头部、颈段、中段和尾部的各种异常，见表 10-7、图 10-2。

表 10-7　精子形态异常

部位	异常
头部	大头、小头、圆头、双头、多头、无头、锥形头、梨形头、无定形头、有空泡头、顶体过小或过大、顶体后区有空泡、（大小超过头部 1/3）或联合异常等
颈段和中段	颈部弯曲、中段不规则、增粗、变细、锐角弯曲或联合异常等
尾部	短尾、双尾、多尾、卷曲尾、断尾、发夹状尾、尾部消失、尾部伴有末端微滴或联合异常
过多的胞质残余体	>精子头部大小的 1/3

1. 检测原理

（1）湿片法：精子计数后，用高倍镜或相差显微镜（600×）直接检查精子形态。

（2）染色法：将液化精液涂成薄片，经干燥和固定后进行 HE、Giemsa、改良巴氏、Bryan-Leishman 和 Shorr 染色法等。油镜下观察计数 200 个精子，报告形态正常和异常的精子百分率。

现已有预先固定染料的商品化载玻片，在载玻片上直接滴加 5～10μl 液化精液，加盖玻片，数分钟后精子即着色并清楚显示精子形态结构。

2. 操作步骤　染色法：①涂片：取液化精液 1 滴（约 10μl）于载玻片上，采用压拉涂片或推片法制片，待干。②固定染色：将涂片置于乙醇和乙醚等量混合液中固定 5～15 分钟后行巴氏染色。③镜检计算：油镜下观察至少 200 个精子，计数形态正常和异常的精子数量，计算其百分率。

3. 方法评价　①湿片法：操作便捷，但要求检验人员经验丰富，否则会因识别错误导致结果差异较大，故不推荐使用。目前，相差显微镜检查在临床上仍少用。②染色法：操作相对费时、复杂，但染色后精子结构清楚，易于辨认，结果更为准确，重复性好，为 WHO 推荐的方法。

4. 质量控制

（1）精子数 >10×10⁹/L，可直接涂片检查；如果精子数 <10×10⁹/L，则应将精液 2000rpm 离心 15～20 分钟后，取沉淀物涂片检查。

（2）涂片厚薄应适宜，以免影响着色、透明效果。

（3）只有头、颈和尾部都正常的精子才正常，所有形态学处于临界状态的精子均列为异常。

（4）若精子有多种缺陷同时存在时，只需记录 1 种，应先记录头部异常，其次为颈和中段异常，最后是尾部异常。游离的精子头作为形态异常精子计数，但游离的精子尾不计入，以免重复。

（5）卷尾与精子衰老有关，但高卷尾率与低渗透压有关，应予以注意。衰老精子体部也可膨大并有被膜，不宜列入形态异常精子。

（6）注意观察有无未成熟的生精细胞，若发现，应计数 200 个生精细胞（包括精子），计算其未成熟生精细胞百分率。

（7）在观察精子形态的同时应注意观察有无红细胞、白细胞、上皮细胞和肿瘤细胞等。

5. 参考区间　正常形态精子≥30%（异常精子应<20%，若>20%为不正常）。

6. 临床意义　畸形精子增加见于感染、外伤、高温、放射线、酒精中毒、药物、工业废物、环境污染、激素失调或遗传因素导致的睾丸异常和精索静脉曲张。

七、其他细胞

生精细胞（spermatogenic cell）：即未成熟生殖细胞，指各阶段发育不全的生殖细胞如精原细胞、初级精母细胞、次级精母细胞及发育不全精子细胞。上皮细胞、白细胞、红细胞：正常生育男性精液中偶见前列腺上皮细胞（呈柱状或立方形、圆形及多边形）、精囊细胞（呈圆形或卵圆形，嗜碱性胞质，含色素颗粒）、尿道移行上皮细胞（呈多边形）、柱状或鳞状上皮细胞、少量红细胞和白细胞。前列腺增生患者还可见到较多增大的前列腺上皮细胞。

1. 检测原理　巴氏染色可以使精子和其他细胞得到很好的染色效果，从而有效地应用于精子形态学检查、不成熟精子细胞和非精子细胞的检查。

2. 操作步骤　①涂片：在载玻片上加1滴5~20μl的未稀释精液，涂片、待干。②固定：将玻片浸入95%（体积比）的乙醇15分钟。③染色。④封片：在玻片上滴2~3滴封片液，加盖玻片封片。⑤镜检。

3. 方法评价　①该法可以染色精子头部的顶体区域、顶体后区、过多的胞质残余体、中段和主段，利于精子及精子细胞形态的检查。②该法涂片可以永久保存，以备将来用于内部质量控制体系。③染色液在避光条件下可保存数月或者数年。

4. 质量控制　①精液涂片染色后可检出上述细胞，但它们降解后很难与炎症细胞区别。②各阶段生精细胞的形态、大小及核的形态、大小均不规则，如用未染色精液检查时，易与中性粒细胞相混淆。故WHO推荐采用正甲苯胺蓝过氧化酶染色法，中性粒细胞呈阳性，而生精细胞则呈阴性。对不含过氧化物酶的其他白细胞建议采用免疫细胞化学法检测。③盖玻片大小最好为24mm×50mm或24mm×60mm，直接盖上，轻压盖玻片，将气泡排出（如果使用二甲苯，将玻片背面的二甲苯擦干）。在通风橱中，将封片好的涂片水平放置于玻片干燥盒中或者吸水纸上24小时。

5. 参考区间　生精细胞<1%。红细胞、白细胞和上皮细胞<5个/HPF。

6. 临床意义

（1）未成熟生精细胞的存在，提示存在睾丸损伤。当睾丸曲细精管生精功能受到药物或其他因素的影响时，精液中可出现较多未成熟生殖细胞。

（2）精液中红细胞、白细胞增多见于生殖道和（或）附属性腺炎症、结核、恶性肿瘤等。正常精液白细胞小于$1×10^9$/L（正甲苯胺蓝过氧化酶染色）。精液中白细胞超过$1×10^9$/L 称为白细胞精子症（leukocytospermia），可伴有精子浓度、精液量、精子活动力等改变和（或）精子功能丧失。精液中检查到癌细胞，对生殖系统恶性肿瘤的诊断将提供重要依据。

八、精子低渗肿胀试验

精子低渗肿胀试验（sperm hypoosmotic swelling test, HOS）是观察精子在低渗溶液中的变化，以检测精子膜的完整性。

1. 检测原理　精子在低渗溶液中，水分子通过精子细胞膜进入精子以达到内外渗透压平衡，由于精子尾部的膜相对薄而疏松，在尾部可出现不同程度的肿胀现象，可用相差显微镜或普通显微镜观察，计数出现各种肿胀精子的百分率。

2. 操作步骤　①加膨胀液：取1ml膨胀液于加盖微量离心管中，37℃温热5分钟。②加精液：吸取100μl混匀精液加入膨胀液，用移液器缓慢抽吸混匀，37℃孵育30分钟。③涂片：取10μl液体置于洁净的载玻片上，加盖玻片。重复制备一张涂片。④镜检：用200或

400 倍的相差显微镜检测涂片,计数尾部未膨胀(死亡)和膨胀(存活)的精子数目,每张涂片计数 200 个精子。⑤计算并报告 2 张涂片中活动精子的平均数和百分率。

3. 方法评价　可作为一种用于评估精子的存活情况的可供选择的非染色方法。如用于卵胞质内单精子注射技术(ICSI)的精子,不宜进行染色时,该法为最有效的评估方法。细胞膜完整的精子在低渗介质中于 5 分钟左右膨胀,且其形状会在 30 分钟内保持稳定。

4. 质量控制　①制成的膨胀液以 1ml 分装冻存于 −20℃。使用前溶解膨胀液并充分混匀。②如为常规诊断用途可孵育 30 分钟,如果为治疗目的则只可孵育 5 分钟。③如室温低于 10℃时,应将标本先放入 37℃温育 5～10 分钟后镜检。④某些标本实验前就有尾部卷曲的精子,在 HOS 试验前,应计算未处理标本中尾部卷曲精子的百分数,实际 HOS 试验的百分率等于测定值减去未处理标本中尾部卷曲精子的百分率。⑤统计所制备的 2 张涂片中活动精子的平均数和百分率的差异,如果差异是可以接受的,则可报告其活动力平均百分率。如果差异过高,则重新制备标本再次进行评估。⑥所报告的精子活动力的百分率应尽可能涵盖所有的精子数目。

5. 参考区间　在排精 30～60 分钟,有 70% 以上精子应为活动精子。HOS 试验应有 60% 以上精子出现尾部膨胀。

6. 临床意义　该项目可作为精子膜功能及完整性的评估指标,可预测精子潜在的受精能力。精子尾部肿胀现象是精子膜功能正常的表现,男性不育症者精子低渗肿胀率明显降低。

第四节　精液化学检验

精液的某些化学成分和酶对精子的功能起重要作用,通过精液化学成分检查,可以反映附属性腺的分泌功能,对男性不育症的诊断、治疗及病因分析有重要临床意义,见表 10-8。

表 10-8　精液化学检测指标及其临床意义

指标	参考区间	临床意义
酸性磷酸酶	磷酸苯二钠比色法:48.8～208.6U/ml	减低见于前列腺炎,可使精子活动减弱,受精率下降;增高见于前列腺癌和前列腺肥大
乳酸脱氢酶 -X (LD-X)	聚丙烯酰胺电泳法:相对活性≥42.6%;绝对活性(1430±940)U/L	减低见于少精液症或无精液症和精子缺陷
中性 α- 葡萄糖苷酶	比色法:≥20mU/ 次排精	是反映附睾功能状态特异、敏感的指标。活性与精子密度、精子活动力呈正相关。有助于鉴别输精管阻塞(显著降低)和睾丸生精障碍所致的无精子症(无明显变化)
精子顶体精氨酸酰胺酶	比色法:48.2～217.7μIU/10^6 (36.72±21.43)U/L	活性与精子计数、精子活动力、精子顶体完整率呈正相关。活性减低影响精子运动和受精过程,可导致不育
精浆枸橼酸	①紫外比色法:50μmol/ 次排精 ②吲哚比色法:≥13μmol/ 次排精	显著减少见于前列腺炎。与睾酮水平相关,可以评价判断雄激素分泌状态
精浆果糖	①间苯二酚比色法:9.11～17.67mmol/L ②吲哚比色法:≥13μmol/ 次排精	减低见于精囊腺炎和雄激素分泌不足;缺如见于先天性精囊腺缺如、逆行射精等。单纯性输精管阻塞性无精症者可正常
精浆锌	①比色法:(1.259±0.313)mmol/L 或 ≥2.4μmol/ 次射精; ②原子吸收光谱法:(2.12±0.95)mmol/L 或(163.02±45.26)μg/ml; ③中子活化法:(2.24±1.45)mmol/L	严重缺锌可致不育症。青春期缺锌,则影响男性生殖器官和第二性征发育。可作为评价男性生育功能和诊治不育症的指标之一

第五节 计算机辅助精子分析

计算机辅助精子分析（CASA）系统是20世纪80年代发展的新技术。传统的手工法精液分析带有很大的主观性，不同检验人员分析的结果有时相差很大，对精子运动能力的判断缺少严格的量化指标。

1. 检测原理 采用计算机分析技术和图像处理技术相结合，通过摄像机或录像与显微镜连接，确定和跟踪单个精子的活动，根据设定的精子运动的移位、精子大小和灰度及精子运动的有关参数，对采集到的图像进行动态处理分析并打印结果。CASA既可定量分析精子浓度、精子活动力、精子活动率，又可分析精子运动速度和运动轨迹等特征。

CASA系统检测参数有曲线速度（curvilinear velocity，VCL）、平均路径速度（average path velocity，VAP）、直线运动速度（straight-line velocity，VSL）、直线性（linearity，LIN）、精子头侧摆幅度（amplitude of lateral head displacement，ALH）、前向性（straightness，STR）、摆动性（wobble，WOB）、鞭打频率（beat-cross frequency，BCF）、平均移动角度（mean angle of deviation，MAD）等见表10-9。

表 10-9 计算机辅助精子分析检测参数及意义

参数	意义
VCL	轨迹速度，即精子头部沿其实际行走曲线的运动速度
VAP	精子头部沿其实际空间运动轨迹移动的平均速度，不同型号仪器的结果可不同
VSL	前向运动速度，即精子头部在开始检测的位置与最后所处位置之间的直线运动的平均速度
LIN	线性度，即精子运动曲线轨迹的直线性，即 VSL/VCL
ALH	精子头部沿其空间平均轨迹侧摆的幅度，可用最大值或平均值表示。不同型号仪器计算方法不同，结果不可直接比较
STR	精子运动空间平均路径的直线性，即 VSL/VAP
WOB	精子头部沿其实际运动轨迹的空间平均路径摆动的尺度，即 VAP/VCL
BCF	摆动频率（鞭打次数/秒），即精子头部曲线轨迹跨越其平均路径轨迹的时间平均速率
MAD	精子头部沿其运动轨迹瞬间转折角度的时间平均绝对值

2. 操作步骤 ①标本预处理：16 000g离心一部分精液标本，6分钟，去除精浆。用无精子的精浆稀释原精液样本至其密度低于50×10^6/ml。②预温计数板：Markler精子计数板37℃保温2分钟。③充液：微量吸管吸取精液5μl充于计数板（双池系统），两个计数池均应被充满并检测。④镜检：在20×物镜下分析，每个计数板检测6个视野（共12个视野），每个视野采集20帧图像，计算机分析并打印出结果。

3. 方法评价

（1）优缺点：CASA具有高效客观、高精度的特点，但价格较昂贵。

（2）影响因素：CASA系统识别精子的准确性受精液中细胞和非细胞成分的影响。计算精子活动率时，精子只有发生了一定的移位，CASA系统才认为是活动精子，而对原地摆动的精子则判定为不活动精子，检测出的结果常低于实际结果。另外，CASA测定的是单个精子的运动参数，缺乏对精子群体的了解。

（3）局限性：CASA对检测精子浓度有一定局限性，在$(20 \sim 50) \times 10^9$/L的范围内检测结果较理想；精子浓度过高，标本应适当稀释，还应在培养基中加入胎牛血清清蛋白（0.3g/L）和葡萄糖（1g/L），以防止因标本稀释而造成精子运动改变；精子浓度过低时应多选几个视野采样。目前，WHO仍推荐使用显微镜直接检测精子浓度和精子活动率。

4. 质量控制　①CASA系统必须将样本保持在37℃，因为精子运动参数具有温度敏感性。②用CASA分析精子运动参数时，每个标本中至少追踪200个活动精子。检测精子活动力，标本密度应控制在$(2\sim50)\times10^6$/ml。③具有高密度（如高于50×10^6/ml）精子的标本，通常会增加碰撞的频率，并可能出现错误的结果，建议稀释标本，而采用同源精浆更适合。④每个CASA设备的正确安装对于维持设备良好的性能是至关重要的。制造商虽提供了适宜的参数，但使用者必须检查每个设备的运行是否达到其所要求的重复性和可靠性。

（林东红）

本章小结

精液检验是男科学的重要内容，是评价男性生育能力的最重要手段。临床实验室开展的精液检验项目主要有：①理学检验：精液外观、量、凝固及液化时间、黏稠度、酸碱度等。②显微镜检验：精子活动率、活动力、存活率、精子凝集、精子计数、精子形态、精子低渗肿胀试验等。③化学检验：酸性磷酸酶、乳酸脱氢酶-X、中性α-葡萄糖苷酶、顶体酶、枸橼酸、果糖、锌等。计算机辅助精子分析检验等新的检测技术为男性不育症提供了新的检测手段和内容。精液标本采集是精液检验分析前质量控制的重要内容，应加以重视。

第十一章
前列腺液检验

通过学习本章，你将能够回答下列问题：

1. 前列腺液标本采集及处理的要求是什么？
2. 如何评价前列腺液理学检测？
3. 前列腺液理学检测和显微镜检查的质量控制有什么要求？
4. 简述前列腺液显微镜检查的主要项目和临床意义。

前列腺液（prostatic fluid）是由前列腺分泌的不透明的淡乳白色液体，是精液的重要组成部分（占精液的 30%）。其主要成分包括酶类、无机离子、免疫物质和一些有形成分等。前列腺液能维持精液的 pH、参与精子能量代谢、抑制细菌生长、促使精液液化。前列腺液检验主要用于前列腺炎、前列腺结核和前列腺癌的辅助诊断和疗效观察及性传播性疾病的诊断。

第一节　前列腺液标本采集与处理

1. 标本采集　前列腺液标本由临床医师行前列腺按摩术后采集。标本量少时可直接涂于载玻片上，量多时弃去第 1 滴前列腺液后，采集于洁净干燥的试管或刻度量筒中。若标本用于细菌培养，应无菌采集并立即送检。

检验前应掌握前列腺按摩禁忌证，如疑有前列腺结核、脓肿、肿瘤或急性炎症且有明显压痛者，应禁止或慎重采集标本。检查前病人要禁欲 3 天，以免造成白细胞增多。

2. 检测后标本处理　检测后的标本、试管、载玻片要浸入 5% 甲酚皂溶液中浸泡 24 小时，或 0.1% 过氧乙酸中浸泡 12 小时。试管和载玻片如要反复使用，要再煮沸、流水冲洗、晾干或烘干后备用。

第二节　前列腺液检验

一、理学检验

（一）检测原理

前列腺液量采用刻度量筒法或移液管法检查；颜色和透明度采用肉眼观察法；酸碱度采用 pH 试纸或 pH 计检测。

（二）操作步骤

1. 量　将前列腺液直接收集到刻度量筒中，直接读取数值；也可采用移液管吸取前列腺液，将其移入刻度量筒中检测其量。

2. 颜色与透明度　直接用肉眼观察前列腺液的颜色与透明度。

3. 酸碱度　①用玻璃棒蘸取前列腺液，滴在 pH 试纸上，30 秒后观察颜色变化，并与标准 pH 色谱比较。②按照操作说明，采用 pH 计检测前列腺液的酸碱度。

（三）方法评价

1. 量　刻度量筒法检测结果可靠，但使用不方便。移液管法可造成前列腺液标本丢失，使结果偏低。

2. 颜色与透明度　肉眼观察法误差较大。

3. 酸碱度　pH 试纸法操作简便，而 pH 计法检测结果准确。

（四）质量控制

1. 检查前　标本采集过程中防止标本丢失，并将全部标本送检。

2. 检查中　无论是量、颜色与透明度，还是酸碱度检测都应检查全部标本，不能遗漏。量的检测要准确到 0.1ml。采用 pH 试纸法检测酸碱度可反复检测几次，并达到一定时间后再与标准 pH 色谱进行比较。

（五）参考区间

前列腺液检验项目与参考区间见表 11-1。

表 11-1　前列腺液检验项目与参考区间

项目	参考区间
量	数滴至 2.0ml
颜色与透明度	白色、稀薄、不透明而有光泽的液体
酸碱度	pH 6.3～6.5，75 岁以后 pH 可略增高
白细胞	<10 个 /HPF
红细胞	偶见，<5 个 /HPF
磷脂酰胆碱小体	多量，均匀分布满视野
前列腺颗粒细胞	<1/HPF
淀粉小体	随年龄增长而增加
滴虫	无
精子	可偶见

（六）临床意义

1. 量　①减少：见于前列腺炎；若前列腺液减少至采集不到，提示前列腺分泌功能严重不足，常见于某些性功能低下和前列腺炎。②增多：见于前列腺慢性充血、过度兴奋时。

2. 颜色和透明度　①红色：提示出血，见于精囊炎、前列腺炎、前列腺结核、结石及恶性肿瘤等，也可由按摩过重引起。②黄色浑浊、脓性黏稠：提示化脓性感染，见于化脓性前列腺炎或精囊炎。

3. 酸碱度　pH 增高见于前列腺液中混入较多精囊液或前列腺炎。

二、显微镜检查

（一）检查原理

采用非染色直接涂片法进行显微镜检查，也可采用 Wright 染色法、H-E 染色法或巴氏染色法等进行细胞形态学检查。前列腺液还可以直接进行革兰染色或抗酸染色，寻找病原微生物。

（二）操作步骤

1. 非染色直接涂片法　一般采用湿片检查。取前列腺液 1 滴直接滴于载玻片上，将盖玻片盖于载玻片上,然后置于高倍镜下观察有形成分。

(1)磷脂酰胆碱小体:主要成分为磷脂酰胆碱(phosphatidylcholine,PC),呈圆形或卵圆形,折光性强,大小不均,形似血小板,但略大,故观察时应与血小板区分。

(2)前列腺颗粒细胞(prostatic granular cell):体积较大,可能是吞噬了磷脂酰胆碱小体的吞噬细胞。

(3)淀粉样小体(starchy bodies):呈圆形或卵圆形,形态似淀粉样颗粒。小体中央常含有碳酸钙沉淀物,具有同心圆线纹的层状结构,呈褐色或微黄色。

2. 染色法 当非染色直接涂片法检查见到畸形、巨大细胞或疑有肿瘤细胞时,应作Papanicolaou染色或H-E染色,有助于前列腺炎和前列腺肿瘤的鉴别;如Wright染色发现嗜酸性粒细胞增多,有助于变态反应性或过敏性前列腺炎的诊断。

(三)方法评价

非染色直接涂片法操作简便快速,临床较常用。染色法可辨别细胞结构,适用于细胞学检查。直接革兰染色或抗酸染色寻找病原微生物,但直接染色法检查病原微生物的检出率很低,故宜作细菌培养。

(四)质量控制

检验人员要掌握前列腺液正常和异常有形成分形态特点,以提高阳性检出率。①检查前:注意标本采集。②检查中:注意前列腺液涂片、显微镜检查等。③检查后:审核报告,复查无误后,才可发出报告。具体质量控制要求见表11-2。

表 11-2　前列腺液检验的质量控制要求

项目	质量控制要求
及时检验	采集前列腺液标本后立即送检,以免干涸
前列腺液涂片	厚薄要适宜
显微镜检查	①用低倍镜观察全片,然后用高倍镜检查,至少观察10个以上高倍镜视野并记录观察结果 ②对有形成分较少或标本量较少的标本,应扩大观察视野 ③对检查结果有疑问时,及时请上级检验医师验证,复查结果,以达到有效监控目的 ④非染色直接涂片法发现较大的、形态异常的细胞时,应进行染色检查
统一报告方式	①高倍镜下磷脂酰胆碱小体满布视野可报告为"++++" ②高倍镜下磷脂酰胆碱小体占视野的3/4为"+++" ③高倍镜下磷脂酰胆碱小体占视野的1/2为"++" ④高倍镜下磷脂酰胆碱小体数量显著减少,分布不均占视野的1/4为"+" ⑤其他成分按尿液有形成分显微镜检查方法报告
注意复检	1次采集标本失败或检验结果阴性,而指征明确者,可隔3～5天再次取材送检

(五)参考区间

前列腺液显微镜检查的参考区间见表11-1。

(六)临床意义

前列腺液常见的有形成分及临床意义见表11-3。

表 11-3　前列腺液常见的有形成分及临床意义

成分	临床意义
磷脂酰胆碱小体	前列腺炎时可见磷脂酰胆碱小体减少、成堆或分布不均;炎症较严重时磷脂酰胆碱小体被吞噬细胞吞噬而消失
前列腺颗粒细胞	增多多见于老年人、前列腺炎(可增加10倍,伴大量脓细胞)

续表

成分	临床意义
淀粉样小体	一般无临床意义,可与胆固醇结合形成前列腺结石
红细胞	增多见于前列腺炎、前列腺结石、前列腺结核或恶性肿瘤、前列腺按摩后
白细胞	增多并成簇,是慢性前列腺炎的特征之一
滴虫	发现滴虫可诊断为滴虫性前列腺炎
病原微生物	相应感染

(刘成玉)

本章小结

前列腺液检验是前列腺炎、前列腺肿瘤的辅助诊断方法,传统的检验项目结合化学、免疫学成分检验,为前列腺疾病诊断提供了良好的指标。加强显微镜检查的质量控制和统一报告方式,严格控制各种主观因素的影响,加强复检,确保检验结果的准确性。

通过学习本章,你将能够回答下列问题:

1. 痰液标本采集及处理的要求是什么?
2. 如何评价痰液理学检测?
3. 痰液理学检测和显微镜检查的质量控制有什么要求?
4. 简述痰液涂片常用染色方法与临床意义。
5. 简述痰液显微镜检查的主要项目和临床意义。

痰液(sputum)是气管、支气管或肺泡的分泌物。正常情况下,支气管黏膜的腺体和杯状细胞分泌少量黏液,使呼吸道黏膜保持湿润。病理情况下,当呼吸道黏膜受到理化因素、感染等刺激时,黏膜充血、水肿,浆液渗出,黏液分泌增多。各种细胞(红细胞、白细胞、吞噬细胞等)、纤维蛋白等渗出物与黏液、吸入的灰尘和某些组织坏死产物等混合形成痰液。

痰液的成分很复杂,由 95% 水分和 5% 灰尘、蛋白质等组成,主要包括:①黏液、浆液。②细胞成分及细胞产物等,如白细胞、红细胞、上皮细胞、吞噬细胞等。③各种蛋白质、酶、免疫球蛋白、补体和电解质。④各种病原生物、坏死组织和异物等。⑤非痰液成分,如唾液、鼻咽部分泌物等。

痰液检验主要用于呼吸系统炎症、结核、肿瘤、寄生虫病的诊断,对支气管哮喘、支气管扩张、慢性支气管炎等疾病的诊断、疗效观察和预后判断也有一定价值。

第一节　痰液标本采集与处理

1. 标本采集与处理　根据检验目的和患者情况而定,自然咳痰法是常用的方法。痰液标本采集的方法与评价见表 12-1。标本采集后应立即送检,以防细胞分解、细菌自溶。不能及时送检时,可暂时冷藏保存,但不能超过 24 小时。应连续送检 3 次,以提高检查的阳性率。

采集标本时注意防止痰液污染容器的外壁;为了防止痰液污染,用过的标本应灭菌后再处理。

2. 注意事项　痰液标本采集、处理的注意事项见表 12-2。

表 12-1　痰液标本采集的方法与评价

方法	评价
自然咳痰法	常用和主要的方法。采集前嘱病人用清水漱口数次后,用力咳出气管深部或肺部的痰液,采集于干燥洁净容器内,避免混杂唾液或鼻咽分泌物

续表

方法	评价
雾化蒸气吸入法	因操作简单、方便、无痛苦、无毒副作用,病人易于接受,适用于自然咳痰法采集标本不理想时
一次性吸痰管法	适用于昏迷病人、婴幼儿
气管穿刺吸取法	操作复杂、有一定的痛苦,较少使用
经支气管镜抽取法	操作复杂、有一定的痛苦,较少使用

表 12-2 痰液标本采集、处理的注意事项

项目	注意事项
采集方法	①采用合适的痰液标本。采集痰液标本时,先用清水漱口,用力咳出气管深处的痰液,注意勿混入鼻咽部分泌物 ②咳痰时最好有医护人员在场,以指导病人正确咳痰
送检时间	及时送检,若不能及时送检,可暂时冷藏保存,但不能超过 24 小时
标本容器	采用专用容器收集痰液
采集时间	
理学检查	①痰液理学检测以清晨第一口痰标本最适宜 ②检测 24 小时痰量或观察分层情况时,容器内可加少量石炭酸防腐
细胞学检查	以上午 9~10 时留取深咳的痰液最好
病原生物学检查	①采集 12~24 小时的痰液,用于漂浮或浓集抗酸杆菌检查 ②无菌采集标本(先用无菌水漱口,以避免口腔内正常菌群的污染)适用于细菌培养 ③经气管穿刺吸取法和经支气管镜抽取法采集标本,适用于厌氧菌培养
检查后的处理	已检验过的标本及容器应煮沸消毒 30~40 分钟,若容器为纸盒可烧毁,不能煮沸的容器可用 5% 苯酚消毒后再行处理

第二节 痰液检验

一、理学检测

(一)检测原理

痰液量采用刻度量筒法或移液管法检测;颜色和性状采用肉眼观察法;痰液气味采用嗅诊法。

(二)操作步骤

1. 量 将痰液直接收集到刻度量筒中,直接读取数值;也可采用移液管吸取痰液,将其移入刻度量筒中检测其量。

2. 颜色与性状 直接用肉眼观察痰液的颜色与性状。

3. 气味 用手将痰液散发的气味扇向自己的鼻部,然后仔细判断气味的性质和特点。

(三)方法评价

1. 量 刻度量筒法检测结果可靠,但使用不方便;移液管法可造成痰液标本丢失,使结果偏低。

2. 颜色与性状 肉眼观察法误差较大。

(四)质量控制

1. 检测前 标本采集过程中防止标本丢失,并将全部标本送检。

2. 检测中 无论是量、颜色与性状都应检测全部标本，不能遗漏。量的检测要准确到0.1ml。

（五）参考区间

无痰液或仅有少量白色、灰白色泡沫样或黏液样痰液，新鲜痰液无特殊气味。

（六）临床意义

1. 量 呼吸系统疾病病人一般有咳嗽、咳痰的症状，痰液量的多少因病种和病情而异。急性呼吸系统感染较慢性炎症者痰液量多；细菌感染较病毒感染者痰液量多。

痰液量增多，常见于支气管扩张、肺脓肿、肺水肿和肺空洞性病变等，有时痰液量可超过100ml/24h。在疾病治疗过程中，如痰液量减少，一般提示病情好转；如有支气管阻塞使痰液不能排出时，可见痰液量减少，反而表明病情加重。

2. 颜色 病理情况下痰液颜色可发生改变，但缺乏特异性。痰液颜色改变的常见原因及临床意义见表12-3。

表 12-3　痰液颜色改变的常见原因及临床意义

颜色	常见原因	临床意义
黄色、黄绿色	脓细胞增多	肺炎、慢性支气管炎、支气管扩张、肺脓肿、肺结核
红色、棕红色	出血	肺结核、肺癌、支气管扩张
铁锈色	血红蛋白变性	急性肺水肿、肺炎球菌性肺炎、肺梗死
砖红色		肺炎克雷伯菌肺炎
粉红色泡沫样	肺淤血、肺水肿	左心功能不全
烂桃样灰黄色	肺组织坏死	肺吸虫病
棕褐色	红细胞破坏	阿米巴肺脓肿、肺吸虫病
灰色、灰黑色	吸入粉尘、烟雾	矿工、锅炉工、长期吸烟者
无色（大量）	支气管黏液溢出	肺泡细胞癌

3. 性状 不同疾病产生的痰液可有不同的性状，甚至出现异物，性状改变有助于临床诊断。痰液性状改变及临床意义见表12-4。

表 12-4　痰液性状改变及临床意义

性状	特点	临床意义
黏液性	黏稠、无色透明或灰色	急性支气管炎、支气管哮喘、早期肺炎；白色黏痰、牵拉成丝见于白假丝酵母菌感染
浆液性	稀薄、泡沫	肺水肿、肺淤血；稀薄浆液性痰液内含粉皮样物见于棘球蚴病
脓性	脓性、浑浊、黄绿色或绿色、有臭味	支气管扩张、肺脓肿、脓胸向肺内破溃、活动性肺结核等
黏液脓性	黏液、脓细胞、淡黄白色	慢性气管炎发作期、支气管扩张、肺结核等
浆液脓性	痰液静置后分4层，上层为泡沫和黏液，中层为浆液，下层为脓细胞，底层为坏死组织	肺脓肿、肺组织坏死、支气管扩张
血性	痰液中带鲜红血丝、血性泡沫样痰、黑色血痰	肺结核、支气管扩张、肺水肿、肺癌、肺梗死、出血性疾病等

4. 气味 血腥味见于肺癌、肺结核等；粪臭味见于膈下脓肿与肺相通时、肠梗阻、腹膜炎等；恶臭见于肺脓肿、晚期肺癌、化脓性支气管炎或支气管扩张等；大蒜味见于砷中毒、有机磷中毒。

二、显微镜检查

(一)检查原理

采用直接涂片法或涂片染色法进行显微镜检查。涂片染色法主要用于细胞学和病原生物学检查,常用的染色方法有巴氏染色、H-E 染色、革兰染色、抗酸染色、银染色(silver stain)、Wright 染色等,其临床应用见表 12-5。

表 12-5　痰液涂片染色方法与临床应用

方法	临床应用
Wright 染色	用于痰液中各种细胞的分类与识别
巴氏染色或 H-E 染色	对 Wright 染色检查发现的巨大或成堆的疑似肿瘤细胞进行确认
银染色	主要用于艾滋病病人等卡氏肺孢子虫感染的检查
铁染色	检查痰液中的含铁血黄素
革兰染色或抗酸染色	主要用于细菌检查

(二)操作步骤

1. 直接涂片法　取可疑部分痰液直接涂片或加少量生理盐水混合后制成涂片,加盖玻片轻压后显微镜检查。

2. 涂片染色法　取可疑部分痰液直接涂片,待涂片干燥后进行染色检查。

(三)方法评价

痰液显微镜检查的方法评价见表 12-6。

表 12-6　痰液显微镜检查的方法评价

方法	评价
直接涂片法	常规方法,简便、快速,对临床诊断帮助较大
涂片染色法	可清晰地显示有形成分的结构,有利于细胞的识别和进行细菌鉴定,有较高的应用价值

(四)质量控制

1. 标本涂片　选择标本中有脓液、血液等异常部分进行检查。取适量痰液标本进行涂片,涂片要均匀、厚薄适中。用于染色检查的涂片要薄。

2. 显微镜检查　痰液显微镜检查的质量控制见表 12-7。

表 12-7　痰液显微镜检查的质量控制

项目	质量控制
严格检查	严格遵守操作规程,统一观察标准和报告方式,严格控制各种主观因素的影响
观察区域	先用低倍镜观察全片,再用高倍镜观察,至少观察 10 个以上高倍镜视野(细致的观察涂片每一个视野),客观记录观察结果
提高阳性率	①对标本较少或有形成分较少的标本,应扩大检查视野,不能有遗漏 ②直接涂片法发现较大、形态异常的细胞应进行染色检查,或采用液基细胞学(LBC)技术,以提高阳性率
双重复核	对检查结果有疑问时应请上级检验技师(医师)验证,对检查结果进行双重复核

3. 审核报告　发放报告前应仔细核对报告单与送检单是否一致,诊断结果与临床资料等情况是否一致,复核无误后,才可审核报告。

(五)参考区间

无红细胞,可见少量中性粒细胞和少量上皮细胞。

（六）临床意义

病理性痰液可见较多的红细胞、白细胞及其他有形成分，其临床意义见表12-8。

表 12-8　痰液中常见有形成分及临床意义

有形成分	临床意义
细胞	①红细胞：支气管扩张、肺癌、肺结核
	②白细胞：中性粒细胞增多见于化脓性感染；嗜酸性粒细胞增多见于支气管哮喘、过敏性支气管炎、肺吸虫病；淋巴细胞增多见于肺结核等
	③上皮细胞：鳞状上皮、柱状上皮、肺上皮细胞无临床意义，增多见于呼吸系统炎症
	④肺泡巨噬细胞：肺炎、肺淤血、肺梗死、肺出血
	⑤肿瘤细胞：肺癌
结晶	① Charcot-Leyden 结晶：支气管哮喘、肺吸虫病
	②胆固醇结晶：慢性肺脓肿、脓胸、慢性肺结核、肺肿瘤
	③胆红素结晶：肺脓肿
病原生物	①寄生虫和虫卵：寄生虫病
	②抗酸杆菌：肺结核
	③放线菌：放线菌病
弹性纤维	肺脓肿、肺癌

（刘成玉）

本章小结

　　痰液检验对肺结核、肺炎、肿瘤和寄生虫病有确诊价值，但标本采集及理学检测必须符合要求，显微镜检查必须严格遵守操作规程，统一观察标准和报告方式，严格控制各种主观因素的影响，加强双重审核制度，确保检验结果的准确性。

第十三章

脑脊液检验

通过学习本章,你将能够回答下列问题:

1. 脑脊液标本应如何采集与处理?
2. 如何对一份脑脊液标本进行检验?
3. 脑脊液显微镜检查的质量控制有哪些?
4. 如何对脑脊液蛋白质检测进行方法评价?
5. 脑脊液检验项目有哪些?常见中枢神经系统疾病脑脊液改变如何?

　　脑脊液(cerebrospinal fluid,CSF)主要是由脑室脉络丛通过主动分泌和超滤作用以及脑室的室管膜和蛛网膜下腔产生,循环流动于脑室、蛛网膜下腔和脊髓中央管中的一种无色透明液体。健康成年人脑脊液的总容量 120～180ml,新生儿为 10～60ml。脑脊液具有缓冲作用,可保护脑和脊髓免受外力振荡损伤、调节颅内压、维持神经组织的内环境,同时也是一种动力学的介质,为中枢神经系统提供营养物质,运走代谢产物、维持 pH 的稳定性和参与神经内分泌的调节。正常情况下,由于脉络丛上皮细胞具有选择性分泌和超滤作用,脑脊液含有与血浆相等或稍低的细胞和化学成分。但在病理情况下,中枢神经系统任何部位发生器质性病变时,可引起脉络丛上皮细胞通透性发生改变,容易通过的一些物质大量增加,一些正常情况不易透过血 - 脑脊液屏障的物质也可以进入脑脊液,使脑脊液的容量和成分发生改变。因此,通过对脑脊液的检验,可了解这些改变,达到对中枢神经系统疾病的诊断、治疗和预后判断的目的。

第一节　脑脊液标本采集与处理

一、标 本 采 集

　　脑脊液标本的采集一般由临床医师通过腰椎穿刺采集,特殊情况下可采用小脑延髓池或脑室穿刺术采集。穿刺成功后先进行压力测定,撤去压力测定管后,将脑脊液分别收集于 3 只无菌试管中,每管采集量 1～2ml,第 1 管用于化学和免疫学检测,第 2 管用于微生物检查,第 3 管用于常规检查,若怀疑为恶性肿瘤,另采集 1 管做脱落细胞学检查。

二、标 本 处 理

　　脑脊液标本采集后应立即由专人或专用的物流系统转运送检,并于 1 小时内检验完毕。若不能及时检查,需在 2～4℃环境下保存,4 小时内完成检验。标本放置过久可导致细胞破坏、葡萄糖等化学成分分解、细菌溶解等,影响检验结果。

第二节　脑脊液理学检验

一、颜　　色

1. 检测原理　肉眼观察脑脊液颜色变化,分别以无色、乳白色、红色、棕色、黑色、绿色等描述。

2. 参考区间　无色或淡黄色。

3. 临床意义　当中枢神经系统有炎症、损伤、肿瘤或梗阻时,破坏了血-脑脊液屏障,使脑脊液成分发生改变,而导致其颜色发生变化。常见脑脊液的颜色变化及临床意义见表 13-1。

表 13-1　脑脊液的颜色变化及临床意义

颜色	原因	临床应用
无色		正常脑脊液、病毒性脑炎、轻型结核性脑膜炎、脊髓灰质炎、神经梅毒
红色	出血	穿刺损伤出血、蛛网膜下腔或脑室出血
黄色	黄变症	陈旧性出血、黄疸、淤滞和梗阻、黄色素、黑色素、脂色素、胡萝卜素增高
乳白色	白细胞增高	脑膜炎球菌、肺炎球菌、溶血性链球菌引起的化脓性脑膜炎
淡绿色	脓性分泌物增多	铜绿假单胞菌、肺炎链球菌、甲型链球菌引起的脑膜炎
褐色或黑色	色素增多	脑膜黑色素瘤、高胆红素血症

二、透　明　度

1. 检测原理　肉眼观察脑脊液透明度变化,分别以"清晰透明"、"微浑"、"浑浊"等描述。

2. 参考区间　清晰透明。

3. 临床意义　脑脊液的透明度与其所含有的细胞和细菌数量有关。当脑脊液白细胞数超过 300×10^6/L,可呈浑浊。脑脊液中蛋白质含量明显增高或含有大量细菌、真菌时,也可使其浑浊。化脓性脑膜炎时,脑脊液中细胞数极度增加,呈明显乳白色浑浊;结核性脑膜炎时细胞数中度增加,脑脊液呈毛玻璃样浑浊;穿刺损伤可带入红细胞引起脑脊液可呈轻微的红色浑浊。脑脊液新鲜出血与陈旧性出血的鉴别见表 13-2。

表 13-2　脑脊液新鲜出血与陈旧性出血的鉴别

项目	新鲜性出血	陈旧性出血
外观	浑浊	清晰、透明
易凝性	易凝	不易凝
离心后上清液	无色、透明	红色、黄褐色或柠檬色
红细胞形态	无变化	皱缩
上清液隐血试验	多为阴性	阳性
白细胞	不增高	继发性或反应性增高

三、凝　固　性

1. 检测原理　肉眼观察脑脊液放置是否有沉淀、凝块或薄膜。

2. 参考区间　放置 12~24 小时后无薄膜、凝块或沉淀。

3. 临床意义　脑脊液形成凝块或薄膜与其所含的蛋白质,尤其是与纤维蛋白原的含量有关。当脑脊液蛋白含量超过 10g/L 时，可出现薄膜、凝块或沉淀。化脓性脑膜炎的脑脊液静置 1～2 小时内即可出现凝固或沉淀物；结核性脑膜炎的脑脊液静置 12～24 小时，可见液面有纤细的薄膜形成；神经梅毒的脑脊液可有小絮状凝块；蛛网膜下腔梗阻的脑脊液呈黄色胶样凝固。脑脊液同时存在胶样凝固、黄变症和蛋白质 - 细胞分离（蛋白质明显增高，细胞正常或轻度增高）称为 Froin-Nonne 综合征，这是蛛网膜下腔梗阻的脑脊液特点。

四、比 重

1. 检测原理 常用折射仪检测比重。

2. 参考区间 腰椎穿刺：1.006～1.008；脑室穿刺：1.002～1.004；小脑延髓池穿刺：1.004～1.008。

3. 临床意义 凡是脑脊液细胞数量增加和蛋白质含量增高的疾病，其比重均增高。

（1）增高：主要见于化脓性脑膜炎、结核性脑膜炎等颅内各种炎症性病变；脑肿瘤、脑出血、脑积水等颅内非炎症性病变；高血压、动脉硬化等颅外因素等。

（2）减低：主要见于脑脊液循环受阻；脑脊液分泌减少；脑脊液流失过多等因素。

第三节 脑脊液显微镜检查

一、细胞学检查

（一）检测原理

1. 细胞总数计数

（1）仪器计数法。

（2）显微镜计数法：①直接计数法：如比较清亮、微浑的脑脊液。用滴管吸取混匀后的脑脊液标本，直接进行细胞计数板充池，静置 2～3 分钟后，低倍镜下计数 2 个池内的四角和中央大格共 10 个大方格内的细胞数，即为 1μl 脑脊液中的细胞总数。报告时换算成每升脑脊液中的细胞总数。②稀释计数法：如细胞过多、浑浊或血性的脑脊液，可采用红细胞稀释液稀释后再计数，最后换算成每升脑脊液中的细胞总数。

2. 白细胞计数

（1）仪器计数法。

（2）显微镜计数法：①直接计数法：非血性标本，用吸管吸取冰乙酸后全部吹出，使管壁紧附着少许冰乙酸，然后用同一吸管吸取少量混匀的脑脊液标本，充入计数池内计数。②稀释计数法：如白细胞过多，可用白细胞稀释液稀释后再计数，计数结果应乘以稀释倍数。

3. 白细胞分类

（1）仪器分类法。

（2）显微镜分类法：①直接分类法：在白细胞直接计数后，在高倍镜下依据细胞形状和细胞核的形态进行分类，共计数白细胞和内皮细胞 100 个，分别计算单个核细胞和中性粒细胞所占的比例，以百分数表示。若白细胞总数不足 100 个，则直接写出单个核细胞和中性粒细胞的具体数字。若白细胞总数少于 30 个，可不做分类计数。②染色分类法：脑脊液标本离心，取沉淀物制备涂片，室温或 37℃孵箱中干燥后 Wright 染色，油镜下分类计数，结果以百分数表示。若有内皮细胞，需另作描述报告。

（二）方法评价

1. 细胞计数

（1）仪器计数法精密度高、速度快、报告及时。但是对于异常的细胞形态识别有偏差，若仪器出现形态学报警,必须进行显微镜计数法复查。

(2)显微镜计数法操作烦琐,但可作为校正仪器的参考方法。

2. 白细胞分类计数　脑脊液白细胞分类计数的方法评价见表13-3。

表13 3　脑脊液白细胞分类计数的方法评价

方法	评价
仪器分类法	简单、快速、自动化;组织和细胞碎片、凝块等影响因素多;无法识别异常细胞形态
直接分类法	操作简便、快速、但准确性差,尤其是陈旧性标本,细胞变形,分类困难,误差较大
染色分类法	细胞识别率高,结果准确可靠,尤其是可以发现异常细胞,故为首选方法,但操作烦琐、费时

(三)质量控制

1. 细胞计数

(1)及时检查:应在脑脊液收集 1 小时内进行,如放置时间过长,细胞破坏或沉淀纤维蛋白凝集成块,导致计数不准。标本必须充分混匀后进行充池计数,否则影响计数结果的准确性。

(2)校正:穿刺损伤血管,导致血性脑脊液,其白细胞计数需用以下公式校正:

$$校正后脑脊液白细胞数 = 校正前白细胞数 - \frac{脑脊液中红细胞数 \times 血液白细胞数}{血液中红细胞数}$$

(3)形态:如发现较多的红细胞有皱缩或肿胀现象,应予以描述报告,以协助临床鉴别陈旧或新鲜出血。

(4)辨别:注意红细胞或淋巴细胞与新型隐球菌相区别:①新型隐球菌具有"出芽"现象,不溶于乙酸,滴加 0.35mol/L 乙酸后,显微镜下仍保持原型,红细胞可被乙酸溶解消失,淋巴细胞则胞核和细胞质更为明显。②加印度墨汁 1 滴,加盖玻片,高倍镜下见新型隐球菌有厚荚膜,不着色,而红细胞和淋巴细胞无此现象。

2. 分类计数

(1)离心速度不宜过快、时间过长,减少脑脊液细胞的破坏和变形。

(2)细胞涂片应厚薄均匀,固定时间不能太长,以免细胞皱缩,使分类计数发生困难,更不能高温固定。

(四)参考区间

红细胞:无;白细胞:成人$(0\sim8)\times10^6$/L,儿童$(0\sim15)\times10^6$/L;有核细胞分类(图13-1,图13-2):多为淋巴细胞及单核细胞(7:3);内皮细胞偶见。

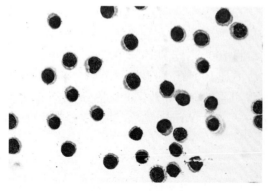

图 13-1　脑脊液中淋巴细胞

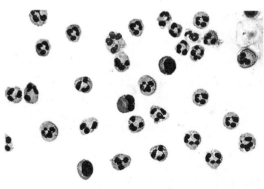

图 13-2　脑脊液中中性粒细胞

（五）临床意义

1. 脑脊液细胞数增高多见于中枢神经系统病变,细胞数达(10~50)×10⁶/L 为轻度增高,(50~100)×10⁶/L 为中度增高,>200×10⁶/L 为显著增高,其增高的程度及细胞种类的临床意义见表 13-4。

表 13-4 脑脊液细胞数增高及细胞分类的临床意义

增高程度	细胞	临床意义
显著	中性粒细胞	化脓性脑膜炎
	红细胞	蛛网膜下腔出血或脑出血,穿刺损伤
轻度或中度	早期中性粒细胞,后期淋巴细胞	结核性脑膜炎,且有中性粒细胞、淋巴细胞、浆细胞同时存在的现象
	嗜酸性粒细胞	寄生虫感染
正常或轻度	淋巴细胞	病毒性脑膜炎、真菌性脑膜炎、脑水肿、浆液性脑膜炎

2. 脑脊液腔壁细胞、肿瘤细胞和污染细胞检查的临床意义见表 13-5。多采用玻片离心法、沉淀室法、微孔薄膜筛滤法、纤维蛋白网细胞捕获法等收集细胞,常采用过碘酸 - 希夫染色法、May-Grunwald-Giemsa 染色法、过氧化物酶染色法、脂类染色法、硝基四氮唑蓝染色法和吖啶橙荧光染色法等进行染色(图 13-3~图 13-5)。

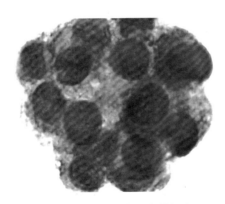

图 13-3 脑脊液脉络丛细胞

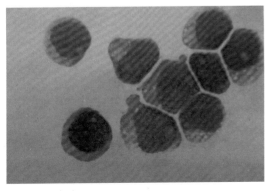

图 13-4 脑脊液原始粒细胞
（急性粒细胞白血病）

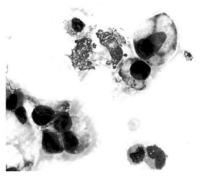

图 13-5 脑脊液肿瘤细胞
（胃癌转移）

表 13-5 脑脊液腔壁细胞、肿瘤细胞和污染细胞检查的临床意义

细胞	细胞类型	临床应用
腔壁细胞	脉络丛室管膜细胞	脑积水、脑室穿刺、脑室造影或椎管内给药所致
	蛛网膜细胞	气脑、脑室造影或椎管穿刺后,多为蛛网膜机械性损伤所致
肿瘤细胞	恶性细胞	原发性肿瘤、转移性肿瘤、白血病和淋巴瘤
污染细胞	骨髓细胞	穿刺损伤将其带入脑脊液中所致

二、病原学检查

(一)检查原理

1. 细菌

(1)显微镜检查:采用脑脊液涂片进行革兰染色(主要检查肺炎链球菌、流感嗜血杆菌、葡萄球菌、铜绿假单胞菌、链球菌、大肠埃希菌等)或碱性亚甲蓝染色(主要检查脑膜炎链球菌)。镜检对化脓性脑膜炎诊断的阳性率为 60%~90%。如疑为结核性脑膜炎,可进行抗酸染色,油镜下寻找抗酸杆菌。如检查新型隐球菌,常用印度墨汁染色法,若呈假阳性,可采用苯胺墨染色法。

(2)细菌培养:主要适用于脑膜炎奈瑟菌、链球菌、葡萄球菌、大肠埃希菌、流感嗜血杆菌等,同时注意对厌氧菌、真菌的培养。

(3)ELISA 法:结核杆菌感染时,检测抗结核抗体水平,对结核性脑膜炎的诊断及鉴别诊断具有特殊价值。

2. 寄生虫

(1)显微镜检查:可发现血吸虫卵、肺吸虫卵、弓形虫、阿米巴滋养体等。

(2)脑囊虫检查:采用脑囊虫补体结合试验检测,阳性率可达 88%;致敏乳胶颗粒玻片凝集试验诊断符合率达 90%;ELISA 诊断脑囊虫具有高度特异性。

3. 梅毒螺旋体检查 首选螺旋体荧光抗体吸收试验,其灵敏度为 50%~60%,特异性为 90%。

(二)质量控制

1. 因流感嗜血杆菌、肺炎链球菌、脑膜炎奈瑟菌等属于苛养菌,十分脆弱,宜在床边采集和接种脑脊液标本,同时作涂片检查,以获得初步诊断。

2. 颅内脓肿需考虑标本在厌氧条件下转运和培养。

(三)参考区间

阴性。

(四)临床意义

1. 细菌检查 排除污染因素,检出细菌均视为有病原菌感染。

2. 寄生虫检查 检出寄生虫虫卵和虫体即可诊断为寄生虫病。

第四节 脑脊液化学与免疫学检验

一、蛋 白 质

(一)检测原理

1. 蛋白质定性检查 常用方法有潘迪试验(Pandy 试验)、硫酸铵试验(包括 Ross-Jone 试验和 Nonne-Apelt 试验)和 Lee-Vinson 试验(表 13-6)。

表 13-6 脑脊液蛋白质定性检查原理

方法	原理
Pandy 试验	脑脊液中球蛋白质与苯酚结合,形成不溶性蛋白盐,产生白色混浊或沉淀
硫酸铵试验	饱和硫酸铵沉淀球蛋白,产生白色沉淀
Lee-Vinson 试验	磺基水杨酸和氯化汞均能沉淀脑脊液蛋白质,根据沉淀物的比例,可用于鉴别化脓性脑膜炎与结核性脑膜炎

2. 蛋白质定量检测 主要方法有磺基水杨酸 - 硫酸钠比浊法、双缩脲法、染料结合法和免疫学法。临床多采用磺基水杨酸 - 硫酸钠比浊法。其检测原理:生物碱试剂磺基水杨酸能沉淀蛋白质,对白蛋白的沉淀能力比球蛋白强,加适量硫酸钠后,沉淀白、球蛋白的能力趋于一致,与标准蛋白浊度对比进行定量测定。

(二)操作步骤

1. 蛋白质定性检查

(1) Pandy 试验:①加试剂:取一试管,加入饱和苯酚溶液 2ml。②加标本:加 1～2 滴脑脊液标本。③观察结果:立即在黑暗背景下肉眼观察。④判断结果。

(2) 硫酸铵试验:① Ross-Jone 试验:取试管加入饱和硫酸铵溶液 0.5～1ml,取 0.5ml 脑脊液沿管壁缓缓加入,切勿动摇,3 分钟内观察两液界面处有无变化。② Nonne-Apelt 试验 Ⅰ相:将试管内两种液体振摇混合,3 分钟内再仔细观察有无浑浊或沉淀。③ Nonne-Apelt 试验Ⅱ相:将上述混合液过滤,与滤液中滴入 5% 乙酸溶液少许,使其成为酸性,再加热煮沸,3 分钟内再仔细观察有无沉淀出现。

2. 蛋白质定量检测 脑脊液蛋白质定量临床上多采用全自动生化分析仪检测。

(三)方法评价

1. 蛋白质定性检查方法评价见表 13-7。

表 13-7 脑脊液蛋白质定性检查方法评价

方法	优点	缺点
Pandy 试验	操作简便、标本用量少、易于观察、灵敏度高	假阳性率高
Ross-Jone 试验	检测球蛋白,特异性高	灵敏度低
Nonne-Apelt 试验	检测球蛋白和白蛋白,特异性高	操作烦琐
Lee-Vinson 试验	检测球蛋白和白蛋白	操作烦琐,特异性低

2. 蛋白质定量检测方法评价见表 13-8。

表 13-8 脑脊液蛋白质定量检测方法评价

方法	优点	缺点
磺基水杨酸 - 硫酸钠比浊法	操作简便快速,无须特殊仪器	标本用量大,重复性差,影响因素多
双缩脲法	操作简便,受蛋白质种类影响较小	灵敏度较低,特异性差
染料结合法	操作快速,灵敏度高,标本用量少,重复性好	要求高,线性范围窄
免疫学法	标本用量少,特异性高	对试剂要求高

(四)质量控制

1. 蛋白质定性检查

(1)假阳性:脑脊液穿刺采集出血,血液蛋白质混入;试验中所用的试管和滴管须十分洁净;检测试剂不纯。人工配制含球蛋白的溶液,可在正常脑脊液或配制与正常脑脊液基本成分相似的基础液中加不同量的球蛋白作为阳性对照。

（2）假阴性：室温低于10℃或苯酚饱和度降低等。

（3）红细胞过多时，须离心沉淀，吸取上清液进行试验。Pandy试验过于敏感，部分健康人可出现极弱阳性结果，应特别注意。

2. 蛋白质定量检测

（1）脑脊液中如有多量细胞或浑浊，应先离心除去后取上清液测定。

（2）蛋白质浓度过高，应先用生理盐水稀释后重新检测。

（3）加入磺基水杨酸-硫酸钠试剂的手法和速度、室温及比浊前的放置时间都会影响实验结果。应注意控制加入试剂的方式和比浊时间与标准管一致。

（五）参考区间

1. 蛋白质定性 阴性或极弱阳性。

2. 蛋白质定量 腰椎穿刺：0.2～0.4g/L；脑室穿刺：0.05～0.15g/L；小脑延髓池穿刺：0.1～0.25g/L。

（六）临床意义

脑脊液蛋白含量增高，是血-脑脊液屏障被破坏的标志，颇受临床医生的重视。脑脊液蛋白质含量增高常见于：

1. 中枢神经系统炎症 脑部感染时，脑膜和脉络丛毛细血管通透性增加，蛋白质分子容易通过，先是白蛋白增高，然后球蛋白和纤维蛋白增高，以化脓性脑膜炎、结核性脑膜炎蛋白质增高最明显，可达10～50g/L。病毒性脑炎则轻度增高。

2. 神经根病变 如急性感染性多发性神经炎（Guillain-Barre综合征），多种病例有蛋白质增高，而细胞数正常或接近正常，即蛋白-细胞分离现象。

3. 椎管内梗阻 脑与脊髓、蛛网膜下腔互不相通，血浆蛋白由脊髓中的静脉渗出，脑脊液蛋白质含量显著增高，有时达30～50g/L，此时脑脊液变黄，可自行凝固（Froin综合征）。如脊髓肿瘤、转移癌、粘连性脊髓蛛网膜炎等。

4. 其他 早产儿脑脊液蛋白质含量可达2g/L，新生儿0.8～1.0g/L，出生2个月后逐渐降至正常水平。

二、葡 萄 糖

（一）检测原理

检测方法多采用葡萄糖氧化酶法和己糖激酶法。

（二）操作步骤

同血浆葡萄糖测定方法。

（三）方法评价

1. 葡萄糖氧化酶法 一些还原性物质会产生竞争性抑制，造成测定结果偏低，降低反应特异性。

2. 己糖激酶法 基本不受溶血、脂血、黄疸、尿酸、维生素C及药物的干扰，特异性和准确性均高于葡萄糖氧化酶法。

（四）质量控制

1. 由于脑脊液中葡萄糖含量低于血糖，为了提高检测的灵敏度，可将标本用量加倍。

2. 病理情况下脑脊液常含有细胞和细菌，其葡萄糖的测定应在留取标本后及时检测，如果不能及时处理需要加适量防腐剂抑制细菌或细胞酵解葡萄糖，预防假性降低。

（五）参考区间

腰椎穿刺：2.5～4.4mmol/L；脑室穿刺：3.0～4.4mmol/L；小脑延髓池穿刺：2.8～4.2mmol/L。

（六）临床意义

脑脊液葡萄糖含量约为血糖的 60%，其高低与血糖浓度、血 - 脑脊液屏障的通透性、葡萄糖的酵解程度有关。

1. 生理性变化

（1）早产儿及新生儿因血 - 脑脊液屏障发育不完善，其通透性较成人高，葡萄糖含量可比成人略高。

（2）饱餐或静脉注射葡萄糖后，机体摄入增高，血液葡萄糖含量增高。

2. 病理性变化

（1）增高：见于：①脑或蛛网膜下腔出血所致的血性脑脊液；②病毒性脑膜炎或脑炎；③急性颅脑外伤、中毒、缺氧、脑出血等所致丘脑下部损伤等；④糖尿病等。

（2）减低：见于：①细菌性脑膜炎和真菌性脑膜炎，以化脓性脑膜炎早期减低最明显；葡萄糖含量越低，则预后越差；②脑肿瘤；③神经梅毒；④脑寄生虫病；⑤低血糖。

三、氯 化 物

（一）检测原理

氯化物定量检测方法与血清氯化物测定方法相同，测定的方法有硝酸汞滴定法、电量分析法、硫氰酸汞比色法、离子选择性电极法等。临床常用电极法。

（二）操作步骤

同血清氯化物测定方法。

（三）方法评价

脑脊液氯化物检测的方法评价见表 13-9。

表 13-9　脑脊液氯化物检测的方法评价

方法	优点	缺点
硝酸汞滴定法	手工操作、不需要特殊仪器、应用广泛	操作复杂、影响因素多、准确度差、效率低、多被电量分析法和离子选择性电极法取代
电量分析法	精密度和准确度高，为参考方法	
硫氰酸汞比色法	准确度和精密度良好	不适合体液标本检测
离子选择性电极法	准确度和精密度良好，为常规方法	专用仪器

（四）质量控制

1. 离子选择性电极法　氯电极使用一段时间后，电极上会出现 AgCl 而影响检测结果，应及时擦去或更换电极。

2. 电量分析法　试剂中若含有杂质，可能会影响电流效率。可选用纯试剂进行空白校正，通过预电解除去杂质。

（五）参考区间

成人：120～130mmol/L；儿童：111～123mmol/L。

（六）临床意义

脑脊液蛋白含量较少，为了维持脑脊液和血浆渗透压的平衡，氯化物含量为血浆的 1.2～1.3 倍。

1. 减低　见于：①细菌性或真菌性脑膜炎早期、特别是化脓性、结核性和隐球菌性脑膜炎的急性期、慢性感染的急性发作期；②细菌性脑膜炎的后期，由于脑膜有明显的炎症浸润或粘连，局部有氯化物附着，使脑脊液脑氯化物减低；③呕吐、肾上腺皮质功能减退症和肾脏病变，由于血氯减低，使脑脊液氯化物含量减低；④病毒性脑炎、脊髓灰质炎、脑肿瘤时，脑脊液氯化物稍减低或不减低。

2. 增高 主要见于肾炎、心力衰竭、尿毒症、脱水和浆液性脑膜炎等。

四、酶

健康者脑脊液中有 20 多种酶,临床检测常用的有天冬氨酸氨基转移酶(aspartate aminotransferase,AST)、丙氨酸氨基转移酶(alanine aminotransferase,ALT)、乳酸脱氢酶(lactic acid dehydrogenase,LDH)、腺苷脱氨酶(adenosine deaminase,ADA)、肌酸激酶(creatine kinase,CK)、溶菌酶(lysozyme,LZM)等。

1. 检测原理 除溶菌酶外多用酶速率法,溶菌酶多数采用比浊法进行测定。

2. 操作步骤 酶活性的测定与血清酶检测方法相同。

3. 质量控制

(1)避免溶血,溶血可使红细胞内 LDH 和 AST 等被释放入血清,出现假性增高。

(2)避免高温、剧烈振荡,可使酶蛋白变性失活,影响测定结果。

4. 参考区间 脑脊液主要酶参考区间见表 13-10。

表 13-10 脑脊液主要酶参考区间及浓度增高的临床意义

酶	参考区间	临床应用
AST	<20U/L	脑栓塞、脑萎缩、中毒性脑病、急性颅脑损伤
ALT	<15U/L	中枢神经系统转移癌
LDH	<40U/L	脑组织坏死、蛛网膜下腔出血、脑出血、脑梗死、脑瘤、脱髓鞘病急性期
ADA	0~8U/L	化脓性脑膜炎、脑出血、脑梗死、Guillain-Barre 综合征等
CK	0.5~2U/L	化脓性脑膜炎、结核性脑膜炎、进行性脑积水、蛛网膜下腔出血、脑瘤、脑供血不足、多发性硬化症、慢性硬膜下血肿等
LZM	无或含量甚微	细菌性脑膜炎、结核性脑膜炎,后者增高程度明显高于化脓性脑膜炎,且随病情变化增减,病情恶化时增高,病情缓解时下降

5. 临床意义 正常脑脊液中的酶有多种,但由于正常血 - 脑脊液屏障的作用,其含量远比血清低,当脑组织损伤、颅内高压、脑肿瘤时脑脊液中各种细胞的解体、脑细胞内酶的释放,血 - 脑脊液屏障通透性增加等情况下,即可引起脑脊液中各种酶含量增加。脑脊液主要酶浓度增高的临床意义见表 13-10。

五、蛋 白 电 泳

(一)检测原理

利用各种蛋白质在电场作用下迁移率不同的原理进行测定。常用乙酸纤维薄膜电泳法、琼脂糖凝胶电泳法。

(二)方法评价

1. 采用乙酸纤维薄膜电泳法、琼脂糖凝胶电泳法,其电泳条件与血清蛋白电泳相同。

2. 若采用等电聚焦电泳可提高电泳图谱的分辨率。

3. 高效毛细管电泳法,分辨率更强,且脑脊液标本无须浓缩。

(三)质量控制

脑脊液中蛋白质含量较低,进行电泳前要将标本在高分子聚乙二醇或右旋糖酐透析液中进行浓缩处理。

(四)参考区间

前白蛋白:3%~6%;白蛋白:50%~70%;α_1 球蛋白:4%~6%;α_2 球蛋白:4%~9%;

β球蛋白：7%～13%；γ球蛋白：7%～8%。蛋白商（球蛋白／白蛋白比值）：0.4～0.8。

（五）临床意义

1. 脑脊液蛋白电泳的临床意义，见表13-11。

表 13-11　脑脊液蛋白电泳的临床意义

项目	临床意义
前白蛋白	增高见于舞蹈病、帕金森病、脑积水等；减少见于神经系统炎症
白蛋白	增高见于脑血管病（脑梗死、脑出血等）；减少见于脑外急性期
α₁球蛋白	增高见于脑膜炎、脑脊髓灰质炎等
α₂球蛋白	增高见于脑肿瘤、转移癌、胶质瘤等
β球蛋白	增高见于退行性变（帕金森病、外伤后偏瘫等）
γ球蛋白	增高见于脑胶质瘤、重症脑外伤、癫痫、视神经脊髓炎、多发性硬化症、脑部感染、周围神经炎等

2. 蛋白商变化

（1）蛋白商增高：主要见于脑脊髓灰质炎、神经梅毒、多发性硬化症、亚急性梗死性全脑膜炎等。

（2）蛋白商减低：主要见于脊髓压迫症、脑瘤、化脓性脑膜炎急性期等。

六、免疫球蛋白

免疫球蛋白（immunoglobulin, Ig）是具有抗体活性的一类球蛋白，可分为 IgG、A、M、D 和 E 五类，正常脑脊液中一般情况下只能测定到的是 IgG、IgA 和 IgM。

1. 检测原理　脑脊液中免疫球蛋白检测方法主要有免疫电泳法、免疫散射比浊法和免疫扩散法。依据检测反应体系中抗原 - 抗体形成免疫复合物，通过测定凝胶中复合物沉淀环直径或特殊缓冲液中复合物的浊度，计算出免疫球蛋白的含量。

2. 方法评价

（1）经典凝胶沉淀试验操作烦琐、灵敏度低，耗时长且不能自动化操作。

（2）免疫比浊测定法具有灵敏、快速且能上机自动化测定的优点，临床应用广泛。

3. 参考区间　IgG：10～40mg/L；IgA：0～6mg/L；IgM：0～0.22mg/L；IgE：极少量。

4. 临床意义　正常脑脊液中免疫球蛋白含量极少，主要为 IgG。脑脊液中免疫球蛋白增高的临床意义见表13-12。

表 13-12　脑脊液中免疫球蛋白增高的临床意义

免疫球蛋白	临床应用
IgG	神经梅毒、化脓性脑膜炎、结核性脑膜炎、病毒性脑膜炎、舞蹈病神经系统瘤和多发性硬化症等
IgA	化脓性脑膜炎、结核性脑膜炎、病毒性脑膜炎、肿瘤等
IgM	化脓性脑膜炎、病毒性脑膜炎、多发性硬化症、肿瘤等
IgE	脑寄生虫病等

七、髓鞘碱性蛋白

1. 检测原理　髓鞘碱性蛋白（myelin basic protein，MBP）是神经组织独有的一种蛋白质，具有很强的组织和细胞特异性，是脑组织实质性损伤的特异性标记，也是反映神经细胞有无实质性损伤的灵敏指标，其高低与损伤范围和病情的严重程度有关。髓鞘碱性蛋白的测定多采用放射免疫法和 ELISA 法。

2. 参考区间 小于 4μg/L。

3. 临床意义

(1)髓鞘碱性蛋白增高:见于恶性神经鞘瘤、多发性硬化症、神经性梅毒、脑血管病和外伤患者。

(2)辅助性诊断:90% 多发性硬化症的髓鞘碱性蛋白增高,测定脑脊液和血中其含量可作为多发性硬化症的辅助性诊断,其含量的高低还可反映损伤的范围及其严重程度。

(3)脑脊液中髓鞘碱性蛋白变化与疾病发作有关,监测髓鞘碱性蛋白的变化可作为多发性硬化症病人疾病活动期参考的指标。

第五节 脑脊液检验的临床意义

一、脑脊液检验项目

临床上脑脊液检查项目分为常规检查项目和特殊检查项目两大类,见表 13-13。

表 13-13 脑脊液实验室检查项目

项目类别	检查项目
常规项目	脑脊液压力测定(脑脊液采集时,一般由临床医师测定)、细胞总数(红细胞和白细胞)测定、涂片染色细胞分类、总蛋白测定等
特殊项目	培养(细菌、真菌、病毒、结核分枝杆菌)、革兰染色、抗酸染色、真菌和细菌抗原、酶(乳酸脱氢酶、腺苷脱氨酶、肌酸激酶)、乳酸、PCR 检测结合杆菌和病毒、细胞学检查、蛋白电泳等

二、临床应用

1. 中枢神经系统感染性疾病诊断与鉴别诊断 见表 13-14。

表 13-14 常见中枢神经系统疾病脑脊液改变

疾病	外观	蛋白质	葡萄糖	氯化物	细胞	细胞分类	细菌
化脓性脑膜炎	浑浊、脓性、有凝块	显著增加	显著减少	稍低	显著增加	中性粒细胞为主	可见致病菌
结核性脑膜炎	雾状微浑、薄膜形成	增加	减少	显著减少	增加	早期:中性粒细胞为主 后期:淋巴细胞为主	抗酸杆菌或结核菌培养阳性
病毒性脑炎	清晰或微浑	增加	正常	正常	增加	淋巴细胞为主	无
流行性乙型脑炎	清晰或微浑	轻度增加	正常	正常	增加	早期:中性粒细胞为主 后期:淋巴细胞为主	无
新型隐球菌脑膜炎	清晰或微浑	轻度增加	减少	减少	增加	淋巴细胞为主	新型隐球菌
脑室及蛛网膜下腔出血	红色浑浊	增加	轻度增加	正常	增加	中性粒细胞为主	无
脑瘤	清晰	轻度增加	正常	正常	增加	淋巴细胞为主	无
脑脊髓梅毒	清晰	轻度增加	正常	正常	增加	淋巴细胞为主	无

2. 脑血管疾病的诊断与鉴别诊断　有头痛、偏瘫或昏迷病人,若腰椎穿刺脑脊液外观为均匀的血性标本,离心后上清液变黄,葡萄糖,蛋白质轻度增高,氯化物正常,脑脊液细胞以红细胞为主,有陈旧性红细胞,即提示脑梗死,脑出血或睡眠呼吸暂停综合征出血;若脑脊液为无色透明,提示为缺血性脑病。中枢神经系统出血时,脑脊液化学检验中 AST、CK、LHD 等可明显增高。

3. 协助脑部肿瘤的诊断　肿瘤细胞学检查是诊断脑膜癌的重要方法,常先于原发病灶的诊断,约 70% 恶性肿瘤可转移至中枢神经系统,其中以肺癌、乳腺癌、胃癌、绒毛膜癌和急性淋巴细胞白血病最常见,患者脑脊液中可查见相应的肿瘤细胞,白血病患者的脑脊液中找到原始或幼稚白细胞,则可确诊为脑膜白血病。除细胞学改变外,患者脑脊液中的单个核细胞数、蛋白质含量增高,AST、LD 增高,而葡萄糖则正常或降低。

(王　梅)

本章小结

　　脑脊液检验内容包括理学检验、显微镜检查及化学与免疫学检验。理学检验项目即一般性状的检查,其包括脑脊液的颜色、透明度、凝固性和比密等。显微镜检查项目包括细胞学检查(细胞计数、白细胞计数、白细胞分类计数)和病原体检查(细菌、寄生虫)等。化学与免疫学检验项目包括蛋白质、葡萄糖、氯化物、酶类等化学成分及免疫球蛋白的测定。

　　目前临床上将脑脊液上述检验项目分为常规检验项目和特殊检验项目两大类。主要侧重细胞学检查,对脑脊液中的细胞形态进行鉴定、识别,尤其是转移性肿瘤和白血病,对肿瘤的诊断、治疗和病情观察具有重要的意义。此外,脑脊液涂片染色用显微镜检查或培养鉴定出是何种细菌或真菌,或用酶免疫法、乳胶凝集试验检测细菌或真菌的抗原 - 抗体复合物,可为临床提供病原微生物学的诊断依据。脑脊液检验在中枢神经系统感染性疾病诊断与鉴别诊断、脑血管疾病的诊断与鉴别诊断和协助脑部肿瘤的诊断方面具有重要的临床价值。

第十四章
浆膜腔积液检验

通过学习本章,你将能够回答下列问题:

1. 漏出液和渗出液产生的机制和原因分别是什么?
2. 为什么采集浆膜腔积液后要及时送检和及时检验?
3. 如何鉴别真性与假性乳糜性积液?
4. 为什么渗出液中葡萄糖较血糖明显减低?
5. 如何鉴别渗出液和漏出液?
6. 有哪些检验项目可鉴别结核性和恶性胸腔积液?
7. 为什么有些浆膜腔积液既有渗出液的特点,又有漏出液的性质?

人体胸膜腔、腹膜腔和心包膜腔统称为浆膜腔(serous cavity)。正常情况下,浆膜腔内仅含有少量液体(胸膜腔液<20ml,腹膜腔液<50ml,心包膜腔液10~30ml),在腔内主要起润滑作用,一般不易采集到。病理情况下,浆膜腔内有大量液体潴留而形成浆膜腔积液(serous effusion)。按积液部位不同可分为胸膜腔积液、腹膜腔积液和心包膜腔积液。根据产生的原因及性质不同,浆膜腔积液可分为漏出液(transudate)和渗出液(exudate)。漏出液为非炎性积液,渗出液为炎性积液。漏出液和渗出液产生的机制和常见原因见表14-1。

表14-1 漏出液和渗出液产生的机制和原因

类型	发生机制	常见原因
漏出液	毛细血管流体静压增高	静脉回流受阻、充血性心力衰竭和晚期肝硬化
	血浆胶体渗透压减低	血浆白蛋白明显减低的各种疾病
	淋巴回流受阻	丝虫病、肿瘤压迫等所致的淋巴回流障碍
	钠水潴留	充血性心力衰竭、肝硬化和肾病综合征
渗出液	微生物毒素,缺氧以及炎性介质	结核性或细菌性感染
	血管活性物质增高、癌细胞浸润	转移性肺癌、乳腺癌、淋巴瘤、卵巢癌
	外伤、化学物质刺激	血液、胆汁、胰液和胃液等刺激,外伤

第一节 浆膜腔积液标本采集与处理

一、标本采集

浆膜腔积液标本由临床医师行浆膜腔穿刺术采集,采集中段液体于消毒试管内,且根据需要采用适当的抗凝剂予以抗凝见表14-2。另外,采集1管不加抗凝剂的标本,用于观察积液有无凝固现象。

表 14-2　浆膜腔积液检验项目的标本采集要求

检查项目	标本量及抗凝剂
常规检查及细胞学检查	2ml，EDTA-K_2 抗凝
化学检验	2ml，肝素抗凝
厌氧菌培养	1ml
结核杆菌检查	10ml

二、标 本 转 运

1. 及时送检　为防止标本出现凝块、细胞变形、细菌自溶等，标本采集后要及时送检，否则应将标本置于 4℃ 冰箱内保存。浆膜腔积液标本久置可引起细胞破坏或纤维蛋白凝集成块，导致细胞分布不均，从而使细胞计数不准确。另外，葡萄糖酵解可造成葡萄糖含量假性减低。

2. 生物安全　标本转运必须保证安全，防止标本溢出。如果标本溢出，应立即采用 0.2% 过氧乙酸溶液或 75% 乙醇溶液进行消毒。

三、保存和接收

采集标本容器的标识应与检验申请单一致。标本收到后应及时检查，浆膜腔积液常规及化学检查必须在采集后 2 小时内完成，否则应将标本冷藏保存。如果进行细胞学计数与分类可将标本保存 24 小时。

第二节　浆膜腔积液理学检验

一、量

健康人浆膜腔内均有少量的液体。病理情况下液体量增多，且与病变部位和病情严重程度有关，可由数毫升至上千毫升。

二、颜　　色

健康人浆膜腔液体为淡黄色，渗出液的颜色因疾病而不同，漏出液的颜色一般较浅，见表 14-3。

表 14-3　浆膜腔积液常见颜色变化及临床意义

颜色	临床意义
红色	恶性肿瘤、结核病急性期、风湿性疾病等
黄色	各种原因引起的黄疸
绿色	铜绿假单胞菌感染
乳白色	化脓性胸膜炎、丝虫病、淋巴结肿瘤、淋巴结结核、肝硬化、恶性肿瘤等
咖啡色	内脏损伤、恶性肿瘤、出血性疾病及穿刺损伤等
黑色	曲霉菌、厌氧菌感染等

三、透 明 度

可用清晰透明、微混、混浊报告。浆膜腔积液透明度常与其所含的细胞及细菌的数量和蛋白质浓度等有关。漏出液因所含细胞和蛋白质少而透明或微浑；渗出液因含细胞、细菌等成分较多而呈不同程度浑浊。

四、凝 固 性

渗出液因含有较多纤维蛋白原和凝血酶等凝血物质而易于凝固，但当其含有大量纤维蛋白溶解酶时也可不凝固。

五、比 重

1. **检测原理及方法**
2. **参考区间** 漏出液<1.015，渗出液>1.018。
3. **临床意义** 浆膜腔积液比重高低与其所含的溶质有关。漏出液因含细胞、蛋白质少而比重<1.015。渗出液因含细胞、蛋白质多而比重常>1.018。

六、酸 碱 度

1. **检测原理及方法**
2. **参考区间** pH 7.40～7.50。
3. **临床意义** ①胸膜腔积液：pH<7.4提示炎性积液；如pH<7.3且伴有葡萄糖含量减低，提示类风湿积液、恶性积液或有并发症的炎性积液等；如pH<6.0，多因胃液进入胸膜腔使pH减低所致，见于食管破裂或严重脓胸。②腹膜腔积液：腹膜腔积液并发感染时，细菌代谢产生酸性物质增多，使pH减低。pH<7.3，见于自发性细菌性腹膜炎。③心包膜腔积液：pH明显减低可见于风湿性、结核性、化脓性、恶性、尿毒症性等心包炎，其中恶性、结核性积液pH减低程度较明显。

第三节 浆膜腔积液显微镜检查

一、细 胞 计 数

1. **检测原理** 与脑脊液细胞计数法相同，应计数全部有核细胞（包括间皮细胞）。
2. **操作步骤** 参见脑脊液细胞计数
3. **质量控制** ①标本必须及时送检，防止浆膜腔积液凝固或细胞破坏使结果不准确。②标本必须混匀，否则影响计数结果。③因穿刺损伤引起的血性浆膜腔积液，白细胞计数结果必须校正。校正公式：

$$WBC_{（校正）}=WBC_{（未校正）}-RBC_{（浆膜腔积液）}\times WBC_{（血液）}/RBC_{（血液）}$$

4. **参考区间** 漏出液<100×10^6/L；渗出液>500×10^6/L。
5. **临床意义** 浆膜腔积液出现少量红细胞多因穿刺损伤所致，故少量红细胞对渗出液和漏出液的鉴别意义不大，但大量红细胞提示为血性渗出液，可来自恶性肿瘤、肺栓塞、结核病等。浆膜腔积液细胞增高的临床意义见表14-4。

表14-4 浆膜腔积液细胞增高的临床意义

细胞	数量（×10^6/L）	临床意义
红细胞	>100 000	恶性肿瘤（最常见）、创伤（包括标本采集穿刺伤）、肺栓塞等
淋巴细胞	>200	结核性、肿瘤性积液
中性粒细胞	>1000	化脓性积液

二、白细胞分类计数

（一）检测原理

1. 直接分类法　如白细胞数量 <150×10^6/L，可不分类计数，否则应分类计数。在高倍镜下根据细胞核的形态分别计数单个核细胞（包括淋巴细胞和单核细胞）与多个核细胞，计数 100 个白细胞，以百分比表示。

2. 染色分类法　如直接分类不易区分细胞时，可将浆膜腔积液离心，取沉淀物制备涂片，置于室温或 37℃ 温箱内，干燥后行 Wright 染色、油镜下分类计数。如有不能分类的细胞，应另行描述报告。

（二）质量控制

离心速度不能过快，否则影响细胞形态；采用玻片离心沉淀或细胞室沉淀法采集细胞效果会更好。涂片固定时间不宜过长，固定温度不宜过高。

（三）临床意义

1. 中性粒细胞增高，常见于化脓性渗出液（细胞总数常超过 1000×10^6/L）、结核性早期渗出液。

2. 淋巴细胞增高，主要见于结核、梅毒、肿瘤或结缔组织病所致渗出液；如同时出现胸膜腔积液 T 淋巴细胞增多，外周血液 T 淋巴细胞减少，且两者之比 >1 时，则更支持诊断。也见于慢性淋巴细胞白血病、乳糜胸膜腔积液；如见大量浆细胞样淋巴细胞，可能是骨髓瘤。

3. 嗜酸性粒细胞增高，常见于变态反应和寄生虫病所致渗出液；也见于多次反复穿刺、人工气胸、术后积液、结核性渗出液吸收期、系统性红斑狼疮、充血性心力衰竭、肺梗死、霍奇金病、间皮瘤等。

三、寄生虫检验

乳糜样积液离心后沉淀物中可检查有无微丝蚴；包虫病患者胸膜腔积液可检查有无棘球蚴头节和小钩；阿米巴积液可检查有无阿米巴滋养体。

四、其　　他

胆固醇结晶（cholesterol crystal）可见于陈旧性胸膜腔积液脂肪变性及胆固醇性胸膜炎积液，含铁血黄素颗粒可见于浆膜腔出血。

第四节　浆膜腔积液化学检验

一、蛋白质检测

（一）检测原理

浆膜腔积液蛋白质检测的方法有黏蛋白定性检查（Rivalta 试验）、蛋白质定量检测和蛋白电泳等，其原理见表 14-5。

表 14-5　浆膜腔积液蛋白质检测的原理

方法	原理
Rivalta 试验	黏蛋白是一种酸性糖蛋白，浆膜间皮细胞受炎症刺激时分泌增加，其等电点为 pH 3～5，在稀乙酸溶液中（pH 3～5）产生白色雾状沉淀
蛋白质定量	采用与血清蛋白质相同的双缩脲法
蛋白电泳	可对蛋白质组分进行分析

（二）Rivalta 试验操作步骤

取 100ml 量筒，加蒸馏水 100ml，滴入冰乙酸 0.1ml，充分混匀，静止数分钟，将积液靠近量筒液面逐滴轻轻滴下，在黑色背景下观察白色雾状沉淀的发生及其下降速度等。

（三）方法评价

1. Rivalta 试验是一种简易的黏蛋白筛检试验，可粗略区分炎性积液和非炎性积液。

2. 蛋白质定量检测可以测定白蛋白、球蛋白、纤维蛋白原等含量。

3. 蛋白电泳可对蛋白组分进行分析。

（四）质量控制

1. Rivalta 试验 在蒸馏水中加冰乙酸后应充分混匀，加标本后需要在黑色背景下观察结果。肝硬化腹膜腔积液因球蛋白增高且不溶于水可呈云雾状浑浊，Rivalta 试验可出现假阳性。

2. 必要时离心后取上清液进行检查，血性浆膜腔积液测定蛋白质时可出现假阳性，因此应离心后取上清液进行测定。

（五）参考区间

1. Rivalta 试验，非炎性积液为阴性；炎性积液为阳性。

2. 蛋白质定量，漏出液 <25g/L；渗出液 >30g/L。

（六）临床意义

综合分析浆膜腔积液蛋白质的变化对鉴别渗出液和漏出液以及积液形成的原因有重要意义（表 14-6）。①胸膜腔积液：蛋白质对鉴别积液的性质有一定误诊率，需要结合其他指标综合判断，如胸膜腔积液与血清蛋白质浓度比值 >0.5，多为渗出液。②心包膜腔积液：蛋白质对鉴别积液的性质意义不大。③血清腹膜腔积液白蛋白梯度（serum ascites albumin gradient，SAAG）：对鉴别肝硬化腹膜腔积液与其他疾病所致的腹膜腔积液有一定的价值。肝硬化门脉高压性积液 SAAG>11g/L，其他原因的腹膜腔积液 SAAG<11g/L。

表 14-6 漏出液和渗出液蛋白质的鉴别

方法	漏出液	渗出液
Rivalta 试验	阴性	阳性
蛋白质定量（g/L）	<25	>30
蛋白电泳	α、γ 球蛋白低于血浆，白蛋白相对较高	与血浆相近
积液蛋白／血清蛋白比值	<0.5	>0.5

二、葡萄糖

1. 检测原理 测定方法为葡萄糖氧化酶法或己糖激酶法。

2. 参考区间 3.6～5.5mmol/L。

3. 临床意义 漏出液葡萄糖含量与血清相似或稍低；渗出液葡萄糖较血糖明显减低。浆膜腔积液葡萄糖减低或与血清含量的比值 <0.5，一般见于风湿性积液、积脓、恶性积液、结核性积液、狼疮性积液或食管破裂。因此，葡萄糖定量测定对积液性质的鉴别具有一定的价值。

三、脂 类

1. 检测原理 胆固醇、甘油三酯均采用酶法测定。

2. 临床意义 腹膜腔积液胆固醇 >1.6mmol/L 时多为恶性积液，而胆固醇 <1.6mmol/L 时多为肝硬化性积液。胆固醇增加的积液中有时可见胆固醇结晶。甘油三酯含量 >1.26mmol/L

提示为乳糜性胸膜腔积液,<0.57mmol/L 可排除乳糜性胸膜腔积液。真性与假性乳糜性积液的鉴别见表 14-7。

表 14-7　真性与假性乳糜性积液的鉴别

鉴别点	真性乳糜性积液	假性乳糜性积液
病因	胸导管阻塞或梗阻	慢性胸膜炎症所致积液
外观	乳糜性	乳糜性
乙醚试验	变清	无变化
脂肪含量(%)	>4	<2
脂蛋白电泳	乳糜微粒区带明显	乳糜微粒区带不明显或缺如
胆固醇	低于血清	高于血清
甘油三酯(mmol/L)	>1.26	<0.57
蛋白质含量(g/L)	>30	<30
脂肪	大量,苏丹Ⅲ染色阳性	少量,有较多脂肪变性细胞
胆固醇结晶	无	有
细菌	无	有
细胞	淋巴细胞增高	混合性细胞

四、酶　　类

(一)乳酸脱氢酶(lactate dehydrogenase,LDH)

1. 检测原理　采用酶速率法测定。

2. 参考区间　漏出液:LDH<200U/L,积液 LDH/血清 LDH<0.6;渗出液:LDH>200U/L,积液 LDH/血清 LDH>0.6。

3. 临床意义　积液 LDH 检测主要用于鉴别积液性质,渗出液 LDH 在化脓性感染积液中活性最高,其均值可达正常血清的 30 倍,其次为恶性积液,结核性积液略高于血清。恶性胸膜腔积液 LDH 约为自身血清的 3.5 倍,而良性积液约为 2.5 倍。

(二)腺苷脱氨酶(adenosine deaminase,ADA)

1. 检测原理　采用比色法或紫外分光光度法。

2. 方法评价　①比色法:适用于血标本和胸膜腔积液标本的检查。②紫外分光光度法:灵敏度高,但需要较好的设备,应用有待普及。

3. 参考区间　0～45U/L。

4. 临床意义　浆膜腔积液 ADA 检测主要用于鉴别结核性与恶性积液,结核性积液 ADA 显著增高,>40U/L 应考虑为结核性,对结核性胸膜腔积液诊断的特异性达 99%,优于结核菌素试验、细菌学和活组织检查等方法。抗结核药物治疗有效时 ADA 下降,故可作为抗结核治疗效果的观察指标。

(三)淀粉酶(amylase,AMY)

1. 检测原理　与血清及尿液 AMY 检测方法相同。

2. 参考区间　0～300U/L。

3. 临床意义　AMY 检测主要用于判断胰源性腹膜腔积液和食管穿孔所致的胸膜腔积液,以协助诊断胰源性疾病和食管穿孔等。胰腺炎、胰腺肿瘤或胰腺损伤时腹膜腔积液 AMY 可高于血清数倍甚至数十倍。胸膜腔积液 AMY 增高主要见于食管穿孔及胰腺外伤合并胸膜腔积液。

（四）溶菌酶（lysozyme，LZM）

1. 检测原理　采用 ELISA 法测定。

2. 参考区间　0～5mg/L，胸膜腔积液 LZM 与血清 LZM 比值＜1.0。

3. 临床意义　LZM 主要存在于单核细胞、吞噬细胞、中性粒细胞及类上皮细胞溶酶体内，淋巴细胞和肿瘤细胞无 LZM。感染性积液 LZM 增高，结核性积液 LZM 与血清 LZM 比值＞1.0，恶性积液 LZM 与血清 LZM 比值＜1.0。故浆膜腔积液 LZM 变化有助于鉴别良性与恶性积液。

（五）碱性磷酸酶（alkaline phosphatase，ALP）

1. 检测原理　采用酶速率法测定。

2. 参考区间　40～150U/L。

3. 临床意义　大多数小肠扭转穿孔患者发病后 2～3 小时，腹膜腔积液 ALP 增高，并随着病情进展而变化，约为血清 ALP 的 2 倍。浆膜表面癌的癌细胞可释放 ALP，故胸膜腔积液 ALP 与血清 ALP 比值＞1.0；而其他癌性胸膜腔积液比值则＜1.0。

（六）其他

浆膜腔积液其他酶学检测指标的临床意义见表 14-8。

表 14-8　浆膜腔积液其他酶学检测指标的临床意义

指标	临床意义
血管紧张素转换酶	结核性积液显著增高；恶性胸腔积液低于血清水平
β- 葡萄糖苷酶	结核性积液增高；与 ADA 联合检测，则更有助于鉴别诊断
透明质酸酶	胸膜腔积液增高提示为胸膜间皮瘤

五、肿瘤标志物及其他指标

浆膜腔积液肿瘤标志物和其他指标的临床意义见表 14-9。

表 14-9　浆膜腔积液肿瘤标志物和其他指标的临床意义

指标	临床意义
癌胚抗原（CEA）	参考区间：0～5μg/L（CLIA）；CEA＞20μg/L，积液 CEA/ 血清 CEA＞1.0 时，有助于恶性积液诊断（对腺癌所致积液诊断价值最高）
甲胎蛋白（AFP）	参考区间：0～8.1μg/L（CLIA）；积液 AFP 与血清浓度呈正相关；腹膜腔积液 AFP＞300μg/L 时，有助于诊断原发性肝癌
糖链抗原 125（CA125）	腹膜腔积液 CA125 增高：可能为卵巢癌转移
组织多肽抗原（TPA）	诊断恶性积液的特异性较高；肿瘤治疗后，若 TPA 又增高，提示肿瘤可能复发
鳞状细胞癌抗原（SCC）	对诊断鳞状上皮细胞癌有价值，积液中 SCC 浓度增高与宫颈癌侵犯或转移程度有关
γ- 干扰素（γ-INF）	恶性积液 γ-INF 明显增高；类风湿积液 γ-INF 减低
肿瘤坏死因子（TNF）	TNF 明显增高见于结核性积液，也见于风湿病、子宫内膜异位所致腹膜腔积液，但增高的程度低
C- 反应蛋白（CRP）	＜10mg/L 为漏出液；＞10mg/L 为渗出液
类风湿因子（RF）	积液 RF 效价＞1∶320，且积液 RF 效价高于血清，可作为诊断类风湿积液的依据
铁蛋白	①癌性积液铁蛋白＞600μg/L，积液铁蛋白 / 血清铁蛋白＞1.0，且溶菌酶水平不高；②结核性积液铁蛋白增高，同时溶菌酶极度增高
纤维连接蛋白（FN）	恶性腹膜腔积液明显高于非恶性腹膜腔积液

第五节　浆膜腔积液检查的临床应用

浆膜腔积液检查的目的在于鉴别积液的性质和明确积液的原因。常规检查项目仅限于理学、化学和细胞学检查，鉴别积液性质的符合率较低；随着特异性化学和免疫学检测指标的增加，提高了浆膜腔积液性质诊断的符合率。

一、浆膜腔积液检查项目分级

20世纪90年代以来，浆膜腔液检查发展到细胞学、生物化学、微生物学、免疫学、遗传学等多项优化组合检查。除了提供鉴别漏出液与渗出液的依据外，还提供鉴别良性和恶性、结核性和化脓性积液的依据。目前，根据诊断需要将积液检查项目分为3级，见表14-10。

表 14-10　浆膜腔积液检查项目分级

分级	检查项目
一级检查	颜色、透明度、比重、Rivalta试验、酸碱度、总蛋白、细胞计数及分类、微生物学检查等
二级检查	CRP、纤维蛋白降解产物、LDH、ADA、AMY、糖蛋白等
三级检查	CEA、AFP、肿瘤特异性抗原、hCG、同工酶、蛋白质组分分析等

二、渗出液和漏出液鉴别

原因不明的浆膜腔积液，经检查大致可分为渗出液或漏出液。但是，有些浆膜腔积液既有渗出液的特点，又有漏出液性质，这些积液称为"中间型积液"。其形成的原因可能是：①漏出液继发感染。②漏出液长期滞留在浆膜腔，致使积液浓缩。③漏出液混有大量血液。因此，判断积液的性质除了依据实验室的检查结果外，还应结合临床其他检查结果，进行综合分析，才能准确诊断。漏出液与渗出液的鉴别见表14-11。

表 14-11　漏出液与渗出液的鉴别

项目	漏出液	渗出液
病因	非炎症性	炎症性、外伤、肿瘤或理化刺激
颜色	淡黄色	黄色、红色、乳白色
透明度	清晰透明或琥珀色样	浑浊或乳糜样
比重	<1.015	>1.018
pH	>7.3	<7.3
凝固性	不易凝固	易凝固
Rivalta试验	阴性	阳性
蛋白质含量（g/L）	<25	>30
积液蛋白/血清蛋白	<0.5	>0.5
葡萄糖（mmol/L）	接近血糖水平	<3.33
LD（U/L）	<200	>200
积液LD/血清LD	<0.6	>0.6
细胞总数（×10^6/L）	<100	>500
有核细胞分类	淋巴细胞为主，可见间皮细胞	急性炎症以中性粒细胞为主，慢性炎症或恶性积液以淋巴细胞为主
肿瘤细胞	无	可有
细菌	无	可有

三、寻找积液病因

浆膜腔积液是临床常见的体征，其病因比较复杂。腹膜腔积液主要病因有肝硬化、肿瘤和结核性腹膜炎等，占90%以上；胸膜腔积液主要病因为结核性胸膜炎和恶性肿瘤，且有向恶性肿瘤为主发展的趋势；心包膜腔积液主要病因为结核性、非特异性和肿瘤性，结核性仍占首位，但呈逐年减低的趋势，而肿瘤性则呈逐年上升趋势。

1. 脓性渗出液（purulent exudate） 黄色浑浊，含大量脓细胞和细菌。常见致病菌为大肠埃希菌、铜绿假单胞菌、肠球菌、葡萄球菌、脆弱类杆菌属等，约10%积液为厌氧菌感染。放线菌性渗出液浓稠恶臭，可见特有菌块；葡萄球菌性渗出液稠厚呈黄色；链球菌性渗出液呈淡黄色，量多而稀薄；铜绿假单胞菌性渗出液呈绿色。

2. 血性渗出液（sanguineous exudate） 一般呈红色、暗红色或果酱色，常见于创伤、恶性肿瘤、结核性积液及肺梗死等。肿瘤性血性积液采集后很快凝固，其LD增高、肿瘤标志物阳性，铁蛋白、纤维连接蛋白及纤维蛋白降解产物均增高，而ADA、LZM却不高，经涂片检查可找到肿瘤细胞。结核性血性积液凝固较慢，ADA、LZM明显增高。果酱色积液提示阿米巴感染，涂片中可找到阿米巴滋养体。积液呈不均匀血性或混有小凝块，可能为创伤所致。

3. 浆液性渗出液（serous exudate） 黄色微浑半透明黏稠液体，有核细胞多为（200～500）×10^6/L，蛋白质为30～50g/L，常见于结核性积液、化脓性积液早期和浆膜转移癌。无菌积液中葡萄糖含量与血清葡萄糖含量相近，而结核性积液葡萄糖减低，可通过检查结核特异性抗体、LDH、ADA及LZM等进行鉴别。

4. 乳糜性渗出液（chylous exudate） 呈乳白色，浑浊，以脂肪为主，因胸导管阻塞、破裂或受压引起。常见于丝虫感染、纵隔肿瘤、淋巴结结核。涂片检查可见淋巴细胞增多，积液甘油三酯＞1.26mmol/L。当积液含有大量脂肪变性细胞时，可呈乳糜样，以类脂（磷脂酰胆碱、胆固醇）为主，即假性乳糜。

5. 胆固醇性渗出液（cholesterol exudate） 呈黄褐色浑浊，强光下可见许多闪光物，显微镜检查可见胆固醇结晶，与结核杆菌感染有关。

6. 胆汁性渗出液（biliary exudate） 呈黄绿色，胆红素定性检查呈阳性。多见于胆汁性腹膜炎引起的腹膜腔积液。

结核性与恶性胸膜腔积液鉴别见表14-12。

表14-12 结核性和恶性胸膜腔积液鉴别

鉴别点	结核性	恶性
外观	黄色、血性	血性多见
ADA（U/L）	40	＜25
积液ADA/血清ADA	＞1.0	＜1.0
LZM（mg/L）	27	＜15
积液LZM/血清LZM	＞1.0	＜1.0
CEA（μg/L）	＜5	＞15
积液CEA/血清CEA	＜1.0	＞1.0
铁蛋白（μg/L）	＜500	＞1000
LDH（U/L）	200	＞500
细菌	可见结核杆菌	无
细胞	淋巴细胞	可见肿瘤细胞

（李 山）

笔记

本章小结

　　浆膜腔积液分为漏出液和渗出液,其产生的机制和原因不同,前者为非炎性,后者为炎性。浆膜腔积液检验有常规的理学检查,包括积液量、颜色、透明度、凝块形成、比重及酸碱度等,还有细胞学和化学检查,包括检查细胞的数量和种类,检测蛋白质、葡萄糖、脂类、酶类和肿瘤标志物等,此外还发展了特异性化学、免疫学等指标,提高了浆膜腔积液性质诊断的符合率。通过这些检验可以鉴别漏出液和渗出液,还可以鉴别良性和恶性积液,为临床查找积液原因提供重要依据。

第十五章
关节腔积液检验

通过学习本章，你将能够回答下列问题：

1. 关节腔积液的化学检查有哪些？
2. 关节腔积液的特殊细胞有哪些？其有何形态特点与临床意义？
3. 常见关节炎关节腔积液检查特征有什么？
4. 关节腔积液颜色变化有何临床意义？
5. 关节腔积液白细胞分类计数增高有何临床意义？
6. 关节腔积液中各种结晶有何特性及临床意义？

健康人关节腔分泌极少量滑膜液（synovial fluid，SF），当关节有炎症、损伤等病变时，滑膜液增多，称为关节腔积液。关节腔积液检验对诊断和鉴别诊断关节疾病提供依据。

第一节　关节腔积液标本采集与处理

一、标本采集

关节腔积液标本由临床医师在无菌操作下进行关节腔穿刺术采集。标本采集时应记录采集量，并根据需要分别置入 3 个无菌试管中，第 1 管用于微生物学检查，第 2 管肝素抗凝（肝素钠 25U/ml）用于细胞学及化学检查，第 3 管不加抗凝剂用于观察有无凝固。不宜选用草酸盐和 EDTA 粉剂抗凝剂，以免影响关节腔积液结晶的检查。

二、标本转运、保存和处理

1. 避免标本被污染。
2. 及时送检，如需要保存标本，必须离心去除细胞后再保存，因为细胞内酶释放会改变滑膜液成分；2～4℃环境下可保存数天；用于检查补体或酶等指标的标本应置于 -70℃保存。
3. 试验性关节腔穿刺为阳性时，可将穿刺针内的血液成分或组织做晶体检查、革兰染色及培养等；如怀疑关节感染而穿刺结果为阴性时，可采集关节腔清洗液作细菌培养。

第二节　关节腔积液理学检验

一、量

关节腔一般有 0.1～2.0ml 液体。在关节发生炎症、创伤和化脓性感染时，关节腔积液增多。积液量多少可初步反映关节局部刺激、炎症或感染的严重程度。

二、颜 色

病理情况下,关节腔积液可出现不同的颜色变化,见表15-1。

表15-1 关节腔积液常见颜色变化及临床意义

颜色	临床意义
淡黄色	穿刺损伤出血
红色	创伤、全身出血性疾病、恶性肿瘤、关节置换术后及血小板减少症
金黄色	积液内胆固醇增高
脓性黄色	严重细菌感染性关节炎
乳白色	结核性、慢性类风湿关节炎、痛风、系统性红斑狼疮、丝虫病、大量结晶等
绿色	铜绿假单胞菌性关节炎
黑色	褐黄病

三、透 明 度

关节腔积液浑浊主要与细胞成分、细菌、蛋白质增多有关。浑浊多见于炎性积液,炎性病变越重,浑浊越明显,甚至呈脓性积液。当积液内含有结晶、脂肪小滴、纤维蛋白或块状退化的滑膜细胞形成的悬浮组织时,也可出现浑浊。

四、黏 稠 度

健康人滑膜液高度黏稠,拉丝长度可达3～6cm,在关节炎症时,因积液中透明质酸被中性粒细胞释放的酶降解,以及因积液稀释均可使积液黏稠度降低。关节炎症越重,黏稠度越低。重度水肿或外伤性急性关节腔积液,因透明质酸被稀释,即使无炎症,黏稠度也降低。

五、凝 块 形 成

健康人滑膜液不含纤维蛋白原和其他凝血因子,因此不凝固。炎症时血浆凝血因子渗入关节腔积液中可形成凝块,凝块形成的速度、大小与炎症程度呈正相关。根据凝块占试管中积液体积的多少,一般将凝块形成程度分为3度,其临床意义见表15-2。

表15-2 关节腔积液凝块形成的程度及临床意义

程度	判断类型	临床意义
轻度	凝块占试管中积液体积的1/4	骨关节炎、系统性红斑狼疮、系统性硬化症及骨肿瘤
中度	凝块占试管中积液体积的1/2	类风湿关节炎、晶体性关节炎
重度	凝块占试管中积液体积的2/3	结核性、化脓性、类风湿关节炎

第三节 关节腔积液显微镜检验

关节腔积液显微镜检查需注意:①积液要充分混匀后检查。②用生理盐水或白细胞稀释液稀释积液,不能用草酸盐或乙酸稀释,以防黏蛋白凝块形成。③标本采集后应立即检查,以避免白细胞自发凝集和产生假性晶体。

一、细胞计数

健康人滑膜液中无红细胞,有极少白细胞,为(200～700)×10^6/L。虽然白细胞计数结果对诊断关节炎无特异性,但可初步区分炎症性和非炎症性积液。关节炎症时白细胞总数增高,化脓性关节炎的细胞总数往往超过50 000×10^6/L。急性痛风、风湿性关节炎时细胞总数可达20 000×10^6/L。

二、细胞分类计数

健康人滑膜液中的细胞约65%为单核吞噬细胞,10%为淋巴细胞,20%为中性粒细胞,偶见软骨细胞和组织细胞。关节腔积液白细胞分类计数增高的临床意义见表15-3。

表15-3　关节腔积液白细胞分类计数增高的临床意义

细胞	临床意义
中性粒细胞	①炎症性积液中性粒细胞增高>80% ②化脓性关节炎积液的中性粒细胞高达95% ③风湿性关节炎、痛风、类风湿关节炎的中性粒细胞>50% ④创伤性关节炎、退变性关节炎、肿瘤(非感染性疾病)等中性粒细胞<30%
淋巴细胞	主要见于类风湿关节炎早期、慢性感染、结缔组织病等
单核细胞	病毒性关节炎、血清病、系统性红斑狼疮等
嗜酸性粒细胞	风湿性关节炎、风湿热、寄生虫感染及关节造影术后等

三、特殊细胞检查

关节腔积液涂片采用Giemsa或Wright染色后显微镜检查,以检查有无特殊细胞(图15-1,图15-2)。特殊细胞的形态特点与临床意义见表15-4。

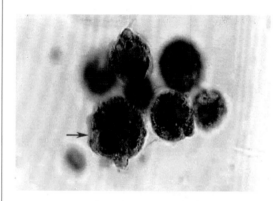

图15-1　Reiter细胞

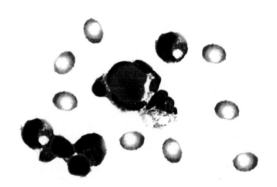

图15-2　狼疮细胞

表15-4　关节腔积液特殊细胞的形态特点与临床意义

细胞	形态特点	临床意义
类风湿细胞	吞噬有抗原抗体复合物的一种带有折射周边的多核白细胞	主要见于类风湿关节炎,尤其是RF阳性者预后较差;也可见于化脓性关节炎等
Reiter细胞	吞噬了退化变性的中性粒细胞的吞噬细胞	多见于Reiter综合征,也可见于痛风、幼年类风湿关节炎

续表

细胞	形态特点	临床意义
狼疮细胞	①在狼疮因子的作用下,受累的白细胞核变成肿胀的"游离均匀体" ②中性粒细胞吞噬了 1 个或数个淡红色的"均匀体",胞质减少,胞核被挤在一边(保持正常染色质结构)	特异性差;可见于系统性红斑狼疮、药物性狼疮关节炎、类风湿关节炎

四、结 晶

关节腔积液中常见的结晶有尿酸盐结晶、焦磷酸钙结晶、磷灰石结晶、草酸钙结晶等,见于各种痛风。外源性结晶多见于关节手术中手套滑石粉脱落,以及注射皮质类固醇形成的结晶,不同类型的结晶可同时存在。关节腔积液结晶检查主要用于鉴别痛风和假性痛风。尿酸钠结晶见图 15-3。几种关节腔积液结晶特性及临床意义见表 15-5。

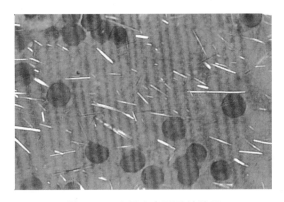

图 15-3 痛风患者尿酸钠结晶

表 15-5 关节腔积液各种结晶特性及临床意义

结晶	光强度	形状	大小(μm)	临床意义
尿酸钠	强	细针状或短棒状	5~20	痛风
焦磷酸钙	弱	棒状或菱形	1~20	假性痛风,骨性关节炎
磷灰石	—	六边形,成簇光亮钱币形	1.9~15.6	急性或慢性关节炎,骨性关节炎
草酸钙	弱,不定	四方形,哑铃形	2~10	慢性肾衰竭,草酸盐代谢障碍
胆固醇	弱	盘状,少数棒状	5~40	类风湿关节炎,骨性关节炎
类固醇	强	针状、菱形	1~40	注射皮质类固醇
滑石粉	强	十字架	5~10	手术残留的滑石粉

五、微生物学检查

关节腔积液微生物学检查应列入常规检查项目。首先应作涂片革兰染色检查,约 75% 链球菌感染、50% 革兰阴性杆菌感染以及 25% 的淋病奈瑟菌感染在关节腔积液中可以找到病原菌,如怀疑结核性积液时可采用 Ziehl-Neelson 染色后寻找抗酸杆菌,但阳性率仅 20% 左右时,应考虑作结核杆菌培养或分子生物学方法检查,以提高阳性率。约 30% 细菌性关节炎查不出病原菌。因此,需氧培养阴性时,也不能排除感染,还应进行厌氧菌和真菌培养。

第四节　关节腔积液化学检验

一、黏蛋白凝块形成试验

健康人滑膜液中含有大量黏蛋白，主要是透明质酸与蛋白质的复合物，在乙酸作用下形成坚实的黏蛋白凝块，该试验有助于反映透明质酸、蛋白质含量和聚合作用情况。凝块形成不良多见于化脓性关节炎、结核性关节炎、类风湿关节炎及痛风。

二、蛋　白　质

1. 检测原理及方法　与脑脊液蛋白质检测相同。

2. 参考区间　11～30g/L；白蛋白与球蛋白之比为4∶1，无纤维蛋白原。

3. 临床意义　蛋白质增高主要见于化脓性关节炎，其次是类风湿关节炎和创伤性关节炎。关节炎时关节腔积液中的总蛋白、白蛋白、球蛋白和纤维蛋白原均增高。关节腔积液中蛋白质高低可反映关节感染的程度。

三、葡　萄　糖

1. 检测原理及方法　与脑脊液葡萄糖检测相同。

2. 参考区间　3.3～5.3mmol/L。

3. 质量控制　关节腔积液葡萄糖应与空腹血糖同时测定，尤其在禁食或低血糖的情况下。因餐后血糖与积液葡萄糖的平衡较慢，且不易判断，故以空腹积液葡萄糖浓度为准。标本采集于含氟化物的试管内，并立即检查，以避免葡萄糖转化为乳酸。

4. 临床意义　健康人滑膜液葡萄糖较血糖稍低，两者相差＜0.5mmol/L。化脓性关节炎时，因白细胞增多使葡萄糖转化为乳酸和细菌消耗葡萄糖，积液葡萄糖含量减少，使血糖与积液葡萄糖差值增大（＞2.2mmol/L）。结核性关节炎、类风湿关节炎的积液葡萄糖减低的程度比化脓性关节炎小。

四、乳　　酸

1. 检测原理及方法　与脑脊液乳酸检测相同。

2. 参考区间　1.0～1.8mmol/L。

3. 临床意义　化脓性关节炎关节腔积液细胞对葡萄糖的利用率和需氧量增高，同时，局部炎症使血液循环不足及低氧代谢等导致乳酸含量增高。类风湿关节炎积液中乳酸轻度增高，而淋病奈瑟菌感染的关节腔积液乳酸含量可正常。虽然关节腔积液乳酸的特异性较差，但仍可作为关节感染早期诊断的指标之一。

五、类风湿因子

约60%类风湿关节炎患者血清类风湿因子（rheumatoid factor，RF）呈阳性，关节腔积液RF阳性率较血清高，但并非特异性指标。RF阳性也可见于感染性（如结核性）和其他非感染性关节炎。

六、抗　核　抗　体

抗核抗体除了存在于血清中，也可存在于关节腔积液、胸膜腔液和尿液中。70%系统性红斑狼疮和20%类风湿关节炎患者关节腔积液中可检出抗核抗体。因此，系统性红斑狼疮患者有关节炎症状时,可采集关节腔积液标本检查抗核抗体。

七、补　　体

健康人关节液补体约为血清补体的10%。风湿性关节炎患者血清补体多正常,而关节腔积液补体可减低30%;活动性系统性红斑狼疮患者血清和关节腔积液补体均减低;感染性关节炎、痛风、Reiter综合征患者关节腔积液补体可增高,且与关节腔积液蛋白质含量呈正相关。

第五节　关节腔积液检查的临床应用

不同疾病关节腔积液的变化各不相同,关节腔积液检查主要用于各种类型关节病变的诊断、疗效观察及预后判断。关节腔积液检查项目的选择见表15-6,常见关节病变的积液特征见表15-7。

表15-6　关节腔积液检查项目的选择

分类	检验项目
常规检查	理学检查(颜色、透明度)、白细胞总数与分类计数、革兰染色与细菌培养(需氧和厌氧)、结晶检查
特殊检查	真菌、抗酸染色和细菌培养,PCR检测细菌DNA,血清葡萄糖比值,乳酸和其他有机酸,补体,酶学,尿酸等

表15-7　常见关节病变关节腔的积液检查特征

疾病	外观	黏度	黏蛋白凝块形成	细胞计数及分类	蛋白质	葡萄糖	结晶	细菌
损伤性关节炎	黄、血色,常浑浊	高	良好	↑,L为主	↑	正常	无	无
骨关节炎	黄,清亮	高	良好	↑,L为主	↑	正常	无	无
类风湿关节炎	黄、浅绿色,浑浊	低	一般,差	↑,N为主	↑	正常	偶见胆固醇结晶	无
风湿热	黄,稍浑浊	低	良好,一般	↑,N占50%	↑	正常	无	无
痛风	黄、乳白色,稍浑浊	低	一般,差	↑,N为主	↑	正常	尿酸盐结晶	无
结核性关节炎	黄,浑浊	低	差	↑,早期N为主,后期L为主	↑	↓	无	阳性
化脓性关节炎	浅灰、白色浑浊,脓样	低	差	↑↑,N为主	↑↑	↓	无	阳性
关节创伤、出血性疾病、过度治疗	红色,浑浊	低	一般	↑,N为主	↑	正常	无	无

L:淋巴细胞;N:中性粒细胞;↑:增高或中度增高;↑↑:明显增高;↓:中度减低

(李　山)

本章小结

　　关节腔积液由临床医师采集,分 3 个无菌试管收集标本。理学检查关节积液的量、颜色、透明度和黏稠度、是否有凝块形成等,在关节发生炎症、创伤、肿瘤等疾病时,关节腔积液增多,颜色改变,炎症还会使关节积液的黏稠度明显下降。使用显微镜检查积液中的细胞数量和种类,有无结晶和微生物等,以协助临床对关节疾病进行诊断,显微镜检查需注意积液要充分混匀后检查。为了防止黏蛋白凝块形成需用生理盐水或白细胞稀释液稀释积液,不能用草酸盐或乙酸稀释,为避免白细胞自发凝集和产生假性晶体,标本采集后应立即检查。关节积液的黏蛋白凝块形成实验、蛋白质、葡萄糖、乳酸、类风湿因子等检测对于区别不同类型关节炎具有实用价值。

第十六章

羊 水 检 验

通过学习本章,你将能够回答下列问题:

1. 简述羊水快速贴壁细胞的检测原理。
2. 简述羊水检查用于判断胎儿肺成熟度的主要方法及评价。
3. 简述羊水检查用于评估胎儿成熟度的主要实验室检查指标及临床意义。
4. 简述 TORCH 感染的检查及临床意义。
5. 羊水检查用于诊断胎儿先天性、遗传性疾病的主要指标有哪些?其临床意义如何?

羊水(amniotic fluid,AF)是羊膜腔内的液体,由母体和胎儿共同产生。在妊娠早期,羊水主要是母体血浆成分经胎膜进入羊膜腔,其成分与母体组织液相似。妊娠后期,胎儿排出的尿液成为羊水主要来源。羊水的主要成分是水(占98%～99%),溶质仅占1%～2%。羊水中的溶质包括无机物(如电解质)和有机物(如葡萄糖、蛋白质等)。羊水中也有少量来源于胎儿和羊膜的脱落细胞。羊水的成分随着胎儿发育不断变化。因此,检查羊水中的某些成分可以评估胎儿宫内发育状况,对先天性、遗传性疾病的产前诊断具有重要价值。

第一节 羊水采集与处理

羊水标本多由临床医师经羊膜腔穿刺获得。羊水穿刺时间根据需要检查的项目和检查目的而定。羊水标本采集、处理时应注意:①标本采集时间:一般为16～22周,此时活细胞比例高,羊水带较宽,不易损伤胎儿;但诊断遗传性疾病可在16～20周采集羊水;判断母婴血型不合在26～36周后采集羊水;评估胎儿成熟度在35周以后采集羊水;一般羊水采集量为20～30ml。②送检与保存:无菌保存,并立即送检。否则应4℃保存,于24小时内处理。细胞培养标本应避免用玻璃容器盛装。用于胆红素检测时应避光保存。③标本处理:离心,无菌分离标本。上清液用于化学和免疫学检查,羊水细胞层用于细胞培养和染色体分析,也可用于脂肪细胞和其他有形成分分析。

第二节 羊 水 检 验

一、理 学 检 查

(一)检查方法及意义

正常妊娠时,羊水量逐渐增加,并在妊娠32～36周达到高峰,以后又逐渐减少。羊水在妊娠早期呈无色或淡黄色,清晰、透明。妊娠晚期因混入胎儿脱落上皮细胞、胎脂等而略显浑浊。胎粪污染可使羊水变得较为浑浊。一般认为，胎粪污染是胎儿宫内缺氧的表现。

羊水量检测目前多用 B 型超声探测法。此法安全、简便、准确性高。羊水理学检查及临床意义见表 16-1。

表 16-1　羊水理学检查及临床意义

理学内容	原因	临床意义
羊水量>2000ml	胎儿发育异常（羊水增多）	胎儿畸形，胎盘、脐带病变，糖尿病、多胎妊娠等
羊水量<300ml	胎儿发育异常（羊水减少）	胎儿泌尿系畸形、胎儿宫内发育迟缓、过期妊娠、羊膜病变、胎盘功能减退等
金黄色、深黄色	羊水胆红素增加	胎儿宫内溶血
黏稠拉丝、黄色	胎盘功能减退	过期妊娠
黄绿色、深绿色	羊水混有胎粪	胎儿窘迫症
红色、褐色	新鲜、陈旧性出血	多见胎盘早剥、先兆流产、胎儿死亡
混浊脓性、臭味	感染	羊膜腔内感染

（二）参考区间

1. 羊水量　足月妊娠时约 800ml，过期妊娠时可减少至 300ml。

2. 羊水颜色与透明度　①妊娠早期：无色或淡黄色，清晰、透明。②妊娠晚期：乳白色清晰或略浑浊。

二、羊水显微镜检查

（一）羊水脂肪细胞计数

1. 检测原理　羊水脂肪细胞是胎儿皮脂腺及汗腺脱落的细胞。随着胎儿皮脂腺逐渐成熟，羊水中脱落的脂肪细胞含量增多，因而羊水脂肪细胞可作为胎儿皮肤成熟度（fetal skin maturity）的评价指标之一。

2. 操作步骤　将羊水离心后沉淀物用尼罗蓝水溶液染色，脂肪细胞无核，染成橘黄色，其他细胞染成蓝色。显微镜下计数 200～500 个细胞，计算脂肪细胞百分比。

3. 参考区间　妊娠 34 周前羊水脂肪细胞≤1%；34～38 周为 1%～10%；38～40 周为 10%～15%；40 周以后>50%。

4. 临床意义　羊水脂肪细胞>20% 提示胎儿皮肤成熟；10%～20% 为临界值；<10% 为皮肤未成熟；>50% 为皮肤过度成熟。

（二）羊水快速贴壁细胞检查

1. 检测原理　正常羊水细胞需要 4～5 天才能贴壁生长。胎儿畸形（如神经管缺陷及脐疝）时，羊水细胞仅需 20 小时即可贴壁生长，此种细胞称为快速贴壁细胞（rapid adhering cell，RAC）。RAC 检查可辅助判断胎儿有无畸形。

2. 操作步骤　无菌操作抽取羊水，离心，取沉淀细胞进行细胞培养，计算细胞贴壁率。

3. 参考区间　正常时<4%。

4. 临床意义　RAC 主要用于胎儿畸形的诊断。脐疝畸形的 RAC 仅为 9%～12%。无脑儿的 RAC 可达 100%。

三、羊水化学检查

羊水化学检查的项目较多，如甲胎蛋白（AFP）、胆碱酯酶（cholinesterase，CHE）、反三碘甲状腺氨酸（reverse triiodothyronine，rT_3）等，对评估胎儿的生长发育及某些遗传性疾病有重要意义，羊水化学成分检查及临床意义见表 16-2。

表 16-2　羊水化学成分检查及临床意义

项目	方法	参考区间	临床意义
AFP（mg/L）	CLIA	妊娠15～20周：40 妊娠32周：25	产前诊断神经管缺陷（NTD）的特异性指标：①增高：开放性神经管缺陷、腹壁缺陷、胎儿畸形，死胎及羊水血液污染；②减低：葡萄胎，唐氏综合征等
CHE（U/L）	速率法、终点法		神经性酶，反映胎儿神经系统成熟度
AChE（U/L）	聚丙烯酰胺凝胶电泳	AChE＜10.43	协助AFP增高的确认，NTD的"第2标志"；①增高：NTD、腹壁缺陷，②鉴别胎儿缺陷类型；若AChE：PChE＞0.27应考虑NTD，若比值＜1.0考虑开放性腹壁缺陷
睾酮（μg/L）	CLIA	男性胎儿：224±11 女性胎儿：39±2	结合染色体检查可预测胎儿性别
雌三醇（mg/L）	CLIA	妊娠末期：0.8～1.2	反映胎盘功能。减低：＜1.0提示胎儿存在危险、胎儿窘迫症，突然下降考虑先兆流产
rT₃（μmol/L）	CLIA	2.62～8.31	减低主要见于胎儿甲状腺功能减弱
瘦素（μg/L）	ELISA	1.5～52.8	反映胎儿宫内发育状况
血型物质	凝集试验	A型、B型、O型、AB型、RhD等	辅助胎儿血型鉴定（分泌型表现凝集抑制，非分泌型用DNA技术鉴定血型）、血型不合的预后评估

NTD，神经管缺陷性疾病；AChE，乙酰胆碱酯酶；PChE，假性胆碱酯酶；CLIA，化学发光免疫分析法；ELISA，酶联免疫吸附法

四、羊水细胞遗传学及分子生物学检验

　　细胞遗传学及分子生物学技术对胎儿染色体病、遗传性代谢性疾病及先天畸形的产前诊断有重要价值，可弥补羊水常规检查的缺陷。常见细胞遗传学及分子生物学技术在产前诊断中的应用及评价见表16-3。

表 16-3　细胞遗传学及分子生物学技术在羊水产前诊断中的应用及评价

诊断方法	方法评价
细胞培养＋染色体核型分析	检查染色体数目和结构异常，用于唐氏综合征的诊断。结果直观、准确，是诊断染色体异常的"金标准"，但标本要求高，受取材时间限制（16～20周），细胞培养周期长（10～21天出结果），技术要求高，对染色体微小异常及多基因病的检测受限
荧光原位杂交技术（FISH）	检查染色体数目和结构异常。可检查染色体微小缺失。间期FISH可用于非整倍体检测，主要检测21、18、13三体、X及Y染色体的基因座。妊娠16周后可直接取羊水，无须细胞培养，1～2天出结果。用已知序列的核苷酸探针检测，结果直观、易判读。但成本高、需荧光显微镜。探针种类不足制约了对复杂染色体病的诊断
多重连接探针扩增技术（MLPA）	用于染色体片段分析，单项分析能分析50个基因座，无须细胞培养，分析周期短（2天），精确度高，重复性好，操作简便。但需要测序仪等特殊设备，不能查出探针以外的染色体片段异常
微阵列比较基因组杂交技术microarray-CGH	全基因组芯片，可检测所有染色体位点的异常，大规模、高通量、高分辨率，自动分析结果，客观、省时（1天）。但设备昂贵，费用高

第三节 胎儿成熟度的羊水检查

产前胎儿成熟度的评估有胎龄计算法、超声诊断法和羊水检查法。羊水检查可通过观察羊水中某些指标的变化来评估胎儿的器官功能是否发育完善。评估胎儿成熟度的指标包括胎儿肺、肾脏、肝脏、皮肤及唾液腺成熟程度，其中肺成熟度最能反映胎儿出生后的生存能力。

一、胎儿肺成熟度

磷脂酰胆碱（phosphatidylcholine，PC）与鞘磷脂（sphingomyelin，S）是肺泡表面活性物质的主要成分，是反映胎儿肺成熟度（fetal lung maturity）的重要指标，通常以羊水泡沫试验（foam stability test）、磷脂酰胆碱与鞘磷脂比值（PC/S）、磷脂酰甘油（phosphatidyl glycerol，PG）、羊水吸光度、荧光偏正（fluorescence polarization assay，FPA）、板层小体计数（lamellar bodies，LB）及泡沫稳定指数（foam stability index，FSI）作为评估指标。

（一）检测原理

1. 羊水泡沫试验（foam test） 亦称振荡试验（shake test）。羊水中的肺泡表面活性物质具有亲脂性和亲水性，加入抗泡剂乙醇经振荡后，在试管液面上可形成稳定的泡沫层，并在室温下保持数小时，而其他非肺泡表面活性物质所形成的泡沫则迅速消除。

2. 磷脂酰胆碱与鞘磷脂比值（PC/S） 在妊娠 34 周前，羊水中磷脂酰胆碱与鞘磷脂的含量相近，35 周后磷脂酰胆碱的合成明显增加，在 37 周达到高峰，而鞘磷脂水平却维持恒定或略下降。采用薄层层析色谱法（thin-layer chromatography，TLC）分离磷脂各组分，将标本与标准品对照，检测标本的 PC 与 S 色谱斑面积，或用光密度计扫描后求得 PC/S，以判断胎儿肺成熟度。

3. 磷脂酰甘油（PG）**测定** PG 主要参与稳定肺泡表面活性物磷脂酰胆碱的活性。妊娠 35 周后磷脂酰胆碱在羊水中出现，并随妊娠时间的延长而增加。可采用酶法或快速胶乳凝集试验检测。

4. 羊水吸光度 羊水中磷脂类物质的含量与其浊度成正比。在波长 650nm 时，羊水磷脂类物质越多，则吸光度越大。

5. 荧光偏正（FPA） 羊水中加入荧光染料 NBD-PC 或 PC-16 时，荧光染料 NBD-PC 或 PC-16 可渗入磷脂形成的微粒和聚集体中，检测物中具有表面活性的磷脂含量越高，荧光偏正值越低。

6. 板层小体计数（LB） LB 为肺泡Ⅱ型物质中的特殊结构，是肺泡表面活性物的储存场所，其颗粒大小 2～20fl 不等，采用血细胞分析仪，经血小板通道进行 LB 的定量检测。

（二）方法评价

胎儿肺成熟度羊水检测的方法评价见表 16-4。

表 16-4 胎儿肺成熟度羊水检测的方法评价

方法	评价
羊水泡沫试验	简便、快捷，适用于急诊、POCT 及基层医院，但灵敏度差，假阴性率高
薄层层析色谱法（PC/S 值）	准确性较高，但费时，需要特殊试剂和标准品，易受血液污染和母体并发症的影响。常为参考方法
磷脂酰甘油测定（PG）	不受血液和胎粪污染的影响，可用于胎膜早破患者。灵敏度、特异度高，但操作复杂，费时。在妊娠合并高血压、阴道炎（细菌产生 PG）时可出现假阳性结果
羊水吸光度	简便但羊水浊度易受检测物以外因素影响

续表

方法	评价
泡沫稳定指数（FSI）	可减低羊水泡沫试验的假阴性，要求实验温度 22～25℃，否则会影响泡沫的稳定性。结果易受乙醇浓度及量的影响。血液和粪便污染结果可呈假阳性。一般用于筛查
荧光偏正（FPA）	精密度好，优于 PC/S 值，是常用的定量方法
板层小体（LB）	可用血液分析仪定量检测，对 IRDS 预测较准确。推荐使用未离心标本，污染标本可干扰检测结果

（三）质量控制

1. 检测时机 评估胎儿成熟度应在妊娠 35 周以后进行。

2. 标本、器材及试剂 标本新鲜，器材清洁，加样准确，避免污染。标本采集后立即测定，否则标本应置于 0～4℃保存，且在冷冻保存条件下转运，以免磷脂被羊水中的酶分解，影响结果。用于泡沫试验、板层小体检测的羊水不能离心，否则活性物质被沉淀，可使结果假阴性。

3. 检验 校准仪器，操作标准化，设立对照，建立质控。

（四）参考区间

1. 羊水泡沫试验 稀释度为 1：1 和 1：2 的 2 支试管液面均有完整泡沫环为阳性。

2. 薄层层析色谱法 PC/S≥2。

3. PG 妊娠 35 周后 PG 为阳性。

4. 羊水吸光度测定 A_{650}≥0.075 为阳性。

5. LB≥50 000/μl。

以上 5 个指标结果阳性，均提示胎儿肺成熟。

6. 正常妊娠末期 NBD-PC 的荧光偏正值 <260mP，磷脂/白蛋白 >70mg/g，提示胎儿肺成熟。

（五）临床意义

检查胎儿肺成熟度对指导选择分娩时机，预防新生儿特发性呼吸窘迫综合征有重要意义。

二、胎儿肾脏成熟度

随着妊娠的进展，胎儿肾脏逐渐成熟，测定羊水肌酐和葡萄糖浓度可作为评估胎儿肾脏成熟度（fetal kidney maturity）的指标。

1. 检测原理 羊水肌酐测定主要用肌氨酸氧化酶法、苦味酸速率法等。羊水葡萄糖测定用葡萄糖氧化酶法。

2. 质量控制 胆红素和维生素 C 可干扰本实验的偶联反应，加入亚铁氰化钾和抗坏血酸氧化酶可以消除干扰。

3. 参考区间 妊娠 37 周，肌酐 >176.8μmol/L，葡萄糖 <0.56mmol/L，均提示胎儿肾脏成熟。

4. 临床意义 羊水中的肌酐主要来自胎尿，葡萄糖主要来源于母体血浆，部分来自胎尿。因妊娠后期羊水的主要成分是胎尿。胎尿中的葡萄糖可随胎儿肾脏发育成熟而逐渐减低，肌酐则随着羊水中尿液成分的增加而增加。因此，羊水中的葡萄糖会随着胎尿成分的增多而下降，肌酐则增加。

三、胎儿肝脏成熟度

羊水中的胆红素主要是胎儿肝脏代谢产生的。随着胎儿肝脏代谢胆红素的能力逐渐增强,羊水中的胆红素逐渐下降,至妊娠晚期基本消失。

1. 检测原理　胆红素氧化酶法、重氮试剂法或直接分光光度计法。

2. 质量控制　标本采集时,避免混入血液和胎粪,采集后立即分离上清液,用棕色容器避光保存及送检。

3. 参考区间　胆红素<1.71μmol/L($\triangle A_{450}$<0.02),提示胎儿肝脏成熟。

4. 临床意义　评估胎儿肝脏成熟度(fetal liver maturity),监测胎儿宫内溶血的程度。

四、胎儿皮肤成熟度

皮肤成熟度主要通过检测羊水中胎儿皮脂腺和汗腺脱落的脂肪细胞来判定,具体方法在本章第二节已有详细介绍。

五、胎儿唾液腺成熟度

羊水中的淀粉酶来源于胎儿的唾液腺(S型)及胰腺(P型),且不受母体淀粉酶影响。在妊娠36周后,羊水中的S型淀粉酶随妊娠时间进展而增加。因此,测定羊水淀粉酶的活性可用于评估胎儿唾液腺的成熟程度(fetal salivary glands maturity)。

1. 检测原理　Somogyi法。

2. 质量控制　羊水淀粉酶应于妊娠36周之后测定为宜。

3. 参考区间　>120U/L,提示胎儿唾液腺成熟。

4. 临床意义　妊娠36周之后,测定羊水淀粉酶的活性可用于评估胎儿唾液腺的成熟程度。

第四节　羊水检查的临床应用

羊水检查对胎儿宫内发育状况评估、胎儿宫内感染情况判断和先天性、遗传性疾病的产前诊断具有重要价值,是优生优育的重要检查方法。

一、产前诊断

产前诊断(prenatal diagnosis)是在胎儿出生前,在遗传咨询的基础上,通过影像学、遗传学、分子生物学及生物化学等检查技术,观察胎儿外形,分析胎儿染色体核型,检测羊水生化项目及胎儿脱落细胞,判断胎儿是否存在发育异常,是否患先天性、遗传性疾病,对妊娠风险作出评估的过程。产前诊断可有效降低出生缺陷率。羊水是产前诊断的重要检查材料。产前羊水检查的疾病主要包括:①染色体病:由于染色体数目或结构异常引起的疾病,如唐氏综合征(21三体综合征)、先天性卵巢发育不全(45,XO)等。②单基因病:由一对等位基因突变或异常引起的疾病,多数表现为酶缺陷引起的代谢紊乱,如脂代谢病、黏多糖沉积病、氨基酸代谢病等。③多基因病:由2对以上的基因突变所致的遗传性疾病,主要见于先天畸形。这些疾病目前尚无有效治疗手段,产前诊断是主要预防措施。

二、诊断TORCH感染

TORCH是弓形虫(toxoplasma gondii)、其他病原微生物(others)、风疹病毒(rubella virus)、巨细胞病毒(cytomegalovirus)和单纯疱疹病毒(herpes simplex virus)的总称。这组病原体可通过胎盘垂直传播给胎儿,导致流产、早产、畸形、死胎及中枢神经系统发育障碍,称为TORCH综合征。怀疑TORCH感染的高危孕妇可采集母血或羊水、胎盘绒毛、脐血等标本进行检测来评估妊娠风险。

三、其　　他

采用生物化学和免疫学技术评估胎儿肺脏、肝脏、肾脏及皮肤成熟度,选择有利时机分娩,以降低围产儿死亡率。疑为母婴血型不合者,羊水血型物质测定能辅助胎儿血型鉴定,并采取合理的治疗措施及预后判断。

(马　丽)

本章小结

羊水检验主要用于了解胎儿宫内发育状况和先天性、遗传性疾病的产前诊断。由于羊水穿刺采集的风险性,目前羊水常规检查及成熟度的检查已逐渐被低风险的影像学技术代替。利用细胞遗传学及分子生物学技术进行羊水细胞染色体核型分析和基因检测,对常见的胎儿染色体病、遗传性代谢性疾病及先天畸形的产前诊断有重要意义。染色体核型分析是诊断染色体异常的"金标准",但费时,分辨率低;荧光原位杂交技术(FISH)和多重连接探针扩增技术(MLPA)相对快速,但只能分析局限性的基因座;微阵列比较基因组杂交技术(microarray-CGH)可检测所有染色体位点的异常,高通量,高分辨率。但技术复杂,费用高。

寄生虫临床检验技术包括病原学技术、免疫学技术和分子生物学技术。由于免疫学技术和分子生物学技术在方法上有很强的通用性，除针对个别寄生虫特有的免疫学技术外，大部分寄生虫免疫学和分子生物学技术，将在相应的课程中专门学习。本篇主要学习寄生虫病原学检查技术和寄生虫特有的免疫学检查技术。

学习本篇内容之前，学习者应已掌握了常见寄生虫和寄生虫病的基础知识。本篇则侧重于介绍常见寄生虫的检查技术。主要包括寄生虫检查取材来源、检查方法、结果判断、注意事项、适用范围等内容。

第十七章
线虫检验技术

通过学习本章，你将能够回答下列问题：

1. 蛔虫检验的取材来源可能有哪些？最常用的检查方法是什么？如何操作？
2. 如何鉴别十二指肠钩虫和美洲钩虫成虫？
3. 钩虫检验的取材来源可能有哪些？采用哪些检查方法？如何操作？
4. 可从哪些样本中检查粪类圆线虫？采用哪些检查方法？如何操作？
5. 诊断淋巴丝虫病最常用的方法是什么？如何操作？
6. 如何鉴别班氏微丝蚴和马来微丝蚴？
7. 检查旋毛虫最可靠的检验方法是什么？如何操作？
8. 为什么免疫学方法在旋毛虫检验中具有重要地位？旋毛虫特有的免疫学检查方法是什么？如何操作？如何判断结果？

寄生于人体的线虫重要的有10余种，其中消化道寄生的线虫有蛔虫、鞭虫、钩虫、蛲虫、粪类圆线虫等；组织内寄生的线虫有丝虫、棘颚口线虫及广州管圆线虫等；消化道兼组织内寄生的线虫主要有旋毛虫；还有寄生于眼部的结膜吸吮线虫等。本章主要学习较常见的蛔虫、鞭虫、蛲虫、钩虫、粪类圆线虫、丝虫和旋毛虫的检验技术。

第一节　蛔　虫　检　验

蛔虫学名似蚓蛔线虫（*Ascaris lumbricoides*），寄生于人体小肠引起蛔虫病（ascariasis）。成虫可引起腹痛、腹泻等消化道症状，亦可引起胆道蛔虫症、肠梗阻、肠穿孔等并发症；幼虫可引起咳嗽、支气管哮喘等肺部病变。蛔虫检验的标本主要为粪便，可在粪便中可能检获虫卵或成虫，亦可在痰液中检获幼虫。

一、病原形态

1. 虫卵 蛔虫卵分受精卵与未受精卵。受精卵宽椭圆形，棕黄色，大小为（45～75）μm×（35～50）μm，卵壳较厚且厚薄均匀，卵壳表面有凹凸不平的蛋白质膜，虫卵内含物为卵细胞，有时为幼虫。未受精卵多为长椭圆形，棕黄色，大小（88～94）μm×（39～44）μm，蛋白质膜与卵壳均较薄，有变形性，卵内充满大小不等的屈光颗粒（图 17-1）。蛋白质膜可脱落，脱蛋白膜的蛔虫卵卵壳无色透明，需注意与其他虫卵（如钩虫卵）鉴别。

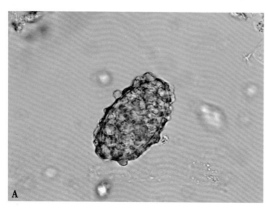 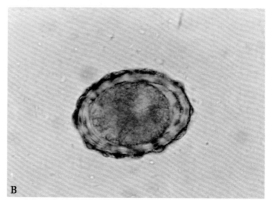

图 17-1 蛔虫未受精卵与受精卵

A. 未受精卵；B. 受精卵

2. 成虫 长圆柱形，似蚯蚓。体形向头尾两端逐渐变细，尾部钝圆锥形。虫体呈微黄色或淡红色，死后灰白色。体表有细横纹，两侧缘有明显的白色侧线。前端有三片唇瓣，呈"品"字形排列。雄虫长 15～31cm，最宽处直径为 2～4mm，尾端向腹面卷曲，生殖系统为单管型，有交合刺一对，长 2～3.5mm。雌虫一般长 20～35cm，有的可长 49cm，直径为 3～6mm，尾端平直。生殖系统为双管型（图 17-2）。

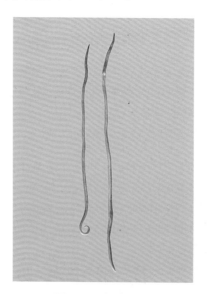

图 17-2 蛔虫成虫

二、检验技术

蛔虫检验的主要取材为粪便，亦可为呕吐物、痰液。自粪便中可检查虫卵，偶可发现成虫;有时可自呕吐物中检出成虫;自痰液中可检出蛔虫幼虫。

1. 虫卵检查　自患者粪便中检出蛔虫卵,即可确诊。由于蛔虫排卵量大,粪便生理盐水直接涂片法为最常用的方法,一张涂片检出率约为 80%,三张涂片检出率可达到 95%。如有必要,也可采用浓集法,如浮聚法、沉淀法、厚涂片透明法等,以提高检出率。粪便直接涂片法操作步骤如下:①准备:在洁净的载玻片,中央滴加 1 滴生理盐水。②取材与涂片:以竹签挑取米粒大小的待检粪便,于生理盐水中混匀涂抹成一粪膜,其厚度以能透过粪膜隐约辨认玻片下的字迹为宜。③观察:低倍镜下观察,如发现可疑虫卵,加盖玻片后,转用高倍镜确认。

2. 成虫检查　粪便中排出蛔虫成虫可确诊。肠内如仅有雄虫寄生(占蛔虫感染的 3.4%～5%),则诊断较为困难,可用驱虫药试验治疗,排出虫体后进行鉴定。

3. 幼虫检查　蛔蚴在肺内移行时,可从痰中检出。

第二节　鞭 虫 检 验

鞭虫学名毛首鞭形线虫(*Trichuris trichiura*),寄生于人体引起鞭虫病。轻度感染可无临床症状,严重感染可出现腹痛、腹泻、慢性贫血或直肠脱垂。鞭虫检验的标本来源为粪便,可从中检查鞭虫卵。

一、病 原 形 态

虫卵　纺锤形或橄榄形,黄褐色,大小(50～54)μm×(22～23)μm,卵壳较厚,两端各有一透明盖塞,虫卵自人体排出时,卵内含有一尚未分裂的卵细胞(图 17-3)。

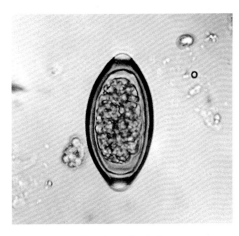

图 17-3　鞭虫卵

二、检 验 技 术

病原学检查　常采用粪便直接涂片法检查鞭虫卵,其操作步骤见蛔虫病检验。由于鞭虫排卵量小,感染度低时,粪便直接涂片法往往难以发现虫卵,需采用厚涂片透明法,沉淀法或饱和盐水浮聚法等浓集虫卵的方法(参见相关章节)。

第三节　蛲 虫 检 验

蛲虫学名为蠕形住肠线虫(*Enterobius vermicularis*),寄生于人体引起蛲虫病,蛲虫病以肛周瘙痒为突出症状，偶可引起呕吐、腹泻等消化道症状，如异位寄生可导致阑尾炎、泌尿生殖系炎症。蛲虫雌虫夜间爬出肛门在肛门周围皮肤产卵，故通常不用粪便检查蛲虫感染。

一、病原形态

1. 成虫 成虫细小，乳白色。虫体角皮具横纹，头部周围的角皮向外隆起形成头翼。口孔位于虫体前端顶部，其周围有 3 个唇瓣；口与咽管相连，咽管末端膨大呈球形，称咽管球。雌虫长为 8～13mm，中部膨大，尾端直而尖细；生殖系统为双管型。雄虫长 2～5mm，宽 0.1～0.2mm，体后端向腹面卷曲，具有尾翼及数对乳突；生殖系统为单管型，有交合刺 1 根，长约 70μm，末端弯曲（图 17-4A）。

2. 虫卵 虫卵一侧扁平，一侧稍凸，形似柿核，大小为（50～60）μm×（20～30）μm，卵壳厚，无色透明。卵自虫体排出时，已含有 1 个发育至蝌蚪期的胚胎，在外界数小时后发育为感染期卵（图 17-4B）。

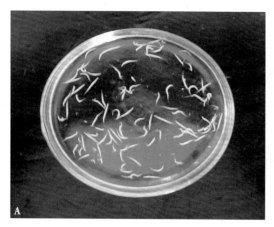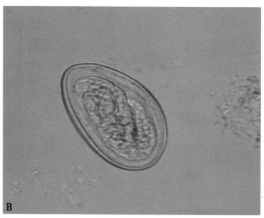

图 17-4 蛲虫成虫和虫卵

A. 成虫；B. 虫卵

二、检验技术

病原学检查以检查虫卵为主，也可以检查成虫。因蛲虫雌虫夜间爬出肛门在肛门周围产卵，粪便中虫卵极少，故一般不以粪便为检查材料。

1. 虫卵检查 常用的方法有透明胶纸法和棉签拭子法。因雌虫夜间至肛门周围产卵，故虫卵检查应在清晨排便之前取材，以避免大便后因大便粘带、清洁臀部而造成虫卵被清除，导致检查失败。蛲虫并非每天均爬出肛门产卵，故可连续检查 2～3 天，以提高检出率。

（1）透明胶纸法：操作步骤：①器材准备：取宽 1.0～1.8cm 的透明胶纸剪成长约 6cm 的小段（略大于载玻片长度），一端向胶面折叠约 0.4cm 后贴于洁净的载玻片上，在载玻片的一端贴上标签，注明受检者姓名、编号。②取材：将胶纸一端掀起，用胶面粘贴受检者肛门周围皮肤，然后将胶纸平贴于载玻片上。③镜检：将此贴有透明胶纸的载玻片置于显微镜下检测。如胶纸下有较多气泡，可揭开胶纸，滴加 1 滴生理盐水，再覆盖胶纸后镜检。

（2）棉签拭子法：操作步骤：①器材准备：加 2ml 生理盐水于试管中，取棉签置于生理盐水浸润。②取材：以生理盐水浸润且挤去多余水分的湿棉签在受检者肛周皮肤上擦拭，然后将棉拭子上的黏附物涂于滴加有生理盐水的载玻片上；或将棉拭子放入盛有生理盐水的试管中充分洗涤，离心沉淀后取沉渣涂片。③镜检：加盖玻片于显微镜下寻找蛲虫卵。

2. 成虫检查 夜间患儿入睡 2 小时后，将其肛门皱襞充分暴露，在良好照明下仔细检查肛门周围，若发现白色虫体，用镊子夹入盛有 70% 乙醇的小瓶内，固定后进行鉴定。可依据肉眼观察虫体长约 1cm,圆柱形,中间粗,两端细初步判断为蛲虫,再于显微镜下观察见头翼和咽管球即可确诊。

第四节 钩 虫 检 验

钩虫(hookworm)是钩口科线虫的统称,寄生于人体的钩虫主要有十二指肠钩口线虫(*Ancylostoma duodenale*)和美洲板口线虫(*Necator americanus*),分别简称十二指肠钩虫和美洲钩虫。钩虫病成虫寄生于小肠可引起慢性失血,导致贫血,上消化道出血,也可出现腹痛、腹泻等消化道症状;幼虫可引起钩蚴性皮炎和肺部病变。钩虫检验的标本来源为粪便和痰液,可分别检查虫卵和幼虫。胃镜检查若发现虫体,亦可取出进行虫种鉴定。

一、病 原 形 态

1. 虫卵 两种钩虫卵光镜下无法区别,呈椭圆形,卵壳薄,无色透明,大小为(56~76)μm×(36~40)μm,新鲜粪便中的虫卵内含2~8个细胞,卵细胞与卵壳之间有明显的间隙(图17-5)。若粪便放置过久,虫卵内细胞继续分裂,可见多细胞卵、桑椹期卵,甚至含蚴卵。

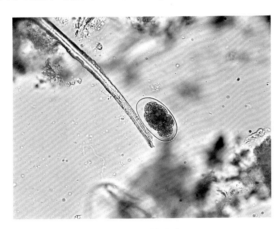

图 17-5 钩虫卵

2. 丝状蚴 大小为(0.5~0.7)mm×0.029mm。食管细长,其长度约占体长的1/5,食管后端略似球状。口腔封闭不能进食,口腔和食管连接处,有一对矛状的角质构造,称为口矛,其形状也有助于虫种的鉴别。

3. 成虫 细长线状,长约1cm,活时呈肉红色,死后为乳白色,雌虫略大于雄虫。虫体前端较细,微向背侧仰曲,顶端有一发达的角质口囊,口囊腹侧缘有2对钩齿或1对板齿。雌虫较大,尾端呈圆锥状,阴门位于虫体腹面中部,十二指肠钩虫有尾刺。雄虫较小,末端膨大,角皮向后延伸并形成膜质交合伞,交合伞由2个侧叶和1个背叶组成,伞内有若干指状肌性辐肋所支持,分为背辐肋、侧辐肋和腹辐肋,背辐肋的分支特点是虫种分类和鉴别的重要依据之一。交合伞内还有两根从泄殖腔伸出的细长可收缩的交合刺(图17-6)。十二指肠钩虫与美洲钩虫成虫的形态区别见表17-1。

表 17-1 寄生人体两种钩虫成虫的鉴别要点

鉴别要点	十二指肠钩虫	美洲钩虫
大小(mm)	♀(10~13)×0.6 ♂(8~11)×(0.4~0.5)	♀(9~11)×0.4 ♂(7~9)×0.3
体形	头端与尾端均向腹面弯曲呈"C"形	尾端向背面弯曲呈"S"形

续表

鉴别要点	十二指肠钩虫	美洲钩虫
口囊腹齿	腹侧前缘有 2 对钩齿	腹侧前缘有 1 对半月形板齿
交合伞形状	略呈圆形	扁圆形
背辐肋分支	远端分 2 支,每支再分 3 小支	基部分 2 支,每支再分 2 小支
交合刺	刺呈长鬃状,末端分开	一刺末端呈钩状,包套于另一刺的凹槽中
阴门	体中部略后	体中部略前
尾刺	有	无

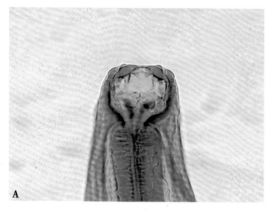
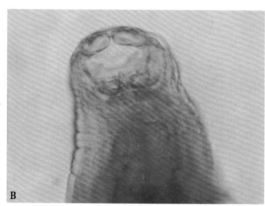
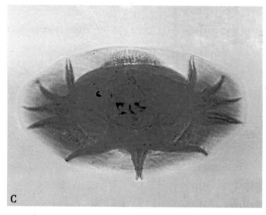
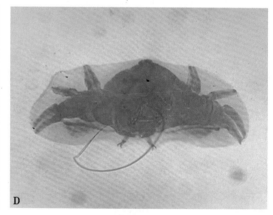
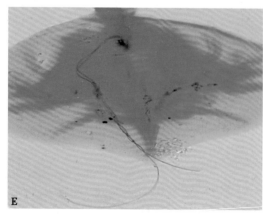
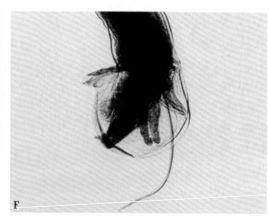

图 17-6　十二指肠钩虫与美洲钩虫

A. 十二指肠钩虫口囊;B. 美洲钩虫口囊;C. 十二指肠钩虫交合伞;D. 美洲钩虫交合伞、背辐肋;
E. 十二指肠钩虫交合刺;F. 美洲钩虫交合刺

二、检验技术

粪便检查钩虫卵是钩虫检验的主要手段,两种钩虫卵在光镜下无法鉴别,鉴别则依赖于虫卵孵化出钩蚴或驱虫获得成虫;痰液检查偶可发现幼虫;胃镜检查时发现虫体,可取出进行虫种鉴定。

1. 虫卵检查 常用的方法有粪便直接涂片法、饱和盐水浮聚法、Kato-Katz 厚涂片法、钩蚴培养法等。

(1)粪便直接涂片法:是诊断钩虫感染最简单迅速且常用的诊断方法,但由于粪便用量少,轻度感染时易漏诊。具体操作步骤参见蛔虫病检验。

(2)饱和盐水浮聚法:是诊断钩虫感染的最佳方法。饱和盐水浮聚法是利用饱和盐水的比重较大,比重较小的虫卵可在饱和盐水中上浮而起到浓集作用的检查方法。钩虫卵相对密度约为 1.06,在饱和盐水(相对密度为 1.20)中容易漂浮。饱和盐水浮聚法的操作步骤:①饱和盐水配制:将烧杯中加入 100ml 清水,煮沸,慢慢向其中加入食盐并不断搅动,直至食盐不再溶解为止,冷却,即为饱和盐水。②挑取、溶解粪便:用竹签挑取黄豆大小粪便置于已盛有 1/3～1/2 饱和盐水的漂浮杯(可以青霉素、头孢菌素药瓶代替)内,将粪便搅拌混匀,挑去浮于水面的粪渣,继续加饱和盐水至瓶口,再以滴管小心滴加饱和盐水至液面高于杯口而不溢出为止。③静置:在杯口轻轻覆盖载玻片,使之接触液面,静置15～20 分钟,注意避免产生气泡。④镜检:将载玻片提起并迅速翻转,置于显微镜下观察(图 17-7)。

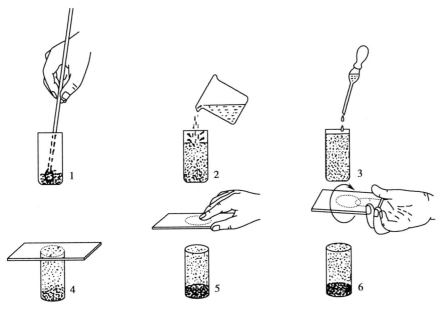

图 17-7 饱和盐水漂浮法

(3)改良加藤法(Kato-Katz 法):即厚涂片透明法。其原理是利用粪便定量或定性厚涂片,以增加视野中虫卵数,可作虫卵定量检查。经甘油和孔雀绿处理的玻璃纸覆于粪膜,甘油使粪膜透明,便于光线透过,孔雀绿则使视野光线柔和,以减少眼睛的疲劳。过硬和过稀的粪便不宜使用本法;泡沫状的粪便会在玻璃纸下形成许多微小气泡,妨碍镜检。该法需注意掌握粪膜的合适厚度和透明时间,若粪膜过厚,透明时间短,则虫卵难以发现;若透明时间过长,则虫卵变形,不易辨认。检查钩虫卵,透明时间不宜超过 30 分钟。

该法需要部分专用器材:①定量模板:规格为 30mm × 40mm × 1mm 的聚苯乙烯模板,

中央孔为圆台形或椭圆形；②塑料刮片；③ 80～100 目尼龙绢片；④甘油 - 孔雀绿溶液（含 100ml 蒸馏水、100ml 纯甘油、1ml 3% 的孔雀绿）；⑤亲水玻璃纸：规格为 30mm×25mm、厚 40μm，使用前需在甘油 - 孔雀绿溶液中浸泡 24 小时以上，直至玻璃纸呈现绿色。

操作步骤：①取样：将尼龙绢片置于待检粪样上，用塑料刮片轻压尼龙绢片并在其上轻刮，使细粪渣透过尼龙绢片的微孔滤出至绢片表面；将定量板放在载玻片上，用刮片将绢片表面的细粪渣填入定量板的中央孔内，使填满全孔并抹平，小心移去定量板。②透明：取一张浸泡好的亲水玻璃纸，盖在粪样上，用橡皮塞或另一块较厚的载玻片覆于玻璃纸上垂直均匀用力压制，使粪便均匀地展开，置于 30～37℃温箱 30 分钟，或 25℃、75% 湿度下 1 小时。③镜检：将透明后的加藤片置于显微镜下查虫卵。④定量（必要时选用）：计数全片虫卵数，将虫卵数乘以 24，再乘以粪便性状系数（成形便系数为 1，半成型便系数为 1.5，软湿便系数为 2，粥样便系数为 3，水泻便系数为 4），即为每克粪便虫卵数（egg per gram，EPG）。

改良加藤法检出率较高，可用于钩虫感染度的测定，但由于钩虫卵易变形，使结果缺乏相应的准确性和稳定性，对操作者技术要求较高。

（4）钩蚴培养法：亦称试管滤纸培养法，此法检出率较高。孵出的丝状蚴可作虫种鉴定，适用于流行病调查，但需培养 5～6 天才能孵出钩蚴，临床检验较少使用。

钩蚴培养法操作步骤：取 1 支 1cm×10cm 试管加入冷开水约 1ml，将滤纸剪成与试管等宽但较试管稍短的"T"形纸条，横条部分用铅笔写受检者姓名，取蚕豆大小的粪便，均匀涂在纸条上上 2/3 处，将纸条插入试管，下端浸入水中（注意勿使粪便混入水中），加塞置于 20～30℃条件下培养。培养过程中每天用滴管沿管壁滴入冷开水，以补充管内蒸发掉的水分，加水时勿冲在粪膜上。3～5 天后用肉眼或放大镜检查试管底水中有无钩蚴（图 17-8）。钩蚴虫体透明，呈蛇形活动。如需作虫种鉴定，可吸取培养管底部的沉淀物滴于载玻片上镜下观察。

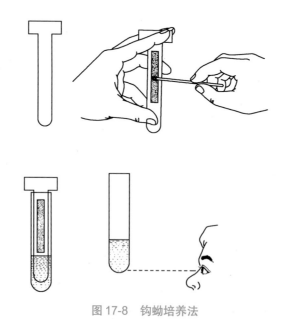

图 17-8 钩蚴培养法

2. 成虫检查 钩虫成虫一般很少随粪便排出，故一般不从粪便中检查成虫。如有必要，可驱虫检查成虫，进行虫种鉴定。部分患者进行胃镜检查时，可在十二指肠肠壁发现虫体。如取出完整虫体，则可根据虫体大小、外形及口囊中的板齿或钩齿即可进行虫种鉴定；如取虫时虫体断裂，仅获得后半部分虫体，则需镜下通过交合伞、背辐肋、交合刺、阴门、尾刺等结构进行虫种鉴定。

3. 幼虫检查　钩虫幼虫在肺内移行时，可从痰中检获。

第五节　粪类圆线虫检验

粪类圆线虫（*Strongyloides stercoralis*）是一种兼性寄生虫，在寄生世代中，成虫可寄生于小肠，幼虫寄生于组织中，引起粪类圆线虫病。粪类圆线虫检查取材为粪便、痰液、尿或脑脊液等，可从中检查幼虫、成虫或培养出丝状蚴；粪便中有时可查及虫卵。

一、病　原　形　态

1. 成虫雌虫　大小为 2.2mm×（0.03～0.075）mm，虫体半透明，角皮具有细横纹，头端钝圆，口腔短小，有细齿，食管细长，碘液染色时着色深，为虫体长的 1/3～2/5，肠管着色较浅，与食管分界明显。肛门近尾末端，尾端钝圆呈圆锥状。卵巢不与肠管缠绕，呈直接折返，有的虫体子宫内可见 8～12 个虫卵，虫卵颜色较深，单行排列（图 17-9A）。

2. 杆状蚴　新鲜粪便中的虫体活动力非常强，外观无色透明，粗短，头端钝圆，尾部尖细，无体鞘，长 0.2～0.45mm，宽约 0.016mm，活动状态下及染色后的虫体清晰可见呈双球形的咽管，此为粪类圆线虫杆状蚴的典型特征（图 17-9B）。

3. 丝状蚴　咽管呈柱状。虫体细长，无色透明，无体鞘，长 0.6～0.7mm，宽 15～18μm，食管细长，呈柱状，与肠管交界清晰，尾部略钝，有一微小凹痕，使尾端呈分叉状，此可为粪类圆线虫丝状蚴特征，可与钩虫丝状蚴鉴别（图 17-9C）。

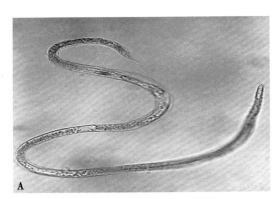
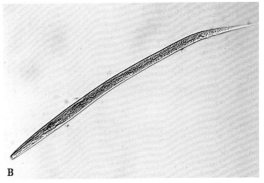
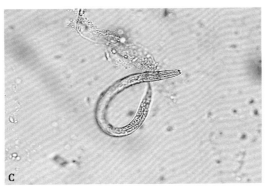

图 17-9　粪类圆线虫

A. 成虫；B. 杆状蚴；C. 丝状蚴

4. 虫卵　与钩虫卵形态相似，椭圆形，卵壳极薄，无色透明，大小（50～58）μm×（30～34）μm，卵内可见胚胎细胞，如桑葚状，与卵壳间有明显的空隙。

二、检验技术

粪类圆线虫病的确诊依靠从粪便、痰液、尿或脑脊液等中查获幼虫、成虫或培养出丝状蚴。腹泻患者有时可自粪便中检获虫卵。

1. 粪便检查　粪类圆线虫成虫、杆状蚴、丝状蚴、虫卵均可随粪便排出，故粪便检查为粪类圆线虫主要检查手段。由于感染者存在间歇性排虫现象，故宜反复多次检查，以免漏诊。

（1）直接涂片法：粪类圆线虫感染严重时，直接涂片即可发现虫体（特别是幼虫）。操作步骤参见蛔虫检验。可在涂片基础上进行碘液染色。

（2）醛醚沉淀法：本法为浓集方法，检出率较高，效果较好。操作步骤参见肝吸虫检验。

（3）贝尔曼法：取粪便15～20g，放入40～60目带筛或垫有数层纱布的漏斗内，漏斗下端接一短橡皮管，末端以止水夹夹紧；漏斗内加入40℃温水至淹没粪便为止，静置1～3小时，此时幼虫游走于水中，并穿过筛网或纱布网眼沉于橡皮管底部；接取橡皮管底部粪液，经沉淀后取沉渣涂片镜检。该法检出率高于直接涂片法与沉淀法。

（4）粪便直接培养法或活性炭平皿培养法：取5～10mg粪便放入垫有滤纸的平皿，加清水，或与活性炭以2∶3比例加少许清水混合，然后放入平皿内，放置室温（20～27℃）或温箱（25℃），24～28小时后用解剖镜检查液体中呈蛇行游动的丝状蚴。有研究认为该法检出率高于贝尔曼法。

（5）改良琼脂板法：在消毒塑料平皿内加入高压消毒的琼脂液（1.5% 琼脂，0.5% 肉浸膏，1% 蛋白胨和0.5% 氯化钠），平皿于室温蒸发4～5天，取2g粪便放在琼脂板中央，26～33℃孵育48小时，用肉眼和光镜观察。琼脂板法检查粪类圆线虫检出率高达96.8%，且操作安全方便无污染。

2. 其他标本检查　免疫低下患者感染粪类圆线虫，可引起播散性超度感染，除肠道外，粪类圆线虫可出现在其他组织器官，故可能在痰液、肺泡灌洗液、胃液、十二指肠液、尿、腹水、脑脊液中检获幼虫、成虫。一般采用直接涂片法即可能检获虫体，必要时可考虑沉淀法以提高检出率。

第六节　丝虫检验

寄生于人体的丝虫有8种，分别为寄生于淋巴系统的班氏丝虫、马来丝虫和帝汶丝虫；寄生于皮下组织的盘尾丝虫、罗阿丝虫和链尾丝虫；寄生于体腔的常现丝虫和奥氏丝虫。由班氏丝虫与马来丝虫引起的淋巴丝虫病（lymphatic filariasis）及由盘尾丝虫所致的"河盲症"（river blindness）危害严重。我国仅曾有班氏丝虫和马来丝虫流行。本节仅学习班氏丝虫和马来丝虫检验技术。

班氏丝虫与马来丝虫检验

班氏丝虫（*Wuchereria bancrofti*）和马来丝虫（*Brugia malayi*）寄生于人体淋巴系统可引起急性淋巴系统炎症（如淋巴管炎、淋巴结炎、丹毒样皮炎等），及慢性阻塞性病变（如象皮肿、乳糜尿、鞘膜积液等）。班氏丝虫与马来丝虫检验的标本来源为血液、尿液和各种体液，可从中检查微丝蚴。有时亦可取淋巴结活检检查成虫。

一、病原形态

1. 成虫

（1）班氏丝虫：虫体细长如丝线，乳白色，雌雄异体，雌虫大于雄虫，头尾部较虫体中段略细，末端钝圆。表皮光滑，头尾可见横纹。头部略膨大，顶端有一微陷的口，口周围有两圈乳突，每圈4个。雌虫平均长86.1mm，宽0.25mm，颈部稍细，生殖器官为双管型。雄虫平均长37.6mm，宽0.13mm，尾部向腹面弯曲半圈至3圈。生殖器官为单管型。

（2）马来丝虫：其成虫与班氏丝虫成虫基本相似，但虫体较小。雌虫平均长56.1mm，宽0.19mm。雄虫平均长24mm，宽0.09mm，尾部向腹面弯曲2～3圈。

2. 微丝蚴　两种丝虫微丝蚴形态近似，在新鲜血片上虫体无色透明，运动活泼，呈蛇行样运动。微丝蚴头端钝圆，尾端尖细，外被鞘膜，角质层光滑，有环纹；体内有许多细胞核称体核；头端无核处称为头间隙；尾部尖细，内有核，呈单列称尾核（图17-10）。两种微丝蚴可从大小、体态、头间隙、体核及尾核的有无等方面进行区别，鉴别要点见表17-2。

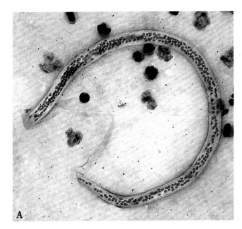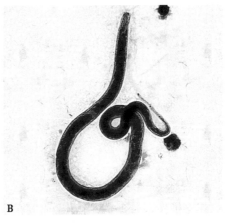

图 17-10　班氏微丝蚴和马来微丝蚴

A. 班氏微丝蚴；B. 马来微丝蚴

表 17-2　班氏微丝蚴与马来微丝蚴的鉴别要点

	班氏微丝蚴	马来微丝蚴
大小（μm）	（244～296）×（5.3～7.0）	（177～230）×（5～6）
体态	弯曲柔和，有大弯，无小弯	弯曲僵硬，大弯上有小弯
头隙（长：宽）	较短（1:1或1:2）	较长（2:1）
体核	圆形，各核分开，排列整齐，清晰可数	卵圆形，大小不等，排列紧密，常相互重叠，不易分清
尾核	无尾核	2个尾核，前后排列，尾核处虫体略膨大

二、检　验　技　术

从患者外周血、乳糜尿液、抽出液或活检物中查出微丝蚴或成虫是诊断丝虫病的重要依据。

1. 血检微丝蚴　从外周血液中检查微丝蚴是诊断丝虫感染的最常用方法。我国存在的两种丝虫微丝蚴均为夜现周期型（微丝蚴在外周血中表现为夜多昼少的现象），所以检查时通常夜间采血检查。

（1）厚血膜法：是诊断丝虫感染最常用的方法。操作步骤：①硼砂亚甲蓝染液配制：取亚甲蓝2g，硼砂3g，置研钵内，边研磨边加水，待溶解后冲洗入瓶中，加蒸馏水100ml配成原液。②采血：晚上9时到次晨2时以采血针自耳垂采血6大滴血（120μl）。③血膜制片：6大滴血分置于2张载玻片上（3滴/张），涂成厚薄均匀、边缘整齐、大小约3.5cm×1.5cm长椭圆形血膜，自然晾干。④染色：用清水将原液配成5%染液，滴加染液覆盖整个厚血膜，染色 3～5 分钟，待血膜呈天蓝色，然后用清水轻轻冲去染液，晾干后镜检。⑤镜检：晾干后的玻片置于低倍镜下观察，见疑似微丝蚴后，转至高倍镜确认并鉴定虫种。硼砂亚甲蓝染色法省去溶血、固定等程序，可提高工作效率，而且经济。此外，还可采用 Giemsa 染色、Wright 染色等染色法进行染色检查。

（2）新鲜血滴法：晚上 9 时到次晨 2 时取耳垂血 1 滴（约 20μl），置于载玻片上的生理盐水滴中（也可用清水滴，红细胞会溶解），盖上盖片后立即在显微镜下观察微丝蚴的活动情况。此法由于取血量少，检出率低，仅适合教学与卫生宣传用。

（3）浓集法：晚上 9 时到次晨 2 时抽取静脉血 1～3ml，经溶血后，离心，取沉渣涂片后染色镜检。本法因取血量多，可提高检出率，其检出率较厚血膜法高。

常用溶血剂为：蒸馏水、20% 乙醇、2% 醋酸、2% 甲醛溶液（福尔马林）、2% 草酸钾和 1% 皂素等。

（4）薄膜过滤法：常用的薄膜为孔径 5μm 的微孔薄膜和孔径 3μm 的核孔薄膜。操作步骤：以 10ml 注射器先吸 5% 枸橼酸钠抗凝剂 0.1ml，再抽受检者静脉血 1ml，充分混合，然后吸入 9ml 10% Teepol 溶血剂，混匀溶血，取下针头，连接在特制过滤器上，该器装有直径 25mm，孔径为 5μm 或孔径为 3μm 的薄膜，薄膜下垫有一层同样大小的滤纸；徐徐推动注射器活塞轻压过滤，使已溶血的悬液通过滤器，再用 10ml 生理盐水洗涤过滤器 3 次，取出滤膜，置于加温到 56℃ 的 0.1% 苏木素染液中染色 5 分钟，清洗晾干；将已染色薄膜置载玻片上，滴加少许二甲苯透明，加盖玻片后镜检。

（5）海群生白天诱出法：白天给被检查者口服海群生 50～100mg，于服药后 30 分钟进行血检。此法检出率较低，只宜用于夜间采血不方便者。

2. 体液、尿液检查微丝蚴 丝虫微丝蚴也可见于各种体液，如鞘膜积液、淋巴液、乳糜尿、乳糜腹水、乳糜胸腔积液、心包积液、乳糜血痰、眼前房水、尿液及骨髓等，故可在这些体液中作直接涂片，染色镜检。也可采用离心浓集法检查沉淀物中微丝蚴。对含乳糜的体液，可先加乙醚使脂肪充分溶解并加水稀释后才进行离心沉淀浓集。如液体中含蛋白量高而呈胶状，可先加抗凝剂，再加水稀释 10 倍才离心沉淀镜检。

3. 成虫检查 可用注射器从可疑淋巴结中抽取成虫，或在切除的可疑淋巴结中查找成虫检测。

第七节 旋毛虫检验

旋毛虫（*Trichinella spiralis*）寄生于人体可引起旋毛虫病，临床上主要表现为急性期有发热、眼睑水肿、皮疹等过敏反应，继之出现肌肉剧烈疼痛、四肢酸困乏力等症状，重症患者可因并发症而死亡。旋毛虫检验标本来源为活检的肌肉组织，可从中检查旋毛虫幼虫或囊包。

一、病原形态

1. 成虫 细线状，乳白色，表皮光滑，头端较尾端稍细。雄虫大小为（1.0～1.8）mm×（0.03～0.05）mm，雌虫为（2.5～3.5）mm×0.05mm。成虫咽管占虫体的 1/3～1/2，从口至神经环部为毛细管状，继之开始膨大为球部，然后又变为毛细管状，并与肠管相连。两性成虫的生殖器官均为单管型。

2. 幼虫 大小为 1.0mm×0.03mm。成熟幼虫卷曲于横纹肌内的梭形囊包中，囊包大小为（0.25～0.5）mm×（0.21～0.42）mm，其长轴与横纹肌纤维平行排列。一个囊包内通常含有 1～2 条幼虫，有时可多达 6～7 条（图 17-11）。

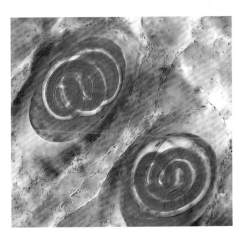

图 17-11 旋毛虫幼虫囊包

二、检验技术

（一）病原学检查

肌肉活检是旋毛虫最准确的诊断方法。但由于摘取组织的局限性，在发病早期和轻度感染者肌肉活检阳性率仅为 50% 左右。操作步骤：①取样：自患者肌肉疼痛最明显处（多为腓肠肌、肱二头肌）摘取米粒大小的肌肉。②压片镜检：将肌肉置于 2 片洁净载玻片之间，用力压平，置于显微镜下以低倍镜观察，查到旋毛虫幼虫或梭形囊包即可确诊。在检查中发现肌纤维横纹消失、间质水肿等病变均有助于诊断。

（二）免疫学检查

因病原学检查检出率不高，免疫学检查在旋毛虫病诊断中具有重要地位。方法有环蚴沉淀试验、ELISA 法、金标记试纸条法等。ELISA 法、金标记试纸条法等均已有相关商品。环蚴沉淀试验为旋毛虫病特有的免疫诊断方法，其原理是利用患者血清中的旋毛虫特异性抗体可与幼虫体表分泌抗原结合，在幼虫周围形成光镜下可见的免疫复合物沉淀进行检验。操作步骤：取 50～100 条脱囊的旋毛虫活幼虫（冻干幼虫或空气干燥幼虫也可）放入待检血清中，37℃温育 24 小时，如 1 条或以上幼虫体表出现泡状或袋状沉淀物附着，即为阳性反应，与常见的线虫（蛔虫、钩虫、丝虫、鞭虫）无交叉反应，具有较高的敏感性和特异性。

（方　强）

本章小结

本章学习了 7 种常见线虫，包括消化道线虫（蛔虫、鞭虫、蛲虫、钩虫和粪类圆线虫）以及组织线虫（丝虫和旋毛虫）。由于蛔虫卵、鞭虫卵、钩虫卵，粪类圆线虫成虫、幼虫、虫卵均可随粪便排出，故粪便检查是这 4 种线虫的主要检查方法，其中，检查蛔虫最常用的方法是粪便直接涂片法。钩虫最适合的检查方法是饱和盐水浮聚法；改良加藤法不仅可以提高这 3 种虫卵检出率，还可以计数估算感染度。粪类圆线虫检查则可采用粪便直接涂片法、沉淀法、贝尔曼法等。蛲虫检验则针对其在肛周产卵的特性主要采用肛门棉拭子法或透明胶纸法。由于丝虫微丝蚴存在夜现周期性，夜间采血，厚血膜染色镜检是检查丝虫病的主要检查方法；乳糜尿、鞘膜积液中亦可能检出微丝蚴作为诊断丝虫病的依据。肌肉活检查找旋毛虫囊包是检查旋毛虫病最可靠方法，但检出率低，故免疫学检查是旋毛虫病的重要辅助检查手段。

第十八章
吸虫病检验技术

通过学习本章，你将能够回答下列问题：

1. 华支睾吸虫检查的标本来源有哪些？各用什么方法检查？
2. 姜片虫与肝片形吸虫卵的鉴别要点是什么？
3. 肺吸虫病检查的标本来源有哪些？肺吸虫病痰液检查法的步骤是什么？
4. 日本血吸虫感染病原检查方法尼龙袋集卵法和毛蚴孵化法的操作步骤是什么？
5. 环卵沉淀试验的原理和操作方法是什么？
6. 日本血吸虫直肠镜活组织检查不同时间的虫卵形态有何特点？

寄生人体的吸虫（trematode）属扁形动物门（Platyhelminthes）吸虫纲（Trematoda）复殖目（Digenea），称为复殖吸虫（digenetic trematode）。复殖吸虫种类繁多，生活史复杂，具有有性世代和无性世代交替，无性世代在软体动物中寄生，有性世代大多在脊椎动物体内寄生。

第一节　华支睾吸虫检验

华支睾吸虫（Clonorchis sinensis），又称肝吸虫（liver fluke）。成虫寄生于人体的肝胆管内，可引起华支睾吸虫病（clonorchiasis），又称肝吸虫病。

一、病　原　形　态

1. 成虫　体形狭长，背腹扁平，前端稍窄，后端钝圆，状似葵花子，体表无棘。虫体大小一般为（10～25）mm×（3～5）mm。口吸盘略大于腹吸盘，前者位于体前端，后者位于虫体前 1/5 处。消化道简单，口位于口吸盘的中央，咽呈球形，食管短，其后为肠支。肠支分为两支，沿虫体两侧直达后端，不汇合，末端为盲端。排泄囊在体后为一略带弯曲的长袋，前端到达受精囊水平处，并向前端发出左右两支集合管，排泄孔开口于虫体末端。雄性生殖器官有睾丸 1 对，前后排列于虫体后部 1/3 处，呈分支状。两睾丸各发出 1 条输出管，向前约在虫体中部汇合成输精管，与储精囊相通，经射精管进入位于腹吸盘前缘的生殖腔，缺阴茎袋、阴茎和前列腺。雌性生殖器官有卵巢 1 个，呈浅分叶状，位于睾丸之前。卵模之前为子宫，盘绕向前开口于生殖腔。受精囊呈椭圆形，在睾丸与卵巢之间。劳氏管位于受精囊旁，也与输卵管相通，为短管，开口于虫体背面。卵黄腺呈滤泡状，分布于虫体的两侧（图 18-1A）。

2. 虫卵　形似芝麻，淡黄褐色，一端较窄且有盖，卵盖周围的卵壳增厚形成肩峰，另一端有小疣。卵甚小，大小为（27～35）μm×（12～20）μm。从粪便中排出时，卵内已含有毛蚴（图 18-1B）。

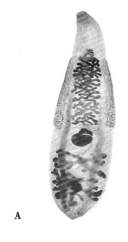
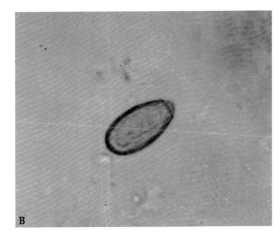

图 18-1 华支睾吸虫
A. 成虫；B. 虫卵

二、检 验 技 术

（一）病原学检查

粪检找到华支睾吸虫卵是确诊的根据，一般在感染后 1 个月可在粪便中发现虫卵，常用的方法有：

1. 直接涂片法 直接涂片法操作虽然简便，但由于所用粪便量少，检出率不高，且虫卵甚小，容易漏诊。改良加藤厚涂片法可用于虫卵的定性和定量检查，具体步骤参见线虫检查。

2. 集卵法 此法检出率较直接涂片法高，常用醛醚沉淀法（formalin-ether sedimentation），步骤如下：取粪便 1～2g 置于小容器内，加水 10～20ml 调匀，将粪便混悬液经 2 层纱布（或100 目金属筛网）过滤，离心（200rpm）2 分钟；倒去上层粪液，保留沉渣，加水 10ml 混匀，离心 2 分钟；倒去上层液，加 10% 甲醛 7ml，5 分钟后加乙醚 3ml，塞紧管口并充分摇匀，取下管口塞，离心 2 分钟；即可见管内自上而下分为 4 层。取管底沉渣涂片镜检。

3. 十二指肠引流胆汁检查 十二指肠引流液通常是指十二指肠液（D 液）、胆总管液（A液）、胆囊液（B 液）和肝胆管液（C 液）的总称。引流胆汁进行离心沉淀检查也可查获虫卵。此法检出率接近 100%，但技术较复杂，一般患者难以接受。临床上对病人进行胆汁引流治疗时，还可见活成虫，虫体表面光滑，蜷缩有蠕动，根据形态特征，可作为诊断的依据。

检查方法：将十二指肠导管细心地插入十二指肠，抽取十二指肠液，由于标本来自不同部位，其色泽、性质也不相同，按抽获液体的先后依次分装在四个容器内，其中对肝胆系统寄生虫病有诊断意义的是来自胆囊的胆液（B 液），色泽呈深黄绿色。将各部分十二指肠引流液分别滴于载玻片上，加盖玻片后直接镜检。为了提高检出率，亦可用离心法浓集后再镜检，即将引流液加适量生理盐水稀释混匀后，分装离心管内，以 2000rpm 离心 5～10 分钟，吸取沉渣涂片镜检。如引流物过于黏稠，可先加 10% NaOH 溶液消化后再离心。

注意事项：华支睾吸虫卵与异形类吸虫卵在形态、大小上极为相似，容易造成误诊，应注意鉴别。另外也要注意与服用灵芝及其制品的患者粪便中的灵芝孢子相鉴别。

（二）免疫学诊断

近年来随着酶、放射性核素、生物素、胶体金等标记技术和分子生物学技术等新方法的发展和应用，大大提高了检测血清抗体或抗原的敏感性和特异性，使华支睾吸虫病的检出率大大提高。目前，在临床辅助诊断和流行病学调查中，免疫学方法已被广泛应用。常用的方法有酶联免疫吸附试验（ELISA）、间接血凝试验（IHA）和间接荧光抗体试验（IFAT）等方法。已有学者研究出一些对免疫诊断具有潜在应用价值的重组抗原。

第二节 布氏姜片吸虫检验

布氏姜片吸虫（*Fasciolopsis buski*）简称姜片虫，可致姜片虫病（fasciolopsiasis）。姜片虫成虫的致病作用包括机械性损伤及虫体代谢产物被宿主吸收引起的变态反应。

一、病原形态

1. 成虫 硕大、肉红色，肌肉丰富而肥厚，椭圆形，背腹扁平，前窄后宽，长为 20～75mm，宽为 8～20mm，厚为 0.5～3mm，体表有皮棘。两吸盘相距很近，口吸盘亚顶位，直径约 0.5mm，腹吸盘呈漏斗状，肌肉发达，较口吸盘大 4～5 倍，肉眼可见；咽和食管短；肠支在腹吸盘前分叉，呈波浪状弯曲，向后延至体末端；睾丸 2 个，前后排列于虫体后半部的大半。睾丸高度分支如珊瑚状。卵巢位于虫体中部稍前方，分 3 瓣，每瓣再分支。无受精囊，有劳氏管。子宫盘曲在腹吸盘和卵巢之间。卵黄腺较发达，分布于虫体两侧。两性生殖系统均开口于腹吸盘前缘的生殖腔（图 18-2A）。

2. 虫卵 呈椭圆形（图 18-2B），（130～140）μm×（80～85）μm，是人体寄生虫中最大的蠕虫卵。虫卵淡黄色，壳薄而均匀，一端有一不明显的小盖。卵内含有 1 个卵细胞和 20～40 个卵黄细胞。

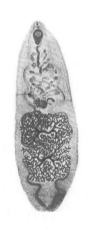
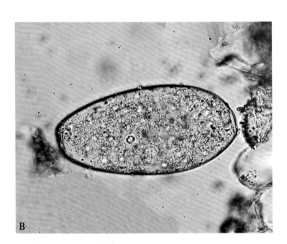

图 18-2 姜片虫

A. 成虫；B. 虫卵

二、检验技术

（一）病原学检查

检查粪便中虫卵是确诊姜片虫感染的主要方法。因姜片虫卵大，容易识别，应用直接涂片法检查 3 张涂片，即可查出绝大多数患者，但轻度感染的病例往往漏检。应用浓集方法可提高检出率，常用的有离心沉淀法及水洗自然沉淀法；采用定量透明厚涂片法（即改良加藤氏法）既可定性检查，其检出效果与沉淀法相仿，又可进行虫卵记数，以了解感染度。

注意事项：姜片虫卵与肝片形吸虫卵和棘口类吸虫卵的形态十分相似，应注意鉴别。有时少数患者的呕吐物或粪便中偶可发现成虫。

（二）免疫学检查

用免疫学方法对感染早期或大面积普查，有较好的辅助诊断价值。常用的有 ELISA 和 IFA 等。

第三节　肝片形吸虫检验

肝片形吸虫（*Fasciola hepatica*）是牛羊及其他哺乳动物胆管内的常见寄生虫。人体亦可被感染，引起肝片形吸虫病（fascioliasis）。

一、病原形态

肝片形吸虫与姜片虫同属片形科（*Fasciolidae*），是大型吸虫之一。肝片形吸虫与姜片虫的形态相似（图 18-3），其区别在于：①成虫较姜片虫狭长，体前端有一锥形突起称头锥；②腹吸盘较小，不甚明显，位于头锥基部水平；③肠支有许多侧分支；④睾丸 2 个，分支很细，前后排列于虫体中部、卵巢之后；⑤卵巢较小，分支细；⑥卵盖略大，卵壳周围可见胆汁染色颗粒，胚细胞较明显。

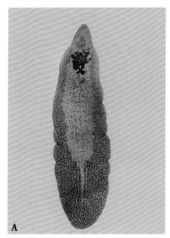
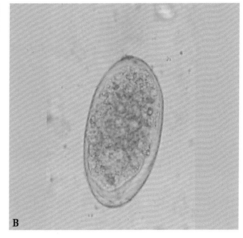

图 18-3　肝片形吸虫
A. 成虫；B. 虫卵

二、检验技术

（一）病原学检查

粪便镜检获虫卵是诊断肝片形吸虫病的根据，但应与姜片虫卵、棘口吸虫卵相鉴别。

（二）免疫学检查

对急性期、胆管阻塞患者以及异位寄生的病例，采用免疫学检测有助于本病的诊断。如 ELISA、IHA 和 IFA 等方法检测患者血清中的特异性抗体均有较高的敏感性。

第四节　卫氏并殖吸虫检验

卫氏并殖吸虫（*Paragonimus westermani*）是人体并殖吸虫病的主要病原，也是最早被发现的并殖吸虫，以在肺部形成囊肿为主要病变，以烂桃样血痰和咯血为主要症状。

一、病 原 形 态

1. 成虫　虫体肥厚,活体为暗红色,体形随其伸缩蠕动而改变,静止时外形椭圆,背面稍隆起,腹面扁平。其长为 7～12mm,宽 4～6mm,厚 2～4mm。虫体表披细小单生型尖刀形皮棘。口、腹吸盘大小相似,口吸盘位于虫体前端,腹吸盘位于虫体腹面中线前缘。消化器官包括口、咽、食管及肠管。口位于口吸盘中央,连接球形咽部及短小的食管,其后分为两支肠管沿虫体两侧形成 3～4 个弯曲延伸至虫体后部,以盲端终。卵巢 6 叶,与子宫并列于腹吸盘之后,2 个睾丸分支如指状,并列于虫体后 1/3 处。由浓密的卵黄滤泡组成的卵黄腺分布于虫体两侧,经卵黄管汇合于卵黄囊,通入输卵管。排泄管长袋形,向后以肛孔开口于体末端。卵巢形态、口腹吸盘大小之比例、睾丸分支及长度是并殖吸虫形态鉴别的重要特征(图 18-4A)。

2. 虫卵　金黄色,椭圆形,左右多不对称,大小为(80～118)μm×(48～60)μm,前端较宽,有扁平卵盖,后端稍窄。卵壳厚薄不匀,后端往往增厚,卵内含有 1 个卵细胞和 10 多个卵黄细胞(图 18-4B)。

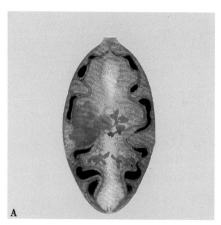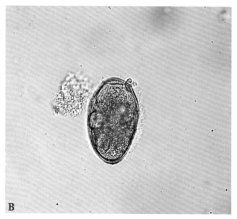

图 18-4　卫氏并殖吸虫
A. 成虫;B. 虫卵

二、检 验 技 术

(一)病原学检查

痰或粪便中找到虫卵或摘除的皮下包块中找到虫体即可确诊。可先用直接涂片法检查,如为阴性,改为浓集法集卵,以提高检出率。粪便检查方法参见线虫部分,下面介绍痰液的检查方法:

1. 直接涂片法　在洁净载玻片上先加 1～2 滴生理盐水,挑取痰液少许,最好选带铁锈色的痰,涂成痰膜,加盖片镜检。如未发现肺吸虫卵,但见有夏科 - 雷登结晶,提示可能是肺吸虫感染,多次涂片检查为阴性者,可改用浓集法。

2. 浓集法　收集 24 小时痰液,置于玻璃杯中,加入等量 10% NaOH 溶液,用玻棒搅匀后,放入 37℃温箱内,数小时后痰液消化成稀液状,再分装于数个离心管内,以 1500rpm 离心 5～10 分钟,弃去上清液,取沉渣涂片检查。

(二)免疫学检查

皮内试验常用于普查初筛,但假阳性和假阴性均较高。ELISA 的敏感性高,是目前普遍使用的检测方法。近年对检测循环抗原也进行了研究和应用,该方法具敏感性高和可考核疗效的优点。

第五节　日本血吸虫检验

日本血吸虫（*Schistosoma japonicum*）成虫寄生于人或哺乳动物的静脉内，引起血吸虫病，其主要的病理损害为虫卵引起的肝脏肉芽肿和纤维化。

一、病原形态

1. 成虫　雌雄异体。虫体呈圆柱形，外观似线虫。口、腹吸盘位于虫体前端。雄虫长10～20mm，宽0.5～0.55mm，乳白色，背腹扁平，自腹吸盘以下虫体两侧向腹面卷曲，故虫体外观呈圆柱形，卷曲形成的沟槽称抱雌沟（gynecophoral canal）。雌虫圆柱形，前细后粗。虫体长12～28mm，宽0.1～0.3mm。腹吸盘不及雄虫的明显，因肠管内含较多的红细胞消化后残留的物质，故虫体呈灰褐色。雌虫常居留于抱雌沟内，与雄虫呈合抱状态（图18-5A）。

消化系统包括口、食管、肠管等。肠在腹吸盘后缘水平处分为左右2支，延伸至虫体中部之后汇合成单一的盲管。

生殖系统：雄虫由睾丸、输出管、输精管、贮精囊和生殖孔组成。睾丸多为7个，呈串珠状排列，每个睾丸发出一输出管，汇于输精管，向前通于贮精囊，生殖孔开口于腹吸盘后方。雌虫生殖系统包括位于虫体中部、呈长椭圆形的卵巢1个，由卵巢下部发出一输卵管，绕过卵巢向前，与来自虫体后部的卵黄管在卵巢前汇合成卵模。卵模为虫卵的成型器官，外被梅氏腺并与子宫相接。子宫开口于腹吸盘下方的生殖孔。

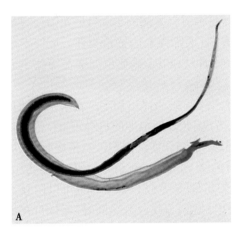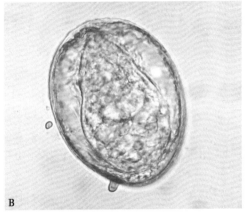
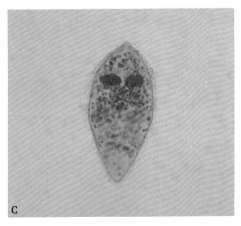

图 18-5　日本血吸虫
A. 成虫；B. 虫卵；C. 毛蚴

2. 虫卵　成熟虫卵大小平均为 $89\mu m \times 67\mu m$，淡黄色，椭圆形，卵壳厚薄均匀，无小盖，卵壳一侧有一逗点状小棘，表面常附有许多宿主组织残留物。卵壳内侧有一薄层的胚膜，内含一成熟的毛蚴，毛蚴和卵壳间常可见到大小不等的圆形或椭圆形的油滴状毛蚴分泌物（图 18-5B）。

3. 毛蚴　从卵内孵出的毛蚴游动时呈长椭圆形，静止或固定后呈梨形，平均大小为 $99\mu m \times 35\mu m$。周身被有纤毛，为其运动器官。毛蚴前端有一锥形的顶突（亦称钻孔腺），体内前部中央有一袋状的顶腺，开口于顶突，顶腺两侧稍后各有 1 个长梨形的侧腺，开口于顶腺开口的两旁（图 18-5C）。

二、检验技术

（一）病原学检查

从受检者粪便或组织中检获血吸虫卵，是确诊血吸虫病的依据。由于受到现场适应性、使用方便性及技术或条件的限制，目前人群查病常用的病原学方法仍是粪便检查法，主要为改良加藤厚涂片法和尼龙袋集卵法。然而粪便检查方法对轻度感染者、晚期病人及经过有效防治的疫区感染人群常常会发生漏检。

1. 改良加藤厚涂片法　该方法是目前我国血吸虫病病原学检查的基本方法之一。但由于该方法所取粪便量较少，并受粪便的新鲜度、干湿度、制片数量以及操作规范程度等多种因素的影响，在查病应用中存在一定的漏检率。

2. 尼龙袋集卵法　此法可显著提高检出率。取 30～50g 粪便，置于杯内，用少量水将粪便搅匀，经粗筛过滤后的粪液，用两个重叠的尼龙筛（120 目在上，200 目在下）收集，用一定压力的自来水边洗边筛，直至流水变清为止，继而将留有粪液的 200 目尼龙筛浸泡在 20% NaOH 溶液中消化 10 分钟，自来水冲洗去掉细渣，吸取筛内粪渣镜检虫卵。应特别注意的是尼龙筛在使用前后均应经来苏儿液浸泡，自来水冲洗干净，避免虫卵嵌在筛孔中造成交叉污染。此外，筛孔的孔径若被破坏可显著影响检出率。

3. 毛蚴孵化法　利用虫卵中的毛蚴在适宜条件下可破壳而出和毛蚴在水中运动具有一定的特点而设计。由于孵化法可采用全部粪便沉渣，因此发现虫卵的机会较直接涂片法大。

方法：取粪便约 30g，先经重力沉淀法浓集处理，再将粪便沉渣倒入三角烧瓶内，加清水（城市中须用去氯自来水）至瓶口，在 25～30℃ 的条件下，经 4～6 小时后用肉眼或放大镜观察结果。如见水面下有白色点状物呈直线来往游动，即是毛蚴。必要时也可以用吸管将毛蚴吸出镜检。如无毛蚴，每隔 4～6 小时（24 小时内）观察 1 次。气温高时，毛蚴可在短时间内孵出，因此在夏季要用 1.2% 食盐水或冰水冲洗粪便，最后 1 次才改用室温清水（图 18-6）。

4. 毛蚴促孵法　将用沉淀法处理后的粪便沉渣置于三角瓶内，不加水，或将粪便置于吸水纸上，再放在 20～30℃ 温箱中过夜。检查前再加清水，2 小时后就可见到孵出的毛蚴。采用此法，毛蚴孵出时间较一致，数量也较多。

5. 直肠镜活组织检查　对慢性特别是晚期血吸虫病患者，从粪便中查找虫卵相当困难，直肠镜活组织检查有助于发现沉积于肠黏膜内的虫卵。但是，直肠镜活组织检查发现虫卵只能证明感染过血吸虫，至于体内是否有活虫，必须根据虫卵的死活进行判断。

方法：用直肠镜观察后，自可疑病变处钳取米粒大小的黏膜一块，用生理盐水冲洗后，放在两个载玻片间，轻轻压平，镜检。可仔细区分活卵、近期变性卵和远期变性卵。在未染色的情况下，活卵椭圆形，淡黄色，卵壳薄而边缘整齐，内含毛蚴或卵黄细胞及胚细胞；近期变性卵轮廓清楚，灰白略带黄色，卵壳薄或不均匀，卵内有浅灰色或黑色小点，或折光均匀的颗粒，或是萎缩的毛蚴；远期变性卵（钙化卵）轮廓不清楚，灰褐至棕红色，卵壳厚而不均匀，两极可有密集的黑点，有网状或块状结构物。对未治疗患者检出的虫卵，不论死活均

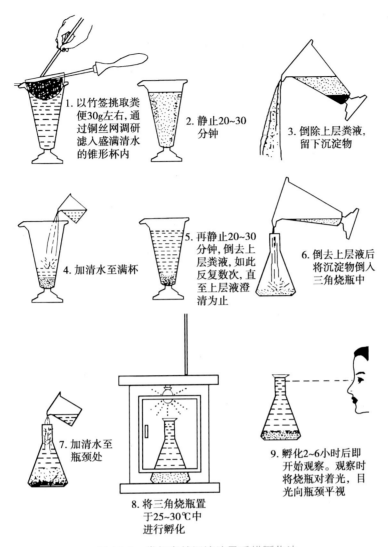

图18-6 粪便自然沉淀法及毛蚴孵化法

有诊断价值；对有治疗史的患者，如有活卵或近期变性卵，表明受检者体内有成虫寄生；若为远期变性卵，则提示受检者曾经有过血吸虫感染。

（二）免疫学检查

1. 检测抗体 常用的方法有环卵沉淀试验（circumoval precipitin test，COPT），IHA，ELISA，免疫印迹技术，IFT，胶乳凝集试验和快速试纸法，其中环卵沉淀试验是诊断血吸虫病特有的免疫学试验。

（1）原理：血吸虫虫卵内毛蚴分泌的抗原物质经卵壳微孔渗出后与待检血清中的特异性抗体结合，在虫卵周围形成光镜下可见的免疫复合物沉淀，即为阳性反应。产生阳性反应虫卵占全部虫卵的百分率称环沉率。

（2）试验步骤：用细针挑取适量干卵（100～150个）置于洁净的专用载玻片凹孔中，滴加待检血清2～3滴，混匀，加24mm×24mm盖片，用石蜡密封，37℃温箱48小时，低倍镜观察结果（必要时可至72小时）。

（3）结果观察：典型的阳性反应为卵壳周围出现泡状、指状、片状或细长卷曲状的折光性沉淀物。观察100个虫卵，计算环沉率。凡环沉率≥5%者为阳性（在血吸虫病传播控制或传播阻断地区环沉率≥3%者可判为阳性），1%～4%者为弱阳性。环沉率的动态变化在治疗上具有参考意义。

由于血清抗体在病人治愈后仍能存在较长的时间,因此检测抗体的方法不能区分是现症感染还是既往感染。

2. 循环抗原的检测　宿主体液中的循环抗原是由活虫产生的,感染一旦终止,循环抗原也会很快消失,因此检测循环抗原无论在活动性感染的诊断上,还是在考核疗效方面都具有重要意义。但由于循环抗原在体液中的含量通常很低,一般方法难以检出,因此,有关循环抗原检测在临床应用的报道不多。

(三) 分子生物学检查

检测日本血吸虫的特异性 DNA 片段与病原学检测具有同样的确诊价值。例如,研究发现来源于日本血吸虫反转座子 SjR2 和 SjCHGCS19 中 230bp 和 303bp 的两个靶序列具有高度敏感性及特异性,采用 PCR 等方法可以从感染家兔血清中扩增出日本血吸虫特异性 DNA 片段,特别是从感染血吸虫 3 天后的家兔血清中即可扩增出阳性片段。

(李朝品)

本章小结

吸虫生活史复杂,不但有世代交替还有宿主的转换,对人体的危害较大。生活史发育阶段主要包括卵、毛蚴、胞蚴、雷蚴、尾蚴、囊蚴、后尾蚴、童虫与成虫。吸虫可在人体的消化系统、呼吸系统和管脉系统寄生,对不同寄生部分的吸虫其检验方法各异,常用的病原学检查方法有:直接涂片法、集卵法、十二指肠引流胆汁法、痰液消化法、毛蚴孵化法和直接黏膜活检法等。吸虫病的免疫学检查方法常用的有酶联免疫吸附试验、间接血凝试验和间接荧光抗体试验等方法。

第十九章

> 通过学习本章，你将能够回答下列问题：
>
> 1. 检查曼氏迭宫绦虫成虫和幼虫的感染分别从什么样本中取材？
> 2. 阔节裂头绦虫和曼氏迭宫绦虫的成虫和虫卵的形态有何异同？
> 3. 确诊猪带绦虫病和囊尾蚴病分别从什么样本中取材？用什么方法检查？
> 4. 链状带绦虫和肥胖带绦虫的成虫形态有何区别？
> 5. 微小膜壳绦虫和缩小膜壳绦虫的成虫和虫卵形态有何区别？
> 6. 棘球蚴病的检查方法是什么？

绦虫（tapeworm）属于扁形动物门的绦虫纲（*Cestoda*），因其成虫背腹扁平、长如带状而得名。绦虫生活史各期都营寄生生活，成虫绝大多数寄生在脊椎动物的消化道中，幼虫需在 1～2 个中间宿主体内发育，在中间宿主体内发育的幼虫被习惯称为中绦期幼虫。可寄生人体的绦虫共有 30 余种，分属于多节绦虫亚纲的圆叶目（*Cyclophyllidea*）和假叶目（*Pseudophyllidea*）。这两个目绦虫的形态和生活史有较明显的区别。

第一节　曼氏迭宫绦虫检验

曼氏迭宫绦虫（*Spirometra mansoni*）成虫主要寄生在猫科动物，偶然寄生于人体，但中绦期裂头蚴可在人体寄生，导致曼氏裂头蚴病（sparganosis mansoni），其危害远较成虫为大。

一、病原形态

1. 成虫　长 60～100cm，宽 0.5～0.6cm。头节细小，长 1～1.5mm，宽 0.4～0.8mm，呈指状，其背、腹面各有一条纵行的吸槽。颈部细长，链体有节片约 1000 个，节片一般宽度均大于长度，但远端的节片长宽几近相等。成节和孕节的结构基本相似，均具有发育成熟的雌雄性生殖器官各一套。肉眼即可见到每个节片中部凸起的子宫（图 19-1A）。

睾丸呈小圆球形，有 320～540 个，散布在整个节片的深层实质组织中。卵巢分两叶，位于节片后部，自卵巢中央发出短的输卵管，其末端膨大为卵模后连接子宫，卵模外有梅氏腺包绕。卵黄腺小滤泡状，散布在节片实质组织的表层，包绕着其他器官，子宫位于节片中部，呈 3～4 或多至 7～8 个螺旋状蟠曲，紧密重叠，基部宽而顶端窄小，略呈发髻状，子宫孔开口于阴道口之下方，因此在节片腹面正中线上依次有 3 个开口。

2. 虫卵　呈椭圆形，两端稍尖，长 52～76μm，宽 31～44μm，呈浅灰褐色，卵壳较薄，一端有卵盖，内有 1 个卵细胞和若干个卵黄细胞（图 19-1B）。

3. 裂头蚴　为长带形，白色，大小约 300mm×0.7mm，头端膨大，中央有一明显凹陷，与成虫的头节相似;体不分节但具不规则横皱褶,后端多呈钝圆形,活动时伸缩能力很强(图 19-1C)。

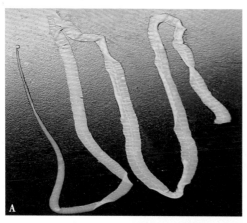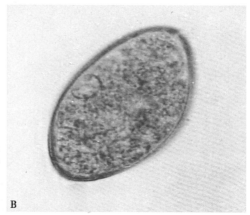

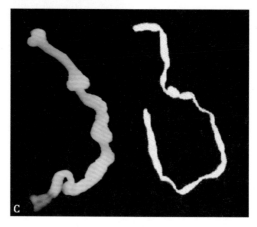

图 19-1 曼氏裂头绦虫
A. 成虫;B. 虫卵;C. 裂头蚴

二、检验技术

1. **病原学检查** 从粪便检获节片或者虫卵是确诊曼氏迭宫绦虫成虫感染的重要依据。曼氏裂头蚴病则主要靠从局部检出虫体作出诊断,询问病史有一定参考价值。

2. **免疫学检查** 可用裂头蚴抗原进行各种免疫辅助诊断。

第二节 阔节裂头绦虫检验

阔节裂头绦虫(*Diphyllobothrium latum*)成虫主要寄生于犬科食肉动物,也可寄生于人,引起阔节裂头绦虫病,裂头蚴寄生于各种鱼类。

一、病原形态

1. **成虫** 外形和结构均与曼氏迭宫绦虫相似,但虫体较长大,可长达 10m,最宽处 20mm,具有 3000~4000 个节片。头节细小,呈匙形,长 2~3mm,宽 0.7~1.0mm,其背、腹侧各有一条较窄而深凹的吸槽,颈部细长。成节的宽度显著大于长度,为宽扁的矩形。睾丸数较多,为 750~800 个,雄性生殖孔和阴道外口共同开口于节片前部腹面的生殖腔。子宫蟠曲呈玫瑰花状，开口于生殖腔之后，孕节长 2～4mm，宽 10～12mm，最宽 20mm，但末端孕节长宽相近（图 19-2A）。孕节的结构与成节基本相同。

2. 虫卵　近卵圆形，长 55～76μm，宽 41～56μm，呈浅灰褐色，卵壳较厚，一端有明显的卵盖，另一端有一小棘；虫卵排出时，卵内胚胎已开始发育（图 19-2B）。

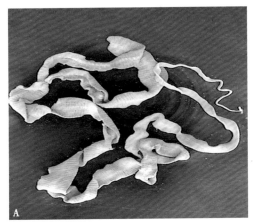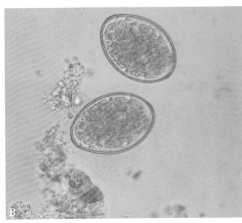

图 19-2　阔节裂头绦虫

A. 成虫；B. 虫卵

二、检验技术

阔节裂头绦虫病的实验诊断可从患者粪便中检获虫卵或孕节确诊，具体方法参见链状带绦虫检验。

第三节　链状带绦虫检验

链状带绦虫（*Taenia solium*）也称猪肉绦虫、猪带绦虫或有钩绦虫，成虫寄生于人体小肠，引起猪带绦虫病（taeniasis solium），幼虫寄生于人体皮下、肌肉或内脏，引起囊尾蚴病（cysticercosis）。猪带绦虫在全世界分布很广，在我国分布也很普遍，散发病例见于全国 27 个省、市，呈现为流行的地区主要在华北和东北地区的黑龙江、吉林、山东、河北、河南等省以及南方的云南和广西。

一、病原形态

1. 成虫　乳白色、带状，长 2～4m，前端较细，向后渐扁阔，整个虫体的节片均较薄，略透明。头节近似球形，直径 0.6～1mm，头节上除有 4 个吸盘外，顶端还具有能伸缩的顶突，顶突上有 25～50 个小钩，排列成内外两圈，内圈的钩较大，外圈的稍小。颈部纤细，长 5～10mm，直径约为头节之半。链体由 700～1000 个节片组成，靠近颈部及链体前段的幼节细小，外形短而宽；中段的成节较大，近方形；末端的孕节最大，为窄长的长方形。

每一成节均具雌雄生殖器官各一套。睾丸 150～200 个，散部在节片的两侧，输精管由节片中部向一侧横走，经阴茎囊开口于生殖腔；阴道在输精管的后方并与其并行，也开口于节片边缘的生殖腔。各节的生殖腔缘均略向外凸出，沿链体左右两侧不规则分布。卵巢位于节片后 1/3 的中央，分为三叶，除左右两叶外，在子宫与阴道之间另有一中央小叶。卵黄腺呈块状，位于卵巢之后。孕节中仅见充满虫卵的子宫向两侧发出分支，每侧 7～13 支，各分支不整齐并可继续分支而呈树枝状（图 19-3A～D），每一孕节中含虫卵 3 万～5 万个。

2. 幼虫 即猪囊尾蚴（cysticercus cellulosae）俗称囊虫，为白色半透明、卵圆形的囊状体，约黄豆大小，（8～10）mm×5mm，囊内充满透明的囊液。囊壁分两层，外为皮层，内为间质层，间质层有一处向囊内增厚形成米粒大小的白点，是向内翻卷收缩的头节，其形态结构和成虫头节相同（图19-3E）。

3. 虫卵 卵壳很薄而且脆弱，在虫卵自孕节散出后多数已脱落。光镜下这种脱掉卵壳的虫卵呈球形或近似球形，直径31～43μm。外面是较厚的胚膜，呈棕黄色，具有放射状的条纹。胚膜内是球形的六钩蚴，直径14～20μm，有6个小钩（图19-3F）。

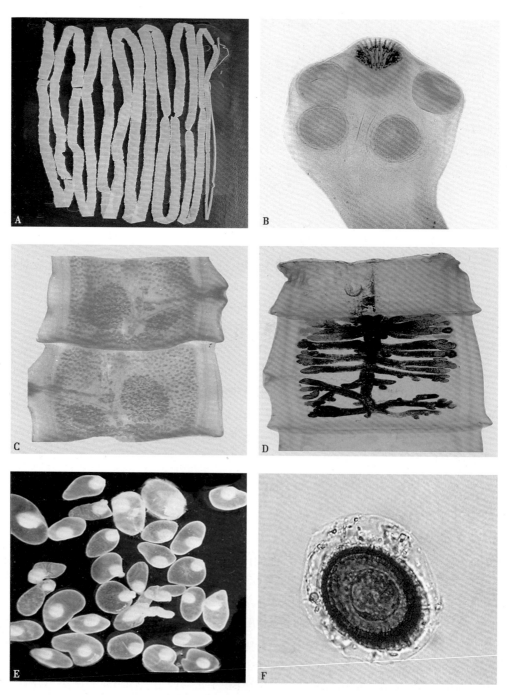

图19-3 链状带绦虫

A～D. 成虫；B. 头节；C. 成节；D. 孕节；E. 猪囊尾蚴；F. 虫卵

二、检验技术

（一）病原学检查

询问有无吃生猪肉和排节片史对猪带绦虫病的诊断具重要价值。粪便检查可能查获虫卵或孕节，对可疑的患者应连续数天进行粪便检查，必要时还可试验性驱虫。

节片检查方法：收集患者的全部粪便，用粪便淘洗法收集节片，再将节片用清水洗净，置于两张玻片之间，轻轻压平，对光观察内部结构，并根据子宫分支情况鉴定虫种。也可用注射器从孕节后端正中部插入子宫内徐徐注射碳素墨水或卡红，待子宫分支显现后计数。

卡红染液配制：钾明矾饱和液 100ml，卡红 3g，冰醋酸 10ml。混合液置于 37℃温箱内过夜，过滤后即可应用。

囊尾蚴病的检查可通过手术摘取皮下肌肉囊尾蚴结节，根据镜下的形态确诊。

（二）免疫学检查

免疫学试验对囊尾蚴病的诊断具有辅助诊断价值，尤其是对无明显临床体征的脑型患者更具重要参考意义。目前经实验证明有效的免疫学方法有 IHA、ELISA、Dot-ELISA。其他还有酶标记抗原对流免疫电泳（ELACIE）和单克隆抗体检测患者循环抗原、抑制性 ELISA 等。

第四节　肥胖带绦虫检验

肥胖带绦虫（*Taenia saginata*）俗称牛带绦虫、牛肉绦虫或无钩绦虫等。与链状带绦虫的形态和发育过程相似。

一、病原形态

成虫外观与猪带绦虫较相似；但在虫体大小和结构上存在差异，主要区别点见表 19-1 及图 19-4。两种带绦虫虫卵的形态在光镜下难以区别。

表 19-1　牛带绦虫与猪带绦虫的形态区别

区别点	猪带绦虫	牛带绦虫
虫体长	2～4m	4～8m
节片	700～1000节、较薄、略透明	1000～2000节、较厚、不透明
头节	球形、直径约 1mm，具有顶突和 2 圈小钩，小钩 25～50 个	略呈方形、直径 1.5～2.0mm，无顶突及小钩
成节	卵巢分为 3 叶，即左右两叶和中央小叶	卵巢只分 2 叶，子宫前端常可见短小的分支
孕节	子宫分支不整齐、每侧为 7～13 支	子宫分支较整齐、每侧 15～30 支，支端多有分叉
囊尾蚴	头节具顶突和小钩，可寄生人体致囊尾蚴病	头节无顶突及小钩，不寄生于人体

二、检验技术

由于牛带绦虫孕节活动力强并且常自动逸出肛门，很易引起患者注意，故询问病史对发现牛带绦虫病十分重要。观察孕节的方法与猪带绦虫相同，根据子宫分支的数目和特征可将两者区别。若节片已干硬，可用生理盐水浸软，或以乳酸酚浸泡透明后再观察。虫卵通常采用透明胶纸法或肛门拭子法在肛周检测，具体方法参见蛲虫检查一节。

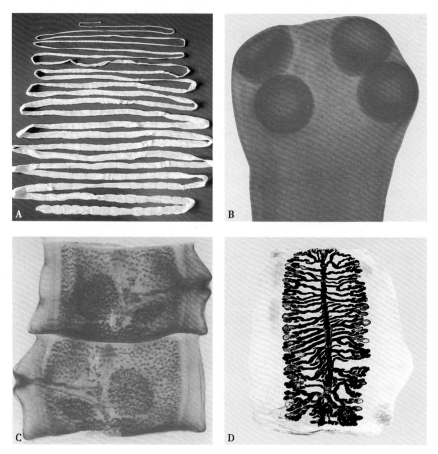

图 19-4　肥胖带绦虫

A. 成虫；B. 头节；C. 成节；D. 孕节

第五节　微小膜壳绦虫检验

微小膜壳绦虫（*Hymenolepis nana*）也称短膜壳绦虫。该虫主要寄生于鼠类，亦可寄生于人体，引起微小膜壳绦虫病（hymenolepiasis nana）。

一、病　原　形　态

1. 成虫　为小型绦虫，体长 5～80mm（平均 20mm），宽 0.5～1mm。头节呈球形，直径 0.13～0.4mm，具有 4 个吸盘和 1 个短而圆、可自由伸缩的顶突。顶突上有 20～30 个小钩，排成一圈。颈部较长而纤细。链体由 100～200 个节片组成，最多时可达近千个节片。所有节片均宽大于长并由前向后逐渐增大，孕节达（0.15～0.30）mm×（0.8～1.0）mm，各节片生殖孔均位于虫体同侧。成节有 3 个较大的圆球形睾丸，横列在节片中部，储精囊较发达。卵巢呈分叶状，位于节片中央。卵黄腺椭圆形，在卵巢后方的腹面。子宫呈袋状，其中充满虫卵并占据整个节片（图 19-5A）。

2. 虫卵　圆球形或近圆球形，大小为（48～60）μm×（36～48）μm，无色透明。卵壳很薄，其内有较厚的胚膜，胚膜两端略凸起并由该处各发出 4～8 根丝状物，弯曲地延伸在卵壳和胚膜之间，胚膜内含有一个六钩蚴（图 19-5B）。

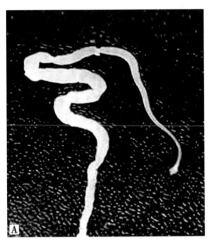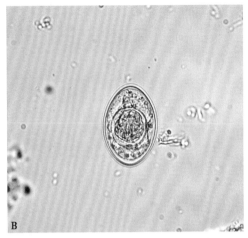

图 19-5　微小膜壳绦虫
A. 成虫；B. 虫卵

二、检验技术

病原学检查　从患者粪便中查到虫卵或孕节为确诊的依据。采用水洗沉淀法或浮聚浓集法均可增加检出虫卵的机会，具体步骤参见相关章节。

第六节　缩小膜壳绦虫检验

缩小膜壳绦虫（*Hymenolepis diminuta*），又称长膜壳绦虫。是鼠类常见的寄生虫，偶然寄生于人体，引起缩小膜壳绦虫病（hymenolepiasis diminuta）。

一、病原形态

与微小膜壳绦虫基本相同，但虫体较大一些（图 19-6）。两者区别点见表 19-2。

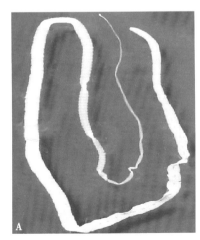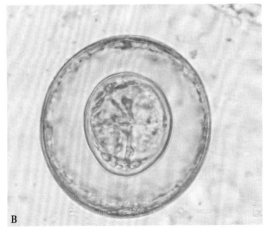

图 19-6　缩小膜壳绦虫
A. 成虫；B. 虫卵

表 19-2 两种膜壳绦虫形态的区别

区别点	微小膜壳绦虫	缩小膜壳绦虫
虫体	小型绦虫，长 5～80mm	中型绦虫，长 200～600mm
节片数	100～200 节	800～1000 节
头节顶突	发育良好，可自由伸缩，上有小钩 20～30 个	发育不良，藏在头顶凹中不易伸出，上无小钩
孕节	子宫袋状	子宫袋状，但四周向内凹陷呈瓣状
虫卵	较小，圆形或近圆形，（40～60）μm×（36～48）μm，无色透明，卵壳较薄，胚膜两端有 4～8 根丝状物	稍大，多为长圆形，（60～79）μm×86μm，黄褐色卵壳较厚，胚膜两端无丝状物，但卵壳与胚膜间有透明的胶状物

二、检验技术

病原学检查　诊断方法同微小膜壳绦虫。

第七节　细粒棘球绦虫检验

细粒棘球绦虫（*Echinococcus granulosus*）属带科、棘球属，又称包生绦虫。成虫寄生于犬科食肉动物，幼虫（棘球蚴）寄生于人和多种食草类家畜及其他动物，引起一种严重的人畜共患病，称棘球蚴病（echinococcosis），或称为包虫病（hydatid disease，hydatidosis），该病主要流行区在我国西部和北部广大农牧地区。

一、病原形态

1. 成虫　是绦虫中最小的虫种之一，体长 2～7mm，平均 3.6mm。除头节和颈部外，整个链体只有幼节、成节和孕节各一节，偶或多一节。头节略呈梨形，具有顶突和 4 个吸盘。顶突富含肌肉组织，伸缩力很强，其上有两圈大小相间的小钩共 28～48 个，呈放射状排列。各节片均为狭长形。成节的结构与带绦虫略相似，生殖孔位于节片一侧的中部偏后。睾丸 45～65 个，均匀地散布在生殖孔水平线前后方。孕节的生殖孔更靠后，子宫具不规则的分支和侧囊，含虫卵 200～800 个（图 19-7）。

2. 虫卵　形态上与猪、牛带绦虫卵基本相同，在光镜下难以区别。

3. 幼虫　即棘球蚴，为圆形囊状体。随寄生时间长短、寄生部位和宿主不同，直径从不足一厘米至数十厘米不等。棘球蚴为单房性囊，由囊壁和囊内含物（生发囊、原头蚴、囊液等）组成。有的还有子囊和孙囊。囊壁外有宿主的纤维组织包绕。

囊壁分两层，外层为角皮层，厚约 1mm，乳白色、半透明，似粉皮状，较松脆，易破裂。光镜下无细胞结构而呈多层纹理状。内层为生发层亦称胚层，厚约 20μm，具有细胞核。生发层紧贴在角皮层内，电镜下可见从生发层上有无数微毛延伸至角皮层内。囊腔内充满囊液，亦称棘球蚴液。囊液无色透明或微带黄色，比重 1.01～1.02，pH 6.7～7.8，内含多种蛋白、肌醇、卵磷脂、尿素及少量糖、无机盐和酶，对人体有抗原性。

生发层（胚层）向囊内长出许多原头蚴，原头蚴椭圆形或圆形，大小为 170μm×122μm，为向内翻卷收缩的头节，其顶突和吸盘内陷，保护着数十个小钩。此外，还可见石灰小体等。原头蚴与成虫头节的区别在于其体积小和缺少顶突腺（图 19-8）。

生发囊也称为育囊，是具有一层生发层的小囊，直径约 1mm，由生发层的有核细胞发育而来。据观察最初由生发层向囊内芽生成群的细胞，这些细胞空腔化后，形成小囊并长出小蒂与胚层连接。在小囊壁上生成 5～30 个的原头蚴。

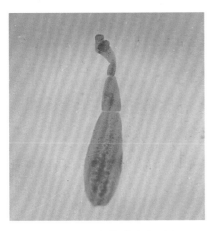

图 19-7 细粒棘球绦虫成虫

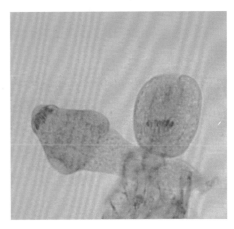

图 19-8 细粒棘球绦虫棘球蚴中的原头蚴

原头蚴可向生发囊内生长，也可向囊外生长为外生性原头蚴。子囊可由母囊（棘状蚴囊）的生发层直接长出，也可由原头蚴或生发囊进一步发育而成。子囊结构与母囊相似，其囊壁具有角皮层和生发层，囊内也可生长原头蚴、生发囊以及与子囊结构相似的小囊，称为孙囊。有的母囊无原头蚴、生发囊等，称为不育囊。

二、检 验 技 术

（一）病原学检查

对疑似患者应详细询问病史，是否来自疫区或者有无到过疫区，以及与犬、羊等动物和皮毛接触史。确诊应以病原学结果为依据，即手术取出棘球蚴，或从患者痰、胸膜积液、腹水或尿液等检获棘球蚴碎片、小钩或原头蚴。由于棘球蚴脆弱易破，一般禁止以诊断为目的的穿刺，以免引起过敏性休克或继发性棘球蚴病。

肝脏内的棘球蚴可由于外伤、挤压、震动、穿刺及炎症浸润穿孔或手术不慎等而造成破裂，大量囊液和棘球蚴砂（囊壁上脱落的原头蚴、生发囊、子囊等）外流，可进入胆道、腹腔、肺内和胸腔等部位。囊液和棘球蚴砂有可能随痰液和尿液排出，或者进入腹腔和胸腔后引起腹水或胸腔积液，因此，从痰液、尿液、腹水和胸腔积液查见棘球蚴砂或棘球蚴碎片具有确诊意义。从手术摘除的疑似棘球蚴肿物中查见棘球蚴砂也具有诊断意义。

方法步骤：将痰液、尿液、腹水和胸腔积液等标本分别滴于载玻片上，加盖玻片后直接镜检；为了提高检出率，亦可用离心法浓集后再镜检，即将尿液或腹水和胸腔积液等加适量生理盐水稀释混匀后，分装离心管内，以 2000rpm 离心 5～10 分钟，吸取沉渣涂片镜检，如查见棘球蚴砂或棘球蚴碎片，即可确诊。

（二）免疫学检查

免疫学试验是重要的辅助诊断方法。

1. 检测抗体 常用的有皮内试验和血清学检查法，如 ELISA、对流免疫电泳（CIEP）、IHA、亲和素 - 生物素 - 酶复合物酶联免疫吸附试验（ABC-ELISA）和斑点酶联免疫吸附试验（Dot-ELISA）等。

2. 检测抗原 对疑似患者采用 Dot-ELISA 法检测患者血清中循环抗原和循环免疫复合物可以提交检出率并对疗效进行评价。

注意事项：目前免疫诊断所用抗原一般是用人和动物的棘球蚴砂或囊液制备的粗制抗原，检测是与其他绦虫感染者会发生不同程度的交叉反应。纯化抗原可以提高特异性但是敏感性降低。对棘球蚴病的免疫诊断一般认为应采取综合方法，先经皮内试验筛选后，再加 2～3 项血清学试验以弥补不足，可提高诊断的准确率。

第八节 多房棘球绦虫检验

多房棘球绦虫(*Echinococcus multilocularis*)形态和生活史均与细粒棘球绦虫相似,但成虫主要寄生于狐,中间宿主是啮齿类或食虫类动物,幼虫期是多房棘球蚴(亦称泡球蚴)。在人体引起严重的泡球蚴病(alveococcosis),亦称泡型包虫病(alveolar hydatid disease)或多房性包虫病(multilocular hydatid disease)。该病主要分布于我国西部牧区。

一、病原形态

1. 成虫 外形和结构都与细粒棘球绦虫相似,但虫体更小,长仅为 1.2～3.7mm,平均 2.13mm,头节、顶突、小钩和吸盘等都相应偏小,顶突小钩为 13～34 个。虫体常有 4～5 个节片。成节生殖孔位于节片中线偏前,睾丸数较少,为 26～36 个,均分布在生殖孔后方。孕节子宫为简单的囊状,无侧囊,内含虫卵 187～404 个(图 19-9A)。

2. 虫卵 形态和大小与细粒棘球绦虫难以区别。

3. 泡球蚴 为淡黄色或白色的囊泡状团块,常见多个大小囊泡相互连接、聚集而成。囊泡圆形或椭圆形,直径为 0.1～0.7cm,内含透明囊液和许多原头蚴,或含胶状物而无原头蚴。囊泡外壁角皮层很薄且常不完整,整个泡球蚴与宿主组织间无纤维组织被膜分隔。泡球蚴多以外生性出芽生殖不断产生新囊泡,长入组织,少数也可向内芽生形成隔膜而分离出新囊泡(图 19-9B)。

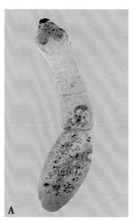 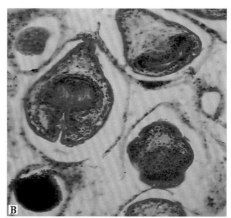

图 19-9 多房棘球绦虫

A. 成虫；B. 泡球蚴

二、检验技术

(一)病原学检查

用于细粒棘球蚴病的实验室检查都适用于泡球蚴病的诊断。

(二)免疫学检查

由于泡球蚴周围缺纤维组织被膜,虫体抗原很容易进入血液,故免疫诊断效果尤佳。因多房棘球绦虫与细粒棘球绦虫之间存在共同抗原,因此常采用人或者羊肝脏棘球蚴抗原作斑点免疫结合试验诊断泡球蚴病,在抗体滴度 1∶400～1∶6400 之间,阳性率可达 100%,但与其他绦虫患者的血清有较明显交叉反应。为进行血清学鉴别诊断,可尝试用泡球蚴纯化抗原进行 ELISA 或 IFA 检测。

(李朝品)

本章小结

可寄生人体的绦虫分属于多节绦虫亚纲的圆叶目和假叶目，这两个目绦虫的形态和生活史有较明显的区别。绦虫虫体外观呈白色或乳白色，扁长如带状、左右对称、分节，无口和消化道，也无体腔，绝大多数为雌雄同体。体长因虫种不同可从数毫米至数米不等，不同种类的绦虫幼虫形态差异较大。绦虫成虫寄生于宿主肠道可大量地掠夺宿主的营养，绦虫幼虫在人体寄生造成的危害远较成虫为大。

绦虫病的病原学检查主要是检获虫体，通过虫体的头节，成节或孕节的形态进行确诊。免疫学检查可使用于幼虫在人体内寄生的辅助诊断，常用的方法有酶联免疫吸附试验、间接血凝试验、间接荧光抗体试验和 Dot-ELISA 等方法。

第二十章
棘头虫检验技术

通过学习本章,你将能够回答下列问题:

1. 猪巨吻棘头虫的成虫和虫卵的形态特征是什么?
2. 棘头虫病的检查方法是什么?

猪巨吻棘头虫隶属于棘头动物门(*Acanthocephala*),后棘头虫纲(*Metacathocephala*),原棘头虫目(*Archiacanthocephala*),稀棘棘头虫科(*Oligacanthorhynchidae*),巨吻棘头虫属(*Macracanthorhynchus*)。猪巨吻棘头虫(*Macracanthorhynchus hirudinaceus*)是猪小肠内常见的寄生虫,偶尔寄生人体,引起巨吻棘头虫病(macracanthorhynchosis)。

一、病 原 形 态

1. 成虫 呈乳白色或淡红色,活体时背腹略扁,固定后为圆柱形,体表有明显的横纹。虫体由吻突、颈部和躯干三部分组成。吻突呈类球形,可伸缩,其周围有5~6排尖锐透明的吻钩,每排5~6个。颈部短,与吻鞘相连,吻突可伸缩入鞘内。无口及消化道。雄虫体长5~10cm,尾端有一个钟形交合伞;雌虫长20~65cm,尾端钝圆(图20-1A)。

2. 虫卵 呈椭圆形,棕褐色,大小为(67~110)μm×(40~65)μm,卵壳厚,一端闭合不全,呈透明状,易破裂,成熟卵内含1个具有小钩的幼虫,称棘头蚴(图20-1B)。

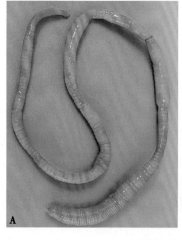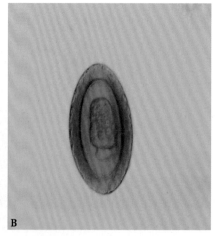

图20-1 猪巨吻棘头虫
A. 成虫;B. 虫卵

二、检 验 技 术

对疑似患者应询问有无食用甲虫的病史。

病原学检查：因人不是本虫的适宜宿主，故在患者粪便内极少能查出虫卵。急症手术发现虫体也是确诊的依据。

（李朝品）

本章小结

　　猪巨吻棘头虫较少寄生人体，但是在人体内寄生后可引起肠穿孔、腹膜炎和肠梗阻等并发症，危害较大。确诊猪巨吻棘头虫感染需要检获虫体，粪便中罕见虫卵。免疫学检查有一定的辅助诊断价值。

第二十一章
阿米巴检验技术

通过学习本章,你将能够回答下列问题:

1. 溶组织内阿米巴检验可能采用的标本来源有哪些?分别检查病原体何种时期?形态有何特点?

2. 急性阿米巴痢疾患者主要采用何种方法进行病原学检查?应注意哪些事项?

3. 慢性阿米巴病患者及携带者采用哪些方法检查?

4. 肠外阿米巴病应采用何种方法检查?应注意哪些事项?

5. 耐格里属阿米巴应如何检查?

6. 棘阿米巴可采用何种方法从何种标本检查?

阿米巴属原生动物亚界(*Subkingdom Protozoa*),肉足鞭毛门(*Phylum Sarcomastigophora*)的叶足纲(*Class Lobosea*),生活史分为滋养体和包囊两个时期。大部分阿米巴无致病性,对人体危害较大的有溶组织内阿米巴、棘阿米巴、耐格里属阿米巴、人芽囊原虫等,本章主要学习溶组织内阿米巴、棘阿米巴、耐格里属阿米巴检验技术。

第一节 溶组织内阿米巴检验

溶组织内阿米巴(*Entamoeba histolytica*)是阿米巴痢疾(amebic dysentery)的病原体,常称之为痢疾阿米巴,寄生在结肠内,亦可侵犯肝、肺、脑等器官引起肠外阿米巴病。急性期阿米巴痢疾患者可在粪便中检出滋养体、慢性期患者可自粪便中检查包囊,肠外阿米巴病患者可在脓肿穿刺液中检出滋养体。

一、病原形态

1. **滋养体** 滋养体大小不一,直径 $10\sim60\mu m$,常呈定向运动,滋养体细胞质内常可见吞噬的浅绿色红细胞或细菌,吞噬红细胞是溶组织内阿米巴的特征。铁苏木素染色标本中,细胞核一个,呈泡状,核膜清晰,核膜内侧有密集的染色质颗粒,称核周染粒,核周染粒细小,大小一致,排列规则,深染的核仁位于核中心,典型细胞核呈车轮状,核仁与核膜染色质之间,有时可见浅染的核丝网状纤维,呈放射状排列(图21-1A)。

2. **包囊** 包囊呈圆球形,直径 $10\sim20\mu m$,囊壁光滑,囊内可有 $1\sim4$ 个核,其中 4 核包囊为成熟包囊。未成熟包囊内含有糖原泡和拟染体,成熟包囊拟染体大多消失,$1\sim4$ 个核包囊均可从粪便中排出。在未染色标本中,囊壁折光性强,核呈圆形反光体,拟染体为棒状透明区,糖原泡通常看不到。碘液染色包囊呈黄绿色或黄棕色;糖原泡呈红棕色,边缘模糊。铁苏木素染色包囊的核结构类似滋养体,未成熟包囊中常见短棒状、两端钝圆的拟染体,糖原泡在染色过程中被溶解呈空泡状(图21-1B)。

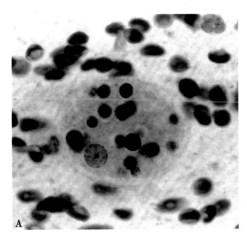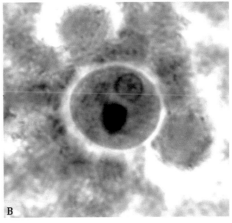

图 21-1　溶组织内阿米巴

A. 滋养体；B. 包囊

二、检　验　技　术

(一)病原学检查

腹泻患者(特别是排黏液脓血便患者)应考虑到本病的可能性,确诊依据主要为通过病原学方法查到滋养体或包囊。主要检查方法有:

1. 粪便检查　急性期阿米巴痢疾患者检查滋养体,慢性患者及携带者检查包囊。

(1)生理盐水直接涂片法:操作步骤参见蛔虫病检验技术。急性阿米巴痢疾患者滋养体随黏液脓血便排出,活滋养体呈缓慢的定向阿米巴运动。使用本方法时需注意下列事项:滋养体自粪便排出后迅速死亡,难以检获,故须及时检查新鲜粪便;滋养体主要存在于脓血中,取材应注意取黏液脓血部分;盛粪便容器必须洁净、干燥,无尿液、水混入,无药物残留,无泥土、杂质污染;天气寒冷时,标本送检需注意保温,以防滋养体死亡。

(2)碘液染色法:主要用于检查慢性患者的软便及携带者的成形粪便中的包囊。通常采用2%碘液直接涂片或采用生理盐水直接涂片后再用碘液染色,经碘液染色,包囊可被染成棕黄色。2%碘液直接涂片法操作步骤基本同生理盐水涂片法,仅以2%碘液代替生理盐水。而碘液染色法则是在已完成的生理盐水涂片法的粪膜上滴加1~2滴碘液进行染色,加盖玻片后,直接置于显微镜下观察。碘液配方:碘化钾4g,碘2g,蒸馏水100ml。

(3)铁苏木素染色法:用于阿米巴滋养体及包囊的永久性染色。操作步骤:

1)配制染液:①贮存液A:苏木素1g,95%乙醇100ml,置光下1周后过滤;②贮存液B:硫酸铵铁1g,硫酸亚铵铁1g,盐酸1ml,蒸馏水97ml;③褪色液:苦味酸25ml,蒸馏水25ml。染色前4小时配制应用染液,即贮存液A和贮存液B各25ml混合而成。

2)染色:先将粪便在洁净的载玻片上涂成薄膜,依次将标本放入70%乙醇5分钟,50%乙醇2分钟,自来水5分钟,应用染液10分钟,蒸馏水1分钟,褪色液1分钟,蒸馏水5分钟,含1滴氨水的70%乙醇5分钟,及95%乙醇5分钟。脱水使用100%乙醇及二甲苯。此方法比较复杂,不宜作为常规检查。

(4)醛醚沉淀法:为了提高包囊的检出率,可选用醛醚沉淀法浓集包囊进行检查。醛醚沉淀法操作步骤参见肝吸虫病检验。

(5)硫酸锌漂浮法:硫酸锌漂浮法可用于检查原虫包囊,球虫卵囊和蠕虫卵,是利用33%

的硫酸锌溶液比重较大,可漂浮浓集上述病原体,以提高其检出率。具体操作步骤:①取粪便约 1g 置于小烧杯,加 10～15 倍的水,充分搅碎混匀成混悬液;②将此混悬液经金属筛(40～60 孔)或 2、3 层湿纱布过滤至一离心管,再加清水冲洗残渣;③将盛有上述滤去粗渣粪液的离心管以 1500～2000rpm 离心 1～2 分钟,倒去上液,注入清水,再离心沉淀,如此反复沉淀 3～4 次,直至上液澄清为止;④倒去上清液,在沉渣中加入比重 1.18 的硫酸锌液(33% 的溶液),调匀后再加硫酸锌溶液至距管口约 1cm 处,以 1500～2000rpm 离心 1 分钟。⑤用金属环取表面的粪液置于载玻片上,加碘液一滴,镜检。

阿米巴痢疾仅由溶组织内阿米巴引起,粪便中发现含红细胞的滋养体,应高度怀疑为溶组织内阿米巴感染;但如检获与溶组织内阿米巴包囊形态一致的包囊,因与共栖型的迪斯帕内阿米巴包囊在显微镜下无法鉴别,故应报告为溶组织内阿米巴 / 迪斯帕内阿米巴包囊。另需注意与肠道内共栖的结肠内阿米巴包囊鉴别,结肠内阿米巴包囊直径为 10～30μm,核 1～8 个,铁苏木素染色后可见其拟染色体呈碎片状或草束状,核膜内缘核周染色质粒不均匀,核仁常偏位。

2. 脓肿穿刺液检查 溶组织内阿米巴可侵袭肝、肺、脑等器官,引起肠外阿米巴脓肿,其中阿米巴性肝脓肿最为常见。可抽取脓肿穿刺液进行涂片检查溶组织内阿米巴滋养体。由于滋养体多在脓肿壁的边缘,而脓肿中央极罕见,故应靠近脓肿壁的边缘抽取脓液送检。

3. 活组织检查 溶组织内阿米巴可引起肠壁及皮肤溃疡,故可从肠壁或皮肤溃疡边缘区组织取材,以生理盐水涂片检查滋养体,检出率较高。

4. 体外培养法 常用阿米巴培养基(NNN 培养基)培养本虫,因粪检和组织活检很容易确诊本病,体外培养在实际工作极少采用。

(二)免疫学检查

可从血液中检查溶组织内阿米巴特异性抗体,从粪便中检查溶组织内阿米巴特异性抗原,主要方法为 ELISA,已有商品化试剂。免疫学检查各方法的原理、步骤等参见《免疫学检验》。

(三)分子生物学检查

分子生物学技术亦可用于检查溶组织内阿米巴,尤其在低密度感染诊断、虫种鉴定等方面。针对病原学检查无法鉴定的溶组织内阿米巴包囊与迪斯帕内阿米巴包囊问题,可利用编码 29kD/30kD 富半胱氨酸基因为靶基因,利用 PCR 技术鉴定。PCR 是目前采用最多的分子生物学检测方法。分子生物学检查各方法的原理、步骤等参见《分子生物学检验》。

第二节　棘阿米巴检验

棘阿米巴(*Acanthamoeba spp.*)也是自生生活阿米巴,可侵入人体,引起阿米巴性角膜炎(amebic keratitis,AK)、肉芽肿性阿米巴脑炎(granulomatous amebic encephalitis,GAE)。可从角膜、脑脊液取材检查滋养体或包囊进行诊断。

一 病 原 形 态

1. 滋养体 呈长椭圆形,直径 15～45μm,无鞭毛,运动十分缓慢。虫体表面有多个细小棘状突起,称棘状伪足。有一泡状核,直径约 6μm,内含一大而致密的核仁(图 21-2A)。

2. 包囊 圆形或类圆形,直径 9～27μm,两层囊壁,外壁呈皱缩,内层光滑(图 21-2B)。

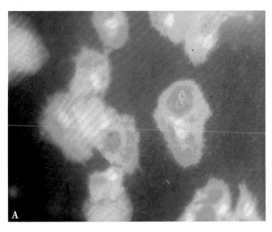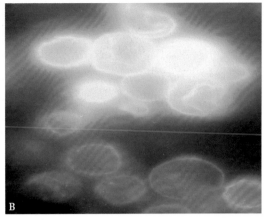

图 21-2　棘阿米巴
A. 滋养体；B. 包囊

二、检 验 技 术

（一）病原学检查

1. 角膜组织检查　疑似 AK 患者可取角膜刮片或手术切除材料检查。

（1）10% KOH 湿封片法：该方法的原理是作为强碱溶液的 10% KOH 可溶解组织和细胞，但无法溶解棘阿米巴包囊囊壁，从而检查棘阿米巴包囊。操作步骤：①涂片：取角膜刮片材料或手术切除角膜材料涂于载玻片。② 10% KOH 湿封片：在涂片上滴加 1 滴 10% KOH 溶液，加盖盖玻片。③观察：置于显微镜下观察。

（2）培养法：取角膜刮片材料或手术切除角膜材料接种于 2% 无营养琼脂培养基表面，加 1 滴大肠埃希菌肉汤于接种物表面，密封，35～37℃培养 20 小时后，即可置于倒置显微镜下直接观察滋养体，此时滋养体一般呈卵圆形，中央或偏中央有一亮点，无明显棘突。培养 1～2 周后，刮取培养皿中生长旺盛的培养物转入加有温蒸馏水的培养皿中，即可倒置显微镜观察，可见滋养体细胞膜伸出数个大小不等的棘状伪足，前尖底宽。

2. 脑脊液检查　疑似 GAE 患者可从脑脊液中检查滋养体进行诊断。

（1）直接涂片法：取脑脊液直接涂片，显微镜下观察，可见缓慢运动的滋养体。该法简单便捷，但检出率较低。

（2）沉淀法：取脑脊液 2ml，2000rpm，离心 5 分钟，取沉渣涂片显微镜下观察滋养体。为避免离心影响滋养体活力，可采用自然沉淀法，即将采集的脑脊液放置自然沉淀后，取沉渣镜检。

（3）染色镜检法：无论直接涂片法还是沉淀法，发现疑似均需染色观察方可确定虫种。可选用 Giemsa 染色或 Wright 染色，操作步骤可参考疟原虫检验。

（4）培养法：同角膜组织培养法。

（二）分子生物学检查

分子生物学技术亦可用于检查棘阿米巴，PCR 是目前采用最多的分子生物学检测方法。

第三节　耐格里属阿米巴检验

耐格里属阿米巴（*Naegleria spp.*）是一种自生生活阿米巴，但其可侵入人体，引起原发性阿米巴性脑膜脑炎（primary amoebic meningoencephalitis，PAM）。PAM 起病急、病症凶险、死亡率高，可从脑脊液中检查滋养体进行诊断。

一、病原形态

滋养体呈长形，最大直径 10～35μm，常向一端伸出单一圆形或钝性伪足，运动活泼，泡状核，核仁大而居中，细胞质内含食物泡。在不适环境中，可转变为有一对或多根鞭毛的鞭毛型，直径 10～15μm，长圆形或梨形，游动快，往往 24 小时后再变回阿米巴型（图 21-3）。

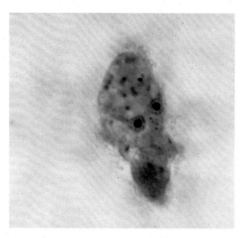

图 21-3　耐格里属阿米巴滋养体

二、检验技术

可从脑脊液中检查滋养体进行诊断。可采用直接涂片法或沉淀法染色镜检，与脑脊液中检查棘阿米巴方法相同。其培养法与检查棘阿米巴培养法基本一致，培养 24 小时后取培养物显微镜观察。

亦可采用 PCR 法检查耐格里属阿米巴。

（方　强）

本章小结

本章学习了溶组织内阿米巴、棘阿米巴、耐格里属阿米巴检验技术。对于急性阿米巴痢疾患者常采用生理盐水直接涂片法查找滋养体，而对于慢性期患者和携带者常采用碘液染色法检查包囊。浓集法（如醛醚沉淀法或硫酸锌漂浮法）可提高包囊检出率；肠外阿米巴病患者可采用脓肿穿刺检查或活组织检查自穿刺液或溃疡组织中检查滋养体。对于疑似阿米巴角膜炎患者可取角膜病变组织涂片或培养检查滋养体；对疑似肉芽肿性阿米巴脑炎患者或 PAM 患者，可采用直接涂片法或培养法自脑脊液中检查滋养体。

第二十二章
纤毛虫检验技术

通过学习本章,你将能够回答下列问题:

1. 检查结肠小袋纤毛虫可能采用的标本来源有哪些?分别检查病原体何种时期?有何形态特点?

2. 疑似结肠小袋纤毛虫痢疾患者主要采用何种方法检查?有何注意事项?

纤毛虫隶属纤毛门,大部分是自由生活的,部分营共栖或寄生生活。寄生于人体的纤毛虫仅为结肠小袋纤毛虫(*Balantidium coli*)。检查结肠小袋纤毛虫主要从粪便中取材查找滋养体或包囊,必要时可自肠壁溃疡组织取材检查滋养体,导致肠外病变者可取脓肿穿刺液检查滋养体,肺部病变者可取支气管肺泡灌洗液及痰液检查滋养体。

一、病 原 形 态

结肠小袋纤毛虫生活史中有滋养体和包囊两个发育阶段。

1. 滋养体 呈椭圆形或卵圆形,无色透明或淡灰略带绿色,大小为(30～200)μm×(30～100)μm。虫体外被表膜,有许多斜纵形的纤毛,活的滋养体可借助纤毛的摆动做快速旋转式运动。滋养体前端有一凹陷的胞口,下接漏斗状胞咽,虫体后端有胞肛。虫体中、后部各有一伸缩泡,具有调节渗透压的功能。苏木素染色后可见一个肾形的大核和一个圆形的小核,后者位于前者的凹陷处(图22-1A)。

2. 包囊 圆形或卵圆形,直径为40～60μm,呈淡黄或浅绿色,囊壁厚而透明,染色后可见胞核。结肠小袋纤毛虫的滋养体随粪便排出体外后也能成囊(图22-1B)。

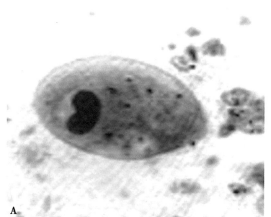
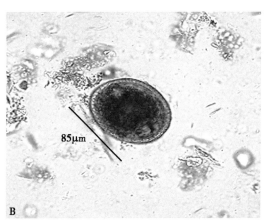

85μm

图 22-1　结肠小袋纤毛虫
A. 滋养体; B. 包囊

二、检验技术

确诊依据主要为通过病原学方法查到滋养体或包囊。主要检查方法有：

1. 粪便检查 检查滋养体和包囊。

(1) 直接涂片法：急性型患者以检查滋养体为主，活滋养体因其纤毛摆动、快速旋转运动容易鉴别；慢性患者可查到包囊。直接涂片法检查小袋纤毛虫操作步骤：①常规生理盐水直接涂片法涂片（参见蛔虫病检验技术、阿米巴病检验技术）。②在盖玻片的一侧加少许70% 乙醇，盖片下的所有滋养体将向另一侧运动，最后集中在一个范围内，便于观察（该方法可集中虫体，提高检出率）。③镜检：置于光学显微镜下观察。粪便取材、送检的要求可参照溶组织内阿米巴检测。由于排虫呈间歇性故需反复多次检查。

(2) 沉淀浓集法：用于检查包囊，可提高包囊检出率。参见吸虫病检验技术。

(3) 体外培养法：对于高度怀疑本病，但多次粪便检查未查及病原的患者可考虑进行原虫培养后检查。常用阿米巴培养基培养本虫。因粪检和组织活检很容易确诊本病，体外培养在实际工作中意义不大。

2. 组织活检 以乙状结肠镜取病变组织，切片镜检，鉴别特征是虫体呈椭圆形，前端右纵裂的胞口有 1 个大核和 1 个小核。

3. 脓肿穿刺液检查 小袋纤毛虫偶可侵袭肝、肺等器官，形成脓肿，抽取脓肿穿刺液进行涂片检查滋养体。

4. 支气管肺泡灌洗液及痰液检查 肺部病变患者可取其支气管肺泡灌洗液及痰检查离心沉淀后取沉渣镜检。

（方 强）

本章小结

结肠小袋纤毛虫病主要以粪便直接涂片法检查滋养体或包囊确诊，对于轻度感染的慢性患者可采用浓集法检查包囊。急性腹泻患者可检获活滋养体，取材送检要求与阿米巴病检查相同。

第二十三章
孢子虫检验技术

通过学习本章，你将能够回答下列问题：

1. 五种人体疟原虫红细胞内期形态各有何特点？如何鉴别？
2. 检查疟原虫的首选方法是什么？如何操作？有哪些注意事项？
3. 从哪些样本中可能检出弓形虫？其病原学检查方法有哪些？各有何优缺点？
4. 从哪些样本中可能检出隐孢子虫？其检查方法主要有哪些？
5. 免疫学检查、分子生物学检查在疟原虫、弓形虫、隐孢子虫检验中的地位如何？

孢子虫属于顶端复合物门的孢子虫纲，在细胞内阶段无运动细胞器。对人体危害较严重的孢子虫有疟原虫、弓形虫、隐孢子虫、肉孢子虫、巴贝西虫和等孢球虫等，本章主要学习较常见的疟原虫、弓形虫、隐孢子虫的检验技术。

第一节 疟原虫检验

疟原虫（*Plasmodium*）是疟疾（malaria）的病原体。可寄生于人体的疟原虫有恶性疟原虫（*P. falciparum*）、间日疟原虫（*P. vivax*）、三日疟原虫（*P. malariae*）、卵形疟原虫（*P. ovale*）和诺氏疟原虫（*P. knowlesi*）5 种，分别可引起恶性疟、间日疟、三日疟、卵形疟、诺氏疟。5种疟疾均可发生周期性的寒战、高热、出汗退热为特征的疟疾发作，出现贫血、肝脾肿大等。疟原虫检查通常取外周血为检验材料，检查红内期虫体。

一、病原形态

疟原虫生活史复杂，包括人体肝细胞和红细胞内以及按蚊体内发育，其中红细胞内期各阶段与致病和诊断密切相关。5 种人体疟原虫的基本结构相同，但发育各期的形态又各有不同，可予以鉴别（表 23-1）。除了疟原虫本身的形态特征不同之外，被寄生红细胞的变化，对鉴别虫种也有帮助。

1. 环状体（ring form） 即早期滋养体，又称小滋养体，胞核小，胞质少，中间有空泡，虫体多呈环状（图 23-1）。

2. 大滋养体（trophozoite） 寄生于红细胞内的环状体随着虫体生长，胞核增大，胞质增多，有时伸出伪足，胞质中开始出现空泡和疟色素，此时称为晚期滋养体或大滋养体。自大滋养体期开始，间日疟原虫和卵形疟原虫寄生的红细胞可以变大、变形，颜色变浅，常有明显的红色薛氏点；被恶性疟原虫寄生的红细胞有粗大的紫褐色茂氏点；被三日疟原虫寄生的红细胞可有齐氏点（图 23-1）。

3. 裂殖体（schizont） 大滋养体继续发育，胞质增多，其内空泡消失，核开始分裂即称为裂殖体。裂殖体的核经过多次分裂形成数个，但胞质尚未分裂，此时称为早期裂殖体或未成熟裂殖体。核分裂到一定数量后胞质开始分裂，每一个核都被部分胞质包裹，形成裂殖子，疟色素集中成团块状，此时称为成熟裂殖体（图23-1）。

表 23-1　人体薄血膜中 5 种疟原虫主要形态比较

	间日疟原虫	恶性疟原虫	三日疟原虫	卵形疟原虫	诺氏疟原虫
被寄生红细胞的变化	除环状体外，其余各期均胀大，色淡；滋养体期开始出现较多鲜红色、细小的薛氏小点	正常或略小，可有数颗粗大紫红色的茂氏点	正常或略小；偶见少量、淡紫色、微细的齐氏小点	略胀大、色淡、多数卵圆形，边缘不整齐；常见较多红色、粗大的薛氏小点，且环状体期已出现	似三日疟原虫
环状体（早期滋养体）	胞质淡蓝色，环较大，约为红细胞直径的1/3；核1个，偶有2个；红细胞内只含1个原虫，偶有2个	环纤细，约为红细胞直径的1/5；核1～2个；红细胞内可含2个以上原虫；虫体常位于红细胞边缘	胞质深蓝色，环较粗壮，约为红细胞直径的1/3；核1个；红细胞内很少含有2个原虫	似三日疟原虫	似恶性疟原虫，但环稍大、稍粗，为红细胞直径的1/4～1/5
大滋养体（晚期滋养体）	核1个；胞质增多，形状不规则，有伪足伸出，空泡明显；疟色素棕黄色，细小杆状，分散在胞质内	一般不出现在外周血液，主要集中在内脏毛细血管。体小，圆形，胞质深蓝色；疟色素黑褐色，集中	体小，圆形或带状，空泡小或无，亦可呈大环状；核1个；疟色素深褐、色粗大、颗粒状，常分布于虫体边缘	体较三日疟原虫大，圆形，空泡不显著；核1个；疟色素似间日疟原虫，但较少、粗大	似三日疟原虫
未成熟裂殖体	核开始分裂，胞质随着核的分裂渐呈圆形，空泡消失；疟色素开始集中	外周血不易见到，虫体仍似大滋养体，但核开始分裂；疟色素集中	体小，圆形，空泡消失；核开始分裂；疟色素集中较迟	体小，圆形或卵圆形，空泡消失；核开始分裂；疟色素集中较迟	似三日疟原虫
成熟裂殖体	虫体充满胀大的红细胞，裂殖子12～24个，排列不规则；疟色素集中	外周血不易见到。裂殖子8～36个，排列不规则；疟色素集中成团	裂殖子6～12个，常为8个，排成一环；疟色素常集中在中央	裂殖子6～12个，通常8个，排成一环；疟色素集中在中央或一侧	似三日疟原虫，但裂殖子可多至16个
雌配子体	虫体圆形或卵圆形，占满胀大的红细胞，胞质蓝色，核小致密，深红色，偏向一侧；疟色素分散	新月形，两端较尖，胞质蓝色；核结实，深红色，位于中央；疟色素黑褐色，分布于核周围	如正常红细胞大，圆形；胞质深蓝色；核较小致密，深红色，偏于一侧；疟色素多而分散	虫体似三日疟原虫，疟色素似间日疟原虫	似间日疟原虫，疟色素呈黑色颗粒状
雄配子体	虫体圆形，胞质蓝而略带红色；核大，疏松，淡红色，位于中央；疟色素分散	腊肠形，两端钝圆，胞质蓝而略带红色；核疏松，淡红色，位于中央；疟色素分布核周	略小于正常红细胞，圆形；胞质浅蓝色；核较大，疏松，淡红色，位于中央；疟色素分散	虫体似三日疟原虫，疟色素似间日疟原虫	似间日疟原虫，疟色素呈黑色颗粒状

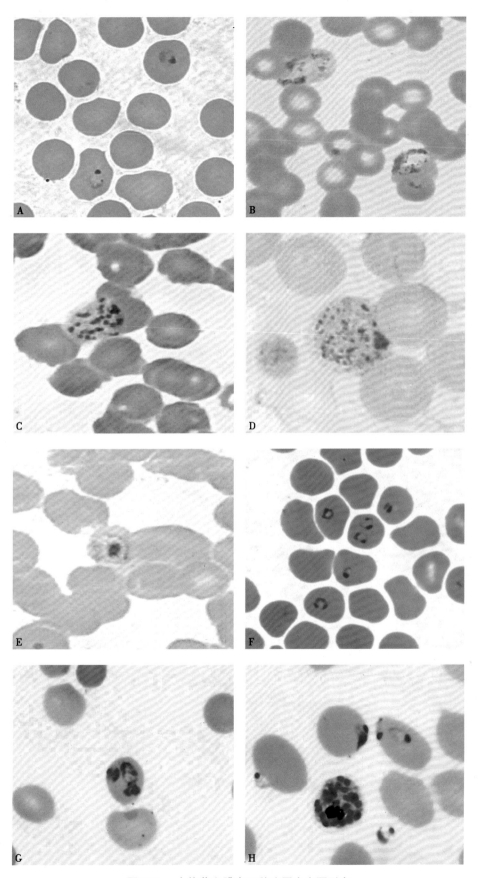

图 23-1　人体薄血膜中五种疟原虫主要形态

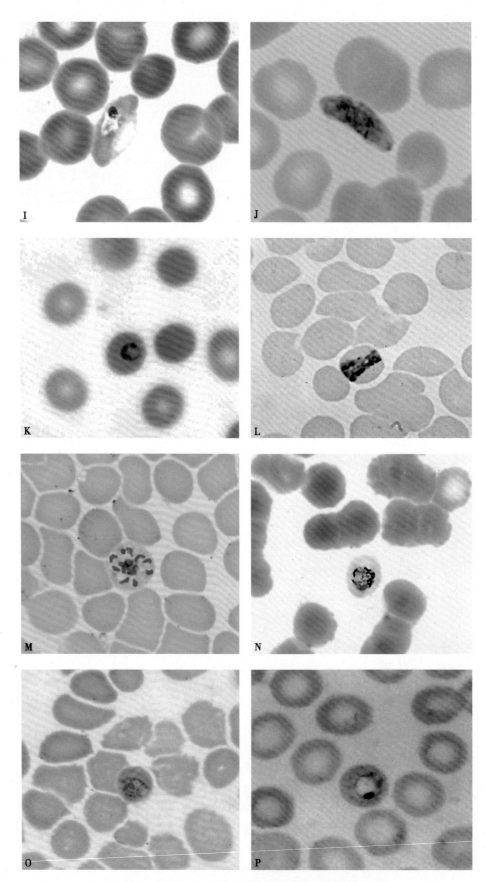

图 23-1　人体薄血膜中五种疟原虫主要形态（续）

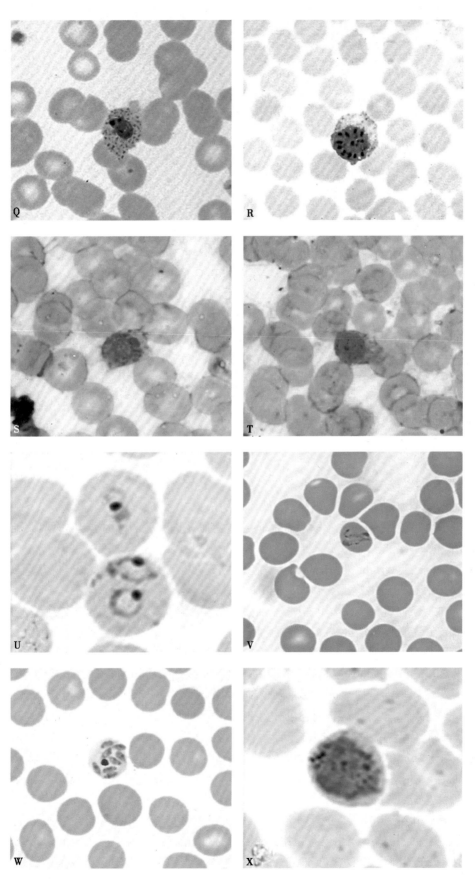

图 23-1　人体薄血膜中五种疟原虫主要形态（续）

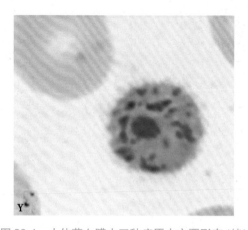

图 23-1　人体薄血膜中五种疟原虫主要形态(续)

A~E. 间日疟原虫；F~J. 恶性疟原虫；K~O. 三日疟原虫；P~T. 卵形疟原虫；
U~Y. 诺氏疟原虫；A,F,K,P,U. 环状体；B,G,L,Q,V. 大滋养体；
C,H,M,R,W. 裂殖体；D,I,N,S,X. 雌配子体；E,J,O,T,Y. 雄配子体

4. 配子体（gametocyte）　疟原虫在红细胞内经过数次裂体增殖后，部分裂殖子侵入新的红细胞后核增大而不再分裂，胞质增多而无伪足，最后发育成为圆形、卵圆形或新月形的个体，称为配子体。配子体有雌、雄（或大小）之分，雌（大）配子体虫体较大，胞质致密，疟色素多而粗大，核致密而偏于虫体一侧或居中。雄（小）配子体虫体较小，胞质稀薄，疟色素少而细小，核质疏松、较大、位于虫体中央（图 23-1）。

二、检验技术

（一）病原学检查

从患者外周血液中检出疟原虫是确诊疟疾的依据。

1. 厚薄血膜染色镜检法　取患者耳垂或指尖血在同一张载玻片上制作厚、薄血涂片。Giemsa 染色或 Wright 染色后镜检查找疟原虫。

在 Giemsa 或 Wright 染色的标本中，疟原虫核呈紫红色，胞质为天蓝至深蓝色，疟色素不着色。其中 Giemsa 染色最常用，Wright 染色次之。

厚薄血膜染色镜检法操作步骤：①采血：用 75% 酒精棉球消毒耳垂或指尖后采血。②薄血膜制片：在载玻片 1/3 与 2/3 交界处蘸血一小滴，以一端边缘光滑的载片为推片，将推片的一端置于血滴之前，待血液沿推片端缘扩散后，自右向左推成薄血膜。操作时两载片间的角度为 30°~45°，推动速度适宜。理想的薄血膜，应是一层均匀分布的血细胞，血细胞间无空隙且涂血膜末端呈扫帚状。③厚血膜制片：载玻片的另一端（右）1/3 处蘸血一小滴（约 3μl），以推片的一角，将血滴自内向外作螺旋形摊开，使之成为直径 0.8~1cm，厚薄均匀的血膜。厚血膜为多层血细胞的重叠，约为薄血膜厚度的 20 倍。④薄血膜固定、厚血膜溶血：充分晾干血片（否则染色时容易脱落），用小玻棒蘸甲醇或无水乙醇在薄血膜上轻轻抹过进行固定。如薄、厚血膜在同一玻片上，须注意切勿将固定液带到厚血膜上，因厚血膜固定之前必须先进行溶血。可用滴管滴水于厚血膜上，待血膜呈灰白色时，将水倒去，晾干。⑤染色：用 pH 7.0~7.2 的缓冲液，将 Giemsa 染液稀释；比例为 15~20 份缓冲液加 1 份 Giemsa 染液。用蜡笔画出染色范围，将稀释的 Giemsa 染液滴于已固定的薄、厚血膜上，染色半小时，再用上述缓冲液冲洗。⑥镜检：血片晾干后置于光学显微镜下油镜观察。步骤⑤的染色除可采用标准的 Giemsa 染色之外，还可以用快速 Giemsa 染色或 Wright 染色替代。快速 Giemsa 染色：Giemsa 染液 1ml，加缓冲液 5ml，如前法染色 5 分钟后用缓冲液

冲洗,晾干后镜检。Wright 染色:Wright 染液含甲醇,薄血膜不需先固定;而厚血膜则需先经溶血,待血膜干后才能染色。染色前先将溶过血的厚血膜和薄血膜一起用蜡笔画好染色范围,以防滴加染液时四溢。滴染液使覆盖全部厚、薄血膜上,30 秒至 1 分钟后用滴管加等量的蒸馏水,轻轻摇动载玻片,使蒸馏水和染液混合均匀,此时出现一层灿铜色浮膜(染色),3~5 分钟后用水缓慢地从玻片一端冲洗(注意勿先倒去染液或直对血膜冲洗),晾干后镜检(图 23-2)。

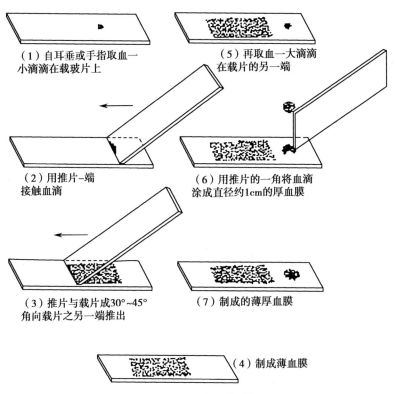

图 23-2　厚薄血膜制片

厚薄血膜染色镜检法是 WHO 推荐的疟疾诊断的首选方法,是检测疟原虫的金标准。对于有经验的技术人员,厚薄血膜染色镜检法的敏感性可达 5 个原虫/微升血。恶性疟病人以发作时查血最为适宜,血涂片中可查到环状体和配子体。因在间歇期多数原虫进入内脏毛细血管,除重症病人外,恶性疟患者外周血液中很难查到原虫大滋养体和裂殖体。其余 4 种疟疾,无论在发作期和间歇期均可查到疟原虫,但以在疟疾发作后数小时至 10 小时内采血检查为佳,血涂片中可查到环状体、大滋养体、裂殖体和配子体。

2. 荧光染色检查法　用荧光染料吖啶橙对疟原虫血涂片染色,在荧光显微镜下观察,疟原虫的核呈黄绿色,细胞质呈橘红色。进一步发展起来的血沉棕黄层定量法(quantitative buffy coat,QBC),即通过离心将受染的红细胞浓集在正常红细胞的上层和白细胞的下层,加入荧光染料在荧光显微镜下观察结果,此法有浓缩作用,故敏感性高。但该法难以鉴定虫种,且费用较高,在我国并未广泛采用。

(二)免疫学检查

免疫学检查可用于疟疾临床诊断、流行病学调查及输血源的筛选。可检测疟原虫抗体和抗原。抗体检测常用方法有间接免疫荧光试验(IFA)和 ELISA 法。抗原检测可用于疟疾临床诊断、疗效考核,目前 WHO 主要推荐以金标免疫层析技术为基础的快速诊断试纸(RDT)检测,已有商品化试剂供应,其检测可靠性已接近于厚薄血膜染色镜检法。目前抗原检测仅将恶性疟与其他种类疟疾区分开，而除恶性疟之外的其他种类疟疾之间鉴别的抗原检测技术尚不成熟。

（三）分子生物学检查

分子生物学技术亦可用于疟原虫检验，尤其在疟原虫虫种的鉴定、基因分型和确定抗药基因等方面具有其他检验方法不可比拟的优势。PCR 是目前采用最多的分子生物学检测方法，此外，还有环介导等温扩增、基因芯片等技术用于疟疾检查。

第二节　弓形虫检验

弓形虫（*Toxoplasma gondii*）属于机会致病寄生虫，在免疫功能低下患者可导致脑炎等严重病变，甚至死亡；若孕妇在怀孕期间感染弓形虫，可引起胎儿先天性弓形虫病，导致流产、死产和各种畸形。

一、病原形态

弓形虫发育的过程有 5 个阶段：滋养体、包囊、裂殖体、配子体和卵囊。其中滋养体、包囊与诊断有关。

1. 滋养体　包括速殖子（tachyzoite）和缓殖子（bradyzoite）。游离的速殖子呈香蕉形或半月形，一端较尖，一端钝圆；一边扁平，一边较膨隆。速殖子长 4～7μm，最宽处 2～4μm。经姬氏染剂染色后可见细胞质呈蓝色，胞核呈紫红色、位于虫体中央。细胞内寄生的虫体呈纺锤形或椭圆形，以内二芽殖法不断繁殖，一般含数个至 20 多个虫体，这个由宿主细胞膜包绕的虫体集合体称假包囊（pseudocyst），内含的虫体为速殖子（图 23-3A）。

2. 包囊　呈圆形或椭圆形，直径 5～100μm，具有一层富有弹性的坚韧囊壁。囊内含数个至数千个滋养体，囊内的滋养体称缓殖子，其形态与速殖子相似，但虫体较小，核稍偏后。包囊可长期在组织内生存（图 23-3B）。

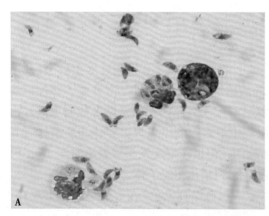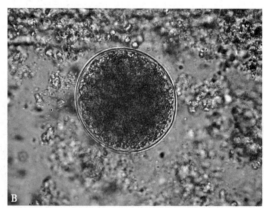

图 23-3　弓形虫
A. 滋养体；B. 包囊

二、检验技术

（一）病原学检查

弓形虫可寄生于除成熟红细胞外的所有有核细胞，速殖子在细胞内增殖后亦可有部分散于细胞外而存在于体液之中，因而可取患者的腹水、胸腔积液、羊水、脑脊液、骨髓、血液、活组织穿刺物检查弓形虫。

1. 直接涂片染色检查法　可取患者的腹水、胸腔积液、羊水、脑脊液等离心后取沉渣涂片，或取骨髓、血液、活组织穿刺物涂片，经染色，镜检弓形虫滋养体。该法简便，易漏检。具体操作步骤参考疟原虫检查。

2. 细胞培养法　弓形虫可在有核细胞内增殖，故可将获得的标本接种于体外培养的有核细胞，使其在有核细胞大量增殖后检测。操作步骤：①细胞培养：取易于培养且适合弓形虫生长的细胞株（如 HeLa 细胞）进行体外培养备用。②取材：无菌条件下取急性期患者的腹水、胸腔积液、羊水、脑脊液、骨髓、血液或活组织穿刺物备检。③培养：将取得的标本无菌接种于细胞培养瓶（板）中，5% CO_2 37℃培养。④检查：培养 14 天后，取培养细胞涂片，姬氏或 Wright 染色，镜检弓形虫滋养体。

3. 动物接种法　可将获得的标本接种于敏感动物小鼠（如昆明鼠）体内增殖，以易于检测。操作步骤：①动物准备：选择 6～8 周龄 SPF 级小鼠备用。②取材：无菌条件下取急性期患者的腹水、胸腔积液、羊水、脑脊液、骨髓、血液或活组织穿刺物备检。③接种：将取得的标本加生理盐水稀释后无菌腹腔注射小鼠，SPF 环境下饲养。④监测与检查：接种后约 5～7 天，如小鼠发病，则抽取腹腔液涂片染色镜检；如 7 日后小鼠无发病征象，则进行盲传，盲传三代后，小鼠仍不发病，则动物接种实验阴性。

该法检出率高，是最敏感的病原学检测方法，但操作复杂，耗时长，国内并未将其作为常用检测方法。

（二）免疫学检查

鉴于弓形虫病原学检查方法检出率较低或操作繁杂、实验条件要求高，故病原学检查在诊断中的应用较为局限，而免疫学检查则是主要的临床检查手段。可以检测循环抗原或抗体。常用的方法有 ELISA、金标免疫试纸条等。

弓形虫特有的免疫学检查方法——染色实验（dye test，DT），具有高度的特异性和敏感性。其原理为将活弓形虫滋养体与正常血清混合，在 37℃孵育 1 小时或室温数小时后，大多数虫体失去原有的新月形特征，而变为圆形或椭圆形，此时若用碱性亚甲蓝染色则胞质深染。相反，当将虫体与免疫血清和补体（辅助因子）混合时，则仍保持原有形态，对碱性亚甲蓝也不着色。以 50% 虫体不着色的血清稀释度为该份受试血清的最高稀释度。以血清稀释度 1∶8 阳性者判断为隐性感染；1∶125 阳性者为活动性感染；1∶1024 及以上阳性者为急性感染。

（三）分子生物学检查

目前常用的分子生物学检查手段为 PCR，目前有商品化的弓形虫病 PCR 检测试剂盒，可用来进行检测。

第三节　隐孢子虫检验

隐孢子虫（*Cryptosporidium spp.*）是一种重要的机会致病原虫，可引起免疫功能低下或缺陷者的难治性腹泻，亦是婴幼儿腹泻的主要病原之一。隐孢子虫检验通常在粪便中检查卵囊。

一、病原形态

卵囊（oocyst）呈圆形或椭圆形，直径 4～6μm，成熟卵囊内含 4 个裸露的子孢子和残留体。子孢子呈月牙形，残留体由颗粒状物和一空泡组成。在改良抗酸染色标本中，卵囊为玫瑰红色，背景为蓝绿色，对比性很强，囊内子孢子排列不规则，形态多样，残留体为暗黑（棕）色颗粒状（图 23-4）。

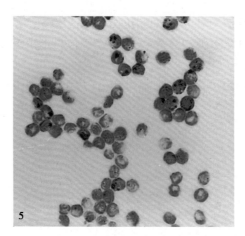

图 23-4 隐孢子虫卵囊

二、检验技术

（一）病原学检查

从粪便中找到卵囊即可确诊。

1. 粪便直接涂片染色法 检查卵囊的方法很多，但多认为急性隐孢子虫病人粪便中卵囊数量多，检查时无须浓集，粪便直接涂片后再用特异的染色方法检查，容易发现卵囊。如果检查与病人或病畜接触过的人群，复查治疗后的病人等，采用浓集法可提高检出率。目前常用的染色法主要为金胺-酚染色法、改良抗酸染色法和金胺-酚-改良抗酸复染法。

（1）金胺-酚染色法：新鲜粪便或经 10% 甲醛溶液（福尔马林）保存的含卵囊粪便都可用该法染色。粪便标本经金胺-酚染色后，在低倍荧光镜下卵囊为一圆形亮点，在高倍镜下卵囊发出乳白色或略带绿色的荧光，多数卵囊周围深染，中央淡染，似厚环状，或深色结构偏位。卵囊多时似繁星。本法简便、敏感，适用于批量过筛检查。其操作步骤为：①染液配制：1g/L 金胺-酚染色液（第一液）：金胺 0.1g，石炭酸 5.0g，蒸馏水 100ml；3% 盐酸酒精（第二液）：盐酸 3ml，95% 乙醇 100ml；5g/L 高锰酸钾液（第三液）：高锰酸钾 0.5g，蒸馏水 100ml。②粪便涂片：先将粪便在洁净的载玻片上涂成薄膜，自然干燥后用甲醇固定 5 分钟。③染色：滴加第一液于晾干的粪膜上，10～15 分钟后水洗；滴加第二液，1 分钟后水洗；滴加第三液，1 分钟后水洗，待干。④镜检：将染色后的粪膜置于荧光显微镜下检查。需注意有的标本可出现非特异的荧光颗粒，应注意鉴别；特别注意与圆孢子虫卵囊的鉴别，圆孢子虫卵囊（7～8μm）比微小隐孢子虫卵囊大，荧光着色偏暗，内含暗色颗粒状物，或呈不规则的筛网状。

（2）改良抗酸染色法：粪便涂片经改良抗酸染色后，卵囊为玫瑰色，背景为蓝绿色，对比性很强，易于检查。卵囊圆或椭圆形，大小 5.0μm×4.5μm，发亮，因观察的角度不同，囊内子孢子排列似不规则，残余体为暗黑（棕）色颗粒状。本法卵囊与背景对比强烈，卵囊内部结构清晰，适于临床确诊。其操作步骤为：①染液配制：石炭酸复红染色液（第一液）：碱性复红 4g，95% 乙醇 20ml，石炭酸 8ml，蒸馏水 100ml；10% 硫酸溶液（第二液）：纯硫酸 10ml，蒸馏水 90ml（边搅拌边将硫酸徐徐加入水中；20g/L 孔雀绿液（第三液）：20g/L 孔雀绿原液 1ml，蒸馏水 10ml。②涂片：先将粪便在洁净的载玻片上涂成薄膜，自然干燥后用甲醇固定 5 分钟。③染色：滴加第一液于粪膜上，1.5～10 分钟后水洗；滴加第二液，1～10 分钟后水洗；滴加第三液，1 分钟后水洗，待干。④镜检：将染色后的粪膜置于光学显微镜油镜下观察。经该法染色的标本大多存在许多非特异的抗酸红色颗粒，观察时应注意区别。

（3）金胺-酚-改良抗酸复染法：粪便涂片经金胺-酚染色，或用改良抗酸染色法分别染色时，有些标本前者出现非特异性荧光颗粒，后者出现红色颗粒。这些颗粒貌似卵囊，初学者鉴别时存在一定困难。为了解决这一问题，可将涂片先用金胺-酚染色法染色，再用改良抗酸染色法复染。经复染后的标本，在光镜低倍下非特异性颗粒呈小黑点状，油镜观察则为大小不等，形状不规则的蓝黑色颗粒，而卵囊则为鲜艳发亮的玫瑰红色，两者的颜色和形态明显不同，极易区别。本方法解决了粪便涂片经金胺-酚染色、改良抗酸染色法分别染色时非特异性荧光颗粒或红色颗粒干扰判断的问题，为检查隐孢子虫卵囊最佳方法。

2. 浓集法　隐孢子虫卵囊密度较小，故可以利用密度较大的溶液（如饱和盐水溶液、硫酸锌溶液）稀释溶解粪便，则隐孢子虫卵囊会漂浮浓集于溶液的表面，以便取材检验；或可利用不同密度梯度的溶液稀释溶解粪便，经过离心，隐孢子虫卵囊将在处于高密度溶液之上、低密度溶液之下的交界层，以便取材检验（蔗糖密度梯度离心法、Percoll 密度梯度离心法）。

蔗糖密度梯度离心法操作步骤：①粪便预处理：取黄豆大小粪便约 1g，加 10～15 倍的水，充分搅碎，用金属筛（40～60 孔）或 2～3 层湿纱布过滤至离心管，1000g 离心 15 分钟，弃上清，2ml PBS 重悬。②铺液：取 1 新离心管，加入 1:4 的蔗糖液 5ml，再以吸管吸取 5ml 1:2 的蔗糖液小心加于 1:4 的蔗糖液之下，再将预处理的粪便悬液铺于 1:4 的蔗糖液之上。③离心：2000g 离心 30 分钟。④镜检：收集离心后蔗糖梯度交界处乳白色卵囊集中带涂片染色镜检。

（二）免疫学检查

免疫学检查可用于隐孢子虫病临床诊断和流行病学调查；在血液中检查隐孢子虫抗体、粪便检查隐孢子虫抗原，主要方法为 IFA 和 ELISA，已有商品化试剂。

（三）分子生物学检查

分子生物学技术亦可用于隐孢子虫病诊断，尤其在低密度感染诊断、虫种鉴定等方面具有其他诊断方法不可比拟的优势。PCR 是目前采用最多的分子生物学检测方法。

（方　强）

本章小结

本章学习了较常见的疟原虫、弓形虫、隐孢子虫的检验技术。检验疟原虫最常用的方法是厚薄血膜染色法，其他病原学检查如荧光染色法并不常用；隐孢子虫病通常采用粪便直接涂片染色法检获卵囊得以确诊，最佳的染色方法为金胺-酚-改良抗酸复染法；必要时可以考虑采用浓集法提高卵囊检出率。免疫学检查可用于疟原虫、弓形虫、隐孢子虫的临床检验和流行病学调查，其中 RDT 已为 WHO 推荐作为基层地区疟原虫检查方法；由于病原学检查较为困难，免疫学检查在弓形虫病临床检验中具有重要的辅助价值。PCR 检查在疟疾、弓形虫病、隐孢子虫病的低密度感染诊断、虫种鉴定等方面均具有重要价值。

第二十四章

鞭毛虫检验技术

通过学习本章,你将能够回答下列问题:

1. 杜氏利什曼原虫可采用哪些方法检查?最常用的检查方法是什么?如何操作?
2. 可自哪些样本中取材检查贾第虫?可以采用哪些检查方法?如何操作?
3. 哪些样本中有可能检获阴道滴虫?可以采用哪些检查方法?最常用的方法是什么?如何操作?有哪些注意事项?

对人体危害较大的鞭毛虫有利什曼原虫、锥虫、蓝氏贾第鞭毛虫和阴道毛滴虫等,本章主要学习较常见的利什曼病、贾第虫病、阴道滴虫病的检验技术。

第一节 利什曼原虫检验

利什曼属原虫(*Leishmania spp.*)寄生于人体可引起利什曼病(leishmaniasis),主要有内脏利什曼病(visceral leishmaniasis,VL)、皮肤利什曼病(cutaneous leishmaniasis,CL)、黏膜皮肤利什曼病(mucocutaneous leishmaniasis,MCL)三种。我国存在由杜氏利什曼原虫(*Leishmania donovani*)寄生引起内脏利什曼病,该病又称黑热病(Kala-azar),常引起不规则发热、脾脏肿大、贫血等症状与体征。检查杜氏利什曼原虫主要自骨髓、淋巴结、脾脏穿刺活检取材检查无鞭毛体。

一、病原形态

1. 无鞭毛体(amastigote) 又称利杜体,寄生于单核巨噬细胞内,但常因巨噬细胞破裂,无鞭毛体可散在于细胞外。虫体为卵圆形,大小(2.9~5.7)μm×(1.8~4.0)μm。为细胞内寄生、体形很小的原虫。Wright 染液染色后,无鞭毛体细胞质呈淡蓝或淡红色,内有一个近圆形较大的核,呈红色或紫色。杆状的动基体位于核旁,着色较深,近深紫色(图 24-1A)。

2. 前鞭毛体(promastigote) 主要寄生于白蛉消化道内,系无鞭毛体转化而来,亦可见于体外人工培养基。成熟的前鞭毛体呈梭形,大小为(14.3~20)μm×(1.5~1.8)μm,前端有一根伸出体外的鞭毛,核位于虫体中部,动基体在前部。基体在动基体之前,鞭毛即由此发出。在培养基内常以虫体前端聚集成团,排列成菊花状(图 24-1B)。

二、检验技术

1. 骨髓穿刺涂片法 是检查杜氏利什曼原虫最常用的方法,一般选择髂骨穿刺检查杜氏利什曼原虫无鞭毛体,检出率为 80%~90%,安全易行、检出率较高。操作步骤:①患者侧卧,露出髂骨部位;②局部麻醉;③视年龄大小,选用 17~20 号带有针芯的干燥无菌穿刺针,

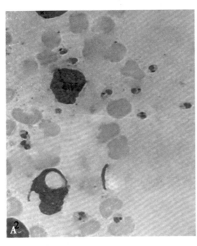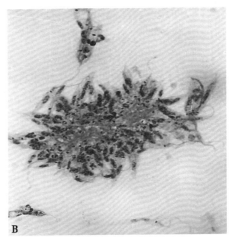

图 24-1 杜氏利什曼原虫
A. 无鞭毛体；B. 前鞭毛体

从髂骨前上棘后约 1cm 处刺入皮下，当针尖触及骨面时，再慢慢地钻入骨内 0.5～1.0cm，即可拔出针芯，接上 2ml 的干燥注射器，抽取骨髓液；④取少许骨髓液作涂片，甲醇固定，同薄血膜染色法染色，油镜检查。

2. 淋巴结穿刺涂片法 检出率低于骨髓穿刺，但简便、安全，且患者经治疗后，淋巴结内原虫消失较慢，故有一定疗效考核价值。一般选腹股沟部，先将局部皮肤消毒，用左手拇指和示指捏住一个较大的淋巴结，右手取干燥无菌的 6 号针头刺入淋巴结，此时淋巴结组织液自能进入针内。稍待片刻，拔出针头，将针头内少量的淋巴结组织液注于载玻片上，作涂片染色检查。也可用摘除的淋巴结的切面做涂片，染色后镜检。检出率为 46%～87%。

3. 脾穿刺涂片法 脾脏穿刺检出率较高，达 90.6%～99.3%，但要求有熟练的技术，以免造成脾损伤引起严重后果。

4. 皮肤活检 在皮肤上出现丘疹和结节等疑似皮肤型黑热病患者，可选择皮损较明显之处，作局部消毒，用干燥灭菌的注射器，刺破皮损处，抽取组织液作涂片；或用消毒的锋利小剪，从皮损表面剪取一小片皮肤组织，以切面作涂片；也可用无菌解剖刀切一小口，刮取皮肤组织作涂片，用 Wright 或姬氏染液检查。

5. 培养法 用无菌方法将上述穿刺物接种于 NNN 培养基，置 22～25℃温箱内。每 2～3 天取少量培养液镜检或染色镜检，若在培养物中染色查见运动活泼的前鞭毛体，即判为阳性结果。若为阴性，应转种培养 1 个月再报告结果。此法较涂片更为敏感，但需较长时间。近年来改用 Schneider 培养基，取得更好效果，3 天即可出现前鞭毛体。

6. 动物接种法 把穿刺物接种于易感动物（如金地仓鼠，BALB/c 小鼠等），1～2 个月后取肝、脾作印片，染色镜检。

第二节 贾第虫检验

蓝氏贾第鞭毛虫（*Giardia lamblia*）简称贾第虫，寄生于人体小肠（特别是十二指肠），引起以腹泻为主要症状的贾第虫病（giardiasis）。贾第虫病已被列为全世界危害人类健康的十种主要寄生虫病之一。其检验标本可取材于粪便、十二指肠液。

一、病 原 形 态

1. 滋养体 呈纵切的半个倒置梨形，长为 9～21μm，宽 5～15μm，厚 2～4μm。前端钝圆,后端尖细,腹面扁平,背面隆起。腹面前半部向内凹陷形成左右两个吸盘,一对卵圆形的泡状细胞核位于吸盘底部,不含核仁。虫体有4对鞭毛,均由位于两核间靠前端的基体发出。活虫体借助鞭毛的摆动而作活泼运动。虫体有一对纵贯虫体中部且不伸出体外的轴柱,在轴柱的中部可见2个半月形的中体(图24-2A)。

2. 包囊 呈椭圆形,长为8~14μm,宽7~10μm,囊壁较厚,与虫体间有明显的间隙。碘液染色后呈棕黄色,未成熟包囊内含2个细胞核,成熟包囊有4个核,多偏于一端。囊内可见到鞭毛、丝状物及轴柱等(图24-2B)。

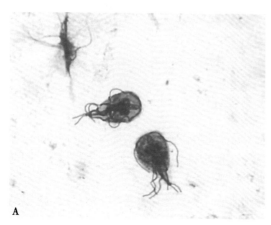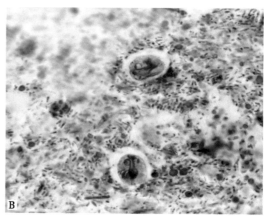

图 24-2 贾第虫
A. 滋养体;B. 包囊

二、检验技术

1. 粪便检查 通常在水样稀便中查找滋养体,在成形粪便中检查包囊。

对于急性腹泻患者,取新鲜水样稀便直接涂片法检查活动的滋养体。具体操作步骤参见蛔虫病检查,但需注意粪便标本要新鲜,不得混有尿液。

对亚急性或慢性期患者,取成形粪便用2%碘液直接涂片法或生理盐水直接涂片后再用碘液染色法查包囊。但为了提高包囊的检出率,常选用醛醚沉淀法或硫酸锌漂浮法等浓集法检查包囊。

由于感染者粪便中的包囊形成和排出具有间歇性的特点,故检查时以隔天粪检并连续检查3次以上为宜。

2. 十二指肠引流液检查 粪便检查多次阴性而临床上又不能完全排除本虫感染的病例可用此法,以提高检出率。具体操作步骤参见肝吸虫病检验。

3. 肠内试验法(entero-test) 亦称为肠检胶囊法(enterotest capsule)。操作步骤:①特殊器材准备:肠检胶囊,为一特制胶囊,其内含有一段棉线,棉线的一端接有尼龙线,尼龙线游离于胶囊之外。②吞食肠检胶囊:让患者禁食后吞食肠检胶囊,将尼龙线的游离端固定于口外侧,吞下的胶囊在体内溶解后,内含的棉线自动松开伸展,经3~8小时(或过夜)后到达十二指肠或空肠,肠内容物即黏附于棉线上。③取线镜检:将线拉出后用带胶皮手套的手指将棉线上的黏液捋在玻片上,镜检。本法较十二指肠引流液检查简便易行,可替代十二指肠引流液检查。

4. 小肠活组织检查 用内镜在小肠 Treitz 韧带附近取黏膜组织,用 Giemsa 染色,肠上皮细胞呈粉红色,而贾第虫滋养体着紫色。此方法为创伤性检查,一般不作为常规选择。

第三节　阴道滴虫检验

阴道毛滴虫（*Trichomonas vaginalis*）寄生于人体寄生于女性的阴道、尿道等，以及男性的尿道、前列腺等泌尿生殖器官，可引起以滴虫性阴道炎、尿道炎及前列腺炎为主要病变的寄生虫病。检查阴道滴虫主要标本来源为取阴道分泌物，亦可为尿道分泌物、尿液、前列腺液。

一、病原形态

典型滋养体呈梨形或卵圆形，大小 10～15μm 宽，长可达 30μm，无色透明，借 4 根前鞭毛的摆动而前进，并以波动膜的波动作螺旋式运动。虫体柔软多变，活动力强。轴柱一根，纤细透明，从末端伸出，因富于黏性，常附有上皮细胞和颗粒性物质等。

在苏木素或姬氏染色标本上，虫体前端有五颗排列成环状的毛基体。从毛基体发出 4 根前鞭毛和 1 根后鞭毛。波动膜和基染色杆，亦从毛基体发出，位于前鞭毛背面略后方，波动膜较短，仅为虫体的 1/3～2/3，其外缘为后鞭毛，后鞭毛不游离。基部为基染色杆。核椭圆形，位于虫体的前端 1/3 处，在核的附近有副基体和副基纤维。轴柱纵贯虫体，前 1/3 扩大形成匙状的轴头，后为棒状的轴干，由虫体后端伸出。细胞质内有很多染色颗粒，以轴柱和基染色杆周围较多（图 24-3）。

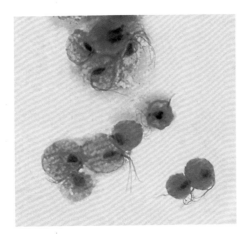

图 24-3　阴道毛滴虫

二、检验技术

1. 阴道分泌物检查

（1）生理盐水直接涂片法：是常规的检查方法，简便、快速，检出率较高，门诊及普查时多采用。操作步骤：①取材：以消毒的棉花拭子在阴道后穹窿拭取分泌物，置于含有 1～2ml 温暖的生理盐水的试管内送检。②制片：自小试管内取出棉拭子，在洁净的载玻片上涂成悬滴涂片。③镜检：将制成的悬滴涂片置于显微镜下观察。注意：自阴道后穹窿取材，冬天注意保温，并迅速检查，以防阴道滴虫因受冷而活动力降低，增加鉴别时的困难。

（2）涂片染色法：把分泌物涂成薄片，用 Wright 或姬氏液染色，镜检。此法同时可观察阴道微生物相和清洁度，但较复杂，较少采用。

（3）培养法：培养法检出率较高，可作为疑难病例的确诊以及疗效考核依据。操作步骤：①取材：同生理盐水直接涂片法。②接种：自小试管内取出棉拭子，置于培养基，轻轻搅动，以将阴道分泌物接种于培养基内。③培养：将接种后的培养基置37℃培养。④镜检：培养48小时后，吸取培养液，滴于洁净载玻片，置于显微镜下观察，可见阴道滴虫在镜下做螺旋状运动。常用培养基有肝浸汤培养基和蛋黄浸液培养基。

2. 尿液检查 收集2～3ml尿液于无菌离心管内，离心沉淀，取沉淀物镜检或培养。

3. 前列腺分泌物检查 以前列腺按摩法获取1～2ml前列腺分泌物于无菌离心管内，进行镜检并作培养。

（方 强）

本章小结

检验杜氏利什曼原虫最常用的方法为骨髓穿刺涂片染色法查找无鞭毛体。急性贾第虫病患者常以粪便直接涂片法查滋养体，十二指肠引流液检查或肠检胶囊法可提高滋养体检出率；慢性患者常以碘液直接涂片法或碘液染色法查包囊，浓集法（如醛醚沉淀法或硫酸锌漂浮法）可提高包囊检出率。阴道滴虫病的最常用检查方法为阴道分泌物生理盐水直接涂片法查找滋养体。

第二十五章

节肢动物检验技术

通过学习本章,你将能够回答下列问题:

1. 常见蝇蛆后气门的形态鉴别有哪些?
2. 蠕形螨检查的常用方法有哪些?具体步骤是什么?
3. 疥螨引起的皮下"隧道"的特点及其的常用检查方法有哪些?

节肢动物(arthropod)种类繁多,分布广泛,占动物种类的 2/3 以上,其中有些种类可以通过骚扰、螫刺、吸血、毒害、寄生和传播病原体等方式危害人畜健康。其中与医学有关的节肢动物最重要的是昆虫纲和蛛形纲中的某些种类。

第一节　蝇　蛆

蝇(fly)属双翅目,全世界已知 34 000 余种,我国记录 4200 余种。在我国与人类疾病有关的蝇类多属蝇科、丽蝇科、麻蝇科、厕蝇科、狂蝇科和皮蝇科等,可以传播寄生虫病,也可以在人体内寄生引起蝇蛆病。

一、病　原　形　态

幼虫　分 3 龄,乳白色,多数为圆柱形,前尖后钝,长 1～13mm。头尖小,有 1 对口钩外露;胸分 3 节,2、3 龄幼虫的第 1 胸节两侧有前气门 1 对;腹部背面可见 8 节,第 8 腹节后侧有后气门 1 对,由气门环、气门裂和钮孔组成(图 25-1)。1、2 龄幼虫有 2 个气门裂,而 3 龄

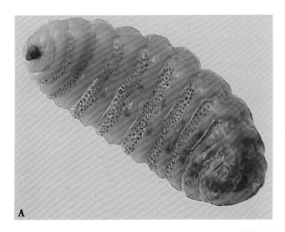
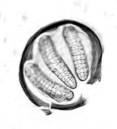
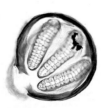

图 25-1　蝇蛆
A. 蝇幼虫;B. 后气门

295

幼虫有 3 个。幼虫后气门的形状是分类的重要依据。幼虫在孳生场所经 2 次蜕皮发育为成熟的 3 龄幼虫后，即爬到孳生物周围疏松的土层中，虫体缩短，表皮变硬而化蛹。幼虫期为 4～12 天，而专性寄生的幼虫可达 9～11 个月。

几种较常见蝇蛆病的蝇幼虫后气门形态特征如下：

（1）舍蝇（*Musca domestica vicna*）：后气门呈"D"形，气门环完整，气门钮位于气门环凹入处；3 个气门裂显著多次弯曲，末端均是向心的。

（2）厩腐蝇（*Muscina stabulans*）：后气门圆形，棕黑色，气门环宽阔；3 个气门裂短小、无明显弯曲。

（3）厩螫蝇（*Stomoxys calcitrans*）：后气门呈类三角形，有圆角，3 个气门裂呈"S"形，气门环阔。

（4）丝光绿蝇（*Lucilia sericata*）：2 个后气门间距较宽，气门环完整，环较细，类圆形。第 1、2 气门裂直，第 3 气门裂微弯曲，气门钮在气门环中。

（5）巨尾阿丽蝇（*Aldrichina grahami*）：后气门具角化的气门钮，位于气门环上，气门环完整，气门裂直。

（6）大头金蝇（*Chrysomyia megacephala*）：后气门间距为其横径的 1/2 或小于 1/2，气门环不完整，3 个气门裂直。

（7）尾黑麻蝇（*Bellieria melanura*）：后气门位于虫体末端的凹陷处，气门环不完整，无气门钮，3 个气门裂较直。

（8）肠胃蝇（*Gastrophilus intestinalis*）：后气门位于凹陷内，每一气门具有弓形或曲折并呈垂直排列的气门裂 3 条，无明显气门环。

（9）羊狂蝇（*Oestrus ovis*）：后气门呈"D"形，气门钮位于气门中央，周围有许多小孔。

（10）牛皮蝇（*Hypoderma bovis*）：后气门平坦，黄色或浅棕色，具有 11～43 个气孔（常为 20～30 个），但亦有少至 9～10 个者；排列疏松，有间隙，气孔缘为浅黄或浅棕色。

二、检 验 技 术

绿蝇、金蝇等蝇类幼虫可在皮肤伤口寄生，纹皮蝇及牛皮蝇的一龄幼虫可在皮肤中形成结节或引起匐形疹。取出伤口表面或皮肤组织中的蝇蛆，置于 10% NaOH 溶液中浸泡 4～8 小时，用水洗数次后镜检。根据后气门的形态鉴别种类。

第二节　蠕 形 螨

蠕形螨（demodicid mite）属真螨目、蠕形螨科（Demodicidae）、蠕形螨属（Demodex）。寄生于人体的主要有毛囊蠕形螨（*D. folliculorum*）和皮脂蠕形螨（*D. brevis*）。

一、病 原 形 态

毛囊蠕形螨和皮脂蠕形螨的形态基本相似，乳白色，略透明，体长为 0.1～0.4mm，雌虫比雄虫略大。颚体宽短呈梯形；躯体分为足体和末体两部分，足体腹面具 4 对粗短的足，呈芽突状。雄虫的生殖孔位于足体背面的第 2 对足之间，雌虫生殖孔在腹面第 4 对足之间。末体细长如指状，体表有环形皮纹。毛囊蠕形螨较细长，末体占虫体全长的 2/3～3/4，末端较钝圆。雌虫有肛道，雄虫无。皮脂蠕形螨略短，末体约占躯体全长的 1/2，末端尖细呈锥状。雌、雄虫均无肛道。卵为无色半透明，毛囊蠕形螨卵呈小蘑菇状或蝌蚪状，大小约 40μm×100μm，皮脂蠕形螨卵呈椭圆形，大小约 30μm×60μm（图 25-2）。

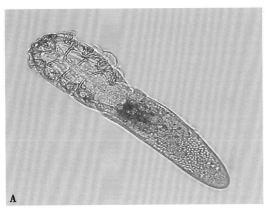
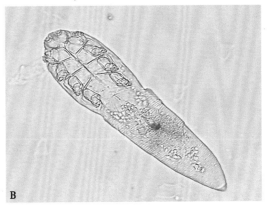

图 25-2　蠕形螨
A. 毛囊蠕形螨；B. 皮脂蠕形螨

二、检 验 技 术

病原学检查　人体蠕形螨主要寄生于人体的前额、鼻、鼻沟、颊部、下颌、眼睑周围和外耳道，亦可寄生于头皮、颈、肩背、胸部、乳头、睫毛、大阴唇、阴茎和肛门等处的毛囊和皮脂腺中。毛囊蠕形螨寄生于毛囊内，一个毛囊内常有多个虫体寄居，一般为 3～6 个。皮脂蠕形螨常单个寄生于皮脂腺或毛囊中。根据患者症状和皮肤损伤情况，并经显微镜检出蠕形螨即可确诊。制作镜检标本的常用方法有：

1. 透明胶纸法　嘱被检对象于睡前进行面部清洁后，用透明胶纸粘贴于面部的鼻、鼻沟、额、颊及颏部等处，至次晨取下，贴于载玻片上镜检。检出率与胶纸的黏性，粘贴的部位、面积和时间有关。

2. 直接刮拭法　用痤疮压迫器或蘸水笔尖后端等器具，从受检部位皮肤直接刮取皮脂腺和毛囊内容物。将刮出物置于载玻片上，滴加 1 滴甘油涂开后，覆盖玻片镜检。

3. 挤压刮拭法　双手拇指相距 1cm 左右先压后挤，取挤出物镜检。蠕形螨检出率夜间比白天高。

第三节　疥　　螨

疥螨（scab mite）属真螨目、疥螨科（*Sarcoptidae*）、疥螨属（*Sarcoptes*）。已记载的疥螨属有 28 种（亚种），寄生于人体的为人疥螨（*Sarcoptes scabiei*），引起疥疮。

一、病 原 形 态

成虫　近圆形或椭圆形，背面隆起，乳白或浅黄色。雌螨体长 0.3～0.5mm，雄螨略小。颚体短小，基部嵌入躯体内。螯肢钳状，尖端有小齿。须肢分 3 节。无眼，无气门。躯体背面有波状横纹、成列的鳞片状皮棘及成对的粗刺和刚毛等，后半部有几对杆状刚毛和长鬃。背部前端有盾板，雄螨背面后半部还有 1 对后侧盾板。腹面光滑，仅有少数刚毛。足 4 对，短粗呈圆锥形，分前后两组。足的基节与腹壁融合成基节内突。前 2 对足跗节上有爪突，末端均有具长柄的爪垫，称吸垫（ambulacra）；后 2 对足的末端雌雄不同，雌螨均为长鬃，而雄螨仅第 3 对足的末端为 1 根长鬃，第 4 对足末端为带柄的吸垫。雄螨生殖孔位于第 4 对足之间略后处。雌螨产卵孔呈横裂缝状，位于后 2 对足之间，躯体末端为一纵列的阴道。雄螨肛门位于躯体后缘正中，雌螨位于阴道的背侧。卵呈椭圆形，淡黄色，壳薄，大小约 80μm×180μm（图 25-3）。

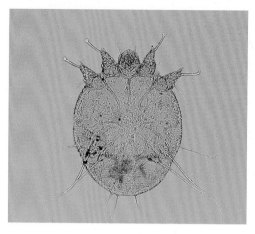

图 25-3　人疥螨

二、检验技术

病原学检查　疥螨多在指间、手背、腕屈侧、肘窝、腋窝前后、脐周、腹股沟、阴囊、阴茎和臀部等皮肤柔嫩皱褶处寄生，女性患者常见于乳房及乳头下方或周围，偶尔亦可见于面部和头皮，尤其是耳后皱褶皮肤。儿童皮肤嫩薄，全身均可被侵犯，尤以足部最多。

根据患者接触史及皮肤柔嫩皱褶等疥疮好发部位、特异损害和夜间痛痒加剧等临床症状和体征，特别是典型的皮下"隧道"，可作出初步诊断，确诊则需检获疥螨。

常用的检查疥螨的方法有：①用蓝墨水滴在可疑隧道皮损上，再用棉签揉擦 0.5～1 分钟，然后用酒精棉球清除表面黑迹，即可见染成淡蓝色的"隧道"痕迹。亦可用四环素液，因其渗入"隧道"后，在紫外线灯下呈亮黄绿色的荧光。②用消毒针尖挑破"隧道"的尽端，取出疥螨镜检。③先用消毒的矿物油滴于新发的炎性丘疹上，再用刀片平刮数次，待丘疹顶端角质部分至油滴内出现细小血点为止。将 6～7 个丘疹的刮取物混合置于载玻片镜检。④直接用解剖镜观察皮损部位，查找"隧道"中疥螨的排泄物及其盲端的疥螨轮廓后，用手术刀尖端挑出疥螨。

（湛孝东　李朝品）

本章小结

节肢动物广泛的分布于人们的生活环境中，可以通过骚扰、螫刺、吸血、毒害、寄生和传播病原体等方式危害人畜健康。本部分内容主要介绍了一些可在人体内寄生的节肢动物，如蠕形螨、蝇蛆和疥螨等。常用的节肢动物病的检查方法有：刮拭法、挑刺法、透明胶纸法等。

第二十六章
脱落细胞学基本知识和检验技术

通过学习本章,你将能够回答下列问题:

1. 鳞状上皮细胞由底层到表层的发育有什么变化规律?
2. 良性病变有哪些细胞学的表现?
3. 良性细胞与恶性细胞的形态学区别有哪些?
4. 恶性肿瘤细胞的一般形态特点有哪些?
5. 脱落细胞学检验的标本采集有哪些方法?各有什么优缺点?
6. 脱落细胞学检验的涂片制作、固定以及染色有哪些方法?其特点如何?

脱落细胞学(exfoliative cytology)检验是采集人体各部位管腔器官表面的细胞,经染色后在显微镜下观察细胞的形态,并作出细胞学诊断的一门临床检验学科又称诊断细胞学(diagnostic cytology)或临床细胞学(clinical cytology)。脱落细胞学检验是基于光学显微镜的诊断,在作出正确的诊断前,不仅应掌握脱落细胞学的正常形态、良性病变以及恶性病变时细胞学的基本知识,而且应掌握标本的涂片制作、固定及染色等基本技术,这是脱落细胞学诊断结果准确与否的关键。

第一节 正常细胞学形态

在光学显微镜下,大多数正常细胞经染色后能按照组织类型和来源进行分类。通常细胞的组织类型、来源和功能可通过细胞质和细胞核所提供的信息反映出来。一般根据细胞学特点,将细胞分为上皮细胞和非上皮细胞。

一、上 皮 细 胞

上皮覆盖于人体表面和各种管腔的内表层。根据功能主要分为 4 种:鳞状上皮细胞(squamous epithelium cell)、柱状上皮细胞(columnar epithelia cell)、移行上皮细胞(transitional epithelia cell)、间皮细胞(mesothelial cell)。

(一)鳞状上皮细胞

鳞状上皮是一种复层的上皮组织,主要分布于皮肤、口腔、咽、喉、食管、肛管、阴道、子宫颈的外口等体表及直接与外界相通的腔道等部位。这种鳞状上皮由排列紧密的上皮细胞组合而成,细胞间主要由桥粒连接。组织学上,复层鳞状上皮从底层至表层可分为基底层、中层和表层三部分。

1. 基底层细胞(basal cells) 分为内底层细胞和外底层细胞。

（1）内底层细胞：为一层低柱状或立方形的细胞，位于鳞状上皮的最底层，紧贴基底膜，具有很强的增殖能力，来补充表层脱落的衰老细胞，因此又称为生发层细胞。细胞体积最小，直径 12～15μm，核相对较大，直径 8～10μm，呈球形，结构疏松；胞质较少，核质比为 1:(0.5～1)；核染色质呈均匀的细颗粒状。

（2）外底层细胞：在内底层细胞之上，由 2～3 层细胞组成，直径 15～30μm，细胞核与内底层细胞相似，细胞质略多，核质比为 1:(1～2)。正常情况下，基底层细胞罕见，在黏膜炎症、溃疡或糜烂时可见。

2. 中层细胞（intermediate cells） 位于鳞状上皮的中部，由多层细胞组成。脱落后的细胞形态多样，可呈圆形、椭圆形、菱形及多边形，直径 30～40μm；核相对较小，胞质量较多，核质比为 1:(2～3)。

3. 表层细胞（superficial cells） 位于鳞状上皮的最表面。细胞体积最大，直径 40～60μm，呈不规则的多边形。根据细胞角化程度，又分为角化前、不完全角化和完全角化细胞。

（1）角化前细胞：核直径 6～8μm，染色较深，但染色质仍然均匀细致呈颗粒状，胞质量显著增多，核质比为 1:(3～5)。

（2）不完全角化细胞：核明显缩小，圆形，直径约 4μm，核致密、深染、固缩，核周有狭窄空晕，有时近核处可见几个棕色小点；胞质透明，细胞可卷角，核质比 1:5 以上。

（3）完全角化细胞：核消失，细胞质极薄，可见皱褶、卷角，此种细胞为衰老死亡的细胞。

表层上皮的细胞质常为嗜酸性，巴氏染色可呈浅绿、浅蓝、粉红、杏黄或橙黄色；基底层上皮的细胞质常为嗜碱性，巴氏染色可呈深蓝、深绿或灰蓝色。空气干燥涂片染色性会从嗜碱性变为嗜酸性。各层鳞状上皮细胞（图 26-1）。

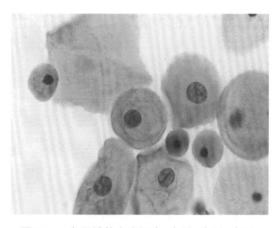

图 26-1 各层鳞状上皮细胞（表层、中层、底层）

复层鳞状上皮细胞从底层到表层细胞形态的变化规律为：①细胞体积由小到大；②细胞核由大到小，最后消失；③核染色质由细致、疏松、均匀到粗糙、致密、固缩；④胞质量由少到多；⑤核质比由大到小。

（二）柱状上皮细胞

组织学上，柱状上皮可分为单层柱状上皮、假复层纤毛柱状上皮和复层柱状上皮。主要分布于鼻腔、鼻咽、气管、肺、胃、肠道、子宫颈管、子宫内膜及卵巢等部位。柱状上皮细胞脱落后根据形态和功能的不同，分为纤毛柱状上皮细胞、黏液柱状上皮细胞（图 26-2）和储备细胞。

1. 纤毛柱状上皮细胞 在细胞学涂片上，保存良好的纤毛柱状上皮细胞呈锥形，杯状，顶端扁平，表面有密集的纤毛，染色呈淡红色，细胞底部尖，似豆芽状；核位于细胞中下部，

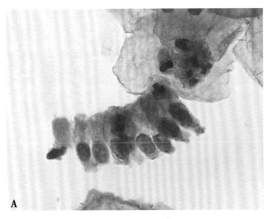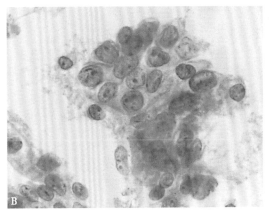

图 26-2 柱状上皮细胞

A. 纤毛柱状上皮细胞；B. 黏液柱状上皮细胞

直径 8～12μm，呈卵圆形，沿细胞长轴排列，染色质细颗粒状、均匀，染色较淡，有时可见 1～2 个核仁，核边界清晰，常与细胞边界重合。

2. 黏液柱状上皮细胞 细胞肥大，可呈卵圆形、圆柱形、锥形；胞质丰富，呈透明状或混浊，常含大量黏液空泡，形似杯状，有时会将核挤到一侧，呈月牙形或戒指形；核呈卵圆形，位于基底部，其大小、染色与纤毛柱状上皮细胞相似。

3. 储备细胞 是具有增殖能力的幼稚细胞，位于基底部，细胞体积小，呈多角形、圆形或卵圆形，染色质细颗粒状，均匀，常见小核仁；胞质量少，染成暗红色。正常涂片中少见。

需要注意的是：柱状上皮细胞的胞质较脆弱，在涂片中很难完整地保存，因此，细胞边界通常不清楚，细胞的形态也常不完整，甚至因胞质丧失而形成裸核。

（三）移行上皮细胞

移行上皮细胞主要分布在肾盂、输尿管、膀胱等处，是介于复层鳞状上皮和假复层柱状上皮之间的一种特殊类型细胞，其细胞形态可随器官的充盈状态而发生变化，所以也称变形细胞。当器官充盈时，细胞膜展开拉平，细胞变薄，体积增大。当呈收缩状态时，细胞层次多，可达 6～7 层，细胞变厚，体积变小。可分为基底层、中间层和表层。

1. 底层移行上皮细胞 为单层立方状或低柱状，尿液沉渣涂片中为小圆形，又称小圆上皮细胞。细胞核居中，核质比大，染色质为细颗粒状，有时可见核仁。

2. 中间层移行上皮细胞 又称尾形上皮细胞或纺锤细胞。常呈卵圆形、梭形、蝌蚪形或多边形，较基底层移行细胞大 1～2 倍；胞质丰富、透亮；细胞核呈圆形或卵圆形，多居中，染色质为细颗粒状。

3. 表层移行上皮细胞 又称大圆上皮细胞，为扁圆形或多边形，体积最大，直径 30～50μm；胞质丰富，着色淡，可见空泡；细胞核小，呈圆形或卵圆形，位于中央，染色质呈细颗粒状，分布均匀，常可见双核或多核。

移行上皮的底层和中层细胞在生理状态下很少脱落，因此尿液涂片中偶见。当发生泌尿道炎症时，涂片中可见到大量的移行上皮细胞。

（四）间皮细胞

间皮细胞（mesothelial cells）是附着于胸腔、心包腔和腹腔表面的单层上皮细胞，是一种起源于中胚层的特殊上皮。根据成熟程度及脱落时间长短分为幼稚型（嗜碱性）间皮细胞、成熟型（嗜酸性）间皮细胞以及退化变性型间皮细胞。

1. 幼稚型（嗜碱性）间皮细胞 脱落时间短，较幼稚。大小 10～30μm，可呈不规则圆形或椭圆形；核小，6～7μm，圆形，偏位，可见双核，核染色质呈细颗粒状，均匀，核仁小；细胞质偏碱性，染蓝色，边缘清楚。

2. 成熟型(嗜酸性)间皮细胞　脱落时间长，较成熟。大小13～35μm，可呈不规则圆形；核小，7～8μm，圆形，偏位，核染色质浓集成小块状，均匀，核仁不清；细胞质偏酸性，染成橘黄色或粉灰双染性，可见空泡。

3. 退化变性型间皮细胞　因细胞脱落时间较长或处理标本不当及病理因素等原因所致。细胞体积大，外形不规则，呈圆形、残碎不完整形；核肿胀，核染色质模糊不清，呈溶解状态、固缩状；细胞质淡灰蓝色、粉灰双染或红染，空泡增多或呈泡沫状。

(五)成团脱落上皮形态

1. 鳞状上皮细胞　基底层细胞呈多边形，大小一致，核一致，距离相等，呈镶嵌铺砖状。

2. 纤毛柱状上皮细胞　密集成堆，细胞间界限不清，边缘可见纤毛。

3. 黏液柱状上皮细胞　密集成团，呈蜂窝状，胞内可见大量黏液，细胞体积大。

4. 间皮细胞　可成片或成团，邻近细胞间形成透明区域，细胞表面充满微绒毛。

二、非上皮细胞

涂片中的非上皮细胞又称背景成分，如血细胞、坏死物、黏液、异物等。识别非上皮细胞成分的形态有助于细胞病理学的诊断。

1. 红细胞　采集标本时的损伤可见新鲜的红细胞，陈旧性出血可见棕色的含铁血黄素或染成黄色的丝状纤维蛋白。在恶性肿瘤及结核的涂片中，常见大量的红细胞。

2. 中性粒细胞　很容易变性，裸核，细胞边缘不清楚，可成团。常见于急性炎症、癌组织坏死、继发感染及化疗后。

3. 嗜酸性粒细胞　细胞形态同血涂片，常见于寄生虫感染、变态反应等病变。

4. 淋巴细胞　体积较小，呈圆形；核呈圆形，染色深；细胞质少，常呈嗜碱性，常见于慢性炎症、癌肿、结核等。淋巴细胞因胞体大小比较恒定，可作为涂片中的"标尺"。

5. 浆细胞　体积较淋巴细胞大，核常偏位，染色质呈车轮状排列，细胞质因免疫球蛋白积累，部分细胞可形成嗜酸性颗粒或Russell小体，常含有大量粗面内质网。常见于结核及慢性炎症病灶。

6. 巨噬细胞或组织细胞　为血液中的单核细胞进入组织，并在各个组织器官中分化成熟，组织细胞源自巨噬细胞，具有吞噬外来物质的能力，如细菌、真菌、原虫和异物等。在细胞学涂片上，单个核巨噬细胞大小不一，细胞核呈圆形、肾形或不规则形；细胞质充满小空泡，并含有颗粒或吞噬碎片；活化的巨噬细胞核常偏位；多核巨噬细胞源自于单个核巨噬细胞的融合，胞体巨大，核常偏位，分散在胞质周边，称之为Langhans细胞或Touton细胞。巨噬细胞可因吞噬脂类物质而变成泡沫细胞；吞噬结核杆菌后形成类上皮细胞。

7. 坏死物　涂片中可见红染的絮状、无定形的坏死物，多见于癌性坏死物，其周边为残碎、脱落的核；也可见于结核性坏死物，同时伴有类上皮细胞及多核结核结节。

此外，涂片背景中还可见黏液、细菌团、真菌团、植物细胞、棉絮及染料残渣等。

第二节　良性病变的细胞学形态

良性病变是相对于恶性肿瘤病变而言的疾病，组织器官上的细胞可因各种内在因素或外界环境的作用下造成细胞形态的改变。表现为细胞的变性、死亡、增生、再生、化生以及不典型增生等细胞学变化。

一、细胞变性

所谓变性是指细胞内或间质内出现某些异常物质或原有物质沉积过多,如细胞水肿、空泡变性、脂肪变性等,是可逆性病变,一旦病因去除,即可恢复。

1. 细胞水肿 属于最轻微的变性,只要消除原因,可以完全恢复正常。表现为细胞肿大;胞质嗜酸性增强,可见许多红染的颗粒;细胞边界不清或胞质部分丧失;胞核通常没有明显变化。

2. 空泡变性 是比较严重的细胞损伤,胞质中出现大小不等的空泡,呈透明状,此时线粒体常减少或消失,内质网扩大成空泡。空泡内为水及少量蛋白,不含脂肪(若含脂肪为脂肪变性)、糖原和黏液。需要注意的是,细胞涂片在固定前干燥,此时细胞质或胞核内均可出现空泡。

二、细胞死亡

细胞死亡是细胞生命的终止和消亡,其中,细胞程序性死亡称为凋亡(apoptosis);而发生在某种特定疾病的死亡称为坏死(necrosis),两者既有联系又有区别。

1. 凋亡 常发生于淋巴细胞,上皮细胞较少见。细胞凋亡常散在发生,它与周围组织炎症无关,是细胞内 DNA 被切成约 200 个碱基对的过程。凋亡细胞的核染色质致密,先在核周形成新月形帽子,然后碎裂、降解,最后碎裂成大小一致的小颗粒,称为核破裂或凋亡小体(apoptotic bodies);胞质常皱缩,细胞膜多破裂。

2. 坏死 通常是一个逐渐发展的过程。细胞首先变性,当变性达到不可恢复的界限时,发展到死亡。多发生于各种物理化学损伤(如过热、过冷、细胞化学毒物等)、制片不当或部分癌细胞中。坏死细胞常缺乏典型的形态学表现,先是胞质空泡形成,胞核体积增大,核DNA 降解、胞核均质化、染色质致密,称为核匀化(nuclear homogenization)或核固缩,然后细胞膜破坏,细胞完整性丧失,最后形成细胞碎片、核碎片或核丝,被核染液(如苏木素)染成蓝色。一般与周围组织的炎症有关。

三、上皮细胞的增生、再生和化生

1. 增生(hyperplasia) 一般指慢性炎症或理化因素刺激所引起基底层细胞分裂增殖能力加强,数量增加,常伴有体积增大。表现为胞核大,核染色质细颗粒状,可见核仁;胞质量相对较少,核质比增大;核分裂活跃,可见双核或多核,注意与小细胞癌相鉴别。

2. 再生(regeneration) 上皮细胞在慢性炎症或其他理化因素刺激所致局部细胞损伤和死亡,最终由邻近组织的同类细胞增殖补充的过程称为再生,表现为细胞分裂增殖能力加强,细胞数目增多,常伴有细胞体积增大,与增生的细胞相似,常伴有数量不等的白细胞。

3. 化生(metaplasia) 是指一种成熟的上皮组织在某些因素的作用下,被另一类型的成熟上皮组织所取代的过程。通常是柱状上皮被鳞状上皮取代,这种过程叫鳞状上皮化生,简称鳞化。常见于炎症、机械创伤等损伤或慢性刺激的过程。如子宫颈或支气管的黏膜上皮被鳞状上皮取代,未成熟的鳞化细胞形态异常,表现为细胞核增大,染色质较粗,核仁明显等,有时具有化生前细胞的特征,如替代的黏液柱状上皮细胞中可含有黏液。一般情况下,当除去病因时,化生上皮可恢复原来的组织结构。化生可以是肿瘤发生的病理基础。

四、炎症性疾病的上皮细胞形态

炎症按照病程可分为急性、亚急性、慢性三种类型。

1. 急性炎症 在细胞学涂片上,上皮细胞以变性、坏死为主,可见中性粒细胞增多,出现细胞碎片、无结构的呈网状或团块状的纤维蛋白、红细胞和白细胞等坏死物质,伴少量淋巴细胞。

2. 亚急性炎症　较少见,可见于寄生虫感染。在细胞学涂片上,除了见到变性的上皮细胞和坏死细胞碎屑以外,还有增生的上皮细胞,同时伴有嗜酸性粒细胞和淋巴细胞等非特异性变化。

3. 慢性炎症　在细胞学涂片上,上皮细胞以增生、再生和化生等病理性改变为主,伴有淋巴细胞、浆细胞和巨噬细胞等典型变化。巨噬细胞可为单个核或多个核,有核增大和核染色质增多现象;可见较多成团的增生上皮细胞和成纤维细胞。

4. 特殊感染性物质的识别　一般情况下,有些由细菌、病毒、寄生虫感染的组织器官能使组织中的细胞产生特征性的变化,如阴道加德纳菌感染会在宫颈涂片中出现线索细胞(clue cell),沙眼衣原体感染会在细胞质中出现包涵体,艾滋病肺炎的痰液涂片中会出现卡氏肺孢子虫。

5. 其他　在炎症或肿瘤时,巨噬细胞、上皮细胞、间皮细胞和癌细胞等都会出现吞噬现象,细胞质中可见外来异物、细胞碎片或完整细胞。在病变组织中,各类细胞可见核异常,表现为核皱褶或核沟。在某些恶性肿瘤中,可见核内细胞质包涵体,是细胞质折叠入细胞核所致。在病毒感染时,支气管纤毛细胞可呈现纤毛细胞衰变。在放疗、某些微生物(如沙眼衣原体)感染、细胞内脂肪储存时,可见细胞质形成多个透明、大小各异的球形包涵体,内含水分或水溶性物质,称为细胞质空泡。有时可见细胞质内贮存代谢产物,如糖原、胆汁、黑色素、铁、脂褐素和钙盐等。

五、上皮细胞不典型增生

上皮细胞不典型增生又称核异质细胞,是指上皮细胞的核异常。该细胞为处于癌细胞与正常细胞间的异常细胞,属于癌前病变。表现为:核增大、形态异常、染色质增多、分布不均、核膜增厚、核染色较深,细胞质尚正常。根据核异质细胞形态改变程度,可分为轻度核异质、中度核异质和重度核异质。

1. 轻度不典型增生(又称轻度核异质)　多由慢性炎症刺激而引起。细胞边界清楚,核轻度增大,较正常细胞大 0.5 倍左右,轻到中度畸形,染色质轻度增多,染色稍加深,核质比正常,多出现于鳞状上皮细胞的表层和中层细胞。

2. 中度不典型增生(又称中度核异质)　细胞分界尚清楚,核中度增大,核大小不一,形态略畸形,染色质浓密不均、深染,核仁增大,核分裂象相对多。

3. 重度不典型增生(又称重度核异质)　细胞边界不清楚,极性紊乱;细胞大小不一、异型性更明显;核明显增大,核仁明显增大,核质比增大,核分裂象增多。

六、异常角化

又称角化不良,是指鳞状上皮胞质的成熟程度超过胞核的成熟程度。表现为细胞圆形或不规则形;核深染,细胞质偏酸性,巴氏染色呈橘黄色,此种细胞出现在底层、中层时,可认为是癌前病变,因此又称为癌前角化。

第三节　肿瘤细胞学基础

肿瘤是机体在各种致瘤因素的作用下,局部组织的细胞在基因水平上失去对其生长的正常调控,导致克隆性异常增生而形成的新生组织,可以是良性的,也可以是恶性的。在细胞学上常借助显微镜技术来诊断和鉴别诊断良性肿瘤和恶性肿瘤以及癌前病变。这里重点介绍恶性肿瘤的细胞学特点。

一、恶性肿瘤细胞的一般形态特点

在细胞学涂片上，根据细胞的大小、形态、细胞群的分布、细胞质和细胞核等特征来识别肿瘤细胞的起源和类型。一般来说，确定恶性肿瘤细胞主要是根据细胞核的改变；要区分肿瘤类型则要考虑细胞质的改变和细胞群的变化。

1. 细胞大小　癌细胞大小变化常超出了生理范围，可以非常大也可以非常小。在一个癌细胞群体中或同一张涂片中，癌细胞大小不一显著。值得注意的是，在缺乏细胞核异常的情况下，仅凭细胞大小不足以作为诊断癌的标准。

2. 细胞形态　通常在癌细胞中均可见异常的细胞形态，特别是在进展期肿瘤中，细胞形态超出了生理范围，恶性细胞形态呈奇形怪状、多形性。但是，良性肿瘤也可见畸形细胞，特别是增生的结缔组织或上皮组织。在诊断前，必须考虑细胞核特征。

3. 细胞群的改变　癌细胞间黏附性差，有成团脱落的倾向。在细针吸取细胞学涂片上，可见癌细胞多疏松聚集或单个散在分布，成团脱落的癌细胞形态各异、大小不等、排列紊乱、失去极性；而良性肿瘤细胞多紧密排列，呈有序的聚集，且细胞边界清晰。分化差的恶性细胞比分化好的恶性细胞的黏附性差。

4. 细胞核　细胞核的异常是癌细胞主要的形态学特征之一。表现为：①核增大，特别是核质比增大。②核畸形。③染色质呈粗颗粒状、染色过深。④女性出现异常的性染色质小体。⑤核膜增厚。⑥核仁异常。⑦多见异常有丝分裂。⑧其他肿瘤的特殊变化。

（1）大小：核的大小通常是与涂片中背景细胞（如淋巴细胞）的大小进行比较。因癌细胞核染色质增生旺盛，形成多倍体及非整倍体，所以大多数恶性细胞核显著增大，为正常细胞的1～4倍，甚至高达10倍以上。但胞质的量多正常，导致N/C增加。如小细胞未分化癌胞核较小，但核质比明显增大，同一张涂片中癌细胞的核大小不一。

（2）核形态：通常癌细胞核轮廓异常，有小的突起或切迹，有时呈指状突起，但较难识别。癌细胞核除了呈球形、卵圆形外，还可呈现各种畸形，如梭形、结节状、分叶状、长形、三角形。在细胞学涂片上，细胞核形态和轮廓异常，伴有核增大和N/C增加，应高度怀疑为癌细胞。

（3）核染色质：由于癌细胞DNA大量增加，染色质明显的增多、增粗，采用苏木素染色后，染色加深，呈蓝紫色，并伴有核染色质粗颗粒状和核膜增厚。鳞癌比腺癌深染更明显。

（4）女性性染色质小体（Barr小体）：实质是失活的女性X染色体。女性性染色质小体呈致密的半圆形结构，靠近核膜，出现2个或2个以上Barr小体称为X染色体异常，通常见于乳腺癌、宫颈阴道癌细胞中。

（5）核膜：多数癌细胞的核膜增厚明显，且不规则。可见核孔增厚，通常核孔厚度与DNA有关，DNA含量增大，核孔增厚，而且核孔厚度与核体积一致。

（6）核仁异常：是癌细胞主要形态学特征之一。表现为：核仁增大、数量增多，常呈嗜酸性、居中。若见到巨大核仁（直径5～7μm）就可诊断为恶性。核仁形态常异常，癌细胞分化程度越低，核仁异常越明显。

（7）异常有丝分裂：涂片上出现异常有丝分裂是癌细胞的重要特征之一。癌细胞具有无限增殖性，使有丝分裂细胞数量增加。因染色体移动缺陷、不分离、染色体延滞、有丝分裂纺锤体异常、染色体数目异常和有丝分裂异常定位等。恶性肿瘤细胞常见到不对称分裂、多极分裂、环状分裂等异常有丝分裂。

（8）其他变化：癌细胞常见2个或多个核；由于癌细胞增生过快，营养供给不足，细胞容易退化，使胞质溶解消失而成裸核。腺癌和未分化癌常见。早期的裸核尚具有核的恶性特征，可供诊断参考，退化后期的裸核，呈云雾状结构，失去了诊断价值。

5. 癌细胞起源和类型的识别　通常根据癌细胞的质和核的特征，能判断出其起源和分化程度。①癌细胞起源多表达于细胞质,如支气管源性癌细胞和支气管细胞的胞质类似。②鳞癌细胞常含有大量的角蛋白丝,细胞形态呈蝌蚪状、纤维状、多角形,细胞质呈强嗜酸性染色。③鳞状上皮癌珠形成:高分化的鳞癌细胞,多数胞质有角化,染成红色,由纤维状的鳞癌细胞团环绕而成的球形结构,中央包裹角蛋白。④来自于腺上皮的癌细胞常具有产生和分泌黏液的证据。⑤来自于横纹肌的恶性细胞,其细胞质多呈条纹状特点。⑥来自于产色素的黑色素瘤,其细胞质中多有黑色素沉淀。

腺癌细胞常呈腺腔或管状结构排列,并与组织学结构类似。三维结构常出现在分化差的癌细胞中。多数分化差的癌细胞是很难鉴别的,通常需要借助电镜或免疫细胞化学染色才能显示其复杂的分化特征,如电镜下神经母细胞瘤呈现特殊的细胞连接和神经微纤维,内分泌肿瘤呈现特征性的空泡;免疫细胞化学染色可鉴别内分泌颗粒的种类。良性细胞与恶性细胞的形态鉴别见表26-1。

表 26-1 良性细胞与恶性细胞的形态学区别

鉴别要点	良性细胞	恶性细胞
细胞大小	在生理变化范围内	超出生理变化范围
细胞形态	在生理变化范围内和组织类型有关	多异常
核大小	在细胞周期变化范围内	明显异常(核大小不一)
核质比	在生理变化范围内	多与核的变化一致
核形态	多呈球形、卵圆形或肾形	形态和结构异常
染色质特征	细颗粒状,"透明状"	粗颗粒状,"混浊状"
核深染	罕见	多见
核仁	小,形态规则,数量有限	增大,形态不规则,数量增加
黏附性	良好(除淋巴结、脾脏、骨髓外)	较差
细胞间连接	和组织类型有关	不一定异常
在培养中生长特性	具接触抑制性	无接触抑制性
在培养中细胞传代数	±50	无限
电镜下细胞表面结构	有嵴、皱褶和细胞泡,特定部位可见微绒毛	表面全部覆盖微绒毛
有丝分裂情况	两极	多极
能有丝分裂的上皮	仅基底层	不限于基底层
细胞周期	16~22 小时	正常或更长

二、几种常见癌细胞的形态特征

癌是源于上皮组织的恶性肿瘤,病理学上主要分为鳞状细胞癌、腺癌及未分化癌三个类型。

1. 鳞状上皮细胞癌 鳞状上皮细胞癌(squamous carcinoma)是指来源于鳞状上皮细胞的恶变,简称鳞癌。癌细胞表现为:核增大、核大小不一、核畸形、核深染、核质比异常等恶性肿瘤细胞的特点。细胞成堆或散在分布,一般根据细胞的分化程度,分为高分化鳞癌和低分化鳞癌(图26-3)。

(1)高分化鳞癌:癌细胞以表层细胞为主,细胞分化程度高。表现为:胞体大,常单个散在或成团;癌细胞呈多样性,如纤维状、蝌蚪状、多角形等;胞质多有角化倾向,染红色,有时可见癌珠。胞核畸形显著,核染色质增粗、深染,核仁增多不明显。

(2)低分化鳞癌:癌细胞以中、底层细胞为主,细胞分化程度低。表现为:胞体小,大小不等,多呈圆形、卵圆形,也可见不规则形;胞质少,多无角化现象;核增大,核质比明显增大、核畸形;常成团脱落。

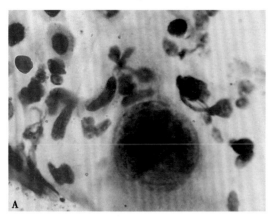
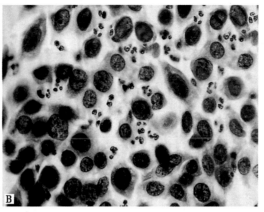

图 26-3　鳞癌

A. 高分化鳞癌；B. 低分化鳞癌

2. 腺细胞癌　腺细胞癌（adenocarcinoma）是指来源于柱状上皮细胞的恶变。腺癌细胞常成堆分布，呈桑葚状、花瓣状；胞质内常含有多少不等的黏液空泡，常将核挤于一侧，呈戒指状。与鳞癌细胞相比，核增大、核畸形、核深染、核质比增大不明显。一般根据细胞的分化程度将腺癌分为高分化腺癌和低分化腺癌（图 26-4）。

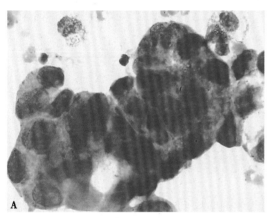
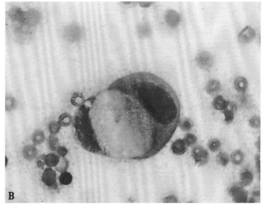

图 26-4　腺癌

A. 高分化腺癌；B. 低分化腺癌

（1）高分化腺癌：胞体较大，大小不一，呈圆形、卵圆形，形态异形不明显；胞质丰富，可含有空泡，有时空泡将胞核挤于一侧，形成印戒样癌细胞；与鳞癌相比：核大、核畸形、核深染不明显。

（2）低分化腺癌：癌细胞多成堆、相互重叠，极性紊乱，易融合成团；胞体小；胞质少，呈嗜碱性，可有少量不明显的空泡；与高分化腺癌相比：核畸形、核深染明显。

3. 未分化癌　是指从形态学上难以确定其组织来源，癌细胞分化程度最低，但恶性程度最高的癌。细胞体积小，胞质也很少。一般根据癌细胞大小分为大细胞未分化癌和小细胞未分化癌。

（1）大细胞未分化癌：胞体相当于外底层细胞大小，呈不规则圆形或卵圆形；胞核大、大小不一、畸形明显、染色深；胞质量中等，常呈嗜碱性。

（2）小细胞未分化癌：癌细胞排列紧密，多成束出现；胞体小，胞质更少，似裸核，核质比增大显著；核呈不规则的圆形、瓜子形、燕麦形，核染色质粗、不均匀。需要注意的是：淋巴细胞在退化变性时，核可增大并伴有畸形，需要与小细胞未分化癌相鉴别，见表 26-2。

表26-2　小细胞未分化癌细胞与淋巴细胞的鉴别

鉴别要点	小细胞未分化癌	淋巴细胞
核大小不一	大小不一明显	大小近似，相差不大
核大小	比淋巴细胞大0.5～1倍	小，大淋巴细胞的核略大
核畸形	显著	常为圆形，退变时可见轻度畸形
核染色	深染，且深浅不一	深染，但深浅一致
核排列	呈镶嵌状	可重叠，无镶嵌状
胞质	量极少，呈裸核样	可有少量淡蓝或淡红色胞质，少数呈裸核样

鳞癌、腺癌及未分化癌是临床上常见癌的类型，其鉴别要点见表26-3。

表26-3　鳞癌、腺癌、未分化癌的鉴别

鉴别要点	鳞癌	腺癌	未分化癌
细胞排列	多单个散在，有成群但不紧密，可有癌珠	多成群，呈不规则腺腔样	多成群，排列紧密、紊乱呈镶嵌样结构
细胞形态	畸形明显，多形性	圆形或卵圆形	圆形、卵圆形
细胞质	较多、厚实、有角化倾向	较薄、透明，常含空泡，淡蓝色	极少
核形态	畸形明显	圆形、卵圆形	圆形、卵圆形、带角不规则
核染色质	明显增多、深染，呈煤块状	增多不明显，呈粗颗粒状，不均匀分布	不均匀分布
核仁	少见，低分化可见	大而明显	有时可见

第四节　标本采集与处理

一、标本采集

（一）脱落细胞标本

1. 自然脱落细胞标本　即上皮表面自然脱落的细胞标本，如痰液、尿液、阴道后穹隆吸取液、乳头分泌物等，其采集方法及用途见表26-4。主要特点：①收集方式简单、容易，可多次采集。②标本中含有的上皮细胞类型多样。③因细胞脱落的时间不同，对细胞保存不够理想。④样本中可含有炎症细胞、巨噬细胞、微生物及外源性的材料等。

表26-4　自然脱落细胞的采集方法及用途

来源器官	采集方法	用途
呼吸道	新鲜或采集于固定液中痰液，制成涂片或细胞块	用于肺癌的诊断与分型；识别细菌、病毒、真菌及寄生虫等病原微生物
泌尿道	新鲜尿液或采集于固定液中的尿液，涂片或离心沉淀制片	用于泌尿系统肿瘤的诊断；识别病毒性感染及药物影响
女性生殖道	使用吸管或钝性仪器从阴道取材，95%乙醇固定	阴道、子宫颈、子宫内膜癌前病变和癌的诊断，有时可用于输卵管和卵巢肿瘤病变的提示；识别各种病原微生物

2. 非自然脱落细胞标本　即采用各种物理方法刮擦管腔或器官表面取得的细胞标本，如对气管、子宫颈、食管的刷取（brushings），对乳头、皮肤、子宫颈刮取（scrapings），用生理盐水对支气管灌洗等。其采集方法及用途见表26-5。主要特点：①可以对目标器官直接取样。

②使用光纤设备可确保直接从内部器官获取准确标本。③通过刮取细胞学技术获得的细胞是直接从组织中获得，因此便于更好保存。④上皮细胞下病变标本可通过刮擦方法获得。

表 26-5　非自然脱落细胞标本采集方法及用途

来源器官	采集处理方法	用途
口腔前庭和邻近器官	直接刷取涂片	癌前病变和癌的鉴别诊断
食管	刷取制片	癌前病变、早期癌或治疗后复发的鉴别诊断
胃	刷取制片	癌前病变、早期癌或治疗后复发的鉴别诊断
结肠	刷取制片	溃疡性结肠炎的监测
女性生殖道	刷取或刮取法获得标本，涂片后立即用95% 乙醇固定	子宫颈、阴道、外阴、子宫内膜的癌前病变、早期癌和癌的诊断及鉴别诊断；识别病原微生物
呼吸道	用生理盐水对气管和支气管灌洗液收集	对肺部感染、癌前病变及肺癌的鉴别诊断；识别病原微生物，对灌洗液做化学和免疫学分析
泌尿道	尿液和膀胱冲洗液（新鲜或固定后）	原位癌和相关病变鉴别诊断；治疗检测，冲洗液 DNA 分析

（二）细针吸取细胞标本

细针吸取细胞学技术（fine-needle aspiration cytology，FNA）是通过细针穿刺吸取的方法对关节腔、浆膜腔积液以及离体表较近的组织器官（如浅表淋巴结、乳腺肿块、甲状腺肿块、肝及软组织等）穿刺来采集含有细胞的标本，进而进行细胞学涂片观察。除少数器官外，其他都能通过针吸法获取细胞标本。而影像学技术，如利用 X 线、CT、B 超以及造影术等检查可对小而深、移动且难以触摸的病变部位进行定位穿刺。常用细针吸取细胞学技术的应用范围见表 26-6。主要特点有：①该法简单、费用低、创伤小、并发症及禁忌证少，经皮肤穿刺术无须麻醉，易为患者接受，更适用于门诊。②通过触摸或借助内窥镜等引导法，可对体内任何实体器官进行采样。③结果分析需要结合外科病理学知识。④良好的穿刺术和制片术可获得最佳的检查结果。⑤对结缔组织、透明变性、血管性病变、大量坏死物、囊性病变或出血性病变等情况进行穿刺时，会出现可采样的有效成分不足。

表 26-6　常用细针吸取细胞学技术适用范围

器官	主要诊断疾病	备注
涎腺	良性病变，如混合瘤、囊肿、腺淋巴瘤（Warthin 瘤）	有时难以鉴别混合瘤和腺样囊性癌
淋巴结	转移癌、恶性淋巴瘤、炎症性疾病	进一步亚型分类应有组织学支持
甲状腺	良性：腺瘤、甲状腺肿；恶性：甲状腺癌（特别是乳头状癌）	有时难以鉴别滤泡癌与腺癌
乳腺	良性：增生、纤维腺瘤、囊肿、炎症；恶性：乳腺癌	有时难以鉴别硬癌和高分化腺癌
前列腺	良性：前列腺增生症；恶性：前列腺癌	需采用特殊器械
软组织及骨	良性病变与各种原发性及转移性肿瘤鉴别	梭形细胞型肉瘤不能进一步分类
积液	胸腔、腹腔、心包腔的转移性肿瘤和原发性间皮瘤检测	新鲜或采集于固定液中积液，标本离心涂片或制成细胞块
其他	脑脊液、滑膜积液等的炎症和转移性肿瘤的检测	采集于固定液中标本，细胞离心法制片

二、标　本　处　理

标本处理包括载玻片的准备、标本的预处理、涂片制备、标本固定等步骤。标本的预处理可使送检标本达到最佳检测状态，主要涉及特定类型标本的浓缩技术。

（一）载玻片准备及涂片要求

涂片前应用铬酸清洗液浸泡并冲洗载玻片，再用 75% 乙醇浸泡，去除载玻片上的油渍，确保载玻片清洁。为使涂片中的细胞黏附牢固，防止染色过程中细胞脱落，对于缺乏蛋白的标本，涂片前先在载玻片上涂一薄层黏附剂（如 Mayer 蛋白黏附剂、多聚赖氨酸黏附剂等）。

涂片时要求标本新鲜，取材后尽快制片。制片操作轻柔，防止挤压损伤细胞。涂片要均匀，厚薄适度。此外，对每份患者标本至少要涂片 2 张，以降低漏检率。

（二）标本的预处理

标本的预处理主要是将标本进行浓缩处理，通常针对于含细胞少的液体标本。包括离心法、细胞离心法、滤膜过滤法、细胞块法、液基细胞学技术。

1. 离心法（centrifugation） 适用于液体量多的标本，如尿液、浆膜腔积液、各种灌洗液等。采用普通离心机离心标本，取沉淀物制作涂片。

2. 细胞离心法（cell smear centrifugation） 适用于液体量少、细胞中等量的标本。采用细胞离心机将细胞直接离心到载玻片上，制成单层细胞涂片。

3. 滤膜过滤法（membrane filtration） 适用于液体量大、含细胞量少的标本，该法能最大限度地捕获标本中的细胞。通常采用各种孔径的滤膜，如醋酸纤维薄膜、聚碳酸酯微孔膜等，然后施加一定压力使液体标本中细胞过滤到滤膜上，制成涂片。

4. 细胞块法（cell block method） 适用于大多数悬液标本，一般采用血浆凝固酶法或琼脂法使标本中的细胞聚集成团，形成与传统组织块类似的细胞块，然后制成切片，可用于各种免疫组织化学染色。

5. 液基细胞学（liquid based cytology，LBC）**技术** 是一种新的自动标本处理技术，1996 年获美国 FDA 批准用于临床。最初主要适应证有宫颈糜烂、接触性出血、尖锐湿疣、白带过多等妇科标本，现用于所有传统的细胞学检测项目，包括痰液、胸腹水等体液标本、尿液等非妇科细胞学标本。

通常将刷取或灌洗法采集的标本，收集在特殊的保存液中，制成细胞悬液，除去其中的血液、蛋白质及炎性渗出物，将上皮细胞收集到滤膜上，最后转移到载玻片上制成细胞涂片。其主要特点是：①涂片上的细胞分布均匀、分布范围集中、背景清晰。②标本筛查简便、快速。③能提高诊断的灵敏度和特异度。④有效浓缩了上皮细胞成分，显著降低了标本的不满意率。⑤可用于原位杂交和免疫细胞化学染色。值得注意的是，对于一些非妇科标本，采用 LBC 技术制作的涂片，因缺乏背景成分的相关信息，会影响细胞学诊断。

（三）涂片制备方法

1. 推片法 适用于稀薄的液体标本，如血液、尿液和浆膜腔积液等。离心后取沉淀物置玻片一端，用推片作 30° 夹角轻轻推制而成。

2. 涂抹法 适用于较黏稠的标本，如痰液标本等。用竹签挑取标本在玻片上以顺时针方向转圈涂抹，涂抹要均匀，不能重复。

3. 喷射法 适用于各种吸取的标本。使用配备细针头的注射器将标本反复均匀地从左到右喷射在玻片上。

4. 印片法 是活体组织检查的辅助方法。将切取的病变组织块用手术刀切开，立即将切面平放在玻片上，轻轻按印即可。

5. 液基细胞学技术 适用于妇科标本和非妇科标本，是一种自动标本处理新技术，是将刷取或灌洗法采集的标本，放在特殊的运送液或保存液中，刮片毛刷在小瓶内搅拌数十秒钟，再通过高精密度过滤膜过滤后，将标本中的杂质分离，取滤后的上皮细胞制成直径为 20mm 薄层细胞于载玻片上。机器自动完成涂片固定、染色步骤。

(四) 涂片固定

1. 固定液 常用固定液有卡诺固定液、乙醚乙醇固定液、95% 乙醇固定液和聚乙二醇固定液。

(1) 卡诺固定液 (Carnoy): 由氯仿、95% 乙醇及冰乙酸混合而成, 渗透性强, 固定效果好, 因其中的冰乙酸可溶解红细胞, 所以适用于处理明显血性标本的固定。

(2) 乙醚乙醇固定液: 由乙醚和 95% 乙醇等体积配制而成。优点同 Carnoy 固定液。

(3) 95% 乙醇固定液: 优点是制备简单, 但渗透能力稍差。适用于大规模癌性疾病普查。

(4) 聚乙二醇固定液: 由聚乙二醇和 95% 乙醇组成。该固定液能在涂片表面形成一层蜡质保护膜, 适用于涂片标本的长途转运及大规模普查时的标本固定。

2. 固定方法

(1) 湿固定 (wet fixation): 是将尚未干燥的细胞学标本迅速浸入固定液中, 在固定过程中细胞不与空气接触, 能使细胞质脱水、蛋白质凝固。该法固定后细胞染色鲜艳, 结构清楚。适用于痰液、阴道分泌物等较黏稠的标本。常用技术包括: 浸入固定法及滴加固定法。

(2) 空气干燥固定 (air drying fixation): 通过空气蒸发的方式达到固定目的。最好是逆气流方向尽快干燥, 然后立即将其浸入甲醇中固定。与湿固定法相比, 细胞有增大趋势。

3. 固定时间 一般为 15~30 分钟, 应依标本性质及所选固定液的不同而有所变化。不含黏液的尿液及浆膜腔积液等标本固定时间可相应缩短。对于含黏液较多的标本, 如阴道分泌物、痰液及食管拉网涂片等, 应适当延长固定时间。

第五节 常用染色技术

染色的主要目的是利用组织和细胞内各种成分化学性质不同, 对染料的亲和力不同, 使组织和细胞内结构分别着不同的颜色, 在显微镜下观察细胞内部结构, 作出准确细胞学诊断。不同染色方法均适用于妇科或非妇科标本的永久性染色。临床上常用的染色方法如下:

一、巴氏染色法

1928 年, 由 Papanicolaou 创建并用于阴道涂片诊断宫颈癌的染色方法, 此后一直作为阴道细胞学检查的一种主要染色方法。经该法染色的细胞具有多色性染色效果, 色彩鲜亮, 细胞结构清晰, 细胞质颗粒分明, 染色透明性好。但此方法的缺点是染色程序复杂。

1. 原理 其主要染料有苏木素、伊红、俾士麦棕、橘黄 G^6 及亮绿等。其中苏木素对胞核易于染色, 其他染料可以与胞质中不同的化学成分结合而显示其结构。由于用高浓度的乙醇配制胞质染料, 同时在染色过程中, 又采取严格的加水和脱水措施, 使细胞的各种成分能与染料很好地结合。因此, 所染的涂片不但胞核结构清楚, 胞质中颗粒分明, 而且胞质内其他成分都是透明的, 是一种较理想的染色方法。

2. 染色结果 上皮细胞的核深蓝或紫蓝, 核仁红色。鳞状上皮过度角化细胞胞质呈橘黄色; 角化细胞胞质呈粉红色; 角化前细胞胞质呈浅蓝色或浅绿色; 红细胞染成鲜红色; 白细胞染成淡蓝色而核呈深蓝黑色。

二、H-E 染色法

即苏木精-伊红染色 (hematoxylin-eosin stain, H-E 染色) 在脱落细胞学检查上应用广泛, 特别是对黏稠度较高的痰、宫颈刮片利用价值更大。因该染色穿透力强, 适合厚涂片标本, 对癌细胞及非癌细胞的着色有明显不同。此法优点是染色步骤简单快速, 试剂易配制。但对血、骨髓、胸腹水、尿、脑脊液等标本, 不及 Wright-Giemsa 染色便于观察细胞细微结构,染色效果较巴氏法差。

1. 原理　本染色法仅含两种染料,即苏木素和伊红,染色原理与巴氏染色法基本相同,前者易使细胞核着色,后者易使细胞质着色。该法操作简单,染色的透明度好,层次清晰,细胞核与细胞质对比鲜明,但胞质色彩不丰富,染色效果稳定。适用于痰或宫颈刮片等黏稠标本涂片的染色。

2. 染色结果　该法细胞质染成淡玫瑰红色;细胞核染成紫蓝色;红细胞染成朱红色。

三、Wright-Giemsa 染色法

Wright-Giemsa 染色法细胞核染色质结构和细胞质内颗粒显示较清晰。此方法多用于胸腹水、前列腺、针吸细胞学及血液、骨髓细胞学检查,操作简便。

1. 原理　Wright 染料是由酸性染料伊红和碱性染料亚甲蓝组成有机复合染料,即伊红化亚甲蓝(ME)中性沉淀,溶解于甲醇中即成为 Wright 染液;Giemsa 染液由天青、伊红组成。甲醇具有强大的脱水作用,能固定细胞、使蛋白质沉淀为颗粒状或网状结构,增加细胞表面积,提高对染料的吸附作用。先用 Wright 染色法染色后,再以稀释 Giemsa 液代替缓冲液进行复染。

2. 染色结果　细胞核染成紫红色;中性颗粒染淡紫红色;淋巴细胞细胞质及嗜碱性粒细胞颗粒染成蓝紫色;红细胞染成红色。

(四)其他染色法

其他染色方法有组织化学染色,如过碘酸希夫反应(Periodic acid-Schiff reaction)染色、过氧化物酶染色、碱性磷酸酶染色、三色染色、Grocott 碘化银染色以及免疫细胞化学染色等,染色有助于分析细胞的化学性质、识别微生物或鉴别肿瘤细胞分化程度。常用的三种染色方法特点比较见表 26-7;三种染色方法的效果比较见图 26-5。

表 26-7　常用染色方法比较

项目	巴氏染色	H-E 染色	Wright/Giemsa 染色
固定要求	湿固定	湿固定	空气干燥
细胞质	显示细胞质角化状况	不能显示胞质分化情况	显示胞质颗粒及包涵体
细胞核	核结构清楚	胞核容易过染	染色质细致结构不清
核仁	可见,过染时不清	可见,过染时不清	浅染,淡灰色
黏液及类胶质	需要特殊染色	需要特殊染色	易观察
简便程度	步骤多,复杂,需要 1 小时以上	适中,30~40 分钟	简便快速,需要 10~15 分钟
特点	用于上皮细胞、肿瘤的检查	为组织病理学常规染色法	用于术中快速诊断及特定情况

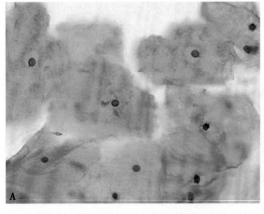
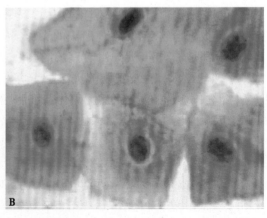

图 26-5　三种染色方法的效果比较

A. 巴氏染色;B. H-E 染色

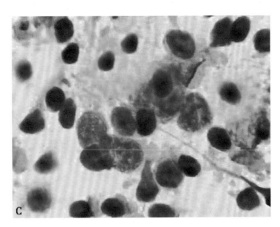

图 26-5 三种染色方法的效果比较（续）

C. Wright-Giemsa 染色

第六节 脱落细胞学诊断及应用评价

脱落细胞学诊断受很多因素的影响见表 26-8，其诊断过程很复杂，因此不要过分强调最终结论的重要性。当涂片上有大量保存良好的细胞时会提高诊断的准确性，而缺乏背景资料、涂片不佳、染色模糊等会导致误诊。

表 26-8 脱落细胞学诊断的影响因素

类别	影响因素
患者信息	年龄和性别；激素水平，如妊娠、月经周期；临床表现；病史；其他检查结果
病变部位	局部解剖学知识；放射学特征；技术局限性
细胞特点	细胞数量；细胞类型；细胞群体；细胞分布和黏附性；细胞形态；涂片背景
其他信息	组织化学；免疫细胞化学；细胞遗传学；电子显微镜；流式细胞术

到目前为止，还没有一项细胞形态学特征或一套规范的细胞形态学标准能准确可靠地鉴别良恶性细胞。因此，检验人员除了要依据涂片上细胞数量、分布、大小和形态、细胞质和核特征等进行系统性分析，同时必须掌握镜检原则、报告方式以及注意事项才能作出最终结论。

一、脱落细胞学诊断

（一）涂片显微镜检查的原则

1. 阅片前 应认真核对送检报告单与涂片，熟悉送检单上填写的所有信息，尤其需要详细了解患者临床的基本情况。

2. 阅片时 要全面、认真、仔细，严格按照相关标准进行判断。先用低倍镜全面观察涂片中的各种细胞成分，发现异常细胞时，再转换为高倍镜仔细观察细胞结构，明确性质，以便作出正确诊断，同时对具有诊断意义的异常细胞进行有效的标记。

3. 阅片观察内容 重点观察涂片中的细胞成分；细胞的排列方式；细胞群的毗邻关系；单个细胞的大小、形状，胞核形态、大小、染色、核膜、核仁及染色质，胞质形状、颜色、含空泡及颗粒情况等，核质比例；细胞的退变情况；涂片背影细胞及非细胞成分。

（二）报告方式

1. 直接报告法 根据细胞学检查结果，直接写出疾病的诊断，如淋巴结穿刺涂片检查诊断为"慢性淋巴结炎"。

2. 分级报告法 是常用的报告方式，一般根据涂片中细胞学检查中细胞的变化情况，采用分级方法报告，可以客观地反映细胞学所见。目前国内的细胞学检查主要采用改良的巴氏五级分类法报告，如女性生殖道细胞学检查。

3. TBS 描述性诊断报告方式 1988 年，美国的 50 位病理学家在马里兰州的 Bethesda 城召开会议，提出了宫颈/阴道细胞学诊断报告方式（the Bethesda system，TBS），使宫颈/阴道细胞学的诊断报告与组织病理学术语一致，1991 年和 2001 年分别作了两次修订，使该报告方式更加完善和具有可操作性，目前已成为发达国家普遍采用的方法。近年来我国的大中型医院也逐步推广 TBS 分类法。该诊断性报告的内容包括：有关患者标本质量的信息、病变的描述、细胞病理学诊断及其处理的建议。

（三）质量控制

质量控制是保证细胞学诊断的前提，包括内部质量控制（internal quality control，IQC）和外部质量控制（external quality assurance，EQA）。IQC 是对实验室内部操作所采取的控制方法，包括标本采集、涂片制作、涂片观察、继续教育、复核会诊等环节，最重要的是患者的随访。EQA 是定期参加区域性能力验证活动，参加自愿的或强制的认证活动。

1. 标本采集 标本采集是脱落细胞学诊断的关键环节。所采集的细胞能否代表病变组织或器官的细胞群体，是脱落细胞学诊断结果准确和可靠的前提。满意的标本要具有足够数量的有效细胞成分。如痰涂片内，须有一定数量的肺泡吞噬细胞，如尘细胞，才能说明是来自肺深部的痰。胸腹水的涂片内应有特征性的间皮细胞。

2. 涂片制作 包括涂片、固定、染色等几个环节。满意的涂片应厚薄适宜，细胞分布均匀、染色后细胞结构清晰。标本制好后应立即固定，否则易造成误诊。

3. 阅片诊断 根据阅片原则仔细阅片。所有患者细胞学诊断应与手术、活检和临床表现相符合，诊断时需要加强与临床的沟通联系。对恶性肿瘤细胞分型诊断，常规染色很难判断时，要运用新的检验技术如流式细胞仪、免疫细胞化学、原位杂交等获取新的信息。

4. 继续教育 鼓励技术人员经常参加细胞学继续教育项目，熟练掌握细胞学理论知识，使其具有扎实的病理学基础，才能对千变万化的脱落细胞形态作出正确的判断。

5. 复查会诊 对涂片进行复查或会诊是脱落细胞学诊断质量控制的一个重要措施。复查会诊的情况有：①涂片内仅有少量异常细胞，很难作出结论性判断的病例。②标本内细胞变性或坏死严重，难以肯定诊断或分型的病例。③细胞学诊断与临床诊断明显不符的病例。④涂片取材不适当或制片技术不佳。

6. 定期随访 对细胞学诊断阳性或出现异常细胞的病例，均要进行定期随访观察。

7. 诊断原则 在没有充分的证据时，不要轻易下阳性的肯定诊断，可报告为可疑、高度可疑或建议重新取材检查等。

二、应用评价

（一）脱落细胞学诊断的优点

1. 简单易行、安全性强 通过刮、摩擦、刷、针吸、穿刺等无创伤性取材或微创伤性取材，病人痛苦少，无不良反应；取材方便、灵活，可获得远处脏器的标本（如子宫内膜、卵巢），可多次重复取材。

2. 所需设备简单、费用低 取材及检查所用设备器材要求不高，操作方便，大多数实验室易于开展检测，可用于大规模普查。

3. 应用范围广泛 全身各系统器官几乎都能适用细胞学检查。如鼻咽刮片、痰液涂片、溢乳涂片、宫颈和阴道刮片、尿液沉渣涂片等，可对相关器官进行细胞学检查；特别是细针吸取细胞学迅速的发展，可对甲状腺、前列腺、皮肤、骨和软组织肿物等进行细针吸取细胞学检查。

4. 快速准确 对癌细胞的检出率高，诊断迅速、准确。此外可同时做原位杂交、基因检测、免疫组织化学、细胞化学及微生物等多方面检查，提高诊断的准确率。

5. 弥补组织病理学诊断的不足 对于难以获取组织病理诊断时，细胞学检查可以达到形态学诊断目的，如肺和纵隔或腹腔肿物不适于手术的病例，经穿刺细胞学检查，大部分能明确肿物性质及组织类型，为放疗和化疗提供形态学诊断依据。

6. 细胞学检查可替代部分冰冻切片检查 如乳腺肿物针吸取细胞学检查为癌性，术中一般就不做冰冻切片检查，缩短了手术的时间。

（二）脱落细胞学诊断的局限性

1. 有一定误诊率 细胞学诊断有一定的误诊率，一方面是因为涂片检查只能看到少数细胞，不能全面观察病变组织结构；另一方面，如细针吸取肿块内的细胞，仍有10%的假阴性。痰细胞学检查阳性率多在80%左右，还可有20%或更多的假阴性出现。少数病例标本中细胞因取材制片不当，可造成细胞异形而出现假阳性，即非恶性肿瘤病例误诊为恶性肿瘤。

2. 肿瘤定位困难 细胞学诊断往往不能确定肿瘤的具体部位，需要结合其他检查方法，如尿液中发现癌细胞不能确定病变在膀胱还是肾盂，需借助活检或X线等手段来确诊。对涂片中发现的癌细胞，亦不能判断肿瘤侵犯组织的程度。因此，对肿瘤的定位诊断不如病理切片。

3. 肿瘤分型困难 对恶性肿瘤的分型诊断准确性较低，特别是对一些低分化肿瘤。这主要是由于低分化肿瘤胞质的特异性功能分化不明显，因此需要结合病理组织学知识，同时采用新技术和新方法，进行更深入的研究和探索，以达到准确分型。

（郭素红）

本章小结

脱落细胞学检验是采集人体各部位的细胞，经染色后在显微镜下观察细胞的形态，并作出细胞学诊断的一门临床检验学科。涂片中的细胞大体分为上皮细胞和非上皮细胞。上皮细胞包括鳞状上皮细胞、柱状上皮细胞、间皮细胞以及移形上皮细胞等。对脱落的上皮细胞进行诊断是一个复杂的过程，受很多因素的影响。良性病变时脱落细胞形态会出现细胞的死亡、增生、再生、化生、核异质和异常角化现象。恶性肿瘤细胞一般形态特征：细胞体积大且大小不一、癌细胞形态异常、癌细胞间黏附性差、细胞核变化明显、癌细胞质常能判断其起源和分化程度。来自于上皮组织的恶性肿瘤称为癌，病理上分为鳞癌、腺癌和未分化癌三个主要类型。其中鳞癌和腺癌根据癌细胞分化程度分为高分化癌和低分化癌，而未分化癌根据癌细胞形态分为大细胞未分化癌和小细胞未分化癌。

脱落细胞学检查基本技术包括标本采集、涂片制备、标本固定、染色、脱落细胞学诊断原则、结果报告方式以及脱落细胞学诊断的临床应用评价等。

第二十七章

脱落细胞病理学检验

通过学习本章，你将能够回答下列问题：

1. 女性生殖道炎症和反应性病变的脱落细胞形态特点是什么？
2. 呼吸道恶性肿瘤鳞癌细胞的形态特点是什么？
3. 简述浆膜腔积液中常见转移癌细胞的形态特征。
4. 简述早期食管癌的脱落细胞特点。
5. 感染人乳头瘤病毒后，上皮细胞可出现哪些变化？
6. 移行细胞癌按细胞分化程度分为几级？每级的细胞形态特点是什么？

脱落细胞学有其特有的细胞形态学规律，与病理组织学的关系十分密切，因此只有两者结合才能对脱落的细胞形态作出正确的诊断。

第一节 女性生殖道脱落细胞学检查

一、正常生殖道上皮细胞形态

女性生殖道各器官所覆盖的上皮主要有两种。一是鳞状上皮，分布于阴道和宫颈外部；二是柱状上皮，分布于子宫颈内膜、子宫内膜、输卵管内膜。

（一）鳞状上皮细胞

1. 表层细胞 该层细胞大而扁平，呈不规则多边形。核小而圆，染色质紧密成块。胞质量多，薄而有透明感。该层细胞受卵巢雌激素水平影响而增生或脱落，最能反映雌激素的水平。

2. 中层细胞 与表层细胞大小类似或更小。受孕激素影响，此层细胞核大偏位，胞质丰富，内含大量糖原，被称为"妊娠细胞"。常见于妊娠和绝经早期。

3. 基底层细胞 按细胞大小、形态及胞质的量分为外底层和内底层细胞。外底层细胞与中层细胞形态相似，体积较小，常见于绝经后妇女和子宫颈阴道炎患者。内底层细胞体积更小，一般不脱落，仅在哺乳期、闭经后、雌激素水平极度低落或炎症时才见（图 27-1）。

（二）柱状上皮细胞

1. 子宫颈管上皮细胞 在吸取法涂片上，保存良好的子宫颈管上皮细胞少见。在刮擦法涂片上，可见较多完好的子宫颈黏液柱状上皮细胞。细胞呈蜂窝状或栅栏状排列，常见于排卵期分泌旺盛时的涂片。也可见子宫颈纤毛柱状上皮细胞，为管状化生的结果，这类细胞多见于绝经后（图 27-2）。

2. 子宫内膜上皮细胞 常成群脱落，互相重叠，形态、大小一致，胞质易退化，界线不清。极易被误认为低分化的腺癌细胞。在行经期、经后期、流产或安放避孕环后可见。

3. 输卵管内膜上皮细胞　一般不易脱落,涂片中很难见到。

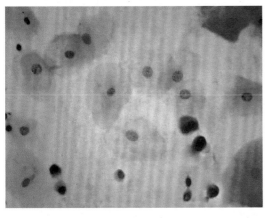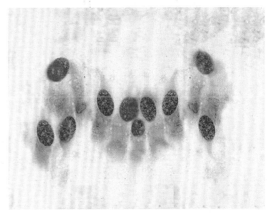

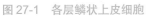

图 27-1　各层鳞状上皮细胞　　　　　图 27-2　子宫颈纤毛柱状上皮细胞

(三)非上皮细胞

1. 吞噬细胞　可见于月经末期、绝经后、子宫颈炎症、子宫内膜癌、宫颈癌或盆腔接受放射治疗后。

2. 血细胞　可见红细胞、中性粒细胞、单核细胞、淋巴细胞等。

3. 其他　阴道内常有细菌寄生,常见的有阴道杆菌、葡萄球菌、链球菌、大肠埃希菌等。还常见真菌、滴虫、精子、黏液等。

二、生殖道良性病变的细胞形态

(一)炎症和反应性病变的脱落细胞形态

1. 基底层细胞增生　常因长期炎症刺激引起。在细胞学涂片中无法判断鳞状上皮基底层细胞增生,成熟上皮细胞形态正常。柱状上皮细胞增生主要表现为分泌功能亢进,涂片中的细胞内含较多黏液,胞质着色浅,呈透明样。

2. 异常角化　包括过度角化和角化不全两种情况。黏膜白斑病变属于过度角化,常发生于子宫颈,在涂片中可见无核的表层鳞状细胞,胞质偶见棕色颗粒,为癌前病变。

3. 鳞状上皮化生　常发生于子宫颈外口的鳞状上皮和柱状上皮的交界处。不成熟的鳞化细胞残留着柱状细胞特征,胞体呈多角形,胞核呈圆形或椭圆形,可见小核仁,胞质中可见小空泡。该细胞与基底层细胞有时难以区别。

4. 修复细胞　在细胞学涂片中,可见成片紧密聚集的细胞,类似鳞化细胞。典型的修复细胞常成堆出现,以单层片状排列为主。细胞核极向一致,核仁明显,可见有丝分裂(图 27-3)。该细胞与子宫颈腺癌细胞形态类似,应注意区别。

(二)女性生殖道炎症的脱落细胞形态

1. 子宫颈和阴道的急性炎症　急性炎症时渗出物较多,涂片外观很"脏"。涂片背景可见中性粒细胞、坏死细胞、细胞碎片、成堆细菌及红细胞。上皮细胞多见坏死和退变。

2. 慢性炎症　慢性炎症为女性常见病,上皮细胞呈特殊的形态学变化,如鳞化和修复。涂片背景可见淋巴细胞、浆细胞及巨噬细胞等。

(三)特殊病原体所致的脱落细胞形态

1. 滴虫性阴道炎　涂片可见阴道滴虫,鳞状上皮的各层细胞。老年妇女可见较多的表层细胞;青年妇女可见较多的底层细胞。细胞常常发生退化变性,部分细胞模糊不清(图 27-4)。长期滴虫感染久治不愈,部分病例有合并宫颈癌的可能。

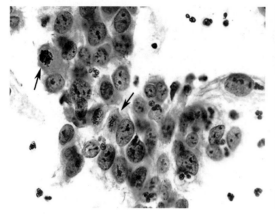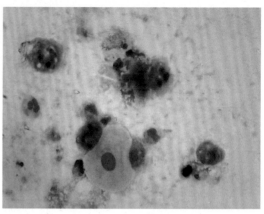

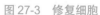

图 27-3　修复细胞　　　　　　　　　　　　图 27-4　滴虫性阴道炎涂片

2. 淋病　淋球菌是寄生在细胞内的革兰阴性双球菌，主要存在于宫颈鳞状上皮的外底层和中层细胞及子宫颈管鳞状上皮化生细胞内，脓细胞内可以见群集的淋球菌。

3. 尖锐湿疣　由人乳头瘤病毒感染所致，为性传播疾病。感染人乳头瘤病毒后，上皮细胞可发生改变。

三、生殖道恶性肿瘤细胞形态

（一）巴氏（Papanicolaou）分类和 Bethesda 系统分类

1. 巴氏分类　1943 年由巴氏提出分为 5 级见表 27-1。该分级方法得到世界各国的认可，但不同国家和实验室对分级方法进行了修正。该分类法主要缺陷是Ⅱ级和Ⅲ级难以界定。

表 27-1　巴氏细胞学分级评价

分级	评价
Ⅰ级	无不典型或异常细胞
Ⅱ级	有不典型细胞，但无恶性证据
Ⅲ级	细胞学怀疑为恶性，但不能确定
Ⅳ级	细胞学高度怀疑为恶性
Ⅴ级	细胞学为恶性

2. Bethesda 系统分类　1988 年，由美国国家癌症研究所发布了《Bethesda 系统：国家癌症研究所宫颈 / 阴道细胞学术语和分类》（*The Bethesda system：the NCI terminology and classification of cervical/vaginal cytology，TBS*），后经 1991 年和 2001 年两次修订，使该分类报告系统更加完善。

（1）标本质量评估：因女性生殖道细胞学检查的主要目的是发现癌症和癌前病变，涂片上细胞数量和组成具有重要意义。满意标本判定标准如下：

传统涂片：①送检标本要有清楚的标识和申请目的。②送检单要填全（如年龄、末次月经、阴道宫颈及盆腔检查所见等）。③满意的涂片有足够保存完好且结构清晰的鳞状上皮细胞 8000～12 000 个。④有足够的颈管柱状上皮细胞团（2 团以上，每团至少 5 个细胞），或有移行区细胞（化生细胞）。

LBC 涂片：一张满意的涂片细胞评估最小数量，需要 5000 个保存良好且形态清晰的鳞状上皮细胞，10 个以上的颈管上皮细胞或化生细胞（萎缩的标本可不计颈管上皮细胞）。

对于不满意标本的处置原则：①说明拒收或不能制片的原因。②对已经制片进行检查的标本，应说明是何原因导致无法满意地对上皮细胞异常作出评估。

（2）非肿瘤病变和恶性肿瘤的 TBS 分级及评价见表 27-2。

表 27-2　TBS 分类和描述

病变	评价
未见上皮内病变或恶性病变	①病原微生物：滴虫、形态符合白色念珠菌、菌群失调提示细菌性阴道病、形态符合放线菌属和符合单纯疱疹病毒的细胞学改变 ②其他非肿瘤性病变：如反应性细胞变化（炎症、放射治疗、宫内节育器）、子宫切除后是否有腺细胞和萎缩 ③子宫内膜细胞：见于≥40 岁的妇女
鳞状上皮细胞异常	①非典型鳞状上皮细胞：包括意义不明的非典型鳞状上皮细胞（ASC-US）、非典型鳞状上皮细胞不排除高度细胞内病变（ASC-H） ②低度鳞状上皮细胞内病变：包括 HPV 感染、轻度非典型增生和宫颈上皮细胞内肿瘤（CIN1） ③高度鳞状上皮细胞内病变：包括中度和重度非典型增生、CIN2、CIN3 或原位癌，具有可能浸润的特点 ④鳞癌
腺上皮细胞异常	①非典型腺上皮细胞：包括子宫颈管细胞、子宫内膜细胞和腺细胞 ②倾向于肿瘤的非典型腺上皮细胞：包括子宫颈管细胞 ③子宫颈管原位腺癌 ④腺癌：包括子宫颈管型、子宫内膜型、子宫外类型
其他恶性肿瘤	原发或转移的肉瘤等，需具体说明

（二）鳞癌和癌前病变的脱落细胞形态

1. 低度鳞状上皮细胞内病变　低度鳞状上皮细胞内病变（low-grate squamous intraepithelial lesions，LSIL）多发生于表层细胞，细胞呈单个或片状排列，胞体大。胞质较多显"成熟"，边界清楚。核增大，至少比中层细胞大 3 倍，核呈不同程度的深染，常见双核或多核，核周空晕，核质比轻度增大。核染色质分布均匀但颗粒较粗，核膜可轻度不规则，核仁少见（图 27-5A）。

2. 高度鳞状上皮细胞内病变　高度鳞状上皮细胞内病变（high-grade squamous intraepithelial lesion，HSIL）多发生于中、底层细胞，细胞常单个或成片排列，细胞大小不一，可与 LSIL 相似，小的可以是基底型细胞。核深染明显，染色质呈细胞颗粒或块状，分布均匀。核膜不规则，可有明显内陷或核沟，偶见无核仁。胞质多为不"成熟"淡染或化生性致密浓染，偶见胞质呈"成熟"样或致密角化型。细胞核增大，因胞质面积减少而使核质比明显增大（图 27-5B）。

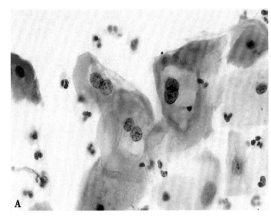 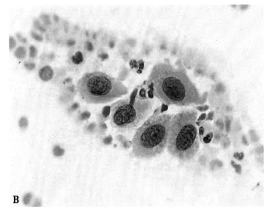

图 27-5　鳞状上皮细胞内病变细胞
A. 低度；B. 高度

3. 鳞癌 在女性生殖道恶性肿瘤中,以宫颈癌最多见,宫颈癌以鳞状细胞癌居多,约占95%,其次为腺癌(约占 5%)。在同一张涂片中可同时见到角化型鳞癌和非角化型鳞癌细胞,以非角化型鳞癌细胞多见。

(1)角化型鳞癌:癌细胞较少,常单个散在,很少聚集。细胞大小和形态各异。细胞核显著增大而畸形,染色质深染、结构不清。细胞质丰富,多数有角化而红染。可见角化珠,癌细胞周围常伴有较多中性粒细胞(图 27-6A)。

(2)非角化型鳞癌:癌细胞呈单个或界限不清的合胞体样排列,胞体常较 HSIL 细胞小。胞核大,染色质呈粗块状深染,分布不均,常能见核仁。胞质较少,嗜碱性,角化不明显,核质比明显增大(图 27-6B)。

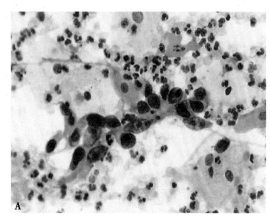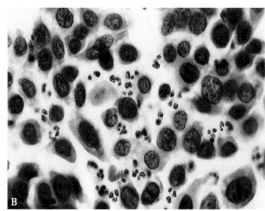

图 27-6　鳞癌细胞
A. 角化型;B. 非角化型

(三)腺癌和癌前病变的脱落细胞形态

1. 子宫颈管原位腺癌 为高度子宫颈管腺上皮细胞内病变。癌细胞排列成片状、条状或菊花状,核排列拥挤重叠。细胞核增大,且大小不一,染色质呈粗颗粒状,核仁小或不明显。细胞质少,黏液少。背景干净。

2. 子宫颈管腺癌 癌细胞可呈单个散在、片状或成团,合胞体排列常见。细胞核增大,核膜增厚而不规则,染色质分布不均,可见巨大核仁。胞质部分透明,可见小空泡。

3. 子宫内膜腺癌 癌细胞常单个散在或呈小细胞团出现。高分化癌细胞核轻度增大,低分化癌细胞核极性消失,染色质增多,向核周边浓集且分布不均,可见多个核仁,小而明显。胞质量少,嗜碱性,可见空泡,边界不清。

第二节　呼吸道脱落细胞学检查

一、正常呼吸道细胞形态

1. 鳞状上皮细胞 大多数来自口腔,主要是表层细胞和中层细胞鳞状上皮细胞。细胞形态与女性生殖道鳞状上皮细胞相近。出现大量无核鳞状上皮细胞代表口腔黏膜白斑。

2. 纤毛柱状上皮细胞 来自鼻咽部、气管、支气管等部位。该细胞常为柱状或尾部呈梭形,大小较一致,顶部有纤毛。核呈椭圆形或长梭状居底部,核染色质颗粒状,核仁小;胞质灰蓝色。

3. 杯状细胞 能分泌黏液。其顶端常膨大,含丰富的黏液颗粒。在固定的标本中,则显示为空泡或泡沫状。核呈圆形或卵圆形,位居底部,可见核仁。正常人较少见,慢性炎症时增多。

4. 基底层细胞 正常呼吸道上皮还可见基底层细胞、神经内分泌细胞、Ⅰ型或Ⅱ型肺泡细胞,在细胞学标本中很难识别。在穿刺标本中,还可见间皮细胞,易被误认为癌细胞。

5. 肺泡巨噬细胞 在呼吸道标本中出现肺泡巨噬细胞,表明标本来自肺部,若缺乏则提示标本无诊断价值。肺泡巨噬细胞又称尘埃细胞(dust cells),细胞大小相差悬殊,直径10～25μm,核呈圆形或卵圆形,常偏位,1个或多个,胞质内含有数量不等、大小不一的黑色、灰黑色尘埃颗粒(图27-7)。吸烟者或吸入较多粉尘或煤粉时可大量出现。

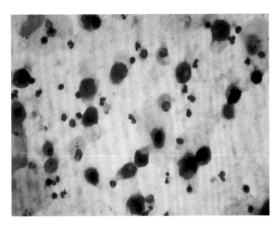

图 27-7　肺泡巨噬细胞

6. 其他细胞 中性粒细胞常见于吸烟者、肺炎或肺脓肿患者。嗜酸性粒细胞见于支气管哮喘患者。淋巴细胞见于滤泡性支气管炎、淋巴瘤患者。

二、呼吸道良性病变的细胞形态

(一)鳞状上皮细胞

1. 炎症性变化 口腔、口咽部急性炎症可出现鳞状上皮细胞坏死、核固缩、碎裂和凋亡、染色质粗颗粒状、核膜增厚等现象,易与鳞癌混淆。

2. 巴氏细胞 由细胞学家 Papaniculaou 在自己痰中发现因而得名。上呼吸道感染和咽喉炎时,可见小型鳞状上皮细胞。此细胞体积较小,染色质致密深染,胞质染深红色。

3. 鳞状化生细胞 细胞常成堆、成片,互相粘连。在鳞状化生细胞团周边有时附有纤毛柱状细胞。

(二)柱状上皮细胞

1. 多核纤毛柱状细胞 体积大,含多个固缩深染胞核,密集成团。胞质丰富染成深红色。镜下可见多核纤毛柱状细胞一端有纤毛,在支气管刷洗或冲洗液中较常见,痰涂片中较少见。

2. 衰亡纤毛柱状上皮细胞 纤毛柱状细胞在退变过程中,细胞某部位呈环状缩窄,最后横断为无核纤毛和胞质残体两部分,有的胞质残体内见嗜酸性包涵体。该病变见于病毒、细菌感染和肿瘤。

3. 基底层细胞增生 正常情况下,痰液标本中无基底层细胞。在慢性炎症、长期吸烟等因素刺激下,表面的纤毛柱状上皮细胞可坏死脱落,基底层细胞直接暴露并增生变厚,易被误认为小型癌细胞。

4. 乳头状增生 纤毛柱状上皮细胞可呈乳头状增生,其脱落的细胞在涂片上表现为大小不等的细胞团,胞核聚集在中央,大小一致,核团周围有红染的细胞质,细胞团表面可见纤毛(图27-8)。有时需与分化差的腺癌细胞团区别。

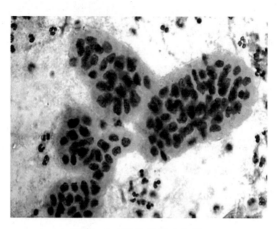

图27-8 乳头状增生细胞

三、呼吸道恶性肿瘤细胞形态

肺部脱落细胞学检查是肺癌早期诊断的重要方法之一。肺癌发病率及死亡率在世界各国均大幅度增长,居恶性肿瘤的第2、3位。肺部肿瘤以原发性肺癌为主,其次是转移癌,肉瘤很少见。

(一)肺癌细胞形态特征

1. 鳞癌 最常见,主要发生于大支气管及段支气管以上的支气管黏膜鳞状化生上皮。鳞癌细胞(图27-9A)的共同特点见表27-3。

表27-3 鳞癌细胞的共同特点

项目	特点
大小和形态异常	癌细胞大小不一,大多畸形,常见蛇形、蝌蚪形、纤维形等。背景有炎性细胞和坏死物质
细胞核异常	核大小不一、形状多变。核内结构不清,成团块状或墨水滴样,染色深,可见异常核仁。痰中常见,而在针吸细胞中较少见
细胞质异常	胞质丰富,边界较清楚。角化癌细胞胞质着橘黄色(巴氏染色),未发生角化癌胞胞质着蓝色(巴氏染色)。有时癌细胞完全角化,核溶解消失,转变成无核的影细胞,这是角化性鳞癌的重要依据
癌细胞吞噬现象	可见大型癌细胞的胞质内有小型癌细胞,将大癌细胞核挤压呈半月形,核偏位。有时癌细胞能吞噬小型颗粒、灰尘或含铁血黄素颗粒等
散在分布	癌细胞有明显单个散在分布的倾向,是鳞癌诊断依据之一

2. 腺癌 常发生于小支气管,尤以周围型肺癌为多见。分化较好的腺癌以成群脱落为主,细胞群较大,并且细胞互相重叠,呈立体结构。分化差的腺癌单个癌细胞增多,细胞群较小而少,结构亦松散(图27-9B)。

3. 大细胞未分化癌 为高度恶性未分化肿瘤,常来源于终末细支气管,预后差。癌细胞多为单个细胞脱落,亦可成群出现,很少重叠。细胞体积大,核大而不规则,核仁明显,胞质较多,均质嗜酸性。

4. 小细胞癌 是肺癌中较常见和最为恶性的一种类型,易发生转移。按癌细胞大小与形态,分为燕麦细胞癌、中间细胞型和混合型。在痰涂片上,燕麦细胞癌细胞常成团出现,细胞核大小不一,畸形明显,有些核形似燕麦粒。胞质极少,嗜碱性。癌细胞排列紧密,互相挤压形成典型的镶嵌样结构(图27-9C)。

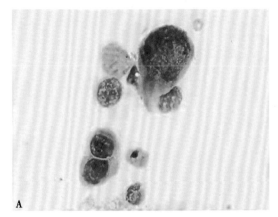
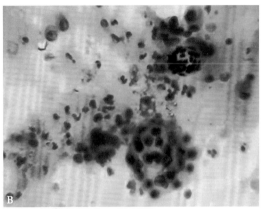
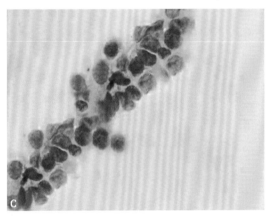

图 27-9　肺癌细胞

A. 鳞癌；B. 腺癌；C. 燕麦细胞癌

（二）肺转移性癌

肺部转移性肿瘤很常见,在确立原发性肺癌诊断前,必须考虑有无肿瘤病史、是否转移、是否是良性病变等。肺的转移性肿瘤约占肺部肿瘤的50%,在痰液涂片检查中,最常见的转移癌是食管癌,其次是结肠癌、乳腺癌、淋巴瘤、白血病等。在细针吸取细胞学涂片中,最常见的转移癌是乳腺癌,其次是结肠癌。在细胞类型上也是以鳞癌、腺癌和未分化癌常见,其形态与原发肺癌细胞无法区别。必须结合以往肿瘤病史和影像学检查等才能辨别。

第三节　浆膜腔脱落细胞学检查

一、正常及良性病变的脱落细胞形态

（一）间皮细胞

1. 正常间皮细胞　为被覆于浆膜表面的单层扁平上皮,呈多边形,直径约 20μm,呈圆形或卵圆形。核较大,常居中,染色质细颗粒状,分布均匀,核仁明显。胞质弱嗜碱性或嗜酸性,细胞边界清楚(图27-10A)。

2. 退变间皮细胞　间皮细胞脱落于积液中不久即开始退化变性。积液抽出后若未及时固定制片,细胞亦发生退变,最后整个细胞溶解消失。间皮细胞常发生肿胀退变,易与癌细胞混淆(图27-10B)。

3. 异形间皮细胞 在慢性炎症、肿瘤及放射线作用等刺激下,浆膜表面的间皮细胞有不同程度的增生,细胞的形态、大小、结构等发生改变(图27-10C)。

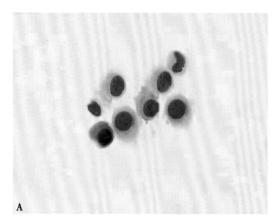
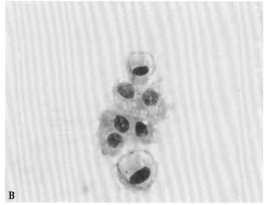
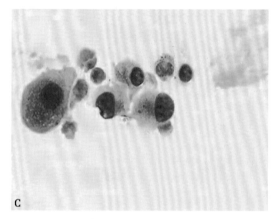

图 27-10　间皮细胞
A. 正常间皮细胞;B. 退变间皮细胞;C. 异形间皮细胞

(二)非上皮细胞

1. 巨噬细胞 在炎症积液内,常可出现较多的巨噬细胞。细胞直径 $15\sim20\mu m$,胞膜边界不清,胞质染色较淡,可呈泡沫状,胞质内可见被吞噬的物质。核较小,呈卵圆或肾形,多偏位。染色质细而均匀。注意将该类细胞与退化的间皮细胞相鉴别。

2. 红细胞 完整的红细胞多因创伤所致。血性积液的背景有纤维蛋白。肾透析、EBV感染的患者可见巨噬细胞吞噬和消化自身红细胞的现象,称为红细胞吞噬现象。

3. 白细胞 淋巴细胞大量增多时,提示为结核性炎症或肿瘤;如少量增多,常为慢性炎症、病毒感染等。出现中性粒细胞提示炎症,多继发于感染、癌症等。嗜酸性粒细胞与变态反应性疾病、寄生虫感染等有关。浆细胞常见于多发性骨髓瘤性积液中。

(三)炎症和其他病变脱落细胞形态

1. 感染性疾病 急性炎症积液的涂片内可见大量中性粒细胞和坏死物质。病毒性肺炎积液可见吞噬细胞和淋巴细胞。

2. 慢性炎症 结核性积液为血性、浆液性或乳糜样,涂片中以成熟淋巴细胞为主,偶见幼稚淋巴细胞,间皮细胞增多,成团脱落,少数病例可见结核巨细胞及类上皮细胞。

3. 肝硬化 肝硬化腹水的涂片内细胞成分较少,可见少量间皮细胞及退化变性戒指样间皮细胞，伴有淋巴细胞、中性粒细胞、组织细胞。肝细胞坏死和黄疸活动性肝硬化患者，涂片内可见异形间皮细胞及较多的吞噬细胞。

4. 尿毒症　可引起浆膜纤维素性炎症。涂片内间皮细胞增生，常成团出现，可见单核或多核异形间皮细胞。患者有明显尿毒症临床表现。

5. 红斑狼疮　涂片中可见典型的 LE 细胞，伴有较多的间皮细胞、淋巴细胞、中性粒细胞及组织细胞。

二、浆膜腔积液中恶性肿瘤细胞形态

（一）浆膜腔积液中肿瘤细胞的来源

积液中 98% 以上的癌细胞是转移性的，原发性恶性间皮瘤较少见。积液中脱落的癌细胞较少或无癌细胞，只有当肿瘤穿破器官浆膜表面，直接暴露于浆膜腔时，积液内才会出现大量癌细胞。浆膜腔癌性积液中以腺癌细胞为多见，少数为鳞癌和未分化癌。

肿瘤性胸腔积液最常见于原发性肺癌，其次是乳腺癌及原发性恶性间皮瘤等。肿瘤性腹腔积液以胃癌、卵巢癌和大肠癌为多见；其次为胆管癌、胆囊癌和肝癌；肝转移癌、腹腔淋巴结恶性淋巴瘤及原发性恶性间皮瘤等较少见。肿瘤性心包积液主要由原发性中央型肺癌累及心包膜造成；而原发于心包的恶性间皮瘤极罕见。

（二）积液中肿瘤细胞的形态特征

1. 鳞癌　积液中少见，仅占 2%～3%。细胞大小不一，形态多样。癌细胞单个散在、成团或成堆出现。核大小不等，可见畸形，染色质深染。胞质厚实，有角化倾向。胸腔积液内常见原发灶肺鳞癌，其次为食管癌。腹水中常见原发灶宫颈鳞癌。

2. 腺癌　腺癌占积液内转移癌的 80% 以上。常见为肺腺癌、乳腺癌、浆液性卵巢癌、子宫内膜腺癌、食管腺癌、肾癌和甲状腺癌等。

（1）大细胞型腺癌：癌细胞体积大，核较大常偏位，核仁明显增大，胞质嗜碱性，可见大小不等空泡。可出现印戒样癌细胞、癌巨细胞或多核癌巨细胞，常见病理性核分裂象。

（2）小细胞型腺癌：细胞体积较小，常成堆，呈腺腔样、桑葚状排列。胞核为不规则圆形，胞质较少，有的胞质内可见黏液空泡，边缘不规则，可有多个瘤状伪足突出，边缘呈花边状（图 27-11A）。

3. 未分化癌　胸腔积液中发现比鳞癌多，为 3%～5%。其特点是多数成团排列，呈腺腔样、葡萄状、链状或堆叠挤压呈镶嵌样。核圆形或不规则形，染色质粗大、深染。胞质少，在癌细胞核边缘可有少许胞质或呈裸核样（图 27-11B）。

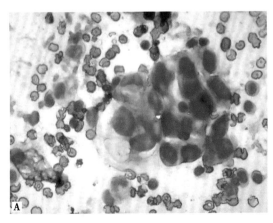
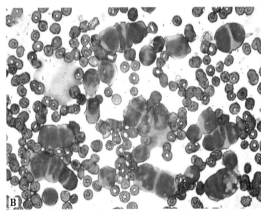

图 27-11　积液中肿瘤细胞

A. 小细胞型腺癌；B. 未分化癌

（三）常见转移癌

1. 肝细胞癌 是导致腹水常见的恶性肿瘤之一。癌细胞大小差异较大，散在或成群分布。核不规则形，染色质浓集深染，有明显的核仁。胞质丰富，常可见空泡和大量紫色颗粒。

2. 肺癌 是导致胸腔积液最常见的恶性肿瘤，以周围型腺癌多见，鳞癌和未分化癌则很少见。偶尔有中央型肺癌累及心包膜引起心包积液。

3. 乳腺癌 是引起胸腔积液的恶性肿瘤之一。癌细胞的大小及形态变化较大。癌细胞呈长链状、乳头状排列。

4. 胃肠癌 主要出现于腹水中，多数是黏液腺癌。胃癌可见较多印戒样癌细胞；大肠癌中可出现腺腔样结构或呈柱状的癌细胞团。

5. 卵巢癌 为导致腹水的常见肿瘤。以浆液性腺癌和黏液性囊腺癌多见。

6. 肾癌 是导致腹水的恶性肿瘤之一。根据其形态特征分为透明细胞癌、颗粒细胞癌、梭形细胞癌。

（四）恶性间皮瘤

间皮瘤（mesothelioma）是由覆盖于浆膜表面的间皮细胞发生的原发性肿瘤，常见于胸膜、腹膜，发生在心包膜的极罕见。间皮瘤分良性与恶性两种。良性间皮瘤呈局限性生长，胞膜完整，很少引起积液。恶性间皮瘤主要呈弥漫性生长，可广泛侵犯胸、腹腔而引起积液（图 27-12）。

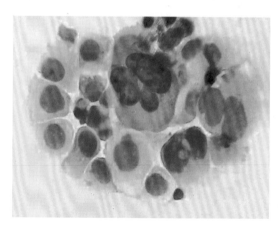

图 27-12 恶性间皮瘤

第四节 食管脱落细胞学检查

一、正常食管细胞形态

（一）鳞状上皮细胞

来自口腔、咽、喉、食管等处黏膜被覆鳞状上皮。涂片内以表层鳞状上皮细胞为主，中层鳞状上皮细胞少见，无底层鳞状上皮细胞。细胞形态和其他部位所见鳞状细胞相似。中层鳞状上皮细胞增多，常见于食管物理或化学损伤、各种炎症、溃疡及肿瘤等。底层鳞状上皮细胞出现，见于黏膜溃疡及肿瘤等疾病。

（二）柱状上皮细胞

是黏膜或黏膜下层腺体的细胞成分，正常情况下不易脱落，如果标本混有痰液时，可见纤毛柱状上皮细胞。

（三）非上皮成分

常见血细胞、组织细胞，有时可见痰液内的吞噬细胞，各种植物、动物细胞、细菌及真菌等。

二、食管良性病变的细胞形态

（一）食管炎症

食管炎症涂片中除可见表层与中层细胞外，还可见基底层细胞。成团脱落的底层细胞形态、大小比较一致。涂片背景可见多数淋巴细胞、浆细胞、中性粒细胞及组织细胞等炎症细胞。

（二）食管鳞状上皮核异质

在某些因素的长期刺激和作用下，食管鳞状上皮细胞出现增生及核异质改变。

1. 轻度核异质细胞 中层和表层鳞状细胞数量增多，细胞核比同层正常细胞核大 1～2 倍，胞核不规则，染色质略增多，核与胞质比例仍正常。主要见于炎症性增生。

2. 重度核异质细胞 涂片内基底层细胞增多，中层和表层细胞核比同层正常细胞核大 2 倍以上。胞核深染，颗粒变粗但大小均一，但核质比例仍在正常范围。涂片中发现重度核异质细胞时，应仔细查找癌细胞，以排除早期癌的可能，或者复查并随访。

（三）贲门黏膜腺上皮细胞核异质

涂片中偶见腺上皮细胞，有时可见细胞核略大，染色质增多，深染，核仁略大，但核质比例正常，呈轻度核异质表现。

三、食管癌细胞形态

食管癌是常见的恶性肿瘤，多发生于食管中段，约占 50%，上段占 30%，下段约占 20%，常见于 40 岁以上男性。

（一）鳞癌

鳞癌占 95% 以上，根据分化程度可分为分化好及分化差鳞癌细胞，常伴有坏死。

1. 分化好鳞癌细胞 细胞体积巨大，形态各异，且多散在分布。胞核明显增大，畸形，染色质增多、深染，核仁大而明显，具有恶性特征。胞质较多，巴氏染色呈橘黄色或红色，可见空泡，外形界限模糊不清（图 27-13A）。有时可见角化珠及癌珠。

2. 分化差鳞癌细胞 细胞体积较小，多为圆形、卵圆形或梭形，成堆或散落分布。胞核较大，圆形，多居中，核染色质浓染，深染不均，核仁隐约可见。胞质少，呈灰蓝，多看不到胞质似裸核样。

（二）腺癌

主要发生于胃贲门部，占 2%～3%，亦见于食管腺腺上皮恶变（即食管原发性腺癌）。食管原发性腺癌按病变特点和发生组织通常分类如下：

1. 发生于食管异位胃黏膜的腺癌 少见，发生在食管、胃交界线 2cm 以上。细胞的形态同胃的腺管状腺癌。诊断时需排除由贲门癌上延至食管的可能。

2. 发生于食管固有腺的腺癌 细胞形态又因癌变范围和来源部位不同而异。

（1）发生于食管腺上段腺管的腺癌：此类腺管癌早期亦常伴有食管黏膜表面的鳞癌，腺管癌较少，鳞癌大小不一，两者在涂片内难以区别。涂片背景中有大量的增生腺管上皮细胞，这种细胞常成团状，胞质较致密，有核仁。亦有变性癌细胞，提示食管的腺癌存在的可能性（图 27-13B）。

（2）发生于腺管中段的癌：癌细胞常和透明物质相混杂。涂片中癌细胞与移行细胞类似，可为多角形，边缘清楚，核仁明显，胞质染淡红色。

（3）黏液表皮样癌：可见于食管腺上段腺管发生基底细胞样癌细胞，亦见于腺泡上皮癌变的黏液癌样腺癌细胞，故称为黏液表皮样癌。腺泡细胞癌为印戒样或高柱状细胞癌。

（三）未分化癌

少见，可发生食管和贲门部，根据细胞大小可分为小细胞及大细胞型未分化癌。

1. 小细胞未分化癌 细胞体积小，多成团或呈桑葚样、镶嵌样排列。核多不规则形，染色质浓染，核仁隐约可见。胞质极少、深蓝色，似裸核样。

2. 大细胞未分化癌 细胞体积巨大，多成堆或呈桑葚样、镶嵌样排列。核大而不规则，大小不一，染色质浓密不均，核仁隐约可见。胞质少，偏碱，裸核多见（图27-13C）。

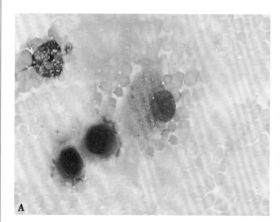
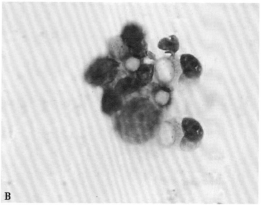
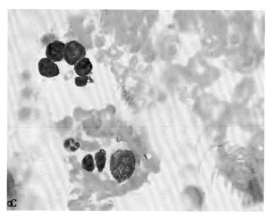

图27-13 食管癌细胞
A. 鳞癌；B. 腺癌；C. 未分化癌

第五节 泌尿道脱落细胞学检查

一、尿液中正常脱落细胞形态

1. 移行上皮细胞 主要覆盖于肾盂、肾盏、输尿管、膀胱和尿道近端，正常尿液中常见。移行上皮细胞分表层、中层和底层。

2. 鳞状上皮细胞 该细胞主要来自输尿管下部、膀胱、尿道和阴道表层。因尿液常混入阴道分泌物，故尿液中较常见，形态同阴道涂片中的鳞状上皮细胞。或受激素影响，由膀胱三角区上皮鳞状化生脱落形成。增多提示炎症。

3. 柱状上皮细胞 该细胞来自尿道中段、前列腺、精囊、子宫颈和子宫体等。正常尿液内极少见,增多提示慢性尿道炎和慢性膀胱炎。

4. 非上皮细胞成分 可见红细胞、中性粒细胞、嗜酸性粒细胞、淋巴细胞、浆细胞、吞噬细胞、多核巨细胞、人巨细胞病毒包涵体、细菌、真菌及精子等。

二、泌尿道良性病变细胞形态

(一)下尿路感染

下尿路感染常由化脓球菌、大肠埃希菌和铜绿假单胞菌感染引起。涂片内细胞数目明显增多且形态改变,白细胞尤其脓细胞明显增多。上皮细胞增多伴明显退化变性及坏死。

(二)慢性炎症

慢性尿道炎、慢性膀胱炎涂片中可见大量鳞状上皮细胞。慢性膀胱炎、慢性肾盂肾炎涂片中可见较多的移行上皮细胞,少量中层和底层细胞。长期炎症刺激者尿液涂片中有轻度核异质细胞。嗜酸性粒细胞膀胱炎可见大量嗜酸性粒细胞。

(三)特异性炎症

1. 真菌感染 尿沉渣涂片可见真菌,以白色念珠菌多见。常以圆形、椭圆形、孢子形出现,偶见假菌丝。多发生于肾移植患者和其他免疫抑制剂治疗的患者。

2. 病毒感染

(1)巨细胞病毒:涂片内出现肿大的肾小管上皮细胞,核内可见一个大的强嗜碱性包涵体,有的胞质内有多个小的嗜碱性包涵体。免疫缺陷(AIDS)、免疫抑制者容易受巨细胞病毒感染。

(2)人肉瘤病毒:涂片内上皮细胞体积明显增大,胞核增大,内有嗜酸性包涵体,充满整个胞核。见于肾移植和某些免疫抑制患者。

(3)疱疹病毒:单纯疱疹病毒在感染多核的上皮细胞后核如毛玻璃,偶尔可见嗜酸性包涵体。多见于肾移植接受者、膀胱鳞癌患者的尿中。

(4)尖锐湿疣:由乳头瘤状病毒感染所致。可为生殖道感染细胞污染或泌尿道自身的感染。

(四)尿结石

涂片内见上皮细胞呈轻度核异质改变,核染色质增多,深染。肾盂和输尿管结石者涂片内可见大量表层细胞,体积大,细胞核数量多。

(五)膀胱黏膜白斑病

在慢性炎症、血吸虫病或结石等刺激下,肾盂或膀胱黏膜发生鳞状上皮化生,使黏膜呈白色,称膀胱黏膜白斑病。尿沉渣中出现完全角化的鳞状上皮,无细胞核,巴氏染色胞质呈黄色,具有诊断价值。白斑病与癌密切相关。

(六)治疗对膀胱上皮细胞的影响

1. 放射治疗影响 盆腔器官肿瘤作放射治疗时,常影响膀胱黏膜上皮细胞,使之发生明显变化。出现在尿液中的上皮细胞体积增大,核固缩或核碎裂。胞质嗜酸性变,染浓红色。

2. 化学治疗影响 环磷酰胺治疗可使上皮细胞体积增大,出现空泡变性。核亦增大、固缩、碎裂,可有明显核仁。其他抗癌药可引起尿路上皮细胞退行性变,与放射治疗反应类似。

(七)肾移植后尿液细胞学改变

急、慢性排斥反应的细胞学变化可从尿液涂片中反映出来,所以对肾移植患者应连续定期检查尿液。涂片中可出现大量淋巴细胞、肾小管上皮细胞和移行上皮细胞,还可见红细胞、管型和背景坏死物等。若无排斥反应,见到尿沉渣中细胞成分少,背景干净;当排斥反应得以控制时,尿沉渣排斥指征消失。

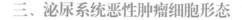

三、泌尿系统恶性肿瘤细胞形态

泌尿系统恶性肿瘤95%以上来源于上皮组织。尿液细胞学检查以移行细胞癌最为常见，发生于膀胱、输尿管、肾盂、肾盏。鳞状细胞癌与腺癌少见。非上皮性肿瘤如平滑肌肉瘤、脂肪肉瘤、胚胎性横纹肌肉瘤则罕见。

1. 乳头状移行细胞瘤 瘤细胞形态与正常移行上皮细胞相近，大小一致，呈不规则圆形或梭形。胞核较小，大小相似，染色略深。细胞团围绕一细长结缔组织轴心，或轴心周围见多层细胞紧密排列呈乳头状，对诊断有一定价值（图27-14A）。

2. 移行细胞癌（transitional cell carcinoma） 根据细胞分化程度分为Ⅰ、Ⅱ和Ⅲ级。Ⅰ级属于早期，分化程度高，涂片中细胞形态与正常移行上皮细胞相似，呈轻度或中度异型性。核染色质粗糙、畸形，有轻度核质比异常。Ⅱ级属中度分化移行细胞癌，癌细胞形态异常，大小不等。核大并畸形，核边不规则。Ⅲ级有较多典型的癌细胞。核增大并高度畸形，胞质嗜碱，可见巨癌细胞（图27-14B）。

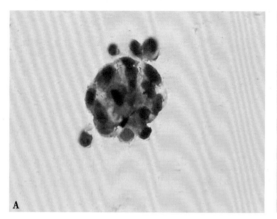
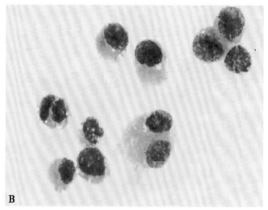

图 27-14 膀胱癌细胞形态
A. 膀胱乳头状瘤；B. 膀胱移行细胞癌Ⅲ级

3. 鳞癌 一种为移行细胞癌上皮伴鳞状上皮化生，称伴有鳞状化生的移行细胞癌，又称鳞状和移行细胞混合癌；另一种为单纯鳞癌细胞构成的鳞状细胞癌，常见膀胱鳞状细胞癌。涂片中形态较典型，以高分化鳞癌为多见，其形态与宫颈和支气管鳞癌相似。胞核固缩，胞质嗜酸性，有角化珠。

4. 腺癌 一种为腺癌细胞化生而形成腺和移行细胞混合癌；另一种为原发腺癌，该癌多由膀胱炎癌变而来。核大，染色质增多，浓集不均，胞质有空泡。还可见戒指状小癌细胞和透明细胞癌。

（贾 莉）

> **本章小结**
>
> 女性生殖道各器官覆盖的上皮主要有鳞状上皮和柱状上皮。女性生殖道炎症是女性最常见的疾病，长期的炎症刺激可诱发核异质甚至恶性肿瘤，TBS宫颈细胞学报告系统在我国已普遍使用。它注重了对癌前病变的描述，又便于和临床医生的沟通。女性生殖道恶性肿瘤以宫颈癌最多见，宫颈癌以鳞癌最多，其次是腺癌，而未分化癌极少见。

正常呼吸道上皮细胞不会自然脱落，而在支气管刷取或穿刺标本中常见。各种呼吸道良性病变均可引起上皮细胞发生形态改变。肺部肿瘤以原发性肺癌为主，其次是转移癌，肉瘤很少见。原发肺癌多数源自支气管和细支气管上皮，少数源自肺泡上皮，以鳞癌为主，其次是未分化癌。转移癌可为鳞癌、腺癌、未分化癌等。

漏出液中细胞量很少，仅少量间皮细胞和白细胞，而渗出液不透明或浑浊，常为原发性，转移性肿瘤或良性病变所致。积液中原发性肿瘤为恶性间皮瘤，而积液中98%以上的癌细胞是转移性的，以腺癌细胞为多见，少数为鳞癌和未分化癌。

正常食管的脱落细胞以表层鳞状上皮细胞为主，偶见柱状上皮细胞，如果标本混有痰液时，可见纤毛柱状上皮细胞。食管炎症时还可见基底层细胞，食管癌是常见的恶性肿瘤，约50%发生在食管中段，其次是下段，上段很少见。95%以上是鳞癌，2%～3%是腺癌，未分化癌罕见。

正常尿液的脱落细胞包括移行上皮细胞、鳞状上皮细胞、柱状上皮细胞，还有少量的非上皮细胞成分。炎症时，涂片内细胞数目明显增多且形态改变。泌尿系统恶性肿瘤95%以上来源于上皮组织。尿液细胞学检查以移行细胞癌多见，鳞癌和腺癌少见。非上皮性肿瘤如平滑肌肉瘤、脂肪肉瘤、胚胎性横纹肌肉瘤则罕见。

第二十八章
针吸细胞病理学检验

通过学习本章，你将能够回答下列问题：

1. 在淋巴结穿刺涂片上，B 或 T 细胞淋巴瘤的细胞学特点有哪些？
2. 在霍奇金淋巴瘤淋巴结穿刺涂片上，具有诊断价值的细胞形态特点有哪些？
3. 常见淋巴结转移性肿瘤的细胞形态特点是什么？
4. 常见的乳腺恶性肿瘤有哪些？其细胞形态特点是什么？

近年来，在超声、X 线及 CT 等影像学技术导引下进行细针穿刺吸取，可准确地获得深部器官、不可触及肿块的标本，已成为临床医学诊断的重要方法。

第一节　淋巴结针吸细胞学检查

一、淋巴结正常及良性病变的细胞形态

（一）淋巴结正常细胞形态

正常淋巴结穿刺涂片内大多数是淋巴细胞，占 85%～95%，多以成熟小淋巴细胞为主。其余 5% 为原始淋巴细胞、幼稚淋巴细胞、单核细胞、浆细胞和免疫母细胞等。

（二）淋巴结良性病变细胞形态

1. 急性淋巴结炎　多因细菌或药物所致。病变早期涂片中有比较多的小淋巴细胞，中性粒细胞少见。当病程发展到急性化脓性炎症时，中性粒细胞增多，伴有退化变性，形成脓细胞及坏死的背景。

2. 慢性淋巴结炎　淋巴结增生性反应是淋巴结肿大的最常见原因。多由局部慢性感染引起，好发于颈部、颌下和腹股沟处。

（1）反应性淋巴结增生：①滤泡型：多为自发性抗原刺激、血管滤泡性增生性病变、类风湿关节炎和 HIV 相关淋巴结病变早期。涂片可见淋巴细胞和各类转化型淋巴细胞、浆细胞、免疫母细胞，伴有基质细胞和内皮细胞。②窦型：多为淋巴结引流性恶性肿瘤。涂片可见巨噬细胞、Langhans 细胞、浆细胞、嗜酸性粒细胞。③弥散性滤泡间型：多为病毒感染、接种疫苗和皮肤淋巴结病。④混合型：多为传染性单核细胞增多症和弓形虫感染性淋巴结炎。涂片可见大量免疫母细胞和 Reed-Sternberg 样细胞，异形淋巴细胞、单核细胞、浆细胞较多见。

（2）肉芽肿性淋巴结肿大：在细胞学涂片可见类上皮样细胞，背景可见淋巴细胞和浆细胞。上皮样细胞呈多角形，细胞核呈椭圆形，染色质细致疏松，有时可见 1～2 个核仁；胞质丰富，多呈灰蓝色或灰红色（图 28-1A）。细胞多疏松聚集，吞噬外来异物的多核巨细胞的核多散开，类似 Langhans 细胞（图 28-1B）。

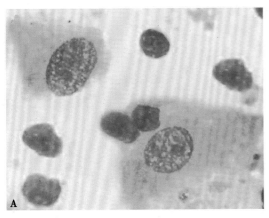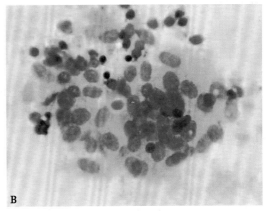

图 28-1 肉芽肿性淋巴结肿大细胞形态

A. 肉芽肿的单个类上皮细胞；B. 肉芽肿的多核巨细胞

二、淋巴结恶性肿瘤细胞形态

恶性淋巴瘤（malignant lymphoma）是淋巴结或淋巴组织的恶性肿瘤，来自于各种淋巴组织或细胞。恶性淋巴瘤在病理学上分成霍奇金和非霍奇金淋巴瘤两大类，根据瘤细胞大小、形态和分布方式可进一步分成不同类型。

（一）霍奇金淋巴瘤

约占恶性淋巴瘤的 20%，WHO 将霍奇金淋巴瘤分为典型淋巴瘤和以结节性淋巴细胞为主型的淋巴瘤，其中典型淋巴瘤分为淋巴细胞为主型、结节硬化型、混合细胞型和淋巴细胞消减型。

霍奇金病细胞成分复杂，与机体免疫状态及预后有关。其中最重要的是 R-S 细胞，又名霍奇金细胞（图 28-2），有诊断意义。此细胞有三大形态特征：①细胞体积巨大，呈不规则圆形。②细胞核巨大，染色质疏松，核膜厚而深染。③核仁巨大，呈蓝色或淡紫色，核仁周围透亮。④胞质丰富，常有空泡。R-S 细胞可分为单核、双核和多核三种类型。

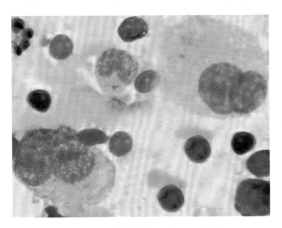

图 28-2 霍奇金淋巴瘤 R-S 细胞

以结节性淋巴细胞为主型的淋巴瘤常由上皮样细胞、R-S 细胞变异体（lymphocytic and histiocytic cell，L&H 细胞）组成，背景是成熟淋巴细胞。L&H 细胞呈多核，淡染，核仁居中，如"爆米花"样外观，胞质丰富，有空泡，比典型的 R-S 细胞小。

（二）非霍奇金淋巴瘤

WHO 分类是基于形态、表型、遗传和临床特点，将非霍奇金淋巴瘤分为 B 细胞淋巴瘤、

T 细胞淋巴瘤和 NK 细胞淋巴瘤。

1. B 细胞淋巴瘤　B 细胞淋巴瘤的分类和细胞学特点见表 28-1、图 28-3。

表 28-1　B 细胞淋巴瘤的分类和细胞学特点

分类	细胞学特点
小淋巴细胞淋巴瘤	以小圆形淋巴瘤细胞为主，核均质化，染色质呈束状或细颗粒状，核仁不明显，核分裂象罕见
淋巴浆细胞性淋巴瘤	瘤细胞为浆细胞样淋巴细胞、浆细胞。浆细胞样淋巴瘤细胞的核偏位，染色质粗颗粒状，核仁不明显。小淋巴细胞伴少量免疫母细胞
套细胞淋巴瘤	以单一性小或中等淋巴瘤细胞为主，核呈圆形或轻度不规则，染色质较小淋巴细胞淋巴瘤更细致，核仁不明显，胞质少。无免疫母细胞
边缘区淋巴瘤	瘤细胞呈混合性，有单核样细胞和浆细胞。单核样细胞的胞体大，胞质淡染。细胞学标本中无法识别淋巴上皮样病变
滤泡性淋巴瘤	瘤细胞呈混合性，有小不规则淋巴瘤细胞和大淋巴瘤细胞。小淋巴瘤细胞是淋巴细胞的 1.5～2 倍，核不规则、扭曲或核膜有切迹，染色质粗颗粒状，核仁小且不明显。大淋巴瘤细胞是中心母细胞，核呈圆形，染色质呈细颗粒状，有 2～3 个小核仁
大 B 细胞淋巴瘤	瘤细胞呈混合性，大淋巴瘤细胞是小淋巴细胞的 3～4 倍，核呈圆形或不规则，有时分叶，染色质粗颗粒状，可见副染色质，核仁微小，胞质少，淡染；有核分裂象和淋巴腺小体、细胞碎屑
Burkitt 淋巴瘤	淋巴瘤细胞为小淋巴细胞的 1.5～2 倍。核呈圆形，染色质粗颗粒状，含 2～5 个核仁，胞质强嗜碱性，明显空泡。常伴巨噬细胞、坏死碎屑和有丝分裂
浆细胞瘤或浆细胞骨髓瘤	瘤细胞形态类似于成熟或幼稚浆细胞，细胞质丰富，核偏位，呈圆形，染色质粗颗粒状，可见类免疫母细胞样细胞

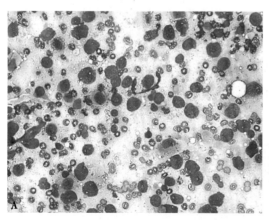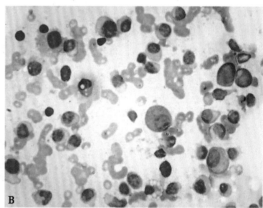

图 28-3　B 细胞淋巴瘤细胞形态

A. 大 B 细胞淋巴瘤；B. 浆细胞瘤

2. T 细胞和 NK 细胞淋巴瘤　T 细胞和 NK 细胞淋巴瘤的分类和细胞学特点见表 28-2。

表 28-2　T 细胞和 NK 细胞淋巴瘤的分类和细胞学特点

分类	细胞学特点
外周 T 细胞淋巴瘤	不典型淋巴瘤细胞大小不等，形态多样。有 R-S 变异体细胞，核不规则；有上皮样巨噬细胞、嗜酸性粒细胞、浆细胞
蕈样真菌病 /Sézary 综合征	是皮肤 T 细胞淋巴瘤，异常淋巴瘤细胞具有核形态不规则，核仁大的特点。典型的小淋巴瘤细胞胞核有曲折，染色质呈脑回样

分类	细胞学特点
淋巴母细胞淋巴瘤	瘤细胞呈单一性,中等大小,核分叶、曲折、圆形或卵圆形,染色质呈细颗粒状或透明,有时可见核仁和大量有丝分裂
不典型大细胞淋巴瘤	各种标志的淋巴瘤细胞:细胞大,核形多样,圆或马蹄形,有核周晕,胞质嗜酸性;有R-S样细胞;有核分裂象;罕见吞噬红细胞的巨噬细胞
成人T细胞白血病/淋巴瘤	由小和大的不典型白血病/淋巴瘤细胞组成,核异形明显,可见R-S样细胞
牛痘样水疱病样NK/T细胞淋巴瘤	是皮肤NK/T细胞淋巴瘤,细胞小,缺乏典型细胞学异常
结外鼻型NK/T细胞淋巴瘤	淋巴瘤细胞胞核轮廓不规则,伴免疫母细胞、浆细胞和少数嗜酸性粒细胞和组织细胞,常见大量凋亡小体

三、淋巴结转移性肿瘤细胞形态

各种癌症的晚期均可发生淋巴结转移。针吸细胞学除诊断是否有转移外,还可根据细胞形态及临床表现,判断原发肿瘤的来源。

1. 鳞癌 头颈部鳞癌(鼻咽癌、口腔癌、喉癌)常会转移到颈部淋巴结,宫颈、阴道、外生殖器、直肠和下肢末端皮肤等鳞癌常会转移到腹股沟淋巴结。角化型癌细胞呈梭形或蝌蚪形,细胞边界清晰,胞质丰富,嗜酸性,核固缩。非角化型癌细胞圆形、卵圆形或多角形,细胞边界清晰,细胞质淡染,嗜酸性,核染色质呈粗颗粒状,易与分化差的腺癌混淆(图28-4A)。

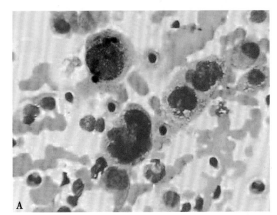
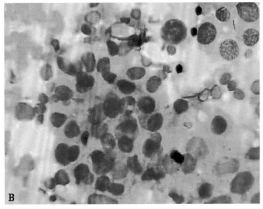
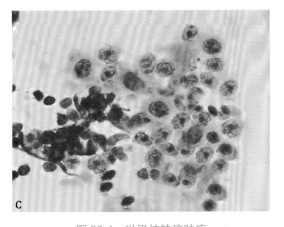

图 28-4 淋巴结转移肿瘤
A. 鳞癌;B. 腺癌;C. 未分化癌

2. 腺癌 乳腺癌常会转移到锁骨和腋窝淋巴结,肺癌常累及锁骨和纵隔淋巴结,胃肠道和生殖道肿瘤常累及锁骨上淋巴结,甲状腺癌常累及颈部和纵隔淋巴结,腹腔和盆腔器官的恶性肿瘤常转移到腹部淋巴结。癌细胞常单个或成团,大小各异,常呈球样、乳头状或腺腔样排列。细胞核偏位,胞质均匀,有的胞质内可见空泡。胃癌常见大的印戒样细胞(图28-4B)。

3. 未分化癌 肺小细胞型未分化癌常转移至纵隔淋巴结,鼻咽未分化癌常转移至颈部淋巴结。癌细胞单个或成团,核染色质粗大、深染、分布不均,有时呈墨水滴状,可见核仁。胞质少,在癌细胞核边缘可有少许胞质或呈裸核样(图28-4C)。

4. 恶性黑色素瘤 细胞常散在分布。圆形和多角形细胞的胞质丰富,细胞边界清晰,细胞质内常见颗粒状棕色黑色素颗粒。细胞核常偏位,使细胞呈浆细胞样外观,可见双核或多核,核呈圆形或多角形,染色质呈细颗粒状,核仁明显,常见核内细胞质包涵体。

第二节 乳腺针吸细胞学检查

一、正常乳腺细胞形态

1. 乳腺导管上皮细胞 在一般情况下,由于乳腺处于静止期,涂片不易见到脱落的导管上皮细胞,或只有少量来自乳头的鳞状上皮细胞。细针吸取涂片中的导管上皮细胞,多成堆、成片排列,细胞大小、形态较一致。核染色质颗粒状,分布不均,细胞质多少不一。

2. 肌上皮细胞 又称双极裸核细胞,细胞大小类似红细胞,呈卵圆形或梭形,两端细尖,裸核,染色质浓集颗粒状,胞质极少。出现常代表乳腺病变是良性的。

3. 泡沫细胞 涂片中常见。细胞大小不一,多呈圆形。核较小,偏位,可见双核、多核。胞质丰富,含有较多脂性空泡。其来源尚有争议,可能来自导管上皮细胞或巨噬细胞,在炎症或妊娠期增多(图28-5)。

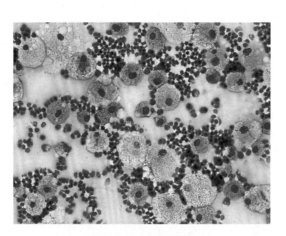

图28-5 泡沫细胞

4. 巨噬细胞 其形态与泡沫细胞相似,胞体呈圆形、卵圆形或不规则形。核圆、卵圆或豆形,多偏位,染色质为细颗粒状。胞质丰富,可见空泡及吞噬异物。乳腺炎症或妊娠期增多。

二、乳腺良性病变的细胞形态

1. 乳腺炎 涂片中主要见炎症细胞、组织细胞、巨噬细胞和泡沫细胞。急性乳腺炎可见大量中性粒细胞、脓细胞及坏死组织,有时有红细胞及泡沫细胞;慢性炎症时主要为淋巴细胞;浆细胞性乳腺炎时可见大量浆细胞,同时伴有淋巴细胞、单核细胞;结核性乳腺炎可见类皮样细胞聚合形成结核结节,伴淋巴细胞浸润。

2. 乳腺增生症　包括乳腺囊性增生、小叶增生、脂肪增生和纤维间质增生。涂片中细胞常成堆成群,分化较好,大小一致,为形态规则腺细胞。核呈圆形或椭圆形,染色质致密颗粒状,胞质红蓝双染(图28-6A)。乳腺增生晚期可伴不典型增生,极少数可发生恶变,好发于性成熟期妇女。

3. 乳腺纤维腺瘤　是最常见良性肿瘤,为圆形结节性肿块,有完整包膜,无乳头溢液,宜做针吸细胞学涂片检查。涂片中,细胞成堆成群存在,肌上皮细胞很多,是该病突出细胞形态特征。可见泡沫细胞,部分瘤细胞呈纤维样化(图28-6B)。

4. 导管内乳头状瘤　本病为乳头溢液的主要原因,穿刺物常为血性,有时为浆液性。涂片中以导管上皮细胞为主,背景为新鲜或陈旧的红细胞和巨噬细胞,伴或不伴含铁血黄素颗粒。可见泡沫细胞,结缔组织细胞罕见(图28-6C)。

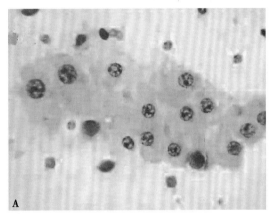
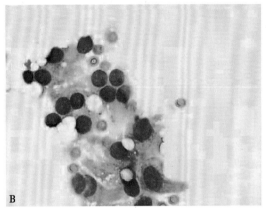
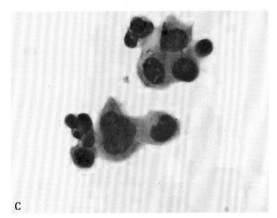

图28-6　乳腺良性病变的细胞形态

A. 乳腺增生症;B. 乳腺纤维腺瘤;C. 导管内乳头状瘤

5. 纤维囊性乳腺病　此病属乳腺导管异常增生症,目前将其视为癌前病变。可有乳头溢液,一般为浆液性,血性少见。涂片中泡沫细胞增多,可见双核或多核,亦可见排列紧密的导管上皮细胞或顶泌汗腺化生的导管上皮细胞。

三、乳腺恶性肿瘤细胞形态

乳腺恶性肿瘤中绝大多数为来自乳腺导管及末梢导管上皮的乳腺癌,为妇女最常见的恶性肿瘤之一,占女性恶性肿瘤中的第二位。现仅介绍几种细胞学有明确形态的乳腺癌细胞类型。

1. 导管癌 最常见的一种,占乳腺癌80.6%。癌细胞少量或中等,体积较大。可见癌细胞呈合胞体样或腺腔样结构,偶见肌上皮细胞。核染色质淡染,部分呈裸核样。胞质少,有空泡。背景清晰,无坏死(图28-7A)。

2. 小叶癌 涂片可见细胞少量或中等,癌细胞常单个散在或线状排列,无肌上皮细胞。癌细胞大小一致,呈圆形,细胞边界不清,异型性小。核染色质粗颗粒状,核仁小,核分裂较少见,部分呈裸核。胞质少,有时含黏液空泡,背景无坏死和核分裂象(图28-7B)。

3. 乳腺黏液腺癌 涂片可见细胞成群或成团,胞体较大,胞质内可见大小不等的黏液空泡,将胞核挤压到细胞边缘形成印戒样癌细胞。细胞团外可见片状蓝染无结构的黏液样物质(图28-7C)。

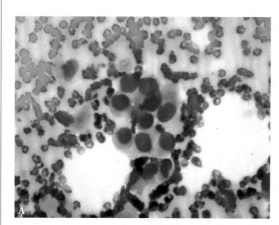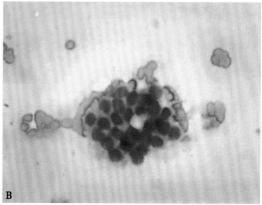
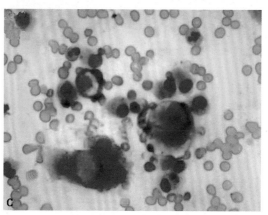

图28-7 乳腺恶性肿瘤细胞形态

A. 乳腺导管癌;B. 乳腺小叶癌;C. 乳腺黏液腺癌

4. 乳腺髓样癌 涂片中细胞成分极丰富,间质少,癌细胞大,排列紊乱。胞核较粗糙,异型性明显,可见核仁。胞质内见紫红色颗粒。癌细胞团内、外常伴有淋巴细胞浸润,与机体对肿瘤的免疫作用有关,为本癌的特点。

5. 乳腺浸润性导管腺癌 涂片可见大量癌细胞呈散在分布或合胞体样结构,呈现分支状或腺腔样外观。癌细胞大小不一,边界不清。核呈圆形或卵圆形,染色质颗粒状,可见核仁。胞质少或无,背景有坏死。

6. 顶泌汗腺癌 不常见,预后较好。涂片可见细胞量多,癌细胞呈合胞体样结构或散在分布。癌细胞巨大,细胞边界清晰。核大,部分有畸形,多核巨细胞多见。核仁增大,胞质丰富,常呈泡沫状或有大空泡。

(贾 莉)

本章小结

　　正常淋巴结穿刺涂片内大多数是淋巴细胞,占 85%～95%,多以成熟小淋巴细胞为主。大多数肿瘤和良性病变都可导致淋巴结肿大。肿瘤性病变包括恶性淋巴瘤和转移性肿瘤。恶性淋巴瘤在病理学上分成霍奇金和非霍奇金淋巴瘤两大类,WHO 分类是基于形态、表型、遗传和临床特点,将非霍奇金淋巴瘤分为 B 细胞淋巴瘤、T 细胞淋巴瘤和 NK 细胞淋巴瘤。霍奇金淋巴瘤常见典型的是 R-S 细胞。转移性肿瘤以鳞癌、腺癌、未分化癌和恶性黑色素瘤较常见。

　　正常乳腺穿刺涂片主要为乳腺导管上皮细胞和泡沫细胞。在乳腺肿块诊断中,细针吸取细胞学的检查要比切除活检方便,阳性诊断率为 70%～98%。对于临床术前判断良性或恶性具有独特价值。

第二十九章
显微镜基本结构、原理和使用

通过学习本章，你将能够回答下列问题：

1. 光学显微镜的工作原理与基本结构有哪些？

2. 光学显微镜可分为哪几种？荧光显微镜与激光共聚焦显微镜的工作原理及其应用有哪些？

3. 电子显微镜的工作原理是什么？可分为哪几类？

4. 如何使用显微镜及常见故障如何排除？

5. 显微镜的临床应用有哪几方面？

显微镜是利用光学或电子光学原理，把肉眼所不能分辨的观察样品放大成像，以显示其细微形态结构信息的仪器。显微镜的发明将人类的视野从宏观拓展至微观，其发展大致分为三代：第一代是光学显微镜：可把物体放大 1500 倍，分辨率最小极限可达 0.2μm；第二代是电子显微镜：将电子流作为一种光源，对物体的放大及分辨率远远高于光学显微镜；第三代是扫描隧道显微镜：可将物像放大数亿倍以上，使人们直观地"看见"原子、分子，使人们的视野进入纳米层次。光学显微镜和电子显微镜在生物和医学科学研究中应用广泛，也是目前临床检验最常用的显微镜。

第一节 显微镜的工作原理和基本结构

一、光学显微镜

（一）工作原理

光学显微镜（optimal microscope）是利用光学原理，把肉眼所不能分辨的微小物体放大成像，供人们提取物质微细结构信息的光学仪器。

光学显微镜是由两组会聚透镜组成的光学折射成像系统，即目镜系统与物镜系统实现放大功能。目镜（ocular lens）：焦距较长，靠近眼睛、成虚像的透镜组。物镜（object lens）：焦距较短、靠近观察物、成实像的透镜组。被观察的样本置于物镜物方焦点的前方，以物镜第一级放大而产生倒立的中间实像且位于目镜物方焦点的内侧，该实像再经目镜进行二级放大形成虚像后被人眼所观察。因此，相对于物镜的成像条件及最后二次成像于观察者的明视距离等条件的满足是通过仪器的机械调焦系统来实现的。

（二）基本结构

各类光学显微镜都是二次放大图像的复式显微镜，其基本结构包括光学系统和机械系统(图 29-1)。

1. 光学系统　光学系统是显微镜的主体部分,主要由成像构件(物镜、目镜)和照明构件(光源、滤光器、聚光镜)构成。

(1) 成像构件:①物镜:直接决定显微镜的成像质量,被安装在物镜转换器上。根据使用条件的不同可分为浸液物镜(放大 90～100 倍)和干燥物镜。干燥物镜又可分为低倍物镜(10 倍以下)、中倍物镜(20 倍左右)和高倍物镜(40～65 倍)。按筒长分类:筒长有限远,如物镜的共轭距离(物到像的距离)为 190mm,物镜的机械筒长(物镜螺纹端面到目镜支撑面)为 160mm;筒长无限远,物镜把物体成像于无限远,必须要有镜筒透镜将无限远的光线聚焦到目镜焦面上才能观察。光学成像不但要求成像清晰,而且像与物应相似。实际光学成像与理想光学成像之间的偏差称为几何像差,可分为两类:一类是单色光所产生的,称为单色像差,包括球差、彗差、像散、场曲、畸变 5 种;另一类是由于光学材料对不同波长光的折射率不同,所致成像位置和大小都产生差异,即色差,其分为位置色差和放大率色差。根据色差与像差的校正状况,分为:消色差物镜常用符号"Ach"表示;平场消色差物镜常用符号"Plan"表示;平场复消色差物镜常用符号"Plan-apo"表示;平场半复消色差物镜常用符号"PL Fluotar"表示。②目镜:目镜是将物镜所成的像作再次放大的光学构件,通常由 2～3 组透镜组成。其中目镜筒上端与眼接触的透镜组称为接目镜;下端靠近视野的透镜组是起主放大作用的,称为视野透镜。介于两者之间的第三组透镜主要起校正像差或色差、优化视场等作用。目镜的物方焦平面上设有限制物方视场的光阑,物镜所成放大的实像就在光阑面上。用于观测的目镜上的分划板和目镜指针等也安置在该光阑面上。这种"三面重合"条件调节对于使用者是十分重要的。目镜的类型很多,通常按照放大色差校正状况分类,主要有以下几类:惠更斯目镜,观测用显微镜使用的主要目镜,最常用的放大倍数为 8 倍和 10 倍,视场角不超过 30°;冉斯登目镜,测量用显微镜使用的最简单目镜,由相隔一定距离的相向放置的两片平凹透镜所组成;补偿目镜,精细化了的惠更斯目镜,其接目镜有单片平凹透镜改为一块三胶合透镜来代替。

(2) 照明构件:用显微镜观测的标本绝大部分自身并不发光,照明构件的功能是使被观察标本有充分的反差和均匀亮度的适宜照明。①光源:光源分为自然光源和电光源两大类。作为显微镜用的照明光源应该满足三个基本要求:发射接近自然光的光谱;对物体的

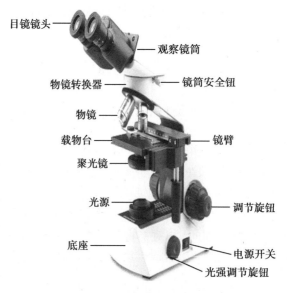

图 29-1　显微镜基本结构示意图

目镜镜头
观察镜筒
物镜转换器
镜筒安全钮
物镜
载物台
镜臂
聚光镜
光源
调节旋钮
底座
电源开关
光强调节旋钮

照明要适中、均匀；不能传给镜头及标本太多的热量。显然自然光源较为适用，但是其亮度不能随时随地满足工作需要，这就需要电光源。白炽灯（包括各种钨灯）、汞灯等都较为常用。照明方式分为透射式和落射式两大类。透射式照明是光线通过聚光镜穿透样品再射入物镜成像后以目镜放大观察，普通光学显微镜多用此类照明法。②滤光器：即滤光片，作用是改变入射光的光谱成分和光强度，提高像的衬度和鉴别率，便于显微观察和摄影。根据需要可配置一组透射滤光片，安装在显微镜的底座内，通过外置按钮选用，使用前根据滤光片的光谱特性和实验要求，正确选用，以获得最佳观测效果。最常用的滤光片是有色玻璃滤光片。③聚光镜：位于载物台下方的聚光器支架上，起会聚光线的作用，以增强样品的照明。对于大孔径物镜，不可能使用大尺寸光源，只有使用聚光系统把光源的像放大，并把光源的像聚焦于被观察物体的附近，从而与物镜的数值孔径相适应，获得最大的分辨率。聚光镜与物镜一样，由一系列透镜组成，目的是为了消除球差和色差等，常用的聚光镜有低孔径聚光镜、消球差聚光镜、消色差聚光镜等。其下方设置的孔径光阑，可控制会聚光束的粗细。

2. 机械系统　显微镜机械系统的作用是支撑、装配与调节光学构件和被观察的样品，以保证成像质量。机械系统主要包括底座、镜臂、镜筒、物镜转换器、载物台、调焦机构和聚光镜升降等。

（1）底座和镜臂：底座和镜臂通常组成一个稳固的整体，形成显微镜的结构基础，保持显微镜在不同工作状态的平稳。底座内通常装有透射光光源及其照明光路系统和视场光阑。显微镜除用来支撑镜筒和动态调节装置外，许多光学系统构件如聚光镜和显微照相装置等都可依附在镜臂上。

（2）镜筒：显微镜镜筒上端放置目镜，下端连接物镜转换器，保证光路通畅且不使光亮度减弱。镜筒上端与下端的距离为镜筒长度。镜筒有单目、双目和三目，且有直筒式和斜筒式两类。常见的倾斜式双目镜筒，内装折光和分光棱镜，将由物镜产生的成像光束等分成两部分，分别由两个目镜观察。双筒间距离可调节，以适应不同观察者的瞳孔距离。

（3）物镜转换器：物镜转换器是显微镜机械装置中结构最复杂、精度要求最高的核心组件。由于显微镜的视场小，要求转换器和物镜定位槽孔对中准确度不低于 0.01mm，而且物镜转换器需要经常转动，所以要求既要转动轻松灵活，又要定位准确。转换器可装多个物镜，并保证当某一物镜调焦清晰后，变换其他物镜时，也能基本保证焦距适当、成像清晰，同时可转接不同放大倍数的物镜，形成不同的物镜 - 目镜组合来适应具体观测的需要。

（4）载物台：载物台是用于放置标本或被观察物体，并保证它们在视场内平稳移动的机械装置。载物台上装有可在水平方向上做前后、左右移动的调节装置，其刻度用来标记观测时在被检样品中所发现的特定部位，便于再次查找。载物台根据工作要求和用途不同，可有多种类型和附加功能，如水平方向旋转，可使样品更好地与显微照相的取景框相适配；移动和聚焦也能采用电子步进方式等。

（5）调焦机构：为了充分利用放大倍数和保证清晰成像条件，被观察样品需放在物镜前焦点以外的近处，这个距离条件是靠调焦机构来实现的。调焦有两种途径：①升降镜筒移动物镜；②升降载物台移动样品。在实际运用中往往牵涉这两种途径。无论哪种方式都包括微动调焦（微调）和粗动调焦（粗调）两套机构。一般操作时，先粗调迅速得到样品的像后再仔细微调获得清晰的图像。

（三）性能参数

1. 放大率　显微镜的放大率（amplification），又称为放大倍数，是指显微镜多次成像后最终所成像的大小相对于原物体大小的比值，常记为 M，表示为：

$$M = maq$$

式中，M 为显微镜的总放大倍数；m 为物镜的放大倍数；a 为目镜的放大倍率，一般表示为明视距离（正常视力者为 25cm）与目镜焦距 f_2 之比；q 为在双目镜中所增设的棱镜所起的放大倍数，一般取值为 1.6 倍。显微镜的总放大倍数不超过 1600 倍。

显微镜的放大率还可用位置放大率表示。显微镜的设计中，物镜物距接近其物镜焦距 f_1，最后成像于目镜第一焦点附近，而焦距 f_1 和 f_2 相对于物镜与目镜之间的距离即镜筒长度 L 较小，故可近似取 L 为第一次成像的像距，常用下面的公式估计 M。

$$M = \frac{250Lq}{f_1 f_2}$$

由此可见，物镜和目镜的焦距越短，越有利于提高显微镜的放大率，但同时又会减少景深。实际应用中，常用目镜和物镜放大率的乘积来估计 M 值。

2. 数值孔径 数值孔径（numberical aperture，NA），又称为镜口率，是物体与物镜间媒质的折射率 n 与物镜孔径角的一半 β 的正弦值的乘积，即

$$NA = n \cdot \sin\beta$$

数值孔径是衡量显微镜性能的重要参数，其数值为 0.05～1.40。显微镜的数值孔径与其放大率成正比，与分辨率、景深成反比；其平方与图像的亮度成正比。为确保物镜的数值孔径能得以充分发挥，聚光镜的数值孔径应大于或等于物镜的数值孔径。

3. 分辨率 分辨率（resolution）又称为分辨本领，是指刚能分开物平面两点的最小距离，也是分辨物体精细结构的能力。由物镜的数值孔径和照明光线的波长决定，以分辨距离来表示。

$$\delta = \frac{0.61\lambda}{A}$$ 式中，δ 为分辨率；λ 为光波波长（通常为 550nm）；A 为物镜数值孔径。

由此可见，增大物镜的数值孔径可以提高显微镜的分辨本领。当选用的物镜数值孔径不够大，分辨率不够高时，显微镜不能分清物体的精细结构，此时即使过度增大放大倍数，得到的也是一个只见轮廓大但不够清晰的图像，这时的放大率就称为无效放大倍数。反之，如果分辨率很高但放大倍数不足，显微镜虽然分辨能力强，但是图像因太小同样也不能被观察清晰。因此，显微镜的数值孔径与其总放大倍数应合理匹配。

4. 视野 视野（visual field）又称为视场，是指通过显微镜所能看到的标本所在空间的范围。由于被目镜的视场光阑限制成圆形，为此，把该圆形的直径称为视野宽度 d，其与目镜的光阑大小和物镜的放大倍数有关。小放大倍数和大光阑的组合可获得较大的视场。如果视野中不能容放整个标本时，需要通过移动机械装置进行分区或连续移动观察。

5. 景深 景深（depth of field，DF）又称为焦点深度，是表示平面上清晰的像所对应平面的前后空间的深度。空间成像的景深受到放大倍数与孔径光阑的影响，其数值越小，景深越大。但是放大倍数和孔径光阑减小会使图像的分辨率下降。

6. 工作距离 工作距离是指物镜前表面中心到被观察标本之间满足工作要求的距离范围。一般不超过 1mm，对于生物倒置显微镜，其工作距离可长达几毫米。

7. 光阑 光阑（diaphragm）是指附加在某些光学元件周围的具有一定形状的屏或边框，包括限制成像光束孔径大小的孔径光阑和限制成像空间范围的视场光阑。

总之，上述显微镜的性能参数既相互联系，又彼此制约。使用较大的数值孔径的物镜，放大率及分辨率均较好，但视场、景深和工作距离均较小；物镜的工作距离与物镜的焦距有关，物镜的焦距越长，放大倍数越低，其工作距离越长；光阑对像的清晰度、亮度和景深等都有很大影响。因此，需要根据被观察物体的性质与实验要求合理操作和配置显微镜。

二、电子显微镜

（一）工作原理

电子显微镜（electron microscope），简称电镜，是根据电子光学原理，用电子束和电子透镜代替光束和光学透镜，使物质的微细结构在非常高的放大倍数下成像的显微镜。

（二）基本结构

电子显微镜主要由电子光学系统、真空系统、供电系统、机械系统和观察显示系统等部分组成。

1. 电子光学系统　包括照明系统和成像系统，是电镜的主体，主要作用是成像和放大。

（1）照明系统：①电子枪：电子枪是电镜的电子发射源，其作用是形成电子束（其截面积一般小于$100\mu m$），控制电子束的发射，获得一高亮度和高稳定度的照明电子光源。常用的电子枪有阴极、阳极及控制栅极组成。工作时，阳极接地，阴极接负高压且与其他部分绝缘以保证作用安全。控制栅极调节电子初速，控制电子束流大小及形状。电子束在电子枪中是逐级加速的。②聚光镜：聚光镜将来自电子枪的电子束会聚在样品上并控制照明束斑的大小及孔径角，以便获得最佳的高分辨率。照明束斑的大小与电子源的实际尺寸和聚光镜的放大倍数有关。改变聚光镜电流，就可以改变照明光斑的大小，使在不同的放大倍数下只照明样品的被观察部分，可大大提高照明效率，减少样品不必要的加热和污染。

（2）成像系统：由电子透镜组成，类似于光学显微镜的透镜系统，只不过是形成静电场和磁场的复杂电极而不是光学材料制作的透镜而已。电子透镜的作用是使电子束会聚，分为静电透镜和磁透镜两大类。

2. 真空系统　主要由机械泵、油扩散泵或离子泵、联动控制阀门、真空排气管道、空气过滤器、用于真空度指示的真空测量规等组成。因为电镜是利用高速电子束流来照射样品，因此只有在高度真空的条件下，才能保证电子束的直径和强度的稳定，否则会造成样品的污染和电子枪的损坏。电子枪、样品室、镜身和观察显示系统都应处于高真空状态，因此既要求整体真空又要求局部封闭和气密，以备标本和照相板的取放。

3. 供电系统　包括高压电源、真空系统供电电源、透镜电源、辅助电源及安全保护系统的电源灯。电镜的电源要求很高，结构比较复杂。总电源先通过一个调压变压器把电网电压的波动系数减小到$\pm 2\%$以下，保持各个分支电源系统电压的基本稳定，再通过一级或二级稳压电路使电镜各部分获得满足要求的供电。供电系统具有安全保护盒自动报警功能。

4. 机械系统　电镜的机械系统庞大、复杂，包括电镜座、样品室、磁屏蔽外壳、镜筒、制冷系统及控制工作台等，这些部件性能相当高。例如，样品室由于所用的标本既小又薄，为满足观察的需要，对标本的运动方式和检测的精确度有特殊要求，特别是精确度，需要与电镜的分辨率相适配，否则将使电镜的工作功亏一篑。又如水冷系统通过循环水冷却电子光学透镜线圈和真空扩散泵，必须保证冷却水水压和水流稳定、温度在$10\sim 25^\circ C$，才能保证电镜的正常工作。

5. 观察显示系统　由荧光屏和照相室两部分组成。肉眼只能接受可见光信息，不能直接对电子形成感觉，因此电子显微镜需要光电转换系统把电子所成的像转换成光学影像后供肉眼观察。一般通过显像管的荧光屏观察，加装图像放大器后可得到比较满意的效果。电子感光板是常用的记录手段之一，利用照相机可以在照相室内拍照。在照相室和镜筒之间有一空气隔离装置，以保证更换底片时不致破坏整个镜筒的真空状态。可与计算机联机对数据进行处理后给出多种形式的图像。

第二节　显微镜分类及其应用

一、光学显微镜

光学显微镜大部分情况下按用途来分类，有双目生物显微镜、荧光显微镜、倒置显微镜、暗视野显微镜、紫外光显微镜、偏光显微镜、激光扫描共聚焦显微镜、相差显微镜、干涉相差显微镜、近场扫描光学显微镜等。

（一）双目生物显微镜

1. 工作原理　双目生物显微镜的结构是利用一组复合棱镜把透过物镜后的光束分成强度相同的两束而形成两个中间像，分别由左右目镜放大。来自物镜的光线经棱镜组分光成两束平行光束，进入目镜，双目显微镜必须满足分光后两束光的光程必须相同和两束光的光强度大小一致这两个基本要求。

2. 应用　目前临床检验工作中普遍使用的一种光学显微镜。

（二）荧光显微镜

1. 工作原理　荧光显微镜（fluorescence microscope）是以紫外线为光源来激发生物标本中的荧光物质，产生能观察到的各种颜色荧光的一种光学显微镜。

2. 结构　荧光显微镜是由光源、滤色系统和光学系统（包括反光镜、聚光镜、物镜、目镜、照明系统）等主要部件组成。其结构与普通光学显微镜相同，主要区别在于光源和滤光片的不同：①光源：通常用高压汞灯作为光源，可发出紫外线和短波长的可见光。②滤光片：有两组，第一组称激发光片，位于光源和标本之间，仅允许能激发标本产生的荧光通过；第二组是阻断滤片，位于标本与目镜之间，可把剩余的紫外线吸收掉，只让激发出的荧光通过，这样既有利于增强反差，又可保护眼睛免受紫外线的损伤。

3. 方法评价　荧光显微镜的优点是便于操作，视野照明均匀，成像清晰，灵敏度高，放大倍数愈大荧光愈强。

4. 质量控制　使用荧光显微镜时应注意以下几点：①观察对象必须是可自发荧光或已被荧光染料染色的标本。②载玻片、盖玻片及镜油应不含有自发荧光的杂质。③选用最好的滤光片。④荧光标本一般不能长久保存，若持续长时间照射（尤其是紫外线）易很快淬灭。⑤启动高压汞灯后，不得在15分钟内将其关闭，一经关闭，必须待汞灯冷却后方可再开启。严禁频繁开关，否则会大大降低汞灯的寿命。⑥若暂不观察标本时，可阻挡光线，这样可避免对标本不必要的长时间照射，减少了汞灯开关的频率和次数。

5. 应用　荧光显微镜既可以观察固定的切片标本，也可进行活体染色观察，同时适用于不透明及半透明标本的直接观察。

（三）倒置显微镜

1. 工作原理　在观察活体标本时，须把照明系统放在载物台及标本之上，而把物镜组放在载物台器皿下进行显微镜放大成像的显微镜称为倒置显微镜（inverted microscope）。

2. 方法评价　由于受工作条件的限制，其物镜的放大倍数一般不超过40倍，且是长工作距离。

3. 应用　常配有摄影或摄像的装置，主要用于观察生长在培养皿底部的细胞状态。

（四）暗视野显微镜（dark field microscope）

1. 工作原理　根据光学中丁铎尔（Tyndall）现象原理设计的。

2. 结构　与普通显微镜构造基本相同，区别在于聚光镜不同。暗视野显微镜使用的聚光镜，可使主照明光线成一定角度斜射在标本上而不能进入物镜，所以视野是暗的，只有经过标本散射的光线才能进入物镜被放大,在黑暗的背景中呈现明亮的像。

3. 方法评价　暗视野显微镜显示的图像只是物体的轮廓,分辨不清物体内部的微细结构,但这种照明方法能提高人眼对微小物体的识别能力,可用来观察小于 $0.1\mu m$ 物体的存在。

4. 应用　主要用来研究活细胞的形态和运动。

(五) 紫外光显微镜

1. 工作原理　紫外光显微镜(ultraviolet microscope):生物细胞中的原生质对可见光几乎是不吸收的,而蛋白质和核酸等生物大分子对紫外光具有特殊的吸收作用,使用紫外光源可以明显提高显微镜的分辨率。

2. 应用　可用于研究单个细胞的组成与变化情况。如细胞内核酸的分布状况和在细胞发育过程中核酸的变化,未被染色的活细胞中细胞质和细胞核的区分等。

(六) 偏光显微镜

1. 工作原理　偏光显微镜(polarizing microscope)是利用光的偏振特性,对具有双折射性(即可以使一束入射光经折射后分成两束折射光)的晶态、液晶态物质进行观察和研究的重要光学仪器。

2. 结构　在一般显微镜的基础之上增加了使普通光线转变成偏振光和检测偏振光的装置或观察干涉图样的特殊透镜。同时还增加了移向装置和补偿器,可连续调节使通过的偏振光相位发生连续改变,便于观察光的偏振性质。

3. 应用　可用于清楚地观察到纤维丝、纺锤体、胶原、染色体、卵巢、骨骼、毛发、活细胞的结晶或液晶态的内含物、神经纤维、肌肉纤维等的细微结构,从而分析细胞、组织的变化过程。

(七) 激光扫描共聚焦显微镜

1. 工作原理　激光扫描共聚焦显微镜(laser scanning confocal microscope,LSCM)利用单色激光扫描束经过照明针孔形成点光源对标本内焦平面上的每一点进行扫描,标本上的被照射点在检测器的检测针孔处成像,由检测针孔后的光电倍增管或电感耦合器件逐点或逐线接收,迅速在计算机监视器屏幕上形成荧光图像。

2. 结构　LSCM 在普通荧光显微镜成像基础之上加装了激光扫描装置,利用计算机进行图像处理,使用紫外或可见光激发荧光探针,从而得到细胞或组织内部微细结构的荧光图像。同时在其载物台上加了一个微量步进马达,可使载物台沿着 z 轴上下移动,将样品各个层面移到照明针孔和检测针孔的共焦面上,样品的不同层面的图像都能清楚地显示,成为连续的光切图像。

3. 方法评价　①照明针孔与检测针孔相对于物镜焦平面是共轭的,焦平面上的点同时聚焦于照明针孔和检测针孔,焦平面以外的点不会在检测针孔处成像,得到的共聚焦图像是标本的光学横断面,克服了普通荧光显微镜图像模糊的缺点。②灵敏度高、放大率高、分辨率高等特点。

4. 应用　可用于对样品进行断层扫描和成像,也可以无损伤地观察和分析细胞的三维空间结构,可进行多重免疫荧光标记和离子荧光标记观察,主要适用于观察细胞内质网膜系统和细胞骨架系统等细胞内的复杂网络。

(八) 相差显微镜

1. 工作原理　人的视觉中,可见光波的波长(及频率)变化,表现为颜色的不同,振幅变化表现为明暗的不同,而相位变化肉眼是感觉不到的。当光通过透明的活细胞时,虽然细胞内部结构厚度不同,但波长和振幅几乎没有变化,仅相位发生改变,这种相位差人眼无法观察。相差显微镜(phase contrast microscope)通过改变这种相位差,并利用光的衍射和干涉现象,把相位差变为振幅差来观察活细胞和未染色的标本。

2. 结构　在普通显微镜中增加了两个部件:①在聚光镜上加了一个环装光阑,位于光源与聚光镜之间,作用是使透过聚光镜的光线形成空心光锥,聚焦到标本上。②在物镜的后焦面加了一个相位板,在物镜中加了涂有氟化镁的相位板,可将直射光或衍射光的相位推迟,并能吸收直射光(背景光)的光强,使直射光与衍射光的光强趋于一致,能更好地突出干涉效果。

3. 方法评价　操作比较复杂,为了能够获得满意的相差效果,要求标本较薄,且尽可能应用单色光源。

4. 应用　可用于观察活细胞和未染色的标本。

(九)干涉相差显微镜

1. 原理与结构　干涉相差显微镜(interference contrast microscope)在普通光学显微镜基础上增添了4个特殊的光学组件:①偏振器:直接装在聚光系统的前面,使光线发生线性偏振;②棱镜:在聚光器中安装了石英棱镜,可将一束光分解成偏振方向不同的两束光,两者成一小夹角;聚光镜将两束光调整成与显微镜光轴平行的方向;③滑行器:在物镜的后焦面安装,把两束光波合并成一束;④检偏器:最后光束穿过检偏器,其将两束垂直的光波组合成具有相同偏振面的两束光,使两者发生干涉。

2. 方法评价　优点是能显示结构的三维立体投影影像,与相差显微镜相比,其标本可稍厚一点,折射率差别更大,影像的立体感更强。

3. 应用　可使细胞的内部结构,特别是一些较大的细胞器立体感特别强,适合用于显微操作技术。

(十)近场扫描光学显微镜

1. 工作原理　近场扫描光学显微镜(near-field scanning optical microscope)将一个特制的微探头移近样品使它在给定时间内只能"看见"截面直接小于波长的很小部分,通过扫描探头巡视整个样品,最后整合成一幅完整的图像。

2. 应用　对研究活体中的病毒和染色体等生物物质的结构和形态发挥作用;探测器对可见光高灵敏性,可以对生物样品进行荧光分析;可以研究材料的表面性质。

二、电子显微镜

电子显微镜主要分为透射电子显微镜、扫描电子显微镜、高分辨率扫描透射电镜、高压电子显微镜、低压电子显微镜、环境扫描电子显微镜等。这里主要介绍透射电子显微镜和扫描电子显微镜两种常见的电子显微镜。

(一)透射电子显微镜

1. 工作原理　透射电子显微镜(transmission electron microscope,TEM),简称透射电镜,其成像过程和光学显微镜的成像规律有许多相似之处,是以电子束透过样品经过聚焦与放大后所产生的物像,投射到荧光屏上或照相底片上进行观察。

2. 结构　电子光学成像系统是透射电子显微镜的主体,它主要包括电子束照射系统、透镜系统及观察记录显示系统等。

3. 方法评价　①由于电子易散射或被物体吸收,穿透力低,必须制备更薄的超薄切片,其制备过程要求极严格。②电子束投射到样品时,可随着组织构成成分的密度不同而发生相应的电子散射。③高分辨率、放大率,是各类电镜中发展最早、应用最广泛的。

4. 应用　适用于观察薄样品的显微及亚显微形态结构,观察薄晶体样品的衍射衬度像、晶格像和电子衍射像,以及测量微小物体的尺寸。在生物医学中主要用于观察组织和细胞内的亚显微结构、蛋白质、核酸等大分子的形态结构及病毒的形态结构等。

（二）扫描电子显微镜

1. 工作原理　扫描电子显微镜（scanning electron microscope, SEM），简称扫描电镜，用一束极细的电子光束扫描样品，在样品表面激发出次级电子，次级电子的多少与电子束入射角有关，也就是说与样品的表面结构有关，次级电子由探测体收集，并在那里被闪烁器转变为光信号，再经光电倍增管和放大器转变为电信号来控制荧光屏上电子束的强度，显示出与电子束同步的扫描图像。

2. 结构　主要由电子光学系统、信号检测及显示系统、扫描系统、真空系统和电源组成。

3. 方法评价　①放大率范围广，分辨率一般，加速电压。②扫描电镜景深长、视野大、图像有立体感、样品制备简单、能够观察较大样品的局部细微结构。③扫描电镜的分辨率因受扫描探针限度大小限制，不易获得样品内部结构的信息等。

4. 应用　主要用于观察组织、细胞表面或断裂面的超微结构及较大的颗粒性样品的表面形态结构。

第三节　显微镜的使用、维护及常见故障排除

一、显微镜的使用

只有科学、正确地使用显微镜，才能发挥它的功能，并延长其使用寿命。显微镜的一般操作规程：

1. 打开电源开关，旋转光强调节旋钮使光强适中。

2. 旋转粗调旋钮把载物台降到最低处，打开夹片器，放好标本，轻轻松开夹片器，自然夹住玻片。

3. 旋转载物台下标本平面移动控制旋钮，将标本放置在恰当的位置。

4. 旋转物镜转换器，把 10 倍物镜置于标本上方，先从侧面观察，旋转显微镜的粗调旋钮，使样品尽可能接近物镜，若有锁死装置需锁死。

5. 通过右目镜观察标本，慢慢旋转粗调旋钮使载物台下降，粗调聚焦后再用微调旋钮进行精细调焦。

6. 调节光瞳间距，调节把手，双目可以观察到一个单一的像。

7. 旋转左目镜上的屈光度调节环，使样品观察清晰，从而使双眼视力差得到补偿。

8. 旋转聚光镜上下移动钮，将聚光镜移到最高位置，然后取下目镜镜头，直接往镜筒内看并旋转聚光镜孔径光阑刻度盘，使孔径光阑调到约为物镜数值孔径的 80% 的位置便可获得高质量的像，要注意更换物镜后都要重新调整孔径光阑。

9. 握住物镜转换器转动，选用所需放大倍数的物镜并配合使用对应的目镜。

10. 观察并记录，要注意到通过显微镜看到的像的移动方向正好是和样品实际移动的方向是相反的，实物的大小可以通过物镜的放大倍数及视场直径粗略估计。

二、显微镜的维护

对显微镜的维护是保持其长久良好的工作状态的前提。

（一）光学显微镜

在使用及其日常维护中应注意的一些问题：

1. 注意电源工作电压的波动范围（<10%），电源开关不要短时频繁开关，显微镜使用间隙要注意调低照明亮度。

2. 注意仪器存放及使用的环境条件：在 31℃ 时湿度不大于 80%，温度每升高 3℃，相对

于湿度要降低10%,工作的温度范围一般为5～40℃。

3. 移动时环境条件不可有剧烈变化。

4. 搬动和运输时必须避免剧烈震动。

5. 保持环境清洁卫生,要防尘、防晒、防潮湿。

6. 光学表面不可用手触摸以免污染。

7. 具有张力作用的器件,使用完毕后要让它回到自然松弛状态,任何可调节部件最好都不要让它处于极端状态。

8. 不可把标本长时间留放在载物台上,特别是有挥发性物质更应注意。

9. 定期检查和维护暂时不用的显微镜。

(二)电子显微镜

除了注意上述使用及其日常维护中的一些问题外,还应注意以下部分的维护:

1. 镜筒部分　镜筒内表面和各个零部件上会形成污染层,在电镜操作室尽可能较少污染源,经常对镜筒内的零件进行清洗,保持其高度洁净。注意尽可能不要用手直接与零件接触。不要用容易掉纤维的东西去清洁。

2. 真空系统　电镜不工作期间,镜筒仍需保持真空,隔天抽一次低真空。经常检查机械泵油量,油位下降要及时补充更新。机械泵和扩散泵每年都要清洗一次,并换油一次。

3. 电器部分　严格按照操作规程开关各种电源。当电镜长期不用,最好每星期能通电一小时,以减少潮气。

由于显微镜种类、类型繁多,在使用中还应结合仪器说明书及自己的工作经验具体明确使用细则和维护规则,并加以实施。

三、显微镜的常见故障排除

常见故障一般分为光学故障和机械故障两大类。

(一)光学故障及其排除

1. 镜头成像质量降低　通常是由镜片膜层损坏,或镜片表面生雾生霉所致。对于生霉的镜头分别用水杨酸甲酯、五氯酚、二甲噻等化学药品熏蒸杀死真菌的孢子并擦净。对于镜片膜层损坏的镜头需要更换或重新镀膜。

2. 双像不重合　主要是受剧烈震动造成双目棱镜位置移动所致,打开双目棱镜外壳,在平台上放一十字刻度尺,用10倍分划目镜分别插入左右两目镜筒内,边观察边校正双目棱镜的位置和角度,使双目镜筒转到不同角度观察时,十字刻度尺的位置都在左右两目镜视场的相同位置处,然后固紧棱镜即可。

3. 视场中光线不均匀　首先检查物镜、目镜、聚光镜等光学面是否变脏受损。若受污可用擦镜纸彻底擦净,若受损进行相应的修理。然后检查物镜是否正在光路中,视场光阑是否居中、是否太小。

4. 视场中有污物　检查并彻底擦净目镜、聚光镜、滤色镜和玻片上的污迹。

5. 双目显微镜常双眼视场不匹配　往往是光瞳间距、补偿目镜管长没有调整好,或者误用目镜不适配。若调整或调换仍解决不了问题,则可能是棱镜系统出现故障,排除或交由厂家修理调整。

6. 部分图像不聚焦或似有重影　若是由于物镜放置不到位,没有准确处在光路之中而造成,调整物镜到位。若因标本不平,放平并在标本上放置盖玻片把标本压平展。

7. 观察图像有亮斑　多半是由于聚光镜太低或是光阑环太窄所引起的。调整聚光镜的位置,将光阑孔径增大到亮斑消除。

8. 图像模糊不清　若不是因镜头等元件损坏造成的,可检查物镜是否在正确位置,各个光学面是否变脏,根据情况按前面所述处理。若使用浸液物镜,则有可能浸液使用不当或浸液中混有气泡或杂质。

9. 其他光学故障　对于有温度剧变、受力不均或受到剧烈震动所造成的胶合件脱胶和油浸物镜的渗油及前镜片脱落等故障,可按照相应方法进行排除。

(二)机械故障及其排除

1. 粗调装置上下运动松紧不一和像晃动　松紧不一多半是燕尾导轨因局部磨损导致配合不好所引起,一般用刮刀、砂纸等打磨装配面,调整到合适间隙,然后装配,使两者相对运动平稳舒适无移动现象为止。像的晃动可精密调节螺钉,使滑板经钢针、滚珠与固定槽间获得最佳的间隙以消除。

2. 调焦后自动下滑和升降时手轮梗跳　这两种故障是相互关联的,自动下滑主要原因是夹在手轮与齿杆套端面之间的垫圈因长期使用而磨损,引起端面静摩擦力减小所致,修理时可根据不同结构形式采取相应办法排除。当齿轮与齿条处在不正常的齿合工作状态,时间不长就会造成齿形破坏,此时再转动手轮时,梗跳不顺便会相继发生。另外,在卸平台时,如齿条和齿轮的齿撞击过猛,使齿合系统部件变形,也容易梗跳。若齿条与齿轮破坏就只能更换新件组合。如果导轨面不清洁或错加液体润滑油等导致,可将导轨面擦拭干净,加上适合的油脂调整。

3. 微动机构的故障　主要是由于使用时不够细心、维护保养不够,或者使用时间过长磨损过度造成空回所致。常见的故障有以下几种:

(1)微动双向失灵:即微调手轮正转、反转都不起作用。常发生于使用中当微动手轮已转到限位处仍用劲一拧,就造成限位螺钉头跳过,结果使最末一级的扇形齿轮过位脱落所致。排除方法:先将整个微动机构组件拆下,再更换新的限位螺钉,再把薄薄的扇形齿轮放回啮合位置,并调整好装回原处。再调整微动齿杆和组件的相对位置,当齿轮组件与齿杆的啮合达到平稳舒适时,再把所有紧固螺钉旋紧即可。

(2)微动单向失灵:即手轮向一方转动,微动不失灵,反转时就不起作用。常见的是下降失灵。排除方法:①由于微动滑板与滑座间受剧烈震动或撞击,致使配合过紧或承荷过大。此种情况与微动导轨配合与粗动导轨结构基本相似,排除方法也相同。②导轨面上积尘过多或油垢凝结,导致滑动不灵活时,清洗后加适量油脂即可排除。③弹簧失去弹力时,更换新弹簧,或将原弹簧拉长(或压缩)一点,重新淬灭再装回即可排除故障。

4. 调焦后像不清晰　往往是由于在拆卸后未校正好或在运输中受震致使定位位置发生变化,导致平台升不上去或镜臂镜筒降不下来。也可能是换用的物镜镜头长度稍短所致。排除方法:先松开限位螺钉或拨出销钉,并使微动手轮处于极限位置,即平台(或镜筒)升(降)到最高(低)位置后,再慢慢进行粗动调焦,使标本刚要碰到又未碰到油浸物镜(此时可不加油)时,再旋上限位螺钉或打上限位销钉便可。

5. 物镜转换器的故障　物镜转换器是机械精度要求最高的部件,因而其精度的高低直接影响显微镜的性能与使用。常见的故障主要表现在定位方面:

(1)定位失灵:产生原因有定位凸台严重磨损,定位销钉或钢球脱落等。大多是定位簧片断裂或产生塑性变形而失去弹性,使定位不易,需要更换新簧片故障便可排除。

(2)定位不稳定:定位槽磨损或销钉(钢球)松动所致,也因长期使用后转轴配合松弛所引起,若要彻底修复必须换用新的零部件。

(3)定位偏差:若所有物镜均偏向同一侧,其排除方法与转换器失灵故障的排除方法相同,只需调整定位簧片即可。若出现一个或两个物镜有中心偏移时,多数是由于转换器螺孔端面在使用中受到碰撞或旋的过紧,致使物镜光轴的垂直性受到破坏,光轴歪斜所致。排除方法:先固定某一倍率的物镜,然后依次旋入转换器各个螺孔中分别观察,找出产生偏斜的螺孔,仔细地用油石研磨螺孔端面,再旋上物镜观察,反复多次直至中心偏移得到校正为止。

由于显微镜种类多,结构各异,出现故障亦不尽相同,不要照搬套用惯用解决方法,需要仔细分析,正确判断产生故障的原因与部位,才能有效地排除故障。特别要注意的是,遇到机械性故障出现后,禁止强行运动,以免造成仪器更为严重的损害。需要卸装部件时,要按照顺序、适度施力,排除故障时一般要切断电源。

第四节　显微镜的临床应用

显微镜与人们的生产、生活、学习、科学研究等结合的非常紧密,其不仅成为医学领域中诸多形态学科不可缺少的工具,而且在临床病例分析、科学研究、临床医学检验诊断等方面发挥着重要的作用,其在临床方面的应用主要体现在下面几点:

一、光学显微镜

1. 临床检验科是显微镜的最大应用场所,检验技术人员主要用来检查病人的体液变化、入侵人体的病菌、细胞组织结构的变化等,为医生提供辅助诊断和制订治疗方案的参考依据和验证手段。

2. 在基因工程、显微外科手术方面,是医生的必备工具。

3. 医学科研方面 ①荧光显微镜通常用于检测与荧光染料共价结合的特殊蛋白质或其他分子,可进行活细胞内物质的吸收与运输,化学物质的分布与定位,活体等观察。②紫外显微镜用于研究单个细胞的组成与变化情况,观察细胞内核酸的分布状况和在细胞发育过程中核酸的变化,未被染色的活细胞中细胞质和细胞核的区分等。③偏光显微镜可清楚地观察到纤维丝、纺锤体、毛发、活细胞的结晶或液晶态的内含物、神经纤维等细微结构,从而分析细胞、组织的变化过程。此外,基于正常细胞对偏振光是左旋性的,多种肿瘤细胞却是右旋性的,可用于初步鉴别正常与肿瘤细胞。

二、电子显微镜

与光学显微镜一样,和医学研究紧密联系,特别是病毒学和细胞学的发展中担负着重要的作用。

1. 分子生物学领域的应用 电镜技术在对构成细胞的蛋白质、核酸、氨基酸系列以及进行转录和翻译过程的基因片段的研究上,在染色体、生物大分子的结构观察研究方面都有广泛应用。同时借助电镜,人们已经能够观察和研究亚细胞的超微结构,如细胞膜、内质网、细胞骨架等,并能把结构形态和生理功能联系起来进行动态研究。电镜已成为分子遗传学、生物遗传工程中形态学研究的有力工具。

2. 病毒研究方面的应用 病毒是目前人类认识的最小的生物,电镜是对病毒进行直接观察的唯一工具。病毒形态结构、发展发育以及对靶细胞作用的研究。病毒的新发现依赖于电镜,从而为病毒疾病的病因及防治提供形态学资料。对一些难以进行培养的病毒均可应用电镜技术协作诊断鉴定。

3. 解剖学方面的应用 借助电镜,可使人们对组织结构的认识进入超微结构层次。如可深入观察血管的微细构造、微血管在各种组织和器官中空间分布的特征,认识神经纤维形态、骨组织表面的微细胞形貌、骨细胞的超微结构等。

4. 超微结构诊断方面的应用 电子显微镜推动了超微结构诊断学的发展,对血液病、肝胆、消化、泌尿、肿瘤等方面的疑难病症的临床诊断提供了有价值的资料。如各种肾病的超微结构病变各具特点,肾活检标本经电镜观察有助于早期诊断。

5. 超微病理学方面的应用　借助于电子显微镜可实现观察到病毒、致癌物或毒物作用下的细胞核、核仁的变化,缺氧所引起的线粒体、内质网、高尔基体等细胞器的病理变化。扫描电镜可以发现附着在红细胞表面的疟原虫进入红细胞引起细胞变性的病变过程等。这些结果可为临床提供确诊的检验信息。

（王　梅　许文荣）

本章小结

显微镜技术是临床基础检验学技术中最基本、最常用的技术。本章主要从显微镜的工作原理、基本结构、分类、使用、维护、常见障碍排除及临床应用等方面进行介绍。

光学显微镜是利用光学原理,把肉眼所不能分辨的微小物体放大成像,供人们提取物质微细结构信息的光学仪器,其基本结构包括光学系统和机械系统。光学显微镜大部分情况下按用途来分类,有双目生物显微镜、荧光显微镜、倒置显微镜、暗视野显微镜、紫外光显微镜、偏光显微镜、激光扫描共聚焦显微镜、相差显微镜、干涉相差显微镜、近场扫描光学显微镜等。

电子显微镜是根据电子光学原理,用电子束和电子透镜代替光束和光学透镜,使物质的微细结构在非常高的放大倍数下成像的显微镜。电子显微镜主要由电子光学系统、真空系统、供电系统、机械系统和观察显示系统等部分组成。电子显微镜主要分为透射电子显微镜、扫描电子显微镜、高分辨率扫描透射电镜、高压电子显微镜、低压电子显微镜、环境扫描电子显微镜等。

注意显微镜的使用及其日常维护,常见故障排除一般分为光学故障和机械故障两大类。由于显微镜种类多,结构各异,出现故障亦不尽相同,需要仔细分析,正确判断产生故障的原因与部位,才能有效地排除故障。

参考文献

1. 刘成玉，罗春丽. 临床检验基础. 第5版. 北京：人民卫生出版社，2012.

2. 吴晓曼，权志博. 临床检验基础. 武汉：华中科技大学出版社，2013.

3. 杨红英，郑文芝. 临床医学检验基础. 第2版. 北京：人民卫生出版社，2014.

4. 许文荣. 临床基础检验学. 北京：高等教育出版社，2006.

5. 熊立凡，刘成玉. 临床检验基础. 第4版. 北京：人民卫生出版社，2010.

6. 胡丽华. 临床输血学检验. 第3版. 北京：人民卫生出版社，2012.

7. 胡晓波. 临床检验基础. 北京：高等教育出版社，2012.

8. 陈文彬，潘祥林. 诊断学. 第8版. 北京：人民卫生出版社，2013.

9. 叶应妩，王毓三，申子瑜. 全国临床检验操作规程. 第3版. 南京：东南大学出版社，2006.

10. 吴晓曼. 临床检验基础实验指导. 第4版. 北京：人民卫生出版社，2011.

11. 丁磊. 临床检验基础实验指导. 北京：高等教育出版社，2012.

12. 吕时铭. 检验与临床诊断-妇产科学分册. 北京：人民军医出版社，2007.

13. 方群. 妇产科检验诊断学. 北京：人民卫生出版社，2004.

14. 朱欣平，苏川. 人体寄生虫学. 第8版. 北京：人民卫生出版社，2013.

15. 李朝品. 医学寄生虫图鉴. 北京：人民卫生出版社，2012.

16. 沈继龙，张进顺. 临床寄生虫学检验. 第4版. 北京：人民卫生出版社，2013.

17. 王永才，张毅. 现代针吸脱落细胞诊断学多媒体图谱. 辽宁：辽宁电子出版社，2006.

18. 曾照芳，洪秀华. 临床检验仪器. 北京：人民卫生出版社，2007.

19. 曾照芳，余蓉，医学检验仪器学，武汉：华中科技大学出版社，2013.

20. 丛玉隆，马骏龙，张时民. 实用尿液分析技术与临床. 北京：人民卫生出版社，2013.

21. WS/T 405—2012. WS 中华人民共和国卫生行业标准. 北京：中华人民共和国卫生部，2012.

22. CLSI. Validation，Verification，and Quality Assurance of Automated Hematology Analyzers；Approved Standard-Second Edition. CLSI document H26-A2. Wayne，PA：Clinical and Laboratory Standards Institute；2010.

23. McPherson RA，Pincus MR. Henry's Clinical diagnosis and Management by laboratory methods. 22nd ed. Philadelphia：Saunders，2011.

24. Brady PD，Vermeesch JR. Genomic microarrays：a technology overview. Prenatal diagnosis，2012，32（4）：336-343.

25. Evangelidou P，Alexandrou A，Moutafi M，et al. Implementation of high resolution whole genome array CGH in the prenatal clinical setting：advantages，challenges，and review of the literature. BioMed research international，2013，2013：1-14.

26. Willis AS，Veyver Ivan den and Eng. C M. Multiplex ligation-dependent probe amplification（MLPA）and prenatal diagnosis. Prenatal diagnosis，2012，32：315-320.

中英文名词对照索引